SURGERY OF
THE CRANIO-VERTEBRAL JUNCTION

上颈椎外科学

原著　[瑞士] Enrico Tessitore

　　　[美] Amir R. Dehdashti

　　　[意] Claudio Schonauer

　　　[澳] Claudius Thomé

主审　郝定均　夏　虹

主译　高延征　马向阳

中国科学技术出版社

·北 京·

图书在版编目（CIP）数据

上颈椎外科学 / （瑞士）恩里科·泰西托雷 (Enrico Tessitore) 等原著；高延征，马向阳主译 .
— 北京：中国科学技术出版社，2023.1

书名原文：Surgery of the Cranio-Vertebral Junction

ISBN 978-7-5046-9743-1

Ⅰ . ①上… Ⅱ . ①恩… ②高… ③马… Ⅲ . ①颈椎—脊柱病—外科学 Ⅳ . ① R681.5

中国版本图书馆 CIP 数据核字 (2022) 第 146988 号

著作权合同登记号：01-2022-4149

First published in English under the title
Surgery of the Cranio-Vertebral Junction
Edited by Enrico Tessitore, Amir R. Dehdashti, Claudio Schonauer, Claudius Thomé
Copyright © Springer Nature Switzerland AG 2020
This edition has been translated and published under licence from Springer Nature Switzerland AG.
All Rights Reserved

策划编辑	丁亚红　焦健姿
责任编辑	丁亚红
文字编辑	张　龙
装帧设计	佳木水轩
责任印制	徐　飞

出　　版	中国科学技术出版社
发　　行	中国科学技术出版社有限公司发行部
地　　址	北京市海淀区中关村南大街 16 号
邮　　编	100081
发行电话	010-62173865
传　　真	010-62179148
网　　址	http://www.cspbooks.com.cn

开　　本	889mm×1194mm　1/16
字　　数	565 千字
印　　张	24
版　　次	2023 年 1 月第 1 版
印　　次	2023 年 1 月第 1 次印刷
印　　刷	运河（唐山）印务有限公司
书　　号	ISBN 978-7-5046-9743-1 / R·2949
定　　价	368.00 元

（凡购买本社图书，如有缺页、倒页、脱页者，本社发行部负责调换）

译者名单

主　审　郝定均　夏　虹

主　译　高延征　马向阳

副主译　高　坤　贺宝荣　田纪伟　邵　佳

译校者　（以姓氏笔画为序）

王　彪　王建华　王宾宾　毛克政　付索超

白红民　江　澈　许俊杰　孙中仪　杜　琳

杨俊松　杨晓斌　吴佳源　余正红　邹小宝

宋　宇　张志刚　张建波　张锦飙　陈　状

陈德健　苑海洋　易红蕾　涂　强　薛盖茨

内容提要

本书引进自 Springer 出版社，由国际上享有盛名的脊柱外科专家联袂编写，是一部全面介绍常见及罕见上颈椎区域疾病的临床著作。全书共四篇35章，概要介绍了人体解剖学特点，强调了生物力学及矢状位平衡的概念，阐述了围术期的重要注意事项及术前和术中影像学技术的应用，描述了累及颅颈交界区的各种疾病及治疗。纵览全书，内容系统，图表丰富，理论与实践兼备，既可为从事上颈椎疾病诊疗工作的医师提供指导，也可方便广大骨科医生在临床工作中查阅参考。

主译简介

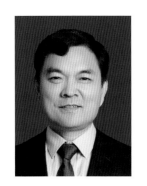

高延征

主任医师，二级教授，河南省人民医院脊柱中心主任，河南省脊柱脊髓病诊疗中心主任，学术技术带头人，河南省科技创新杰出人才，河南省卫生科技领军人才，享受国务院政府特殊津贴及河南省人民政府特殊津贴。中华医学会骨科学分会常务委员，中国医师协会骨科医师分会常务委员，中华预防医学会脊柱分会常务委员，河南省医学会骨科学会分会主任委员，河南省康复医学会脊柱脊髓分会主任委员，中国康复医学会脊柱脊髓专委会常委兼颈椎研究学组副组长、脊柱感染学组副组长，中国研究型医院学会骨科创新转化专业委员会常委兼脊柱学组副主任委员，SICOT中国部数字骨科学会副主任委员，中国医药教育协会骨科分会常委兼脊柱创伤学组副主任委员、脊柱机器人学组副主任委员，《中华医学杂志》《中华骨科杂志》《中华创伤杂志》《骨科》《中华老年骨科与康复电子杂志》《中华实用诊断与治疗杂志》《中国脊柱脊髓杂志》《脊柱外科杂志》《骨科临床与研究杂志》等10余种学术期刊常务编委、编委或通讯编委。获全国五一劳动奖章、河南省五一劳动奖章、第十二届中国医师奖、感动中原十大年度人物、河南高层次人才"中原名医"称号。

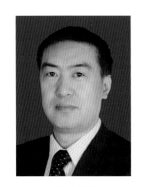

马向阳

博士后，留美学者，主任医师，博士研究生导师，中国人民解放军南部战区总医院脊柱外科病区主任，AO Spine中国区讲师，首届"全国十佳"中青年骨科医师。中国人民解放军骨科专业委员会脊柱学组委员，中国医师协会脊柱畸形专业委员会委员，广东省医学会脊柱外科学分会副主任委员，广东省医师协会脊柱外科分会副主任委员，广东省康复医学会脊柱脊髓学会副会长，《中国骨科临床与基础研究杂志》副主编，《脊柱外科杂志》和《生物骨科材料与临床研究杂志》编委等。专注上颈椎研究20余年，在上颈椎研究领域具有较高的学术影响和学术造诣。先后获省部级一等奖2项、二等奖4项、三等奖4项。发明系列寰枢椎后路复位内固定系统及原始创新技术，获国家发明专利3项、实用新型专利23项。

原 著 序

　　这部优秀而有见地的著作详细介绍了颅颈交界区的畸形和治疗。它提供了人体解剖学的概述,并着重强调了生物力学,包括外科技术的矢状位平衡概念。更重要的是,它阐述了围术期的注意事项,如手术切口的规划、麻醉的注意事项,以及术前和术中影像学技术的使用。

　　作者还特别完整地介绍了各种手术技术,包括传统的前路、后路、后外侧入路,以及最新的微创和介入技术入路。

　　本书的最后一篇详细描述了如何更好地治疗累及颅颈交界区的各种疾病,如创伤和肿瘤,不仅包括颈椎肿瘤,还包括炎性肿瘤和枕骨大孔肿瘤。

　　作者最后回顾了影响颅颈交界区的血管异常及其最佳治疗方法,讨论了影响颅颈交界区的感染性和代谢性疾病。

　　本书对颅颈交界区的手术技术、解剖和畸形作了详细的回顾,唯一没有涉及的是这一区域的胚胎发育,但作者的主旨并不在此。其他一些作者也曾编写过很多关于颅颈交界区疾病相关治疗的著作。然而,在本书中,作者不仅描述了手术技术,还收集了过去若干年的文献,包括应用于颅颈交界区的矢状位平衡概念;新的手术入路,如远外侧经腹侧入路、极外侧入路和前外侧入路;应用于神经外科的新技术;以及最新的微创和介入技术入路。之后,还为读者提供了许多信息以帮助诊断和治疗颅颈交界区疾病。

　　这部有关颅颈交界区疾病诊疗的著作非常值得每一位致力于上颈椎这一复杂区域疾病的外科医生拥有。

Volker K. H. Sonntag

Phoenix, AZ, USA

译者前言

上颈椎是指寰枢椎，广义来讲，上颈椎外科还包括枕骨大孔区域的部分颅骨及相关结构，也称颅椎外科。此区域的疾病往往涉及脊柱外科和神经外科两个专业领域。在主要依据 X 线诊断的年代，其发病率很低，但随着影像学技术的快速发展和进步，如 CT、MRI 的普及应用，该部位的创伤、先天性畸形和肿瘤等疾病已能够在早期被临床发现。鉴于该部位毗邻延髓、高位脊髓和椎动脉，且解剖变异较多，手术治疗难度大、风险高，被称为"脊柱外科的巅峰"。近 30 年来，上颈椎的外科治疗取得了突破性进展，以王超教授、尹庆水教授团队为代表的专家们对我国该领域的发展做出了突出贡献，国内外脊柱外科医师对上颈椎疾病的诊治越来越感兴趣，国内与国际学术大会也为其设立了独立的板块，以进行专题交流和讨论。

本书是一部全面介绍常见及罕见上颈椎区域疾病的临床专著。原著主编 Enrico Tessitore 等都是国际上享有盛名的脊柱外科专家，他们组织国际上在上颈椎疾病方面具有专长的专家共同编写完成了这部巨著。该书第一篇主要阐述了颅颈交界区的解剖、影像学、生物力学和矢状位平衡；第二篇则侧重于围术期的处理和导航、增强现实等辅助技术的应用及临床价值；第三篇主要介绍了寰枢椎手术技术、技巧，不仅包括传统的手术入路、内固定技术，还包括微创技术和介入技术等新技术、新进展；第四篇则重点介绍了上颈椎疾病的治疗，几乎涵盖从常见的创伤、肿瘤、畸形到罕见的上颈椎疾病的所有治疗。

我们组织了国内知名的上颈椎领域专家，对原著进行了认真地阅读和讨论，在遵从原著的基础上，力求译文便于国内读者参考和理解。但由于中外术语规范及语言表述习惯有所差异，中文翻译版中可能会存在疏漏或欠妥之处，希望读者多多指正。同时也希望本书能够为国内致力于上颈椎疾病诊治的医生提供参考资料，推动我国上颈椎疾病的诊疗水平不断发展。

感谢郝定均教授、夏虹教授、王超教授、谭明生教授等专家对本书翻译所做的大量指导工作，同时感谢本书翻译团队所有成员的辛勤付出！

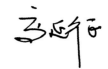

目 录

第一篇 总 论

第二篇　围术期注意事项

第三篇　手术技术

第四篇　颅颈交界区疾病的治疗

第一篇 总 论

Introduction

cervical spine

thoracic spine

lumbar spine

pelvic

第 1 章　颅颈交界区解剖
Relevant Anatomy of the Craniovertebral Junction

Elena d'Avella　Luigi Maria Cavallo　Matteo De Notaris　Jose Pineda　Alberto Di Somma
Paolo Cappabianca　Alberto Prats-Galino　著
杜　琳 译　　高延征 校

一、概述

颅颈交界区（craniovertebral junction，CVJ）指的是颅和脊柱的复杂过渡区域。它的骨性结构包括枕骨、寰椎（C_1）和枢椎（C_2）（图 1-1）[1-3]。枕骨环绕枕骨大孔包括三个部分：鳞部位于枕骨大孔后方；斜坡部位于枕骨大孔前方；髁部从枕骨大孔两边连接鳞部和斜坡部。寰椎，即第 1 颈椎，为环形，由两个位于前外侧的较厚侧块及一个较短的前弓和一个较长的后弓组成。侧块的上关节面与从枕骨髁部突出的枕骨髁组成寰枕关节。侧块的下关节面与枢椎的上关节面相关节。枢椎，即第 2 颈椎，其显著特征为具有从椎体向上突出的齿突。齿突前面有一关节面，与寰椎前弓后边的关节面相关节。枢椎椎体与侧块通过短而坚固的椎弓根相连。枢椎的上关节面从椎体上方向外延伸与上方的寰椎下关节面相关节[1-5]。肌肉、韧带和膜性结构连接颅颈交界区的骨性结构，使此重要区域兼具稳定性和灵活性[2, 5]。

由于重要神经血管结构在颅颈交界区域穿过膜性或骨性的孔口，故与颅颈交界区关系密切。这些重要的神经血管结构包括下位脑神经和上位脊神经、脑干的尾端和脊髓的头端、椎动脉及其分支、汇总到颈内静脉和椎静脉丛的引流静脉[1, 3, 6, 7]。椎动脉的解剖将在一个专门的章节中进一步阐释。

熟练掌握颅颈交界区三维骨性结构及毗邻神经血管的解剖，对此区域疾疾的外科治疗至关重要。本章目的是描述颅颈交界区的相关解剖，主要内容按后正中、后外、前外、前正中等不同视角分为四个部分。各个视角对应相应的手术入路，前正中入路的解剖基于经鼻内镜技术描述，其他入路解剖基于显微镜下图像介绍。

本章融汇了内镜图像、显微镜下图像和 3D 重建骨骼模型提供的解剖信息。这种方式将有助于读者对此复杂区域建立 360° 无死角的清晰解剖理解，以便临床应用。

二、颅颈交界区后正中部解剖（图 1-2）

（一）骨性结构

颅颈交界区后正中部的重要骨性结构为组成枕骨大孔后缘的枕骨鳞部及 C_1 和 C_2 的后弓（图 1-3）。

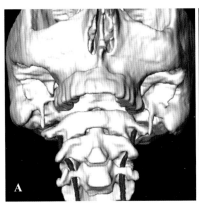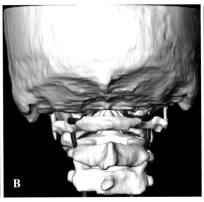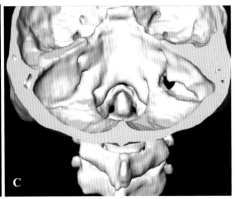

▲ 图 1-1　颅颈交界区（CVJ）三维解剖模型

构成 CVJ 的骨性结构包括枕骨、寰椎、枢椎前面观（A），后面观（B），上面观（C）。椎动脉是 CVJ 的重要血管，图中示其颅外部分

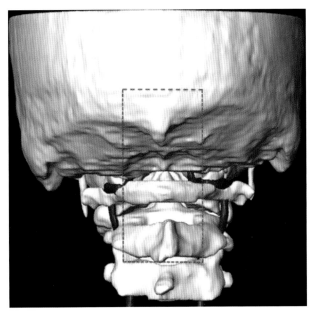

▲ 图 1-2　颅颈交界区三维解剖模型后面观
本节描述的结构为红框内的部分

枕骨鳞部外面的中间部分有若干突起，这些突起为颈部肌肉的附着处：枕外隆突（external occipital protuberance，EOP），位于枕鳞外面的中央部；上项线（superior nuchal line，SNL）和下项线（inferior nuchal lines，INL），从枕外隆突向外侧放射；枕骨大孔的后缘（foramen magnum，FM）；和位于中线的枕骨嵴，从枕外隆突垂直下降到枕骨大孔后缘中点。上项线与下项线之间和

以下的区域粗糙且不规则，为许多的肌肉提供附着处。上项线的位置变异较大，因此，不能准确反映横窦的位置。矢状窦与横窦的交汇点（窦汇，torcular herophili）与枕外隆突的相对位置关系一致性更高 [2, 4, 8]。

寰椎后弓的中部是后结节，与脊柱其他节段的棘突相对应。枢椎椎板在全部颈椎中最厚，其棘突又肥大，这两者是枢椎的显著结构特点。枢椎棘突为重要的枕下三角肌群和项韧带提供附着处 [1, 5]。

（二）肌肉毗邻关系（图 1-4）

斜方肌是后正中入路显露颅颈交界区时遇到的最表浅肌肉。该肌起于上项线内侧半、枕外隆突、颈椎和胸椎的棘突，宽大的起始部向外移行在肩部收窄，并止于肩胛骨和锁骨的外侧 1/3。斜方肌下面是头夹肌，后正中入路只能显露其下颈椎和上胸椎棘突移行的内侧部分。头夹肌的深层是头半棘肌，此肌起于上项线和下项线之间的枕骨嵴，向下止于上胸椎和下颈椎（图 1-5）[4, 8, 9]。沿后正中入路再深一层，在中间部，可以看到头后小直肌从下项线以下骨面延伸到寰椎后结节（图 1-6）[6, 10]。

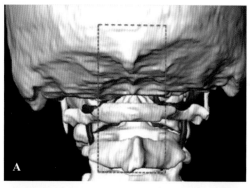

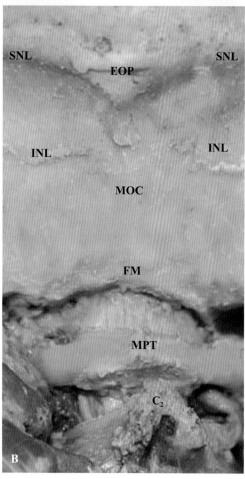

▲ 图 1-3　颅颈交界区后正中部的重要骨性结构为组成枕骨大孔后缘的枕骨鳞部及 C_1 和 C_2 的后弓

左侧小图显示大图所示结构的位置。枕骨鳞部外面的中间部分有若干突起，这些突起为颈部肌肉的附着处包括 EOP、SNL、INL、枕骨大孔的后缘和枕骨嵴。SNL 与 INL 之间和以下的区域粗糙且不规则，为许多的肌肉提供附着处。寰椎后弓的中部是后结节，与脊柱其他节段的棘突相对应。枢椎椎板在全部颈椎中最厚，其棘突又肥大，这两者是枢椎的显著结构特点。枢椎棘突为重要的枕下三角肌群和项韧带提供附着处。C_2. 枢椎棘突；EOP. 枕外隆突；FM. 枕骨大孔后缘；INL. 下项线；MOC. 枕骨中央嵴；MPT. 寰椎后结节；SNL. 上项线

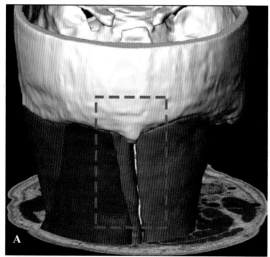

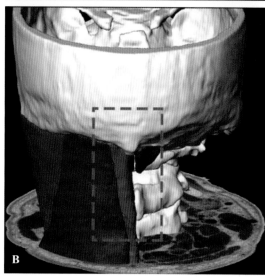

▲ 图 1-4　颅颈交界区后正中入路的三维肌层结构

后正中入路相关结构位于红框内。A. 浅层肌包括斜方肌（深棕色）、头夹肌（深橘色）和头半棘肌（浅棕色）。在右侧，斜方肌和头夹肌已移除，显示出头半棘肌。B. 深层肌的代表为头后小直肌（深棕色），去除如左侧所示的浅层肌后可以显露

在后正中线，项韧带形成间隔，将颈后肌群分为左右两部分。部分颈后肌向内附着于项韧带。此韧带从颈椎棘突延伸至枕外隆突[11]。

（三）硬膜外结构

枕骨大孔的后缘和寰椎后弓的上缘由寰枕后膜（posterior atlanto-occipital membrane，PAOM）连接。寰枕后膜后方毗邻头后小直肌，前方毗邻

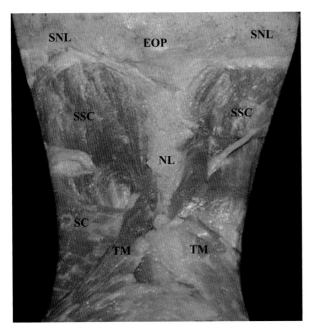

▲ 图 1-5 颅颈交界区后面观：肌肉毗邻关系

斜方肌是最表浅肌肉。该肌起于上项线内侧半、枕外隆突、颈椎和胸椎的棘突，宽大的起始部向外移行在肩部收窄，并止于肩胛骨和锁骨的外侧 1/3。在此图中，斜方肌近侧部分已切除，以显露深部头夹肌内侧向下颈椎和上胸椎棘突移行的部分。图右侧，头夹肌已经切除。在头夹肌的深层，头半棘肌起于上项线和下项线之间的枕骨嵴，向下止于上胸椎和下颈椎。在后正中线，项韧带形成间隔将颈后肌群分为左、右两部分。部分颈后肌向内附着于项韧带。此韧带从颈椎棘突延伸至枕外隆突。EOP. 枕外隆突；NL. 项韧带；SC. 头夹肌；SNL. 上项线；SSC. 头半棘肌；TM. 斜方肌

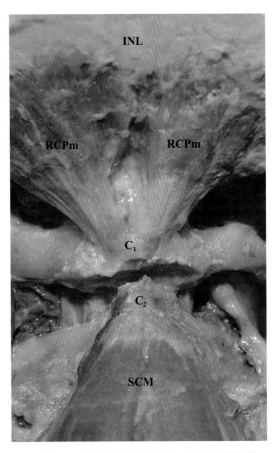

▲ 图 1-6 颅颈交界区后面观：肌肉毗邻关系

深层肌为头后小直肌，此肌从下项线内侧下方骨面延伸到寰椎后结节。C_1. 寰椎后结节；C_2. 枢椎棘突；INL. 下项线；RCPm. 头后小直肌；SCM. 颈半棘肌

硬膜。可以观察到寰枕后膜与头后小直肌和硬膜存在粘连和融合。寰枕后膜向下移行为菲薄的寰枢后膜，寰枢后膜上接寰椎后弓下缘，下接枢椎椎板上缘，并与黄韧带相连[4, 12]。枕骨大孔开口后宽前窄，其内有延髓通过（图 1-7）。

枕骨大孔毗邻硬膜囊后内部分的静脉回流通道是边缘窦和枕窦。边缘窦位于枕骨大孔处硬膜内，向后与枕窦相交通。枕窦行走于小脑镰[9, 13]。

（四）硬膜下解剖（图 1-8）

通过后正中入路，可以显露占据枕骨大孔的延髓。延髓和脊髓并无明确自然界线，通常，人为地把 C_1 脊神经根丝上缘水平确定为两者的分界。

脊髓在后部被后正中沟平分为对称的两半。两部分后部靠近后正中沟的部分为后索。在上颈椎，后索的表面还有另一个较浅的纵沟，称为后中间沟。后中间沟将后索分为内侧的薄束和外侧的楔束两个部分。在上方，延髓的后表面中央部由第四脑室的下半构成；外侧部由小脑下脚构成。在下方，延髓后表面内侧为薄束和薄束核；外侧为楔束和楔束核[2, 8, 14]。

小脑后正中部与枕骨大孔关系紧密，该部位由小脑半球的下部（包括小脑扁桃体和二腹小叶）和小脑蚓的下部（包括小结、蚓垂和蚓锥体）组成。枕骨大孔后部上方的小脑表面有一垂直的深压迹，称小脑后切迹，其内有小脑镰，后者向下

延伸至枕骨大孔。小脑蚓卷曲构成切迹处的皮质表面。切迹内的小脑蚓表面由位于上半的蚓锥体和在小脑扁桃体之间突向下方的蚓垂构成。下面观，小脑后切迹延续为小脑溪，后者是位于小脑扁桃体之间的开口，向上通过正中孔进入第四脑室。两个小脑扁桃体都是椭圆形结构，其上外侧缘与余部小脑相接。小脑扁桃体上极正对第四脑

室顶下半部。小脑扁桃体前面隔小脑延髓间隙与延髓后面毗邻。小脑延髓间隙向上延伸至第四脑室的顶部和侧隐窝。此间隙的背侧壁中央为蚓垂，

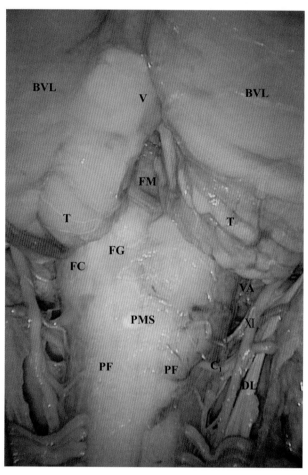

▲ 图 1-8　颅颈交界后正中硬膜下结构

图中显露延髓与脊髓交界的部位，两者并无明确自然界线，通常，人为地把 C_1 脊神经根丝上缘水平确定为两者的分界。脊髓在后部被后正中沟平分为对称的两半。两部分后部靠近后正中沟的部分为后索。在上颈椎，后索的表面还有另一个较浅的纵沟，称为后中间沟。后中间沟将后索分为内侧的薄束和外侧的楔束两个部分。小脑后正中部与枕骨大孔关系紧密的部位小脑半球的下部（包括小脑扁桃体和二腹小叶）和小脑蚓的下部（包括小结、蚓垂和蚓锥体）组成。小脑扁桃体之间，从正中孔向上可进入第四脑室。椎动脉 V_3 段穿过寰枕后膜，再穿过硬膜，到达颅后窝。在穿过硬膜处，椎动脉被包裹在一纤维管内，此纤维管将脊髓后动脉、齿状韧带、第一颈神经和起于脊髓的副神经与椎动脉连接固定在一起。第一颈神经根在椎动脉的下方穿过硬膜。副神经是在齿状韧带和脊神经背侧根之间穿过枕骨大孔的唯一脑神经。BVL. 小脑半球二腹小叶；C_1. 第一颈神经背根；DL. 齿状韧带；FC. 楔束；FG. 薄束；FM. 正中孔；PF. 后索；PMS. 后正中沟；T. 小脑扁桃体；V. 小脑蚓；VA. 椎动脉；XI. 副神经

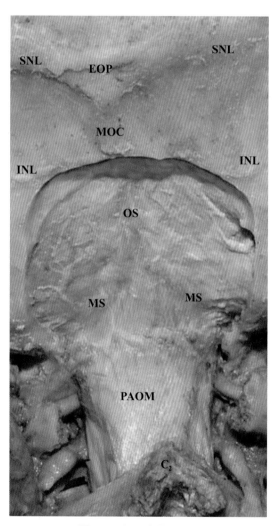

▲ 图 1-7　颅颈交界区后面观

枕鳞中央部和寰椎后弓切除，枕骨大孔的后缘已经打开。枕骨大孔的后缘和寰椎后弓的上缘由 PAOM 连接，此膜后方毗邻头后小直肌，前方毗邻硬膜。枕骨大孔毗邻硬膜囊后内部分的静脉回流通道是边缘窦和枕窦。边缘窦位于枕骨大孔处硬膜内，向后与枕窦相交通。枕窦行走于小脑镰。C_2. 枢椎棘突；EOP. 枕外隆突；INL. 下项线；MOC. 枕骨中央嵴；MS. 边缘窦；OS. 枕窦；PAOM. 寰枕后膜；SNL. 上项线

侧方为小脑扁桃体和二腹小叶；腹侧壁为下髓帆和脉络组织。下髓帆是一薄膜样神经组织，在中央融入小结腹侧面，向外侧延伸越过小脑扁桃体上极。脉络组织突起形成脉络丛，并构成第四脑室顶的最下部[4, 5, 14, 15]。

椎动脉 V_3 段穿过寰枕后膜，再穿过硬膜，到达颅后窝。在穿过硬膜处，椎动脉被包裹在一纤维管内，此纤维管将脊髓后动脉、齿状韧带、第一颈神经和起于脊髓的副神经与椎动脉连接固定在一起。第一颈神经根在椎动脉的下方穿过硬膜。脊髓后动脉起始于椎动脉 V_3 段后内侧，其起点可位于椎动脉即将进入硬膜之前，也可以位于硬膜下。在蛛网膜下隙，脊髓后动脉于副神经和齿状韧带之间向内走行，至延髓的下部，分为一个升支和一个降支：升支滋养薄束和楔束结节、副神经根丝和第四脑室正中孔附近的脉络丛；降支滋养颈髓背侧半的浅部。脊髓后动脉与根动脉后支形成吻合支。根动脉穿行于椎间孔内。脊髓后动脉降支发出旁支，经过脊髓后表面向内走行，汇合形成走行于脊髓后正中的动脉[2, 16, 17]。

脑膜后动脉起始于椎动脉的后上面。其起始部可以位于硬膜内或硬膜外。滋养颅后窝后侧和后外侧的硬膜[4, 17]。

脊髓后正中静脉行走于脊髓后正中沟，向上延续为延髓后正中沟内的延髓后正中静脉。延髓横静脉和脊髓横静脉在多个层面横穿延髓和脊髓，并与主要纵向回流通道形成交通支[3, 5, 14]。

副神经是在齿状韧带和脊神经背侧根之间穿过枕骨大孔的唯一脑神经。副神经脊髓根由脊髓发出，可通过后正中入路显露。C_1 神经根与副神经脊髓根之间通常存在交通支[18, 19]。

齿状韧带是白色纤维薄片，向内附着于脊髓，向外附着于硬膜。其最头端的附着处位于枕骨大孔层面，椎动脉穿过硬膜的部位，此处齿状韧带

穿行于副神经的后方[4, 14]。

三、颅颈交界区后外侧部解剖（图 1-9）

（一）骨性结构

颅颈交界区后外侧入路显露枕骨髁部及寰枢椎侧块（图 1-10）。

在枕鳞后外侧面，从枕外隆突到颞骨乳突之间的区域，星点是一个重要的解剖标志。星点位于人字缝、枕乳缝和顶乳缝的交点，通常适对横窦和乙状窦接合处下半部分。上项线和下项线作为众多肌肉的止点，自枕外隆突处向外放射并横穿枕骨后外表面[2, 6]。

侧块是寰椎骨质最为厚实的部位，承载了 4 个关节。每个侧块的上表面有一个椭圆形的凹陷关节面，朝向上、内，与朝向下、外的枕骨髁关节面相关节。每个侧块的下表面有一个圆形、平坦、稍凹陷的关节面，朝向下、内，稍偏后，与枢椎的上关节面相关节。寰椎侧块的上外侧面有

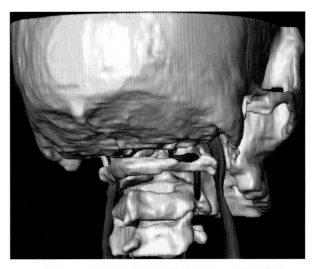

▲ 图 1-9 从后外侧观察颅颈交界部 3D 解剖模型

图示骨性结构和主要血管的关系，如椎动脉、颈内静脉和颈外静脉

一沟，其内有椎动脉 V_3 段通过。椎动脉沟可以由于骨桥的覆盖而形成椎动脉管，骨桥从寰椎上关节面后缘向后连接至寰椎后弓。两个侧块的内侧均有一个小结节，为寰椎横韧带的附着处[1,5,22,23]。

每个枢椎侧块均有一对大的椭圆形关节面，从椎体向外侧延伸至椎体和椎弓根结合部。枢椎上关节面与寰椎下关节面相关节，下关节面与 C_3 上关节面相关节。上关节面并非位于下关节的正上方，而是位于下关节面的前方[5,20,23]。

（二）肌肉毗邻关系

颅颈交界后外侧入路的最浅层肌肉为胸锁乳突肌。此肌起于上项线外侧半和乳突，斜向下通过颈部侧面，止于胸骨的上部及锁骨的胸骨端。头夹肌的外侧半被胸锁乳突肌覆盖。头夹肌起于上项线外侧 1/3，向内止于上颈椎和上胸椎棘突。头夹肌和胸锁乳突肌的深部有两块肌，分别为：头半棘肌，起点位于上项线和下项线之间，从枕正中嵴到枕骨乳突交界部；头最长肌，起点附着于乳突后缘的上部。两肌均向下附着于上胸椎和下颈椎（图 1-11）[4,22,24]。

在此区域显露深、浅层肌的同时，也会显露枕动脉。枕动脉在上项线以下，走行于头最长肌和头半棘肌的内侧，然后在头后部的浅筋膜层内上升。枕大神经伴行枕动脉上升，向分布至头顶，偶见枕大神经分布至耳后的情况。枕大神经在下斜肌和头半棘肌之间斜形上升，在头半棘肌和斜

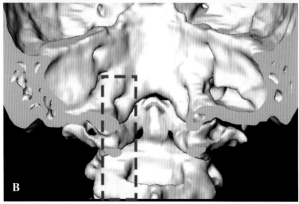

▲ 图 1-10 从后外侧观察颅颈交界部 3D 骨性结构模型
外面观（A），去除枕鳞和寰椎后弓后，观察内面（B）。枕骨髁部和寰、枢椎侧块在红框内

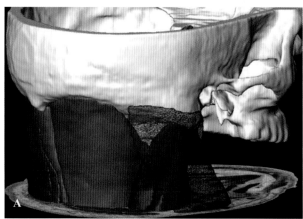

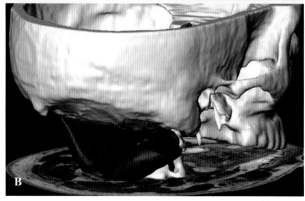

▲ 图 1-11 侧后方观察颅颈交界区 3D 肌肉解剖模型
A. 浅层，胸锁乳突肌已做透明化处理；B. 显示围绕枕下三角的肌肉

方肌近枕骨止点处穿出[17, 25]。

在下一层，围成枕下三角的肌肉被内侧的头半棘肌和外侧的头夹肌覆盖（图 1-12 和图 1-13）。上斜肌起于上项线和下项线之间，头半棘肌外侧，止于寰椎横突。下斜肌起于枢椎棘突，止于寰椎横突。头后大直肌起于下项线下方，止于枢椎棘突。枕下三角的肌层下被覆致密的纤维脂肪层。三角内包含寰椎后弓内的椎动脉 V_3 段和 C_1 神经根[10, 17, 22, 25]。

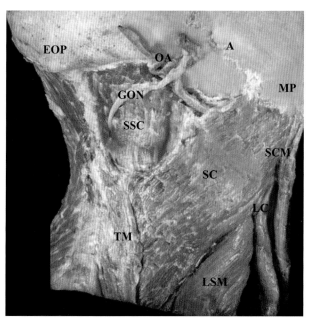

▲ 图 1-12　颅颈交界区侧后观：肌肉毗邻关系

颅颈交界后外侧入路的最浅层肌肉为胸锁乳突肌。此肌起于上项线外侧半和乳突，斜向下通过颈部侧面，止于胸骨的上部及锁骨的胸骨端。头夹肌的外侧半被胸锁乳突肌覆盖。头夹肌起于上项线外侧 1/3，向内止于上颈椎和上胸椎棘突。头夹肌和胸锁乳突肌的深有两块肌，分别为：头半棘肌，起点位于上项线和下项线之间，从枕正中嵴到枕骨乳突交界部；头最长肌，起点附着于乳突后缘的上部。两肌均向下附着于上胸椎和下颈椎。在此区域显露深、浅层肌的同时，也会显露枕动脉。枕动脉在上项线以下，走行于头最长肌和头半棘肌的内侧，然后在头后部的浅筋膜层内上升。枕大神经伴行枕动脉上升，向分布至头顶，偶见枕大神经分布至耳后的情况。枕大神经在下斜肌和头半棘肌之间斜形上升，在头半棘肌和斜方肌近枕骨止点处穿出。A. 星点；EOP. 枕外隆突；GON. 枕大神经；LC. 头最长肌；LSM. 肩胛提肌；MP. 乳突；OA. 枕动脉；SC. 头夹肌；SCM. 胸锁乳突肌，部分切除；SSC. 头半棘肌；TM. 斜方肌

（三）硬膜外结构

从侧后方观察，可以看到椎动脉从枢椎横突孔延伸至硬膜入口处（V_3）。椎动脉出寰椎横突孔后，向上走行于头外侧直肌的内侧。然后向内转，走行于寰椎侧块和寰枕关节的后方，并延伸至枕下三角的底部。在枕下三角内，椎动脉位于寰椎后弓上面的椎动脉沟。通常，枕下三角不易识别，这是因为颈后肌深层表面常覆盖较厚的筋膜组织。这层筋膜组织及其下方的脂肪和丰富的椎旁静脉丛使枕下三角的肌肉毗邻关系模糊不清（图 1-14 和图 1-15）[17, 23]。

在椎间孔层面，颈神经的前根和后根融合成脊神经。在同一层面，背根神经元汇集形成神经节。与 C_1 背根关联的神经节有可能缺如。C_1、C_2、C_3 神经在神经节远端分成背侧支和腹侧支。背侧支又分为内侧支和外侧支，分布到颈后部的皮肤

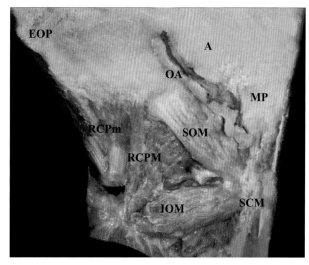

▲ 图 1-13　颅颈交界区侧后观：肌肉毗邻关系

在下一层，围成枕下三角的肌被内侧的头半棘肌和外侧的头夹肌覆盖（图 1-12 和图 1-13）。上斜肌起于上项线和下项线之间，头半棘肌外侧，止于寰椎横突。下斜肌起于枢椎棘突，止于寰椎横突。头后大直肌起于下项线下方，止于枢椎棘突。枕下三角的肌层下被覆致密的纤维脂肪层。三角内包含寰椎后弓内的椎动脉 V_3 段和 C_1 神经根。A. 星点；EOP. 枕外隆突；IOM. 下斜肌；MP. 乳突；OA. 枕动脉；RCPM. 头后大直肌；RCPm. 头后小直肌；SCM. 胸锁乳突肌；SOM. 上斜肌

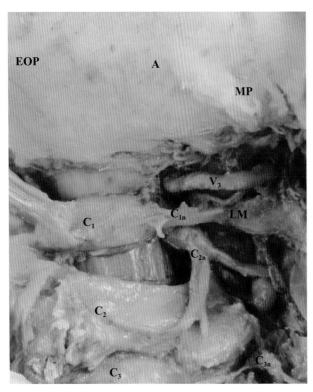

▲ 图1-14 颅颈交界部侧后观，注意枕鳞自枕外隆突至颞骨乳突的部分

在此区域，最重要的解剖标志是星点，其位于人字缝、枕乳缝和顶乳缝的交点。星点通常适对横窦和乙状窦接合处的下半部分。寰椎侧块的上外侧面有一沟，其内有椎动脉 V_3 段通过。椎动脉沟可以由于骨桥的覆盖而形成椎动脉管，骨桥从寰椎上关节面后缘向后连接至寰椎后弓。A. 星点；C_1. 寰椎；C_{1n}. C_1 神经（枕下神经）；C_2. 枢椎；C_{2n}. C_2 神经；C_3. 第3颈椎；C_{3n}. C_3 神经；EOP. 枕外隆突；LM. 寰椎侧块；MP. 乳突；V_3. 椎动脉第三段

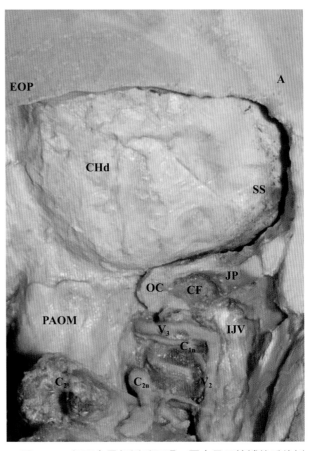

▲ 图1-15 颅颈交界部侧后面观，图中显示枕鳞的后外侧面，从枕外隆突到星点和乳突的部分已经去除

枕骨大孔的后缘和寰椎后弓已经打开。颅后窝覆盖小脑半球的硬膜可见。乙状窦组成颅后窝的外侧边界，沿乙状窦沟下降。乙状窦通过颈静脉孔的乙状部分出颅，在枕骨髁的前外侧、寰椎横突的前方下降。枕骨髁部位于枕骨大孔的两侧，其中包括枕骨髁和髁窝两个结构。髁窝为枕骨外面枕骨髁后方的凹陷。枕骨髁为枕骨髁部外表面的突起，位于枕骨大孔前半部的外侧缘处。枕骨髁的关节面位于枕骨髁的下外侧缘，呈椭圆形，长轴呈前后方向。此关节面朝向下、外方向，与寰椎的上关节面相关节，后者朝向上、内方向。侧块是寰椎骨质最为厚实的部位，承载了4个关节面。每个侧块的上关节面与枕骨髁关节面相关节。每个侧块的下关节面，与枢椎的上关节面相关节。在椎间孔层面，颈神经的前根和后根融合成脊神经。在同一层面，背根神经元汇集形成神经节。与 C_1 背根关联的神经节有可能缺如。C_1 神经，又称枕下神经，在枕骨和寰椎间离开椎管，其背侧支比腹侧支大。C_2 神经在寰椎后弓和枢椎椎板之间出椎管，其神经节位于硬膜外，寰椎下关节面和椎动脉的内侧。在神经节的远侧，C_2 神经分成一个大的背侧支和一个小的腹侧支。背侧支在穿过其自身支配的下斜肌后，又分成一个大的内侧支和一个小的外侧支。A. 星点；C_{1n}. C_1 神经（枕下神经）；C_2. 枢椎棘突；C_{2n}. C_2 神经；CF. 髁窝；CHd. 被覆小脑半球的硬膜；EOP. 枕外隆突；IJV. 颈内静脉；JP. 颈静脉结节；OC. 枕骨髁；PAOM. 寰枕后膜；SS. 乙状窦；V_2. 椎动脉第二段；V_3. 椎动脉第二段

和肌肉。C_1 神经，又称枕下神经，在枕骨和寰椎间离开椎管，其背侧支比腹侧支大。C_1 神经背侧支走行于寰椎后弓与椎动脉之间到达枕下三角。在枕下三角内，C_1 神经背侧支发出分支支配头后大、小直肌、上、下斜肌和头半棘肌，偶尔，此处也可有一皮支分出，伴行枕动脉，分布至头皮。C_1 神经腹侧支于寰椎后弓和椎动脉之间向前走行，至寰椎侧块外侧和椎动脉内侧，其分支支配头外侧直肌。C_2 神经在寰椎后弓和枢椎椎板之间出椎管，其神经节位于硬膜外，寰椎下关节面和椎动脉的内侧。在神经节的远侧，C_2 神经分成一个大的背侧支和一个小的腹侧支。背侧支在穿过其自

身支配的下斜肌后，又分成一个大的内侧支和一个小的外侧支。内侧支形成枕大神经。外侧支常通过交通支与 C_3 神经交通，并发出细小神经纤维支配夹肌、最长肌、头半棘肌。C_2 神经腹侧支走行于寰椎、枢椎的椎弓和横突之间。C_2 和 C_3 腹侧支的两个分支：枕小神经和耳大神经，弧形绕过胸锁乳突肌后缘，并沿此肌表面上升，支配耳后皮肤[1, 2, 6, 24]。

髁管位于枕骨髁后方的髁窝内。髁管内走行髁后静脉，后者是颅骨重要的导静脉。髁后静脉连接椎静脉丛和乙状窦 - 颈静脉复合体。髁管是颅骨最大的导静脉孔，在乙状窦 - 颈静脉复合体阻塞的情况下，髁管内穿行的髁后静脉将成为静脉回流的重要替代[22, 23, 25]。

舌下神经管内有舌下神经通过，位于枕骨髁的上方，其内口位于颅后窝，并向前外侧延伸。舌下神经管的上方是颈静脉结节，上外侧是颈静脉孔，外侧是乙状窦，下方是枕骨髁。舌下神经管的颅内开口位于枕骨髁中、后 1/3 交界处上方约 5mm，颈静脉结节下方约 5mm。其颅外开口位于枕骨髁前、中 1/3 交界上方，颈静脉孔的内侧。舌下神经管周围为皮质骨。其内为舌下神经、咽升动脉的脑膜支及舌下神经管静脉丛。舌下神经管静脉丛交通基底静脉丛和环绕枕骨大孔的边缘窦（图 1-16）[6, 26, 27]。

乙状窦组成颅后窝的外侧边界，沿乙状窦沟下降。乙状窦通过颈静脉孔的乙状部分出颅，在枕骨髁的前外侧、寰椎横突的前方下行[8, 13, 23]。

（四）硬膜下结构

颅颈交界部后外侧入路可以显露硬膜下的小脑延髓池和脊髓后池。小脑延髓池从延髓后外侧的下橄榄体背侧缘延伸至小脑的二腹小叶。舌咽神经（Ⅸ）、迷走神经（Ⅹ）及副神经（Ⅺ）延髓

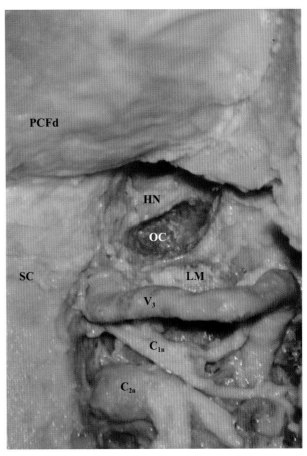

▲ 图 1-16 颅颈交界部侧后面观

打开舌下神经管显露舌下神经。舌下神经管位于枕骨髁的上方，其内口位于颅后窝，并向前外侧延伸。舌下神经管的上方是颈静脉结节，上外侧是颈静脉孔，外侧是乙状窦，下方是枕骨髁。舌下神经管的颅内开口位于枕骨髁中、后 1/3 交界处上方约 5mm，颈静脉结节下方约 5mm。其颅外开口位于枕骨髁前、中 1/3 交界上方，颈静脉孔的内侧。舌下神经管周围为皮质骨。C_{1n}. C_1 神经（枕下神经）；C_{2n}. C_2 神经；HN. 舌下神经；LM. 寰椎侧块；OC. 枕骨髁；PCFd. 颅后窝硬膜；SC. 脊髓；V_3. 椎动脉第 3 段

部起于并穿行于小脑延髓池到达颈静脉裂孔（图 1-17）。椎动脉硬膜内段（V_4）可以分为延髓侧段和延髓前段。V_4 延髓侧段起于硬膜穿孔处，经过延髓侧面前、上方，结束于橄榄前沟。小脑后下动脉（posterior inferior cerebellar artery，PICA）发出于椎动脉 V_4 段，起始于硬膜内，走行于小脑延髓池。在小脑延髓池内，小脑后下动脉向后走行于第Ⅸ、第Ⅹ、第Ⅺ对脑神经根丝之间，并从后边绕过延髓（图 1-18）[19, 20, 28, 29]。

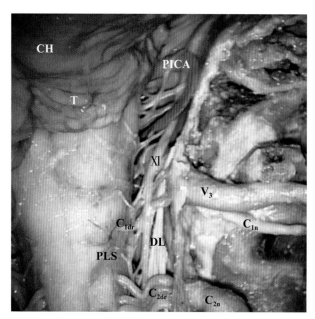

▲ 图 1-17　颅颈交界部后外侧硬膜下结构

在脊髓层面，后外侧沟位于背根进入脊髓处。每个后根都有 6～8 个根丝呈扇形张开进入脊髓后外侧面。C_1、C_2 神经的背根穿行于齿状韧带和副神经的后方。CH. 大脑半球；C_{1dr}. C_1 神经背根；C_{1n}. C_1 神经；C_{2dr}. C_2 神经背根；C_{2n}. C_2 神经；DL. 齿状韧带；PICA. 小脑后下动脉；PLS. 后外侧沟；T. 小脑扁桃体；V_3. 椎动脉第三段；XI. 副神经

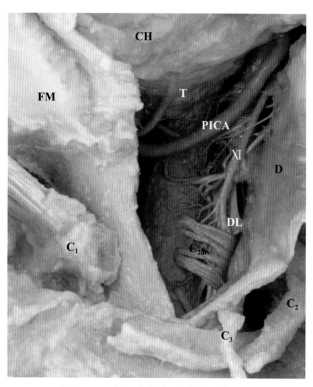

▲ 图 1-18　颅颈交界部后外侧硬膜下结构

PICA 发出于椎动脉 V_4 段，起始于硬膜内，走行于小脑延髓池。在小脑延髓池内，小脑后下动脉向后走行于 IX、X、XI 脑神经根丝之间，并从后边绕过延髓。CH. 大脑半球；C_1. 寰椎部分切除；C_2. C_2 神经；C_{2dr}. C_2 神经背根；C_3. C_3 神经；D. 打开的硬膜；DL. 齿状韧带；FM. 部分切开的枕骨大孔后缘；PICA. 小脑后下动脉；T. 小脑扁桃体；XI. 副神经

延髓的侧面主要由下橄榄体构成。舌咽神经、迷走神经、副神经以一排根丝起于延髓下橄榄体后缘的橄榄后沟。舌咽神经和迷走神经分开走行的唯一部位是硬膜间隔近端，在穿出硬膜到达颈静脉裂孔时，硬膜间隔位于两神经之间。舌下神经以一排根丝起于脑干下橄榄体前缘与锥体之间的橄榄前沟。XII 脑神经的根丝跨过椎动脉后方到达舌下神经管。椎动脉可将舌下神经根丝向后推挤牵拉。在颅窝内，副神经由一个发自脊髓的主干和 3～6 个发自延髓的细小的根丝组成。副神经在进入颈静脉裂孔时合并入迷走神经（图 1-19）[6, 14]。

在脊髓层面，后外侧沟位于背根进入脊髓处。每个后根都有 6～8 个根丝呈扇形张开进入脊髓后外侧面。C_1、C_2 神经的背根穿行于齿状韧带和副神经的后方 [2, 9]。

脊髓侧后静脉沿脊神经背根起始处的后外侧沟走行，向上延续为走行于橄榄背侧橄榄后沟内的延髓外侧静脉 [4, 14]。

四、颅颈交界区前外侧部解剖

（一）骨性结构

颅颈交界区前外侧入路可以显露颈静脉裂孔和寰枢椎横突（图 1-20）。

颈静脉裂孔（jugular foramen，JF）是一呈管样的裂隙，由枕骨和颞骨边缘最不规则的部分围成。颈静脉突为一四边形的骨板，起于枕骨髁的后半，构成了颈静脉孔的后界。颈静脉突是枕骨

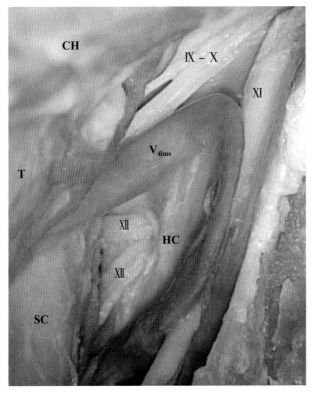

▲ 图 1-19　颅颈交界部后外侧硬膜下结构

V_4 延髓侧段起于硬膜穿孔处，经过延髓侧面前、上方，结束于橄榄前沟的小脑延髓裂隙。舌下神经以一排根丝起于脑干下橄榄体前缘与锥体之间的橄榄前沟。图中显示副神经延髓干和舌咽神经、迷走神经一起走行至颈静脉裂孔。CH. 大脑半球；HC. 舌下神经管；SC. 脊髓；T. 小脑扁桃体；V_{4lms}. 椎动脉 V_4 段延髓外侧段；Ⅸ-Ⅹ. 舌咽神经和迷走神经；Ⅺ. 副神经；Ⅻ. 舌下神经

髁部和鳞部连接的骨桥，形成了颈静脉孔的后内侧壁。舌下神经管穿过颈静脉突。颈静脉突向外侧连接于颞骨。颈静脉突位于颈静脉孔后方的部分也是头外侧直肌的附着部位。颈静脉突上面，位于枕骨基底部和髁部之间，有一个卵圆形突起，称颈静脉结节。颈静脉结节位于舌下神经管上方，颈静脉裂孔颅内端下半内侧[28, 30-32]。

寰椎横突孔位于侧块和横突之间，其内走行椎动脉。寰椎横突突出于乳突和下颌角之间，其位置比其他邻近颈椎更靠外。寰椎横突尖为一肌肉附着点，这些肌肉包括头外侧直肌（起于横突前部）、上斜肌（起于横突上面后部）、下斜肌（起于横突尖）、肩胛提肌、颈夹肌和中斜角肌（附着于横突的下面和侧面）[2, 9, 22]。

枢椎横突较小。其横突孔朝向上外，以利椎动脉穿过后向位于上外的寰椎横突孔走行[5, 9]。

（二）肌肉毗邻关系

胸锁乳突肌从上项线外侧半和乳突斜向下通过颈侧面，将后者分为前后两个三角。颈前三角对应颅颈交界部的前外侧面。颈前三角后界为胸

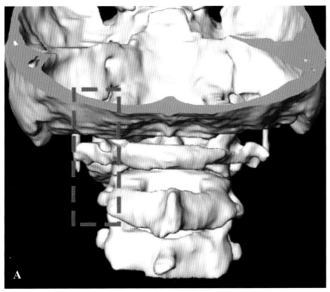
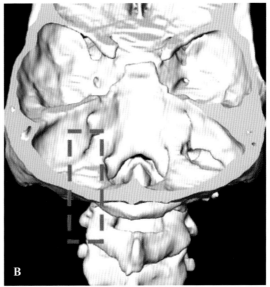

▲ 图 1-20　从正方后观察颅颈交界区 3D 重建图像，前外侧入路的显露区域位于红框内外面观（A）内面观（B）

锁乳突肌的前缘，外侧界是下颌骨和腮腺，上界是颈静脉孔区域和乳突，前界上颈部前正中线。在胸锁乳突肌深面的脂肪垫中，有支配此肌的副神经走行。再深一层，有二腹肌后腹在二腹肌沟内向上通过，二腹肌沟位于乳突和头最长肌的内侧。掀起二腹肌，可显露寰椎横突，后者有众多肌肉附着掩盖，这些肌肉包括上斜肌和下斜肌，两者构成枕下三角的上界和下界（图 1–21 和图 1–22）[3, 6–8]。头外侧直肌是与颈静脉裂孔关系最紧密的肌肉。头外侧直肌走向垂直，位于颈内静脉后方，起于寰椎横突，止于枕骨的颈静脉突。此肌肉常与颈前肌被视为一功能整体，使头颈屈曲（图 1–23）[34]。

（三）硬膜外结构

颈静脉裂孔的内口常分为三个间室：两个静脉间室和一个神经间室（图 1–24）。神经和血管间室通常被骨突分开。位于后外侧较大的静脉间室是乙状窦间室，接受乙状窦的静脉回流。乙状窦在颈静脉球处引流至颈内静脉。位于前内侧较小的静脉间室为岩下间室，接受岩下窦的静脉回流，还接受来自舌下神经管、岩斜裂隙、椎静脉丛的静脉分支。神经间室位于乙状窦间室和岩下窦间室之间，其内通过舌咽神经、迷走神经和副神经，颞骨和枕骨形成的骨突之间有纤维或骨桥相连，将三个间室分隔开来。神经间室处硬膜上有两个特征性的穿孔，一个为舌咽神经孔，其内有舌咽神经通过，另一个为迷走神经孔，其内有迷走神经和副神经通过。在通过颈静脉裂孔之前，舌咽神经、迷走神经和副神经在颞骨构成的颈静脉裂孔边缘内侧穿出硬膜，到达颈内静脉内壁[28, 30, 33]。

舌咽神经出颈静脉裂孔后转向前方，在茎突深部跨过颈内动脉外侧面。在颈静脉孔外口，舌

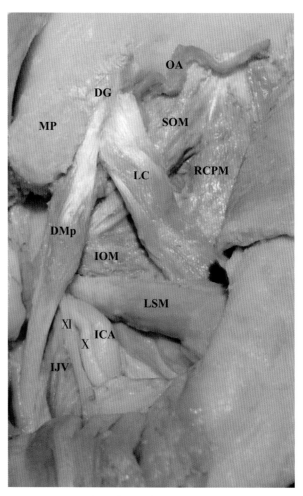

▲ 图 1–21　颅颈交界区前侧外观：肌肉毗邻关系

胸锁乳突肌向下掀开，头半棘肌向外侧牵开。在胸锁乳突肌深面，二腹肌后腹在二腹肌沟内向上通过，二腹肌沟位于乳突和头最长肌的内侧。掀起二腹肌，可显露寰椎横突，后者有众多肌肉附着掩盖，这些肌肉包括：上斜肌和下斜肌，两者构成枕下三角的上界和下界。DG. 二腹肌沟；DMp. 二腹肌后腹；ICA. 颈内动脉；IJV. 颈内静脉；IOM. 下斜肌；LC. 头最长肌；LSM. 肩胛提肌；MP. 乳突；OA. 枕动脉；RCPM. 头后大直肌；SOM. 上斜肌；X . 迷走神经；XI . 副神经

咽神经发出鼓室支（Jacobson 神经）支配腮腺。在硬膜的迷走神经孔，迷走神经与副神经合并，同时迷走神经发出支配外耳道的 Arnold 神经，后者在颞骨处与面神经合并。迷走神经垂直穿过颈静脉裂孔时，保持与副神经的紧密联系。在颈静脉裂孔内，此二神经位于颈内静脉后内侧壁，舌咽神经后方。在迷走神经穿过舌下神经管外口外

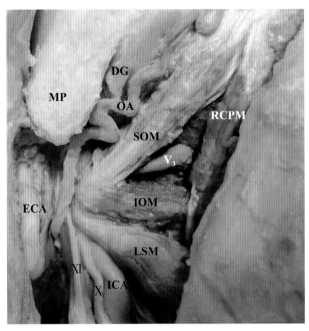

▲ 图 1-22　颅颈交界区前侧外观

图中显示枕动脉和颅颈交界区前外侧肌肉的毗邻关系。枕动脉起于颈外动脉下颌角平面的后面，斜向上走行于二腹肌后腹和颈内静脉之间，到达茎突的后内侧区域。在此区域，枕动脉走行转向后外侧，跨过头外侧直肌后方，走行于上斜肌和二腹肌后腹之间、乳突切迹内侧的枕动脉沟。二腹肌后腹附着于乳突切迹。走出上斜肌和二腹肌后腹之间区域以后，枕动脉向内走行，毗邻头最长肌和头半棘肌。在枕后三角的上部，枕动脉在上项线下方，向内走行于头半棘肌后方，然后通过斜方肌和头半棘肌上部的止点之间，并穿过斜方肌止点，到达上项线，在颅后部头皮的浅筋膜内上行。DG. 二腹肌沟；ECA. 颈外动脉；ICA. 颈内动脉；IOM. 下斜肌；LSM. 肩胛提肌；MP. 乳突；OA. 枕动脉；RCPM. 头后大直肌；SOM. 上斜肌；V_3. 椎动脉第三段；XI 副神经；X . 迷走神经

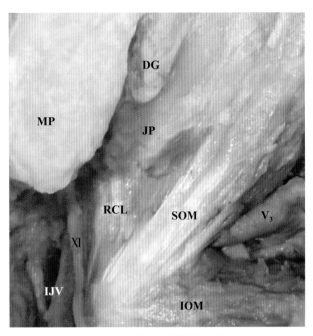

▲ 图 1-23　颅颈交界区前侧外观

头外侧直肌是与颈静脉裂孔关系最紧密的肌。头外侧直肌走向垂直，位于颈内静脉后方，起于寰椎横突，止于枕骨的颈静脉突。此肌常被和颈前肌视为一功能整体，使头颈屈曲。DG. 二腹肌沟；IJV. 颈内静脉；IOM. 下斜肌；JP. 颈静脉突；MP. 乳突；RCL. 头外侧直肌；SOM. 上斜肌；V_3. 椎动脉第三段；XI. 副神经

侧时，舌咽神经从内侧合并入迷走神经。副神经出颈静脉裂孔后，斜向下外走行于颈内动脉和颈内静脉之间，又向后跨过颈内静脉外侧面到达其支配的肌。舌下神经不通过颈静脉裂孔，但是，在颅底下方与出颈静脉裂孔的神经合并，共同走行于颈动脉鞘内。舌下神经在舌下神经管外下部通过，毗邻迷走神经走行，在颈内动脉和颈内静脉之间到达寰椎横突平面，然后沿颈内动脉外侧壁向前急转，向舌方面走行（图 1-25 和图 1-26）[18, 19, 29, 35]。

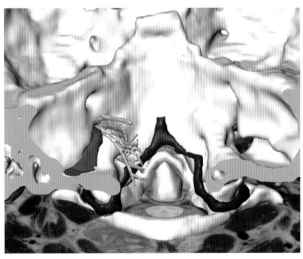

▲ 图 1-24　3D 重建图像显示颈静脉裂孔内口

神经以黄色显示；静脉间室以蓝色显示；椎动脉以红色显示，两侧椎动脉汇合形成基底动脉

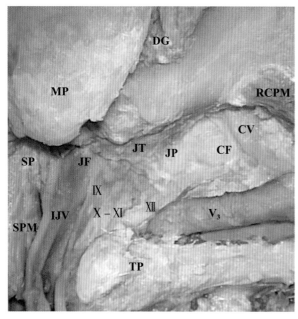

▲ 图 1-25　颅颈交界区前侧外观

图中显示颈静脉裂孔外口。舌咽神经出颈静脉裂孔后转向前方，在茎突深部跨过颈内动脉外侧面。迷走神经垂直穿过颈静脉裂孔时，保持与副神经的紧密联系。在颈静脉裂孔内，此二神经位于颈内静脉后内侧壁，舌咽神经后方。在迷走神经穿过舌下神经管外口外侧时，舌咽神经从内侧合并入迷走神经。副神经出颈静脉裂孔后，斜向下外走行于颈内动脉和颈内静脉之间，又向下跨过颈内静脉外侧面到达其支配的肌。舌下神经不通过颈静脉裂孔，但是，在颅底下方与出颈静脉裂孔的神经合并，共同走行于颈动脉鞘内。舌下神经在舌下神经管外下部通过，毗邻迷走神经走行，在颈内动脉和颈内静脉之间到达寰椎横突平面，然后沿颈内动脉外侧壁向前急转，向舌方面走行。CF. 髁窝；CV. 髁静脉；DG. 二腹肌沟；IJV. 颈内静脉；JF. 颈静脉裂孔；JP. 颈静脉突；JT. 颈静脉结节；MP. 乳突；RCPM. 头后大直肌；SP. 茎突；SPM. 茎突咽肌；TP. 寰椎横突；V₃. 椎动脉第三段；Ⅸ. 舌咽神经；Ⅹ-Ⅺ. 迷走神经和副神经；Ⅻ. 舌下神经

颈内静脉是颈静脉裂孔内占位置最大的结构。其近端的膨大称颈静脉球。前方的岩下窦和后方的乙状窦引流至颈静脉球。颈静脉球的顶端可到达颞骨的内耳门。颈内静脉及其属支构成了颅颈部最为重要的静脉引流系统[36,37]。

颈内动脉在颈外动脉的后方，几乎垂直走行，到达颈动脉管。在颅底平面，颈内静脉走行于颈内动脉后方，两者之间由颈动脉嵴相隔。舌咽神经位于颈内动脉和颈内静脉间的外侧，迷走神经、

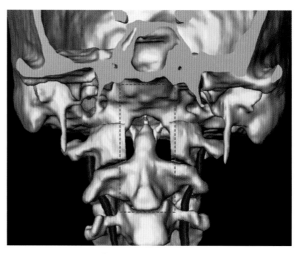

▲ 图 1-26　颅颈交界区前正中观，寰椎前弓已去除，红框为前正中入路的显露范围

副神经和舌下神经位于两者之间的内侧[7,28]。

颈外动脉在颈内动脉的前方上升，其末端分为上颌动脉和颞浅动脉，在其终末分叉之前，颈内动脉发出与颈静脉裂孔关系密切的后方分支：咽升动脉、枕动脉和耳后动脉[1,7]。

枕动脉为颈内动脉后方分支中的最粗大者。起于颈外动脉下颌角平面的后面，斜向上走行于二腹肌后腹和颈内静脉之间，到达茎突的后内侧区域。在此区域，枕动脉走行转向后外侧，跨过头外侧直肌后方，走行于上斜肌和二腹肌后腹之间、乳突切迹内侧的枕动脉沟。二腹肌后腹附着于乳突切迹。走出上斜肌和二腹肌后腹之间区域以后，枕动脉向内走行，毗邻头最长肌和头半棘肌。在枕后三角的上部，枕动脉在上项线下方，向内走行于头半棘肌后方，然后通过斜方肌和头半棘肌上部的止点之间，并穿过斜方肌止点，到达上项线，在颅后部头皮的浅筋膜内上行[2,25]。

寰椎横突孔比枢椎横突孔位置偏外，椎动脉在枢椎横突孔以上转向外侧到达寰椎横突孔（椎动脉第二段，V₂）。椎动脉出寰椎横突孔后位于头侧直肌内侧，然后向内转向，走行于寰椎侧块和寰枕关节后方，并在寰椎后弓形成压迹（V₃）[5,9,17]。

五、颅颈交界区前正中部解剖

前正中入路可以显露枕骨斜坡部、枕骨大孔前缘、寰椎前弓和齿状突（图 1-26）。

（一）骨性结构

斜坡，或称枕骨基底部，是一个向前、上方面延伸的厚实四边形骨板，与枕骨大孔约成 45°夹角。斜坡经蝶枕联合于鞍背下方连接蝶骨。斜坡的两边经岩部斜坡裂斜接颞骨岩部。此裂隙上表面为岩下窦，向后终于颈静脉孔。斜坡分为上、中、下三部。上部位于鞍底水平以上，中部为鞍部到蝶骨底的部分，下部从蝶骨底到枕骨大孔。在基底部下表面，枕骨大孔前方，有一个小突起，称咽结节，为咽缝的附着处（图 1-27）[4, 38, 39]。

寰椎没有椎体，在通常为椎体所在的部位被枢椎齿状突占据。寰椎前弓短，向前凸出，其中间部为前结节。前弓内壁与齿突接触的部位为一小关节面（齿突小凹）。寰椎为全部颈椎中最宽者，其前弓长度约为后弓的一半 [1, 39, 40]。

枢椎齿状突从椎体向上突出。齿状突有一个尖端，一个平整的面，为翼状韧带附着处。齿状突后表面的基底部有一沟，为寰椎横韧带通过之处 [1-3]。

（二）肌肉毗邻关系

椎前肌群附着点位于枕骨大孔前方的枕骨斜坡部。颈长肌位于颈椎前方，由三部分组成。上斜部起于 $C_{3\sim5}$ 横突前结节，止于寰椎前结节；下斜部和垂直部从 C_5 延伸至 T_3。头长肌以腱性细支起于 $C_{3\sim6}$ 横突前结节，上升止于枕骨基底部。头长肌由 $C_{1\sim3}$ 脊神经前支支配。头前直肌位于头长肌上部深面，起于 C_1 侧块前面和横突的根部，止于枕骨大孔前部和枕骨基底部。头外侧

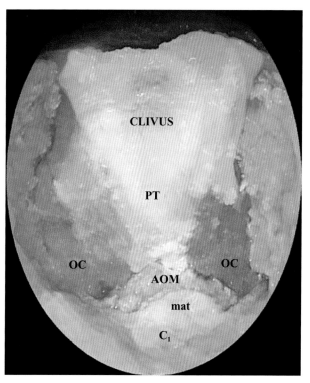

▲ 图 1-27　内镜下经鼻显露颅颈交界前正中部

斜坡，或称枕骨基底部，是一个向前、上方延伸的厚实四边形骨板，与枕骨大孔约成 45°角。在基底部下表面，枕骨大孔前方，有一个小突起，称咽结节，为咽缝的附着处。寰椎前弓短，向前凸出，其中间部为前结节。寰枕前膜紧贴椎前肌的后方，是一个附着于寰椎前面和枕骨大孔前缘之间的薄膜结构。AOM. 寰枕前膜；C_1. 寰椎；mat. 前结节；OC. 枕骨髁；PT. 咽结节

直肌在前面讲颈静脉孔毗邻关系时也描述过，不再赘述（图 1-28）[4, 8, 38, 40]。椎前肌前面被颅咽筋膜覆盖，前正中为正中缝覆盖。正中缝是一薄束状结缔组织，上连斜坡的咽结节，下续前纵韧带 [12, 39]。

（三）硬膜外结构

两个寰枕关节是真正的滑膜关节。其关节内有滑膜，关节外被覆关节囊韧带。寰椎和枕骨在前部通过寰枕前膜联结。寰枕前膜（anterior atlanto-occipital membrane，AAO）紧贴椎前肌的后方，是一个附着于寰椎前面和枕骨大孔前缘之间的薄膜结构。寰枕前膜构成齿突上间隙的前壁，

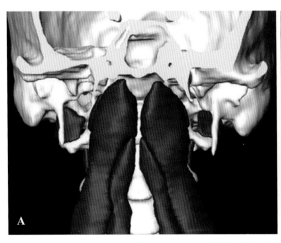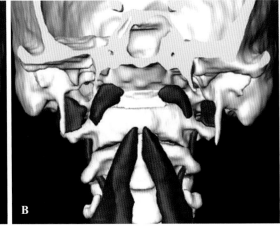

▲ 图 1-28　3D 模型显示与颅颈交界部前正中入路相关的肌肉

A. 椎前肌浅层：头长肌以腱性细支起于 $C_{3\sim6}$ 横突前结节，上升止于枕骨基底部。在其下方，上斜部起于 $C_{3\sim5}$ 横突前结节，止于寰椎前结节；B. 头前直肌位于头长肌上部深面，起于 C_1 侧块前面和横突的根部，止于枕骨大孔前部和枕骨基底部。头外侧直肌垂直走行于颈内静脉后方，连接寰椎横突和枕骨颈静脉突。椎前肌前面被颅咽筋膜覆盖，前正中为正中缝覆盖。正中缝是一薄束状结缔组织，上连斜坡的咽结节，下续前纵韧带

齿突上间隙内有翼状韧带、齿突尖韧带、脂肪组织和静脉丛（图 1-29）。翼状韧带附着于齿突的外侧面，另一端附着于颅底枕骨髁的内侧面。齿突尖韧带，也称为齿状突正中韧带、悬韧带，连接齿突尖和枕骨大孔前缘中点（颅底点）。齿突尖韧带位于齿突上间隙内，翼状韧带后方的两翼之间，后方紧贴十字韧带的上部。十字韧带由横部和垂直部组成，在齿突后方形成一个十字形结构。横韧带是十字韧带的重要组成部分，也是人体内最重要的韧带之一。横韧带是颅颈部韧带中体积最大、强度最高、厚度最厚者。十字韧带垂直部分为上支和下支，均极薄弱。横韧带行走于枢椎齿突的后方，附着于寰椎两侧的侧块。横韧带通过将齿状突向前约束于寰椎前弓的后方来维持颅颈交界部位的稳定性，因此，横韧带将寰椎内容物分为两个间室：前部间室容纳齿状突，后部间室容纳脊髓及附属脊神经。在齿状突和横韧带之间有一个滑囊。覆膜、硬膜外脂肪和硬膜位于横韧带背侧。覆膜结构较薄，构成了齿突上间隙的后界。覆膜位于十字韧带的后方，与斜坡后方

的硬膜紧密接触。覆膜牢固附着于颅底和枢椎椎体，向下延续为后纵韧带，但是覆膜和齿突后面连接不紧密。后纵韧带向下附着于枢椎椎体的后方，向上附着于寰椎横韧带和斜坡。在前方，寰椎和枢椎通过前纵韧带相连接，前纵韧带较宽阔，向上附着于寰椎前弓下缘，向下附着于枢椎椎体（图 1-30，3D 模型中包含重建的齿状突和相关韧带）[4, 12, 38]。

基底静脉丛位于斜坡上部硬膜层中间，由交通静脉呈网状连接外侧的岩下窦，上方的海绵窦，下方的边缘窦和硬膜下静脉丛而形成[4, 38, 39]。

在颅颈交界部的前内侧，枕骨髁部偏上有髁上沟，其对应的区域为头前直肌，寰枕前膜和寰椎关节囊的联合止点。舌下神经管位于髁上沟的后外侧（图 1-31）[41-43]。

（四）硬膜下结构

颅颈交界部硬膜下结构对应延髓锥体，后者正对斜坡、枕骨大孔前缘和齿状突尖端。前正中沟在两侧椎体之间将延髓分开，并向远端延续为

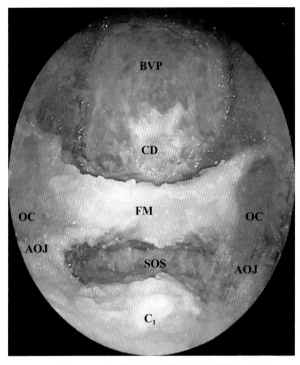

▲ 图 1-29　经鼻内镜显露颅颈交界前正中部

寰枕关节由寰椎侧块上关节面和枕骨髁部突起的枕骨髁组成。两个寰枕关节是真正的滑膜关节。其关节内有滑膜，关节外被覆关节囊韧带。图中显示齿突上间隙位于寰椎前弓和枕骨大孔前缘之间。基底静脉丛位于斜坡上部硬膜层中间，由交通静脉呈网状连接外侧的岩下窦，上方的海绵窦，下方的边缘窦和硬膜下静脉丛而形成。AOJ. 寰枕关节；BPV. 基底静脉丛；CD. 硬膜斜坡部；C₁ 寰椎；FM. 枕骨大孔；OC. 枕骨髁；SOS. 齿突上间隙

脊髓的前正中裂。脑干外侧面发出根丝形成舌下神经、舌咽神经、迷走神经和副神经，这四对脑神经向外行经小脑延髓池（图 1-32 和图 1-33 ）[38-45]。

　　椎动脉延髓前段（V₄）始于橄榄前沟，走行于舌下神经根丝前方或中间，穿过锥体前方，在近脑桥 - 延髓沟处与对侧椎动脉汇合，形成基底动脉。延髓前段椎动脉的分支为脊髓前动脉。脊髓前动脉由成对的左右脊髓前动脉汇合而成，左右脊髓前动脉起始处接近基底动脉起点。脊髓前动脉出枕骨大孔，延延髓和脊髓前表面，近前正中沟附近下行。在延髓，脊髓前动脉供血至锥体及锥体交叉、内侧丘系、橄榄间束、舌下神经核及舌下神经、后纵束。脊髓前动脉与根动脉前

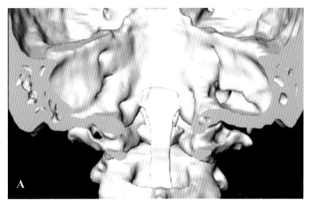

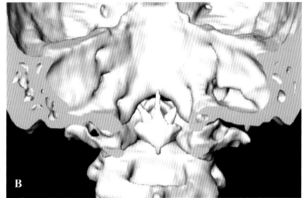

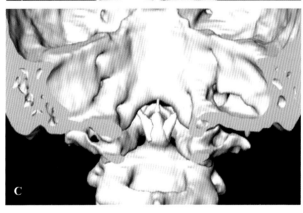

▲ 图 1-30　去除寰椎后弓，从后方观察齿状突及其韧带的 3D 模型

覆膜结构较薄，位于十字韧带的后方，与斜坡后方的硬膜紧密接触。覆膜牢固附着于颅底和枢椎椎体，向下延续为后纵韧带，但是覆膜和齿突后面连接不紧密。后纵韧带向下附着于枢椎椎体的后方，向上附着于寰椎横韧带和斜坡（A）。十字韧带由横部和垂直部组成，在齿突后方形成一个十字形结构。横韧带是十字韧带的重要组成部分，也是人体内最重要的韧带之一。横韧带是颅颈部韧带中体积最大、强度最高，厚度最厚者。十字韧带垂直部分为上支和下支，均极薄弱（B）。翼状韧带附着于齿突的外侧面，另一端附着于颅底枕骨髁的内侧面。齿突尖韧带连接齿突尖和枕骨大孔前缘中点（C）

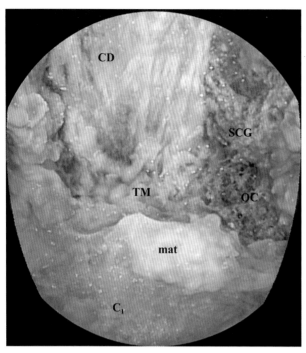

▲ 图 1-31　经鼻内镜显露颅颈交界前正中部

在颅颈交界部的前内侧，枕骨髁部偏上有髁上沟，其对应的区域为头前直肌，寰枕前膜和寰椎关节囊的联合止点。图中髁上沟附着软组织已切除。覆膜结构较薄，构成了齿突上间隙的后界。覆膜位于十字韧带的后方，与斜坡后方的硬膜紧密接触。覆膜牢固附着于颅底和枢椎椎体，向下延续为后纵韧带。CD. 斜坡部硬膜；C₁. 寰椎；mat. 寰椎前结节；OC. 枕骨髁；SCG. 髁上沟；TM. 覆膜

支形成吻合支进入颈椎椎间孔[1, 2, 43]。脊髓前静脉，行走于脊髓前正中裂内，脊髓前动脉的深部，向上延续为走行为延髓前正中沟内的延髓前静脉[38-40]。

六、总结

颅颈交界区解剖结构复杂，有必要基于后侧、

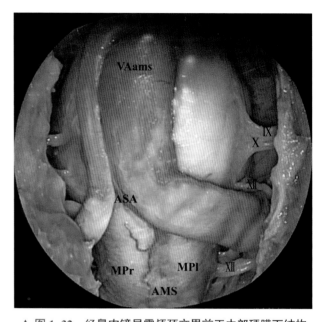

▲ 图 1-32　经鼻内镜显露颅颈交界前正中部硬膜下结构

颅颈交界部硬膜下结构对应延髓锥体，后者正对斜坡、枕骨大孔前缘和齿状突尖端。前正中沟在两侧椎体之间将延髓分开，并向远端延续为脊髓的前正中裂。图中可见椎动脉第四段（V₄）行经延髓前面。椎动脉延髓前段始于橄榄前沟，走行于舌下神经根丝前方或中间，穿过锥体前方，在近脑桥-延髓沟处与对侧椎动脉汇合，形成基底动脉。脊髓前动脉由成对的左右脊髓前动脉汇合而成，左右脊髓前动脉起始处接近基底动脉起点。脊髓前动脉出枕骨大孔，延延髓和脊髓前表面，近前正中沟附近下行。脑干外侧面发出根丝形成舌下神经、舌咽神经、迷走神经和副神经，这四对脑神经向外行经小脑延髓池。舌咽神经与迷走神经可以区分开来的唯一部位是两者出颈静脉孔之前。AMS. 前正中沟；ASA. 脊髓前动脉；MPl. 左侧延髓锥体；MPr. 右侧延髓椎体；VAams. 椎动脉延髓前段；Ⅸ. 舌咽神经；Ⅹ. 迷走神经；Ⅻ. 舌下神经

外侧显微图像和前方内镜下图像，通过多个视角进行阐述。不同视角建立的解剖概念可以互相补充，再结合三维电脑模拟图像，有助于对此区域解剖知识的融会贯通。深入掌握颅颈交界区的解剖对安全、有效的手术决策是必需的。

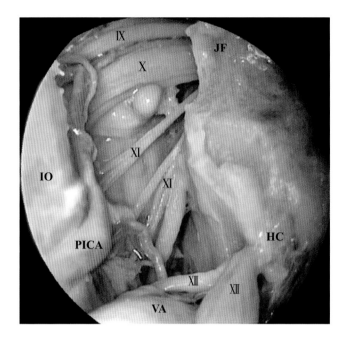

◄ 图 1-33　经鼻内镜前正中入路显露小脑 - 延髓间隙
舌咽神经、迷走神经和副神经延髓部起于橄榄下部后缘的橄榄后沟。在小脑延髓池内，副神经延髓部和脊髓部汇合，和舌咽神经、迷走神经一起移行至颈静脉孔。舌下神经以一束根丝在下橄榄前缘橄榄前沟内出脑干。橄榄前沟位于橄榄和延髓锥体之间。舌下神经根丝行经椎动脉后方，到达舌下神经管。小脑后下动脉在硬膜下起于椎动脉 V_4 段，然后走行于小脑 - 延髓池内。小脑后下动脉在小脑 - 延髓池内穿过舌咽神经、迷走神经和副神经根丝，继续沿延髓向后走行。HC. 舌下神经管；IO. 橄榄下部；PICA. 小脑后下动脉；Ⅸ. 舌咽神经；Ⅹ. 迷走神经；Ⅺ. 副神经；Ⅻ. 舌下神经

参 考 文 献

[1] Suchomel P, Choutka O. Reconstruction of upper cervical spine and craniovertebral junction. Berlin: Springer-Verlag; 2011.

[2] Rhoton AL Jr, De Oliveira E. Anatomical basis of surgical approaches to the region of the foramen magnum. In: Bambakidis C, Dickman A, Spetzler F, et al., editors. Surgery of the craniovertebral junction. 2nd ed. New York: Thieme; 2013. p. 13–51.

[3] Lang J. The cranio-cervical junction—anatomy. In: Voth D, Glees P, editors. Diseases in the cranio-cervical junction. Anatomical and pathological aspects and detailed clinical accounts. Berlin, New York: Gruyter; 1987. p. 27–61.

[4] Rhoton AL Jr. The foramen magnum. Neurosurgery. 2000;47(3 Suppl):S155–93.

[5] Heller JG, Pedlow FX Jr, Gill SS. Anatomy of the cervical spine. In: Clark CR, editor. The cervical spine. 4th ed. Philadelphia: Lippincott Williams & Wilkins; 2005. p. 3–36.

[6] Rhoton AL Jr. The far-lateral approach and its transcondylar, supracondylar, and paracondylar extensions. Neurosurgery. 2000;47(3 Suppl):S195–209.

[7] Rhoton AL Jr. Jugular foramen. Neurosurgery. 2000;47(3 Suppl):S267–85.

[8] Jhawar SS, Nunez M, Pacca P, et al. Craniovertebral junction 360°: a combined microscopic and endoscopic anatomical study. J Craniovertebr Junct Spine. 2016;7(4):204–16.

[9] Pimenta NJ, Gusmão SS, Kehrli P. Posterior atlanto-occipital and atlanto-axial area and its surgical interest. Arq Neuropsiquiatr. 2014;72(10):788–92.

[10] Youssef AS, Uribe JS, Ramos E, et al. Interfascial technique for vertebral artery exposure in the suboccipital triangle: the road map. Neurosurgery. 2010;67(2 Suppl Operative):355–61.

[11] Dean NA, Mitchell BS. Anatomic relation between the nuchal ligament (ligamentum nuchae) and the spinal dura mater in the craniocervical region. Clin Anat. 2002;15(3):182–5.

[12] Tubbs RS, Hallock JD, Radcliff V, et al. Ligaments of the craniocervical junction. J Neurosurg Spine. 2011;14: 697–709.

[13] Reis CV, Yagmurlu K, Elhadi AM, et al. The anterolateral limit of the occipital lobe: an anatomical and imaging study. J Neurol Surg B Skull Base. 2016;77(6):491–8.

[14] Mussi AC, Matushita H, Andrade FG, et al. Surgical approaches to IV ventricle—anatomical study. Childs Nerv Syst. 2015;31(10):1807–14.

[15] Matsushima K, Yagmurlu K, Kohno M, et al. Anatomy and approaches along the cerebellar-brainstem fissures. J Neurosurg. 2016;124(1):248–63.

[16] Wanibuchi M, Fukushima T, Zenga F, et al. Simple identification of the third segment of the extracranial vertebral artery by extreme lateral inferior transcondylar-transtubercular exposure (ELITE). Acta Neurochir. 2009;151(11):1499–503.

[17] Cacciola F, Phalke U, Goel A. Vertebral artery in relationship to $C_1 \sim C_2$ vertebrae: an anatomical study. Neurol India. 2004;52(2):178–84.

[18] Overland J, Hodge JC, Breik O, et al. Surgical anatomy of the spinal accessory nerve: review of the literature and case report of a rare anatomical variant. J Laryngol Otol. 2016;130(10):969–72.

[19] Lloyd S. Accessory nerve: anatomy and surgical identification. J Laryngol Otol. 2007;121(12):1118–25.

[20] Verma R, Kumar S, Rai AM, et al. The anatomical perspective of human occipital condyle in relation to the hypoglossal canal, condylar canal, and jugular foramen and its surgical significance. J Craniovertebr Junct Spine. 2016;7(4):243–9.

[21] Kalthur SG, Padmashali S, Gupta C, et al. Anatomic study of the occipital condyle and its surgical implications in transcondylar approach. J Craniovertebr Junct Spine. 2014;5(2):71–7.

[22] Barut N, Kale A, Turan Suslu H, et al. Evaluation of the bony landmarks in transcondylar approach. Br J Neurosurg. 2009;23(3):276–81.

[23] Muthukumar N, Swaminathan R, Venkatesh G, et al. A morphometric analysis of the foramen magnum region as it relates to the transcondylar approach. Acta Neurochir. 2005;147(8):889–95.

[24] Cavalcanti DD, Garcia-Gonzalez U, Agrawal A, et al. A clear map of the lower cranial nerves at the superior carotid triangle. World Neurosurg. 2010;74(1):188–94.

[25] Alvernia JE, Fraser K, Lanzino G. The occipital artery: a microanatomical study. Neurosurgery. 2006;58(1 Suppl):ONS114–22.

[26] Karasu A, Cansever T, Batay F, et al. The microsurgical anatomy of the hypoglossal canal. Surg Radiol Anat. 2009;31(5):363–7.

[27] Sreenath SB, Recinos PF, McClurg SW, et al. The endoscopic endonasal approach to the hypoglossal canal: the role of the eustachian tube as a landmark for dissection. Otolaryngol Head Neck Surg. 2015; 141(10):927–33.

[28] Roche PH, Mercier P, Sameshima T, et al. Surgical anatomy of the jugular foramen. Adv Tech Stand Neurosurg. 2008;33:233–63.

[29] Ozveren MF, Türe U, Ozek MM, et al. Anatomic landmarks of the glossopharyngeal nerve: a microsurgical anatomic study. Neurosurgery. 2003;52(6):1400–10.

[30] Tekdemir I, Tuccar E, Aslan A, et al. Comprehensive microsurgical anatomy of the jugular foramen and review of terminology. J Clin Neurosci. 2001;8(4):351–6.

[31] Suslu HT, Gayretli O, Coskun O, et al. Anatomical and morphometrical evaluation of the jugular tubercle. Br J Neurosurg. 2014;28(4):503–6.

[32] Gupta C, Kurian P, Seva KN, et al. A morphological and morphometric study of jugular foramen in dry skulls with its clinical implications. J Craniovertebr Junct Spine. 2014;5(3):118–21.

[33] Mei-Hua L, Geng-Sheng X, Zhi-Qun J, et al. Supracondylar transjugular tubercle approach to intradural lesions anterior or anterolateral to the craniocervical junction without resection of the occipital condyle. Turk Neurosurg. 2013;23(2):202–7.

[34] Cohen MA, Evins AI, Lapadula G, et al. The rectus capitis lateralis and the condylar triangle: important landmarks in posterior and lateral approaches to the jugular foramen. J Neurosurg. 2017;27:1–9.

[35] Keles B, Semaan MT, Fayad JN. The medial wall of the jugular foramen: a temporal bone anatomic study. Otolaryngol Head Neck Surg. 2009;141(3):401–7.

[36] Kawashima M, Tanriover N, Rhoton AL Jr, et al. Comparison of the far lateral and extreme lateral variants of the atlanto occipital transarticular approach to anterior extradural lesions of the craniovertebral junction. Neurosurgery. 2003;53:662–74.

[37] George B, Dematons C, Cophignon J. Lateral approach to the anterior portion of the foramen magnum: application to surgical removal of 14 benign tumors—technical note. Surg Neurol. 1988;29:484–90.

[38] Cavallo LM, Cappabianca P, Messina A, et al. The extended endoscopic endonasal approach to the clivus and cranio vertebral junction: anatomical study. Childs Nerv Syst. 2007;23:665–71.

[39] Alfieri A, Jho HD, Tschabitscher M. Endoscopic endonasal approach to the ventral cranio cervical junction: anatomical study. Acta Neurochir. 2002;144:219–25.

[40] Kassam AB, Snyderman C, Gardner P. The expanded endonasal approach: a fully endoscopic transnasal approach and resection of the odontoid process: technical case report. Neurosurgery. 2005;57(1 Suppl):E213.

[41] Morera VA, Fernandez Miranda JC, Prevedello DM, et al. "Far medial" expanded endonasal approach to the inferior third of the clivus: the transcondylar and transjugular tubercle approaches. Neurosurgery. 2010;66(6 Suppl):211–9.

[42] Sekhar LN, Tariq F, Osbun J. Far lateral and far medial approaches to the foramen magnum: microsurgery or endoscopy? World Neurosurg. 2014;81(2):283–4.

[43] Solari D, Cappabianca P. Far medial versus far lateral approach: the need of a chamaleontic perspective to unlock a skull base region. World Neurosurg. 2014;81(2):279–80.

[44] Benet A, Prevedello DM, Carrau RL, et al. Comparative analysis of the transcranial "far lateral" and endoscopic endonasal "far medial" approaches: surgical anatomy and clinical illustration. World Neurosurg. 2014;81(2): 385–96.

[45] Morera VA, Fernandez-Miranda JC, Prevedello DM, et al. "Far-medial" expanded endonasal approach to the inferior third of the clivus: the transcondylar and transjugular tubercle approaches. Neurosurgery. 2010;66(6 Suppl Operative):211–9.

第 2 章　颅颈交界区椎动脉的解剖
Surgical Anatomy of the Vertebral Artery at Craniovertebral Junction Level

Michael Bruneau　Bernard George　著

杜　琳　译　　高延征　校

一、椎动脉 V_3 段解剖

椎动脉（vertebral artery，VA）全程分为四段。

V_1 段，或称开口段，起于锁骨下动脉，通常止于 C_6 横突孔。

V_2 段，或称横突段，走行于横突孔内，向上至 C_2 层面。虽然椎动脉在 C_6 和 C_3 之间垂直走行，但是，在 C_3 和 C_2 之间，其走行路线有变化。这是因为 C_2 的横突比其他横突长，横突孔位置相对靠外，并向下倾斜[1]。出 C_3 横突孔后，椎动脉垂直走行 5～6mm，然后沿 C_2 椎体底部急转折，在 C_2 横突根部下方，水平走行数毫米，到达 C_2 横突孔[1]。

V_3 段，或称枕下段，位于颅颈交界区，C_2 横突孔和枕骨大孔（foramen magnum，FM）处硬膜之间（图 2-1）[2-6]。

V_4 段，或称颅内段，正常情况下与对侧椎动脉汇合形成基底动脉。

（一）V_3 段的三个部分

椎动脉 V_3 段又可再分为三个部分（图 2-1 和图 2-2）。垂直段行走于 C_2 和 C_1 横突孔之间。其名称来源于当头部处于中立位置时，此段椎动脉的走行方向。水平段走行于寰椎后弓的椎动脉沟内。当头部位置中立，水平段和垂直段形成 90° 夹角。斜段为水平段向内侧至枕骨大孔处硬膜的延伸。寰椎后弓外薄内厚，呈台阶样，V_3 斜段分沿此台阶样骨面走行。

在 V_3 段的外科显露中，骨性结构起重要的标示作用。对于后外侧入路（图 2-3A），沿寰椎后弓自外向内进行骨膜下剥离可以安全的显露椎动脉。这一方法可以安全的显露呈台阶样的寰椎后弓及紧贴其上方走行的椎动脉。对于前外侧入路（图 2-3B），C_1 横突是一重要骨性标志，一般可在乳突尖下 15mm 触及。切断止于 C_1 横突尖的肌肉（头上斜肌、头外侧直肌、头下斜肌、肩胛提肌、颈夹肌和中斜角肌）可以显露椎动脉。

（二）骨膜鞘、静脉丛和末端硬膜环

和 V_2 段一样，V_3 段和它的静脉丛也被骨膜鞘包绕（图 2-4）。事实上，此骨膜鞘是横突骨膜鞘的延续[6,7]。因此，骨膜下剥离是安全显露椎动脉的关键技术步骤。严格的骨膜下剥离避免了撕裂骨膜鞘导致的静脉丛出血。

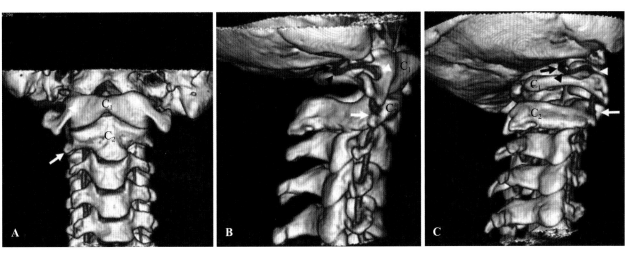

▲ 图 2-1　三维 CT 血管造影显示椎动脉 V_3 段解剖要点，同时显示其与骨的解剖关系

A. 前面观；B. 侧面观；C. 后外侧观。椎动脉 V_3 段起于 C_2 横突孔（白箭），止于枕骨大孔处的硬膜（黑箭）。V_3 段又可分为三个部分。第一部分是垂直段，位于 C_2 横突孔（白箭）和 C_1 横突孔（白箭头）之间。然后，椎动脉绕 C_1 侧块向后走行。水平段是 V_3 段的第二部分，在 C_1 后弓上方由外向内走行至寰枢后弓台阶处（黑箭头）。台阶处是 V_3 段第三部分，即斜段起始处。斜段上升至枕骨大孔处硬膜（黑箭）。在每一个层面，椎动脉均有肌支发出。注意：V_3 垂直段走行位置比 V_2 段更偏外侧。在 C_2 椎体下方（灰箭头）存在一个水平的弯曲，由于骨骼的阻挡而无法看到。左侧椎动脉发育不全。本组图像用 Osirix 软件制作［引自 George B，Bruneau M，Spetzler RF（eds）. Pathology and surgery around the vertebral artery. Springer；2011］

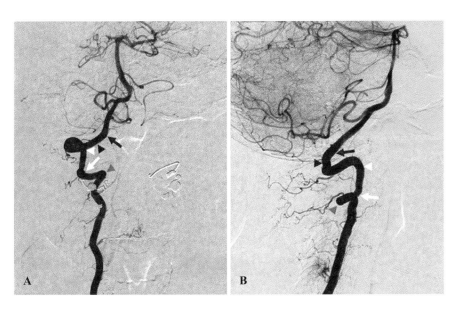

◀ 图 2-2　血管造影显示椎动脉 V_3 段

A. 前面观；B. 外侧观。图上箭头指示位置与图 2-1 相同。注意在 C_1 和 C_2 层面椎动脉存在多个肌肉的分支［引自 George B，Bruneau M，Spetzler RF（eds）. Pathology and surgery around the vertebral artery. Springer；2011］

在枕骨大孔水平，骨膜鞘与硬膜紧密融合，形成一环形结构，称为末端硬膜环（distal dural ring）。此环距离中线约 10cm。椎动脉跨过硬膜处长 1～2mm，此处椎动脉无法与硬膜分离，这是因为，硬膜的胶原纤维贯穿椎动脉外膜，到达动脉中膜和穿通纤维，牢固地附着在动脉壁上[8]。鉴于此，如果想在 V_3～V_4 连接处游离椎动脉，必须在硬膜环处环形切开硬膜，连同部分硬膜一起游离椎动脉。

（三）V_3 段走行的正常变化

由于头部旋转的影响，正常椎动脉 V_3 段的走行不是固定不变的（图 2-5）。当头部旋转时，寰椎围绕枢椎转动，C_1 横突向前移位，带动 V_3 垂直

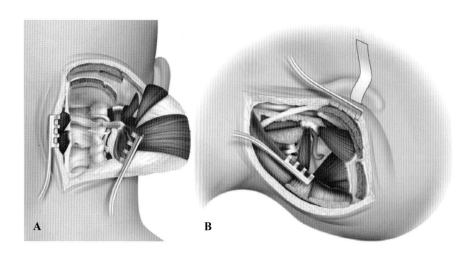

◀ 图 2-3　显露椎动脉 V_3 段的手术入路

A. 后外侧入路；B. 前外侧入路［引自 George B，Bruneau M，Spetzler RF（eds）. Pathology and surgery around the vertebral artery. Springer；2011］

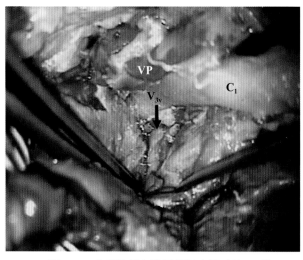

▲ 图 2-4　左后外侧入路显露标本椎动脉 V_3 段

V_3 垂直段位于 C_2 和 C_1 横突之间。丰富的静脉丛包绕椎动脉，静脉丛外包裹骨膜鞘。图中部分静脉丛已打开，显露椎动脉 V_3 垂直段。在 C_1 后弓以上，椎动脉仍被包绕在静脉丛内。V_{3v}. V_3 垂直段，VP. 静脉丛［引自 George B，Bruneau M，Spetzler RF（eds）. Pathology and surgery around the vertebral artery. Springer；2011］

段向前倾斜，旋转角度越大，椎动脉在 C_1 以上的部分和以下的部分夹角也越大。当发生最大旋转时，拉伸 V_3 水平段和垂直段至几乎平行，中间仅间隔寰椎后弓[6,7]。在摆放手术位置时，必须知道椎动脉 V_3 段的这种由头部位置决定的解剖变化，以便术中对血管位置有预判。

头部旋转时寰、枢椎的相对位置变化可以解释某些头部位置相关的血管病变，比如旋转性椎基底动脉供血不足（bow hunter strokes），表现为头部旋转引起椎动脉血流中断继发卒中。另一个头部位置相关血管病变的例子是小脑后下动脉硬膜外始部闭塞[9,10]。

（四）分支

有几个血管分支起始于椎动脉 V_3 段（图 2-2）。

- C_2 神经根动脉：起始于 V_3 垂直段中点的后外侧。此分支伴行 C_2 神经根向外走行，为 C_2 神经节和神经供血。

- 肌支：起始于寰椎横突孔上部后方。

- 后内侧支：起始处位于水平段和斜段的交界处。

二、解剖变异

椎动脉解剖变异的存在，可导致此动脉术中意外损伤。大多数情况下，只要重点关注椎动脉走行，并留意骨性结构的细微变化，术前都可以发现这些解剖变异。了解椎动脉走行的最佳检查是 CT 血管造影（CTA）和 MRI 血管成像（MRA）。由于 X 线血管造影创伤较大，一般不用于术前评估。

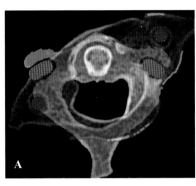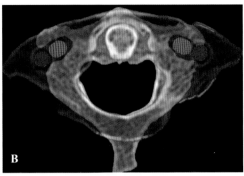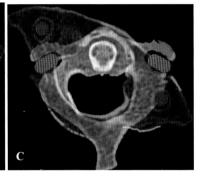

▲ 图 2-5　头部旋转时，C_1 和 C_2 的相对位置

椎动脉的位置关系也发生相应变动。A. 上面观；B. 头转向左侧，头部位置中立；C. 头转向右侧。当头转向一侧时，同侧 C_1 横突向后移动，对侧横突向前移动［引自 George B，Bruneau M，Spetzler RF（eds）. Pathology and surgery around the vertebral artery. Springer；2011］

（一）粗细变异

在 20%～40% 的病例，双侧椎动脉粗细不同，通常左侧较右侧粗（图 2-6）[5, 7, 11–13]。左侧椎动脉起始部平均直径为 5.0mm（3.3～6.2mm），而右侧平均为 4.1mm（2.2～5.5mm）。如果椎动脉

和其 V_3 段发育不全或闭锁，管径可以更细。这种变异主要见于右侧[14–16]。文献中发育不全的判断标准界为 2～3.5mm，差别很大[14, 15, 17, 18]。由于判断标准不同，报道的此种变异发生率为 2.34%～26.5%[14, 15, 17–20]。椎动脉发育不全和闭锁的不同点在于，前者两侧椎动脉汇合形成基底干，而后者两侧椎动脉不直接汇合，而是终止于小脑后下动脉（图 2-6）或其他动脉，比如枕动脉或脊髓动脉[7, 21, 22]。在普通人群中，椎动脉发育不全相对常见。尽管椎动脉发育不全常为意外发现，已经证实椎动脉供血区域缺血性卒中与同侧椎动脉发育不全高度相关[17, 19]。相较而言，椎动脉闭锁病例非常有限[22]。在手术时，可以牺牲发育不全的椎动脉（脊髓前动脉必须保持血供，防止脊髓梗死，但是此动脉分支不会从 V_3 段发出）；但是止于小脑后下动脉的闭锁椎动脉不能牺牲，以防闭锁的椎动脉血流中断引起颅后窝卒中。

此种变异发生的原因是胚胎阶段节段动脉未发育，其他血管代偿未形成的节段动脉，同时对侧血管流速增加[23]。椎基底部双侧动脉发育不全时，基底动脉血供来源特殊，此时，由颈动脉 – 椎动脉吻合供血至基底动脉[24]。

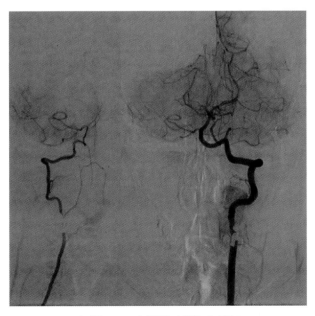

▲ 图 2-6　右侧椎动脉比左侧细

椎动脉发育不全和闭锁的不同点在于，前者两侧椎动脉汇合形成基底干，而后者两侧椎动脉不直接汇合，而是终止于小脑后下动脉或其他动脉，比如枕动脉或脊髓动脉（经 Erasme Hospital，ULB 许可转载）

（二）走行变异

颅颈交界区血管变异有若干种，通过 MRA 检查，其总体发生率为 5%[25]。

枕颈交界部位最常见的血管解剖变异是小脑后下动脉起始于颅外 – 硬膜外。其他几种变异相对少见，如椎动脉走行异常、双重椎动脉、开窗畸形和异常吻合支。存在双重椎动脉或原始第 1 节间动脉未退化时，异常走行的血管常位于 C_1 以下，$C_1 \sim C_2$ 间隙的位置。此种情况对 CVJ 的手术显露有直接影响，必须术前通过 CT 血管造影进行排除。重要的是，血管变异也可伴有骨性结构变异，术前须诊断清楚，防止显露和固定时，意外伤及血管。

1. 小脑后下动脉起始于颅外 – 硬膜外

小脑后下动脉起于颅外的比例约为 20.8%（图 2-7）[26-29]。此种变异常为单侧，但也有比较罕见的情况为双侧变异[26-28]。

小脑后下动脉起于颅外的部位，如椎动脉即

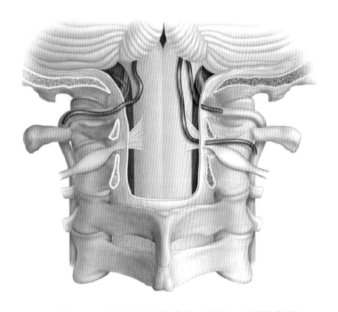

▲ 图 2-7 小脑后下动脉变异：颅外 – 硬膜外起源
引自 George B，Bruneau M，Spetzler RF（eds）. Pathology and surgery around the vertebral artery. Springer；2011

将进入硬膜前的水平段、水平段外侧横突孔上方、或者 V_3 段的垂直部分[26]。

如果起于椎动脉水平段，小脑后下动脉与椎动脉和 C_1 神经根平行，三个结构共同进入硬膜[26]。在硬膜下，小脑后下动脉仍然位于脑干的后外侧，供血至延髓的外侧和后部[26]。这和常见的起于颅内的小脑后下动脉不同，起于颅内的小脑后下动脉第一段走行于延髓前方，供血到脑干的前部[26]。

如果起始于垂直端，小脑后下动脉会在 C_1 和 C_2 之间进入硬膜[26]。

如果起于硬膜外，小脑后下动脉和椎动脉 V_3 段在分离显露时，损伤的风险很大。在颅颈交界区后正中入路显露时，变异小脑后下动脉意外损伤的风险也很大，因为小脑后下动脉可能被误认为是肌支、脑膜后动脉或脊髓后血管分支而切断[26]。硬膜外小脑后下动脉起源可通过 CTA 诊断[29]。在三血管动脉造影时，如果对比剂未能反流至小脑后下动脉起始处，就可能导致此种变异漏诊[26]。如果血管造影显示小脑后下动脉起始于枕骨大孔以下，此时仅能怀疑，而不能明确起点在硬膜外，因为小脑后下动脉也可能起始于寰椎和枕骨大孔间的硬膜内[26]。

2. 吻合变异

寰前动脉是位于颅颈交界区前方的发育性变异，其形成原因是胚胎发育过程中，寰前动脉没有自然退化。

尽管罕见，明确寰椎前动脉这种先天性变异的存在，在以下情况具有重要临床意义：解释某些后循环症状时；任何的颈动脉手术时以及显露颅颈交界部位椎动脉时，可能会由于缺少对侧血流引起血流中断继而产生灾难性的后果[30]。

Lasjaunias 等根据其起源不同描述了两种类型的寰前动脉[31]：起于颈内动脉的为 I 型（图 2-8），

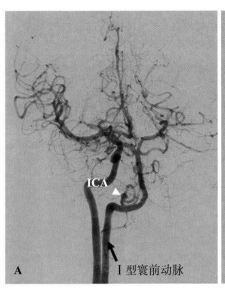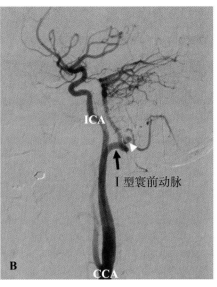

◀ 图 2-8　I 型寰前动脉

A. 前面观；B. 侧面观。ICA. 颈内动脉；CCA. 颈总动脉［引自 George B, Bruneau M, Spetzler RF（eds）. Pathology and surgery around the vertebral artery. Springer；2011］

起于颈外动脉的为 II 型。两者分别来源于胚胎时期的第一和第二节间动脉 [32]。两个节间动脉出现在第二或第三颈椎椎体水平 [32]。

　　I 型寰前动脉起始于颈部颈内动脉的后方；然后向上、内方向上升，至枕颈间隙，并在穿入枕骨大孔前，汇入椎动脉 V3 段 [33-35]。

　　II 型寰前动脉起始于颈外动脉，接近后者的起始部，终于 V3 段的水平或垂直部分 [33]。

　　文献报道的寰前动脉有 40 多例 [32, 33]。双侧寰前动脉极度罕见 [32, 36-38]。寰前动脉常合并其他变异，如椎动脉未发育 [36, 39, 40]、椎动脉发育不良、颅内动脉瘤 [38] 和 Galen 静脉畸形 [32]。

　　在颅颈交界水平，舌下动脉可误诊为寰前动脉。两者的区别在于血管造影上的血管走行轨迹和 3D CTA 上进入颅底的点：侧位 DSA 上，舌下动脉比寰前动脉位置靠前，这是因为，舌下动脉穿过舌下神经管，寰前动脉穿过枕骨大孔，而舌下神经管位于枕骨大孔的前方 [33]。

3. 二重 - 开窗畸形

　　二重椎动脉或椎动脉开窗畸形（图 2-9）通常是在 MRA、数字 DSA 或尸检时偶然发现 [41-47]。二重和开窗指的是两种不同的变异，但是文献中常错误的当作同义词使用 [31, 41, 48, 49]。

　　按照 Lasjaunias 等的定义 [31, 49]，二重椎动脉指其中一个椎动脉离开横突孔进入椎管，并和神经根一起进入蛛网膜下腔。在椎动脉开窗时，两个椎动脉同时走行于横突孔内或横突孔之间 [31, 49]。V3 段的椎动脉开窗产生的原因：发育过程中寰前节间动脉和 C1 节间动脉均未正常退化消失 [49, 50]。

　　二重椎动脉发生率约为 0.7%，真正的椎动脉开窗发生率非常低。事实上，文献报道，一些开窗畸形的病例按照 Lasjaunias 的定义，应为二重椎动脉 [42, 43, 45, 51- 53]。文献报道中有几例开窗畸形的病例，均位于上颈段水平 [48-50]。

4. C1～C2 段椎动脉硬膜下走行

　　在 0.6% 的病例，椎动脉离开 C2 横突孔后，直接向内转。没有穿过 C1 横突孔，而是在 C1 和 C2 之间进入椎管 [54-56]。如果枕颈部存在骨性结构畸形（如游离齿状突、齿状突小骨、齿状突发育不全、C1 后弓不融合和 Chiari 畸形）时寰枕融合 [52, 57]，椎动脉硬膜下走行发生率上升至 19%～36.4% [52, 54]。此种走行变异在胚胎发生上与第一节间动脉未消退相关 [52]。尽管大部分变异的患者都没有症状，也有一些病例表现出延

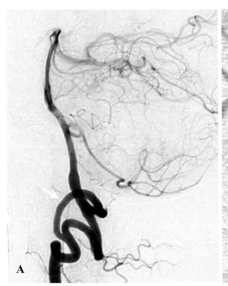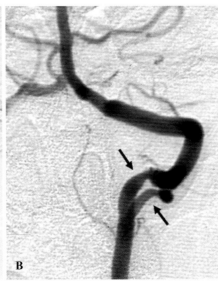

◀ 图 2-9　二重椎动脉（A）和椎动脉开窗畸形（B）

引自 George B，Bruneau M，Spetzler RF（eds）. Pathology and surgery around the vertebral artery. Springer；2011

髓或颈髓压迫以及副神经麻痹症状[58-64]。文献报导中有一例此种畸形患者合并小脑后下动脉动脉瘤[65]。

5. 椎动脉高跨

椎动脉高跨（high-riding vertebral artery，HRVA）的病例，椎动脉 V_2 段在枢椎下部，恰在上关节面下方处，形成较正常更偏内、偏后、偏上的急转，导致枢椎峡部和（或）椎弓根高度、宽度变小（图 2-10）[11, 13, 66]。此种解剖变异单侧发生概率为 10%～24%，双侧发生概率为 3%～6%[13, 67-72]。因此在 C_1～C_2 固定之前，必须通过高分辨率 CT 评估峡部和椎弓根的高度。由于椎动脉损伤风险高，椎动脉高跨是置钉的禁忌证。椎动脉高跨左侧多于右侧[13]。女性、年龄 > 70 岁、类风湿引起的骨质疏松是 HRVA 的风险因素[13]。

（三）骨性结构变异

由于寰枕膜的钙化或骨化，寰椎后弓的椎动脉沟可以形成椎动脉管（图 2-11）[73, 74]。在这种情况下，显露 V_3 水平段变得更加困难[11]。

后方骨桥指从上关节突关节发出，向后弓方向延伸的骨突。不完全性和完全性骨桥发生率分别为 3.1% 和 3.4%[74]。外侧骨桥从 C_1 侧块延伸至横突，发生率为 2%[74]。后外侧骨管由后侧和外侧骨桥形成，发生率为 1.1%[74]。骨桥发生的影响因素包括年龄、性别、种族，另外体力劳动者骨桥或骨管的发生率高于非体力劳动者[75, 76]。

C_1 后弓闭合不全是另一种常见变异[11]。在这种情况下，常用的骨膜下剥离风险相应增加，必须小心操作。

颅颈交界区骨性结构变异常合并第一节间动脉、小脑后下动脉颅外 - 硬膜外起源和椎动脉高跨[77]。因此，术中椎动脉损伤的风险相应增加。由于这个原因，在 CVJ 有骨性结构变异的病例，建议术前进行 CTA 及 3D 重建，判断有无椎动脉变异[11]。

三、总结

在进行任何颅颈交界区手术之前，必须熟练掌握椎动脉枕下段的正常解剖及其全部可能的变异。必须知道，椎动脉枕下段的解剖位置根据头的位置变化而改变。此处椎动脉位于骨膜鞘中并且被静脉丛包绕。

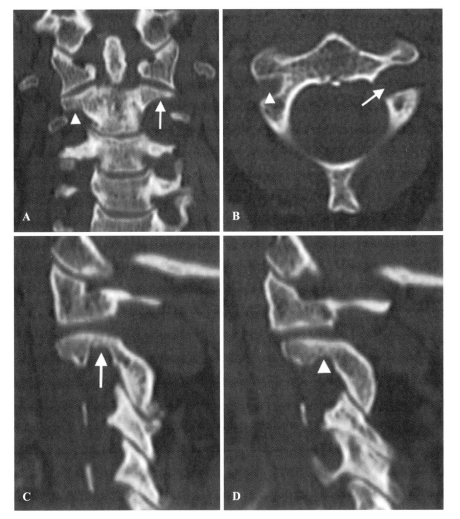

◀ 图 2-10　左侧椎动脉高跨

左侧椎动脉（箭）在 C$_2$ 基底部向外侧急转处，形成向头侧（A）、内侧（B）的弓背上抬较右侧（箭头）明显，使枢椎峡部和椎弓根宽度（B）、高度（C. 左侧高跨；D. 右侧正常）明显变窄（经 Erasme Hospital，ULB 许可转载）

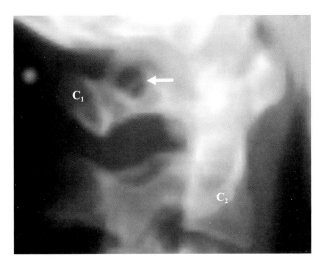

◀ 图 2-11　C$_1$ 后弓椎动脉沟变异形成椎动脉管

引自 George B，Bruneau M，Spetzler RF（eds）. Pathology and surgery around the vertebral artery. Springer；2011

参 考 文 献

[1] George B, Blanquet A, Alves O. Surgical exposure of the vertebral artery. In: Spetzler RF, editor. Operative techniques in neurosurgery. Philadelphia: W.B. Saunders; 2001. p. 182–94.

[2] Argenson C, Francke JP, Sylla S, et al. The vertebral arteries (segment V1 and V2). Anat Clin. 1980;2:29–41.

[3] George B. Exposure of the upper cervical vertebral artery. In: Dickman CA, Spetzler RF, Sonntag VKH, editors. Surgery of the craniovertebral junction. New York: Thieme; 1998. p. 545–67.

[4] Bruneau M, Cornelius JF, George B. Antero-lateral approach to the V3 segment of the vertebral artery. Oper Neurosurg. 2006;58:ONS–29–35. https://doi.org/10.1227/01. NEU.0000193930.74183.42.

[5] George B, Cornelius J. Vertebral artery: surgical anatomy. In: Spetzler RF, editor. Operative techniques in neurosurgery. Philadelphia: W.B. Saunders; 2001. p. 168–81.

[6] Bruneau M, George B. Surgical approaches to the V3 segment of the vertebral artery. In: George B, Bruneau M, Spetzler RF, editors. Pathology and surgery around the vertebral artery. Berlin: Springer; 2011. p. 329–60.

[7] Bruneau M, George B. Surgical technique for the resection of tumors in relation with the V3 and V4 segments of the vertebral artery. In: George B, Bruneau M, Spetzler RF, editors. Pathology and surgery around the vertebral artery. Berlin: Springer; 2011. p. 361–404.

[8] Peltier J, Toussaint P, Deramond H, et al. The dural crossing of the vertebral artery. Surg Radiol Anat. 2003;25:305–10. https://doi.org/10.1007/s00276–003–0139–5.

[9] Ravindra VM, Neil JA, Mazur MD, et al. Motion-related vascular abnormalities at the craniocervical junction: illustrative case series and literature review. Neurosurg Focus. 2015;38:E6. https://doi.org/10.3171/2015.1.FOCUS14826.

[10] Morimoto T, Nakase H, Sakaki T, Matsuyama T. Extrinsic compression Bow Hunter's stroke. In: George B, Bruneau M, Spetzler RF, editors. Pathology and surgery around the vertebral artery. Paris: Springer; 2011. p. 473–87.

[11] Bruneau M, De Witte O, Regli L, George B. Anatomical variations. In: George B, Bruneau M, Spetzler RF, editors. Pathology and surgery around the vertebral artery. Paris: Springer; 2011. p. 53–74.

[12] Krayenbühl H, Yasargil MG. Cerebral angiography. Stuttgart, NY: Georg Thieme Verlag; 1982.

[13] Vaněk P, Bradáč O, Lacy P, et al. Vertebral artery and osseous anomalies characteristic at the craniocervical junction diagnosed by CT and 3D CT angiography in normal Czech population: analysis of 511 consecutive patients. Neurosurg Rev. 2017;40(3):369–76. https://doi.org/10.1007/s10143–016–0784–x.

[14] Jeng JS, Yip PK. Evaluation of vertebral artery hypoplasia and asymmetry by color-coded duplex ultrasonography. Ultrasound Med Biol. 2004;30:605–9. https://doi.org/10.1016/j. ultrasmedbio.2004.03.004.

[15] Touboul PJ, Bousser MG, LaPlane D, Castaigne P. Duplex scanning of normal vertebral arteries. Stroke. 1986;17:921–3.

[16] Francke JP, Di Marino V, Pannier M, et al. Les artères vertébrales, segments atlanto-axo V3 et intracrânien V4. In French. Anat Clin. 1980;2:229–42.

[17] Park JH, Kim JM, Roh JK. Hypoplastic vertebral artery: frequency and associations with ischaemic stroke territory. J Neurol Neurosurg Psychiatry. 2007;78:954–8. https://doi.org/10.1136/ jnnp.2006.105767.

[18] Matula C, Trattnig S, Tschabitscher M, et al. The course of the prevertebral segment of the vertebral artery: anatomy and clinical significance. Surg Neurol. 1997;48:125–31.

[19] Chuang YM, Huang YC, Hu HH, Yang CY. Toward a further elucidation: role of vertebral artery hypoplasia in acute ischemic stroke. Eur Neurol. 2006;55:193–7. https://doi. org/10.1159/000093868.

[20] Lovrencic-Huzjan A, Demarin V, Bosnar M, et al. Color Doppler flow imaging (CDFI) of the vertebral arteries—the normal appearance, normal values and the proposal for the standards. Coll Antropol. 1999;23:175–81.

[21] Cagnie B, Barbaix E, Vinck E, et al. A vertebral artery without Atlantic and intradural sections: a case report and a review of the literature. Ann Anat. 2005;187:271–5.

https://doi. org/10.1016/j.aanat.2004.10.003.

[22] Cagnie B, Barbaix E, Vinck E, et al. Extrinsic risk factors for compromised blood flow in the vertebral artery: anatomical observations of the transverse foramina from C_3 to C_7. Surg Radiol Anat. 2005;27:312–6. https://doi. org/10.1007/s00276–005–0006–7.

[23] Min JH, Lee YS. Transcranial Doppler ultrasonographic evaluation of vertebral artery hypoplasia and aplasia. J Neurol Sci. 2007;260:183–7. https://doi.org/10.1016/ j.jns.2007.05.001.

[24] Burger IM, Siclari F, Gregg L, Gailloud P. Bilateral segmental agenesis of the vertebrobasilar junction: developmental and angiographic anatomy. Am J Neuroradiol. 2007;28:2017–22. https://doi.org/10.3174/ ajnr.A0719.

[25] Uchino A, Saito N, Watadani T, et al. Vertebral artery variations at the $C_{1\sim2}$ level diagnosed by magnetic resonance angiography. Neuroradiology. 2012;54:19–23. https://doi.org/10.1007/ s00234–011–0849–z.

[26] Fine AD, Cardoso A, Rhoton AL. Microsurgical anatomy of the extracranial-extradural origin of the posterior inferior cerebellar artery. J Neurosurg. 1999;91:645–52. https://doi. org/10.3171/jns.1999.91.4.0645.

[27] Lasjaunias P, Vallee B, Person H, et al. The lateral spinal artery of the upper cervical spinal cord. Anatomy, normal variations, and angiographic aspects. J Neurosurg. 1985;63:235–41. https://doi.org/10.3171/ jns.1985.63.2.0235.

[28] Salas E, Ziyal IM, Bank WO, et al. Extradural origin of the posteroinferior cerebellar artery: an anatomic study with histological and radiographic correlation. Neurosurgery. 1998;42:1326–31.

[29] Pekcevik Y, Pekcevik R. Variations of the cerebellar arteries at CT angiography. Surg Radiol Anat. 2013;36:455–61. https://doi.org/10.1007/s00276–013– 1208–z.

[30] Thayer WP, Gaughen JR, Harthun NL. Surgical revascularization in the presence of a preserved primitive carotid-basilar communication. J Vasc Surg. 2005;41:1066– 9. https://doi. org/10.1016/j.jvs.2005.03.004.

[31] Lasjaunias P, Berenstein A, Ter Brugge KG. Surgical neuroangiography. 2nd ed. Berlin: Springer-Verlag; 2001.

[32] Purkayastha S, Gupta AK, Varma R, Kapilamoorthy TR. Proatlantal intersegmental arteries of external carotid artery origin associated with Galen's vein malformation. Am J Neuroradiol. 2005;26:2378–83.

[33] Pasco A, Papon X, Bracard S, et al. Persistent carotid-vertebrobasilar anastomoses: how and why differentiating them? J Neuroradiol. 2004;31:391–6.

[34] Bahsi YZ, Uysal H, Peker S, Yurdakul M. Persistent primitive proatlantal intersegmental artery (proatlantal artery I) results in "top of the basilar" syndrome. Stroke. 1993;24:2114–7.

[35] Hutchinson NA, Miller JD. Persistent proatlantal artery. J Neurol Neurosurg Psychiatry. 1970;33:524–7.

[36] Woodcock RJ, Cloft HJ, Dion JE. Bilateral type 1 proatlantal arteries with absence of vertebral arteries. Am J Neuroradiol. 2001;22:418–20.

[37] Gumus T, Onal B, Ilgit ET. Bilateral persistence of type 1 proatlantal arteries: report of a case and review of the literature. Am J Neuroradiol. 2004;25:1622–4.

[38] Kurose K, Kishi H, Nishijima Y. Type 2 proatlantal artery associated with a ruptured aneurysm— case report. Neurolo Med Chir (Tokyo). 1990;30:191–3.

[39] Lui CC, Liu YH, Wai YY, Tsai CC. Persistence of both proatlantal arteries with absence of vertebral arteries. Neuroradiology. 1987;29:304–5.

[40] Tsai FY, Mahon J, Woodruff JV, Roach JF. Congenital absence of bilateral vertebral arteries with occipital-basilar anastomosis. Am J Roentgenol Radium Ther Nucl Med. 1975;124:281–6.

[41] Ionete C, Omojola MF. MR angiographic demonstration of bilateral duplication of the extracranial vertebral artery: unusual course and review of the literature. Am J Neuroradiol. 2006;27:1304–6.

[42] Kowada M, Kikuchi K. Symmetrical extracranial fenestrations of the vertebral artery. Two cases revealed by angiography. Radiology. 1979;131:408. https://doi. org/10.1148/131.2.408.

[43] Kowada M, Takahashi M, Tamakawa Y, et al. Fenestration of the basilar and vertebral arteries. In: Kitamura HNT, editor. Recent advances in diagnostic neuroradiology. Tokyo: Igakushoin; 1975. p. 144–9.

[44] Kowada M, Takahashi M, Gito Y, Kishikawa T. Fenestration of the vertebral artery: report of 2 cases demonstrated by angiography. Neuroradiology. 1973;6:110–2.

[45] Kowada M, Yamaguchi K, Takahashi H. Fenestration

of the vertebral artery with a review of 23 cases in Japan. Radiology. 1972;103:343–6. https://doi.org/10.1148/103.2.343.

[46] Kowada M, Yamaguchi K, Takahashi H, et al. A case of two fenestrations of the vertebral artery. Brain Nerve. 1970;22:469–72.

[47] Carella A, Lamberti P, Federico F, Andreula CF. Double fenestration of the extracranial vertebral artery. Neuroradiology. 1978;15(3):193–4.

[48] Sim E, Vaccaro AR, Berzlanovich A, et al. Fenestration of the extracranial vertebral artery: review of the literature. Spine. 2001;26:E139–42.

[49] Lasjaunias PL, Berenstein A. Craniofacial and upper cervical arteries: collateral circulations and angiographic protocols. Baltimore/London: Williams and Wilkins; 1983.

[50] Lasjaunias P, Braun JP, Hasso AN, et al. True and false fenestration of the vertebral artery. J Neuroradiol. 1980;7:157–66.

[51] Hong JT, Lee SW, Son BC, et al. Analysis of anatomical variations of bone and vascular structures around the posterior atlantal arch using three-dimensional computed tomography angiography. J Neurosurg Spine. 2008;8:230–6. https://doi.org/10.3171/SPI/2008/8/3/230.

[52] Yamazaki M, Okawa A, Furuya T, et al. Anomalous vertebral arteries in the extra- and intraosseous regions of the craniovertebral junction visualized by 3–dimensional computed tomographic angiography. Spine. 2012;37:E1389–97. https://doi.org/10.1097/BRS.0b013e31826a0c9f.

[53] Takahashi M, Kawanami H, Watanabe N, Matsuoka S. Fenestration of the extra-cranial vertebral artery. Radiology. 1970;96:359–60. https://doi.org/10.1148/96.2.359.

[54] Tokuda K, Miyasaka K, Abe H, et al. Anomalous atlantoaxial portions of vertebral and posterior inferior cerebellar arteries. Neuroradiology. 1985;27:410–3.

[55] Sato K, Watanabe T, Yoshimoto T, Kameyama M. Magnetic resonance imaging of C_2 segmental type of vertebral artery. Surg Neurol. 1994;41:45–51.

[56] Jian FZ, Santoro A, Wang XW, et al. A vertebral artery tortuous course below the posterior arch of the atlas (without passing through the transverse foramen). Anatomical report and clinical significance. J Neurosurg

Sci. 2003;47:183–7.

[57] Hotta S, Morita A, Seichi A, Kirino T. Aberrant vertebral artery course in a case of Chiari malformation and occipitoatlantal assimilation. Case report. J Neurosurg Spine. 2005;3:246–8. https://doi.org/10.3171/spi.2005.3.3.0246.

[58] Sharma RR, Parekh HC, Prabhu S, et al. Compression of the C-2 root by a rare anomalous ectatic vertebral artery. Case report. J Neurosurg. 1993;78:669–72. https://doi.org/10.3171/ jns.1993.78.4.0669.

[59] Yano K, Murase S, Kuroda T, et al. Cervical cord compression by the vertebral artery causing a severe cervical pain: case report. Surg Neurol. 1993;40:43–6.

[60] Satoh S, Yamamoto N, Kitagawa Y, et al. Cervical cord compression by the anomalous vertebral artery presenting with neuralgic pain. Case report. J Neurosurg. 1993;79:283–5. https:// doi.org/10.3171/jns.1993.79.2.0283.

[61] Morikawa K, Ohkawa N, Yamashita S. Surgical decompression for the C-1 and C-2 sensory roots and upper cervical cord in a case with cervical myelopathy and occipital neuralgia due to bilateral fenestration of vertebral artery: a case report. No Shinkei Geka. 1993;21:1035–8.

[62] Kitagawa M, Nakagawa Y, Kitaoka K, et al. Accessory nerve paralysis due to compression of the fenestrated vertebral artery. No Shinkei Geka. 1988;16:1173–7.

[63] Hasegawa T, Kubota T, Ito H, Yamamoto S. Symptomatic duplication of the vertebral artery. Surg Neurol. 1983;20:244–8.

[64] Furumoto T, Nagase J, Takahashi K, et al. Cervical myelopathy caused by the anomalous vertebral artery. A case report. Spine. 1996;21:2280–3.

[65] Ashley WW, Chicoine MR. Subarachnoid hemorrhage caused by posterior inferior cerebellar artery aneurysm with an anomalous course of the atlantoaxial segment of the vertebral artery. Case report and review of literature. J Neurosurg. 2005;103:356–60. https://doi.org/10.3171/jns.2005.103.2.0356.

[66] Neo M, Matsushita M, Iwashita Y, et al. Atlantoaxial transarticular screw fixation for a high-riding vertebral artery. Spine. 2003;28:666–70. https://doi.org/10.1097/01. BRS.0000051919.14927.57.

[67] Wakao N, Takeuchi M, Nishimura M, et al. Vertebral

artery variations and osseous anomaly at the $C_{1\sim2}$ level diagnosed by 3D CT angiography in normal subjects. Neuroradiology. 2014;56:843–9. https://doi.org/10.1007/s00234–014–1399–y.

[68] Paramore CG, Dickman CA, Sonntag VK. The anatomical suitability of the $C_{1\sim2}$ complex for transarticular screw fixation. J Neurosurg. 1996;85:221–4. https://doi.org/10.3171/ jns.1996.85.2.0221.

[69] Mandel IM, Kambach BJ, Petersilge CA, et al. Morphologic considerations of C_2 isthmus dimensions for the placement of transarticular screws. Spine. 2000;25:1542–7.

[70] Song GS, Theodore N, Dickman CA, Sonntag VK. Unilateral posterior atlantoaxial transarticular screw fixation. J Neurosurg. 1997;87:851–5. https://doi.org/10.3171/jns.1997.87.6.0851.

[71] Kazan S, Yildirim F, Sindel M, Tuncer R. Anatomical evaluation of the groove for the vertebral artery in the axis vertebrae for atlanto-axial transarticular screw fixation technique. Clin Anat. 2000;13:237–43. https://doi.org/10.1002/1098–2353(2000)13:4<237::AID-CA2>3.0.CO;2–K.

[72] Madawi AA, Casey AT, Solanki GA, et al. Radiological and anatomical evaluation of the atlantoaxial transarticular screw fixation technique. J Neurosurg. 1997;86:961–8. https://doi.org/10.3171/jns.1997.86.6.0961.

[73] Gupta T. Quantitative anatomy of vertebral artery groove on the posterior arch of atlas in relation to spinal surgical procedures. Surg Radiol Anat. 2008;30:239–42. https://doi.org/10.1007/ s00276–008–0313–x.

[74] Hasan M, Shukla S, Siddiqui MS, Singh D. Posterolateral tunnels and ponticuli in human atlas vertebrae. J Anat. 2001;199:339–43.

[75] Paraskevas G, Papaziogas B, Tsonidis C, Kapetanos G. Gross morphology of the bridges over the vertebral artery groove on the atlas. Surg Radiol Anat. 2005;27:129–36. https://doi.org/10.1007/s00276–004–0300–9.

[76] Mitchell J. The incidence of the lateral bridge of the atlas vertebra. J Anat. 1998;193(Pt 2):283–5.

[77] Yamazaki M, Koda M, Aramomi M-A, et al. Anomalous vertebral artery at the extraosseous and intraosseous regions of the craniovertebral junction: analysis by three-dimensional computed tomography angiography. Spine. 2005;30:2452–7.

第 3 章　颅颈交界区的影像学评估
Radiological Assessment of the Craniovertebral Junction

Mario Muto　Francesco Giurazza　Carlo Augusto Mallio Gianluigi Guarnieri　Roberto Izzo **著**

邵　佳 **译**　高延征 **校**

一、概述

颅颈交界区是从头部向脊柱过渡的区域，该部位具有独特的解剖和生物力学特点，这些特点能够保证头部在三维空间的活动度以满足视觉和听觉的需要。

该区域足够的松弛度能够满足复杂运动的需要，同时具有足够的稳定性以保护脊髓和椎动脉，承受头部的重量和肌肉的收缩。这种既有松弛度又具稳定性的特点在该区域得到了完美的统一。

颅颈交界区的骨性结构由枕骨、寰椎和枢椎组成，其中寰椎位于中间，起到连接寰枕关节和寰枢关节的重要作用。

从影像学角度讲，了解寰椎独特的解剖结构非常重要，这是能够快速完成初步诊断的关键。寰椎具有两个特点：没有椎间盘和椎体结构；由前弓和后弓及两侧的侧块组成环形骨结构。寰椎的侧块关节分别与头侧的枕骨髁和尾侧的枢椎上关节突形成关节。寰椎前弓的后方与枢椎齿状突前方形成寰齿关节。寰椎侧块后方有椎动脉沟，椎动脉的 V_3 段经此沟之后进入枕骨大孔。

颅颈交界区最基本的影像学评估应包括寰椎的三个部分：侧块关节与头侧和尾侧的连接情况，寰齿关节和椎动脉沟。这些结构需要使用薄层 CT 扫描评估（图 3-1）。

前述的三个骨性结构由多个韧带结构连接，最重要的稳定结构是齿状突韧带，十字韧带和覆膜。

- 齿状突韧带由三部分组成：一对翼状韧带由齿状突后外侧延伸至枕骨髁内侧（图 3-2），齿突尖韧带由齿状突尖部延伸至枕骨大孔前缘（图 3-3 和图 3-4）。

- 十字韧带由三部分组成：最强壮的横韧带位于齿状突后方及寰椎前弓后部，横韧带将寰椎分为两个间室，前室的齿状突和后室的硬膜囊（图 3-1 和图 3-2）；横韧带向头侧延伸至枕骨底部的部分形成上纵束，横韧带正中部向尾侧延伸至枢椎体的后表面形成下纵束（图 3-3 和图 3-4）。

- 覆膜是后纵韧带从枢椎体后表面向头侧的移行，覆膜越过十字韧带后方并附着于枕骨大孔前方（图 3-4）。

寰枕关节主司屈伸运动：屈曲由齿状突限制，阻挡枕骨大孔前移，后伸由覆膜限制。

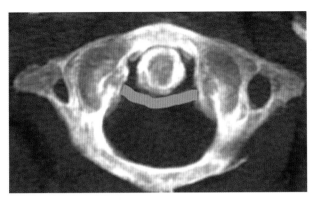

▲ 图 3-1　层厚 1mm 的薄层 CT 扫描轴位最大密度重建（MIP）

蓝色线示横韧带，寰椎横突孔，上关节面及齿状突显示清晰

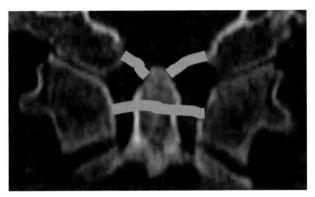

▲ 图 3-2　层厚 1mm 的薄层 CT 扫描冠状位重建

橙色线示翼状韧带，蓝色线示横韧带，可显示齿状突长轴

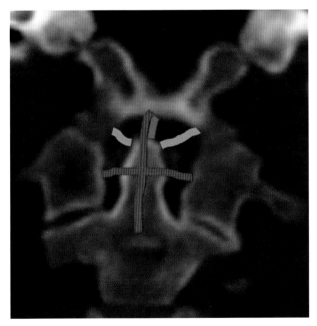

▲ 图 3-3　层厚 1mm 的薄层 CT 扫描冠状位斜形多平面重建

橙色线示翼状韧带，绿色线示齿突尖韧带，红色线示十字韧带，可显示齿状突长轴

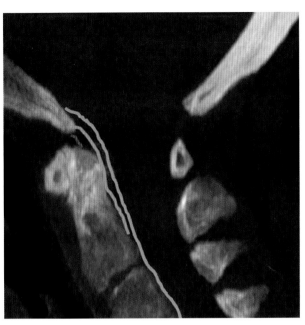

▲ 图 3-4　层厚 1mm 的薄层 CT 扫描矢状位重建

橙色线示覆膜，蓝色线示十字韧带的上纵束和下纵束，红色线示齿突尖韧带

寰枢关节主司旋转运动：十字韧带的横韧带部分及齿状突韧带的翼状韧带部分限制过度的旋转运动。

因此，在评估颅颈交界区稳定性时，屈伸运动主要与寰枕关节相关，需要特别关注覆膜，齿状突和枕骨大孔前缘等结构；旋转运动主要与寰枢关节相关，需要特别关注横韧带和翼状韧带结构。

所有的这些结构需要使用高场强的 MRI 薄层扫描来评估（图 3-5 至图 3-7）。

颅颈交界区创伤占所有颈椎创伤的 30%，绝大多数为机动车事故[1]；以往这些创伤常常导致患者当场死亡。随着这类创伤诊治水平的提高，在急诊室遇到累及颅颈交界区的创伤患者的机会也越来越多。

此外，胚胎发育异常导致的解剖学变异在这个区域也很常见[2]。

颅颈交界区的手术入路要求清晰而精准的术

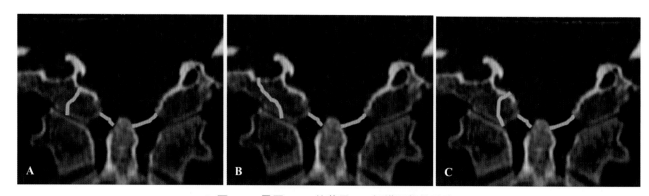

▲ 图 3-5　层厚 1mm 的薄层 CT 扫描冠状位重建

枕骨髁骨折的 Anderson-Montesano 分型（A. Ⅰ型；B. Ⅱ型；C. Ⅲ型）；蓝色线示翼状韧带，绿色线示骨折线

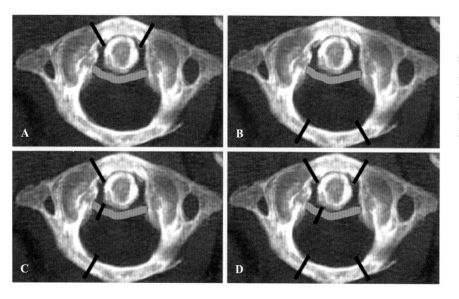

◀ 图 3-6　层厚 1mm 的薄层 CT 扫描轴位最大密度重建

寰椎骨折的 Jefferson 分型（A. 前弓骨折；B. 后弓骨折；C. 侧块骨折；D. 爆裂骨折）；黑色线示骨折线，蓝色线示横韧带

前评估，其中包括骨结构、韧带结构和血管，对于发展迅速的现代微创技术而言，这些评估尤为重要[3]。

因此，影像学的作用不仅仅是辨识病变或解剖变异，还担负着为外科医师提供最佳的治疗方案选择的作用。

二、创伤的影像学

得益于 CT 在急诊室的普及，颈椎外伤的患者已不再必要行传统的 X 线检查。另外，随着技术的发展，可以迅速获得薄层和多平面重建的图像[4, 5]。1.25mm 层厚的多平面重建 CT 扫描已经成为急性颈椎创伤影像学初步评估的金标准[6]。新的视图软件有多种重建工具，能够帮助影像科医师快速完成标准图像的重建，如多平面重建（multiplanar reconstruction，MPR）、最大密度重建（maximum intensity projection，MIP）和三维重建。MPR 重建能够产生任意平面的二维图像，可以根据病变部位选择最佳的二维视图；MIP 能够增加原始数据的敏感度；三维重建需要较长的计算过程，多用于获得某一区域的整体视图，能够直观地显示给外科医师；这些软件还能够擦除不感兴趣的区域，进而突出显示感兴趣的结构（如删除

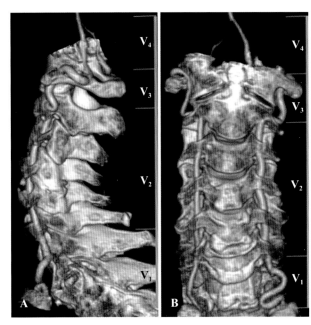

▲ 图 3-7　对比剂增强 0.6mm 层厚 CT 扫描三维重建
标准的椎动脉 4 段侧位视图（A）及前方视图（B）

遮挡病变的骨性或血管结构）。

第二步是使用 MRI 检测软组织病变，尤其是脊髓。现在，随着高场强 MRI（1.5T）和薄层扫描技术的进步，已经可以通过评估韧带结构的完整性来完成关节稳定性的评估。

这需要通过特定的序列显示，在 T_2 加权像和梯度回波序列（GRE），正常的韧带显示为均一的线形低信号结构，病变的韧带显示为不均一的信号强度[7]。薄层的 MRI 扫描也可以使用 MPR 软件进行类似 CT 扫描的多平面重建。

对于创伤患者，损伤的类型取决于如下因素：外力的强度和方向以及受伤时的位置；如果能够获取这些信息，能够大大帮助影像医师做出诊断。另外，影像医师也能够根据影像学表现推断受伤的机制[8]。

（一）关节脱位的影像学

1. 寰枕关节脱位

高能量损伤，尤其是摩托车的车祸伤，非常

容易导致颅颈交界区的极度过伸，进而引起覆膜和翼状韧带的损伤。车祸伤中这种损伤可以占将近 30% 的比例，由于这种损伤导致的寰枕关节脱位累及脑干，因此死亡率很高[9]。由于寰枕关节的主要稳定结构为韧带组织而不是骨性结构，因此可能没有骨结构损伤；有时由于翼状韧带的牵拉，可能伴随枕骨髁的撕脱骨折。

寰枕关节脱位分为三种类型。

- Ⅰ 型：枕骨向腹侧脱位，最常见的类型。
- Ⅱ 型：枕骨的纵向分离，不稳定，最危险。
- Ⅲ 型：枕骨向后方脱位。

CT 矢状位进行初步评估：诊断寰枕关节脱位的影像学标准是枕骨大孔前缘与齿状突的距离 > 10mm[10]。需要在其他层面上判断有无合并枕骨髁骨折。

CT 评估之后，需要完善 MRI 检查，评估有无脊髓损伤和低位脑神经损伤；评估在 CT 上显影不佳的覆膜和翼状韧带。这些影像学评估能够帮助外科医师判断内固定治疗的策略。

2. 寰枢关节分离

寰枢关节分离的评估具有挑战性，不同的影像医师可能判断结果不同，事实上不同年龄的患者寰枢关节间距存在不一致[11]。而且，创伤可能导致双侧对称性的分离，这使得寰枢关节分离的判断更加困难。需要注意的是，寰枢关节的关节面呈水平状，是脊柱活动范围最大的关节。

在创伤后，尤其是过度屈曲和过度旋转性损伤时，可能损伤翼状韧带，导致寰枢关节旋转半脱位；由于儿童关节面更浅，因此这种情况在儿童更为常见。

在非创伤的情况下也可以出现寰枢关节旋转半脱位：这种情况也称为 Grisel 综合征，见于韧带病理性松弛的儿童（如唐氏综合征或马方综合征）。确诊 Grisel 综合征时，单纯 CT 评估是不够的，需要结合临床评估共同确定诊断。

（二）骨折的影像学

1. 枕骨髁骨折

枕骨髁骨折有两种常用的分型：Anderson-Montesano 分型[12, 13] 和 Tuli 分型[14]。

Anderson-Montesano 分型分为三型（图 3-8）。

- Ⅰ型：枕骨髁粉碎性骨折，不累及枕骨大孔，损伤机制为压缩性损伤。
- Ⅱ型：颅骨线形骨折累及枕骨髁，损伤机制为直接的头部外伤。
- Ⅲ型：枕骨髁撕脱骨折，损伤机制为翼状韧带损伤。

Tuli 分型分为两种亚型。

- Ⅰ型：无移位的骨折。
- Ⅱ型：移位的骨折，根据韧带受累情况分为稳定型（Ⅱa）和不稳定型（Ⅱb）。

Tuli 分型的优势是可以根据分型明确治疗方案：Ⅰ型和Ⅱa型使用硬质颈托治疗，Ⅱb型需要手术治疗。

所有的分类均需要 CT 判断枕骨髁骨折情况；对于 Anderson-Montesano Ⅲ型及 Tuli Ⅱ型损伤，需要 MRI 检查判断韧带损伤情况及评估关节的稳定性。

2. 寰椎骨折

寰椎是由成对的侧块以及前弓和后弓组成的环形骨结构。前后弓是较薄弱的结构，容易由于创伤发生骨折，多表现为 2 处及 2 处以上的骨折。

寰椎骨折也称 Jefferson 骨折，该作者将这类骨折分为四型（图 3-9）。

- Ⅰ型：前弓骨折，损伤机制为过屈性损伤。
- Ⅱ型：后弓骨折，损伤机制为过伸性损伤。
- Ⅲ型：侧块骨折，损伤机制为单侧过屈性损伤。
- Ⅳ型：累及前弓和（或）后弓以及侧块的爆裂骨折，损伤机制为颅骨的轴向负荷。

单纯的前弓或后弓骨折为稳定性骨折，侧块骨折和爆裂骨折常常累及横韧带，为不稳定性骨折；如果横韧带出现损伤，齿状突将向后方移位压迫硬膜囊和脑干[15]。

同枕骨髁骨折一样，首选 CT 检查评估骨折线的形态；快速评估侧块是否受累的方法是利用薄层 CT 扫描的冠状位重建观察是否存在寰椎侧块相对枢椎椎体的侧方脱位。

侧块骨折或爆裂骨折需要 MRI 评估横韧带是否受累以及是否需要手术治疗。

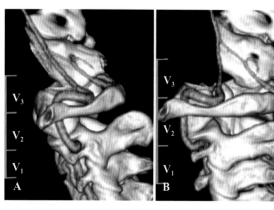

▲ 图 3-8 对比剂增强 0.6mm 层厚 CT 扫描三维重建
椎动脉从 C3 横突孔至硬膜入点的分段（引自 Cacciola 等），侧位视图（A）及后外侧视图（B）

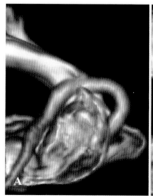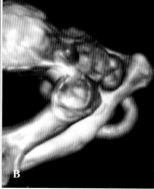

▲ 图 3-9 对比剂增强 0.6mm 层厚 CT 扫描三维重建
椎动脉环与 C1（A）和 C2（B）的横突和后弓的关系

3. 枢椎骨折

文献报道的枢椎骨折分类方法很多[16]。为了本书的严谨性和实用性，根据受累的解剖学区域将枢椎骨折分为三种：齿状突骨折、Hangman 骨折（双侧椎弓），以及其他部位骨折（非齿状突，非 Hangman 骨折）。

传统的齿状突骨折分型是由 Anderson 和 D'Alonzo 提出的分型，共分为三种亚型[17]：Ⅰ型（齿突尖部骨折）、Ⅱ型（齿状突基底部骨折）和Ⅲ型（齿突骨折累及枢椎体部）。可能存在包括过屈性损伤、过伸性损伤和轴向负荷损伤的多种受伤机制。Roy-Camille 根据骨折线倾斜方向将Ⅱ型进一步分为四种亚型[18]：Ⅱ1 前方、Ⅱ2 后方、Ⅱ3 侧方和Ⅱ4 旋转型。

Hangman 骨折分为三种类型，级别越高损伤程度越重：C_2 相对 C_3 分离移位，C_2 相对 C_3 成角移位，累及 $C_2 \sim C_3$ 椎间盘的损伤[19]。

非齿状突非 Hangman 骨折包括累及枢椎椎体、侧块关节、椎板和棘突的损伤，范围较广。根据骨折线方向，枢椎椎体骨折分类三种类型[20]：Ⅰ冠状骨折线、Ⅱ矢状骨折线和Ⅲ横行骨折线。

所有的这些损伤需要多平面 CT 重建来评估，同时对治疗策略的制订非常关键：分离和成角骨折，以及累及 $C_2 \sim C_3$ 椎间盘的分离移位需要手术治疗。

三、椎动脉的影像学解剖

经典的椎动脉分段方法将椎动脉分为四段（图3-10），第二段（V_2）的终末段，以及第三段（V_3）走行迂曲，同寰椎和枢椎的毗邻关系复杂。在进行后颅凹和颅颈交界区手术前，尤其是侧方入路手术时，必须仔细评估椎动脉的解剖和走行。一旦损伤椎动脉，将造成灾难性的后果。

此外，颈椎创伤合并椎动脉损伤发生在 V_2 和 V_3 段的比例高达 80% 以上[21]。

近期的针对这一区域的椎动脉分型将 C_3 横突孔至 C_2 横突孔的椎动脉命名为 V_1，C_2 横突孔至 C_1 横突孔段为 V_2，C_1 横突孔至硬膜入点的椎动脉称为 V_3 段（图 3-11）[22]。

可靠的解剖学标记能够保证安全的显露，影像学医师能够帮助外科医师分析这些标记（图3-12）。

CT 血管造影在近 20 年取得了飞速的发展，尤其是快速成像技术和后处理技术，如最大密度重建、多平面重建、三维重建技术等；如前所述，CT 是评估骨结构的最佳手段，因此也是同时分析骨结构和血管结构的首选影像学方法。

获取高质量的图像需要患者的头部居中，避免旋转或屈伸，腔内注射对比剂后，使用对比剂

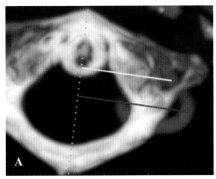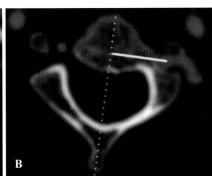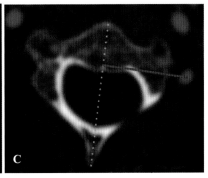

▲ 图 3-10　对比剂增强 0.6mm 层厚 CT 扫描轴向 MIP 重建（A）和常规轴向扫描（B，C）
从椎动脉横突孔出口（A 和 B 的黄线）和从椎动脉 V_2 段中点（A 和 C 的红色线）至中线（A、B 和 C 的蓝色虚线）的距离

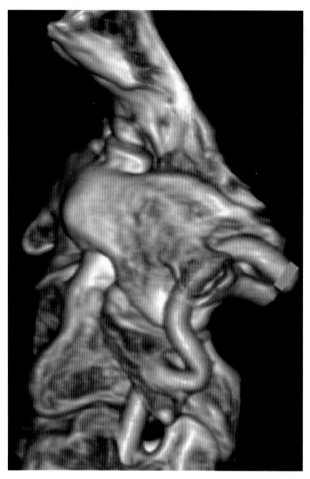

▲ 图 3-11 对比剂增强 0.6mm 层厚 CT 扫描三维重建

椎动脉与寰椎和枢椎毗邻关系的侧位视图；蓝色线示椎动脉环的最大宽度

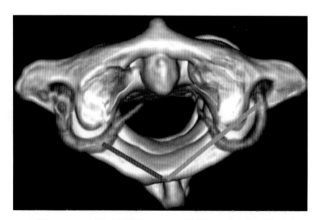

▲ 图 3-12 对比剂增强 0.6mm 层厚 CT 扫描三维重建

寰椎后弓中点至椎动脉与寰椎，最外侧交点（蓝色线）和最内侧交点（红色线）的距离

跟踪技术调节获取图像的时间；100ml 对比剂即可满足要求。设定 1mm 的层厚是合适的，也可以使用更为精确的 0.75mm 层厚扫描[21]。确定椎动脉与寰椎、枢椎、横突孔和枕骨大孔的毗邻关系非常重要，尤其是需要进行内固定的病例（图 3-13 至图 3-15）。

Lang 和 Kessler[23] 将寰枢椎区的椎动脉分为 4 种类型，但是文献[24, 25] 报道寰枢椎区存在多种椎动脉变异；因此，颅颈交界区术前通过 CT 血管造影仔细评估椎动脉的走行能够避免发生严重的并发症。

四、颅颈交界区骨结构异常

颅颈交界区的畸形常会压迫神经或血管产生症状。骨结构异常以及累及颅-脊病变的综合征的相关内容对于影像学医师和外科医师甚为重要，能够帮助他们快速的诊断和治疗这些复杂的疾病，预防潜在的远期并发症。

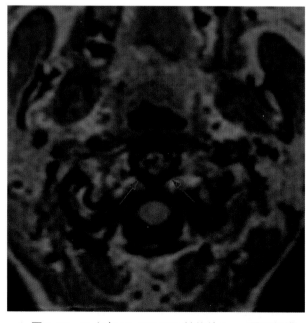

▲ 图 3-13 T$_2$ 加权 FLAIR MR 轴位片 1mm 层厚扫描

横韧带（红箭）横贯寰椎侧块关节

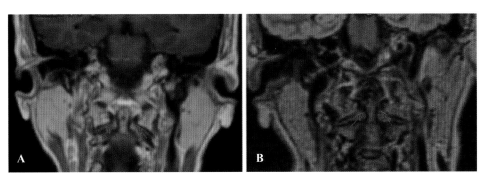

▲ 图 3-14　T₁ 加权（A）和 T₂ 加权 FLAIR（B）MR 冠状位 1mm 层厚扫描

翼状韧带（红箭）从齿状突至枕骨髁内侧

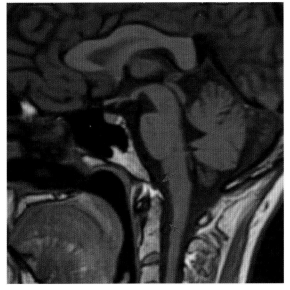

▲ 图 3-15　T₁ 加权 MRI 矢状位 1mm 层厚扫描

红箭示覆膜

本节将讨论颅颈交界区最常见的先天性骨结构异常和综合征。

（一）颅颈交界区的影像学测量

颅颈交界区的疾病可能仅仅表现为很轻微的影像学异常，影像学医师可能很难诊断。熟悉颅颈交界区常用的测量线和测量角能够帮助诊断颅颈交界区的先天性和获得性疾病。

下面列举了在临床中经常使用的影像学测量（图 3-16）[2]。

- Chamberlain 线：硬腭后缘至颅后点的连线，正常情况下齿状突尖应低于该线或与该线相切。如果齿状突尖超过 Chamberlain

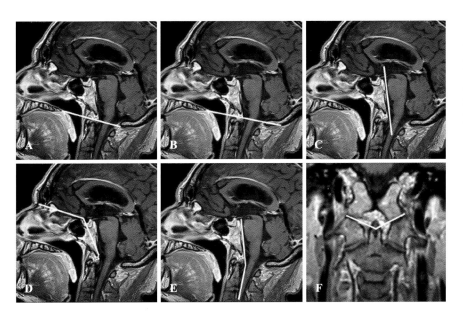

◀ 图 3-16　T₁ 矢状位（A，B，C，D 和 E）和冠状位 MRI（F）

A. Chamberlain 线；B. McGregor 线；C. Wackenheim 斜坡线；D. 基底角；E. 斜坡 - 椎管角；F. 寰枕关节角

线 5mm 应诊断为颅底凹陷。

- McGregor 线：硬腭后缘至枕骨底最低点的连线。该线使用 X 线平片评估，可以作为 Chamberlain 线的替代。正常女性齿状突应不超过该线上方 6mm，男性不超过 7mm。

- Wackenheim 斜坡线：斜坡向下方至上颈椎椎管延长线。该线正常情况下应与齿状突尖的后侧相切。异常情况下，该线可能位于齿状突后方（可能存在枕颈后脱位），也可能与齿状突相交（可能存在枕颈前脱位）。

- 基底角：鼻根 – 蝶鞍中部连线与蝶鞍中部 – 颅底点连线的交角。另外一个版本的测量方法是使用鞍结节而不是蝶鞍中部，即鼻根 – 鞍结节连线与鞍结节 – 颅底点连线交角。这两种方法的测量会相差 2°～3°。平均值为 134°～135°，最小为 121°，最大值为 148°～149°，如果该角 > 150°，则诊断为扁平颅底[2]。

- 斜坡椎管角：Wackenheim 线与齿状突后缘和枢椎体后缘连线的交角。正常状态下，该角在屈曲时应为 150°～180°。如果该角 < 150°，可能存在脊髓腹侧受压。

- 寰枕关节角：两侧寰枕关节线的交角。如果枕骨髁对称，寰枕关节线应在齿状突中线相交。该角的平均值为 124°～127°，如果该角增大，可能存在枕骨髁发育不良（严重病例可 > 180°）。

- 寰椎齿状突间距（atlantodental interval, ADI）：寰椎齿状突前间距应 < 5mm，如果 > 5mm，说明存在寰枢关节不稳。

（二）骨结构异常

1. 枕骨

- 颅底发育不良

在颅底发育不良病（也称短斜坡）的病例，齿状突尖和寰椎前弓位于 Chamberlain 线之上，斜坡椎管角度变小，Wackenheim 斜坡线可能正常或异常。

这种情况合并颅底凹陷，也可能存在枕骨髁发育不良和 I 型 Chiari 畸形。颅底发育不良常导致延髓 – 颈髓交界区的压迫（图 3-17）。

- 枕骨髁发育不良

在枕骨髁发育不良时，枕骨髁呈现异常的形态、长度、高度或异常位置。这种异常可以是单侧或双侧，通常呈不对称。齿状突和寰椎前弓位于 Chamberlain 线之上，颅底高度变小，颅底凹陷，寰枕关节角增大，Wackenheim 斜坡线可能正常或异常（图 3-18）。

枕骨髁发育不良的原因是第 3 枕骨骨节发育不良或不发育，常常伴随枕骨外部和颈静脉结节发育不良。

枕骨髁发育不良可能降低寰枕关节的活动度或引起潜在不稳定而导致椎动脉受压[26]。

- 寰椎枕骨未分节

寰椎 – 枕骨未分节（也称寰椎枕骨化）是由于第 4 枕骨骨节和第 1 颈椎骨节的分节失败所导致。这种畸形可能仅发生于前弓，后弓，侧块，也可能是多部位的未分节[27]（图 3-19）。寰枕关节活动的减少，引起寰枢关节应力的增大，将近一半的患者伴随寰枢关节的不稳定。70% 的患者同时合并 C_2～C_3 的未分节[28]。

如果寰椎前弓和枕骨大孔前缘未分节，斜坡的尖部会呈现为"逗号"形态（图 3-20）。这些病例合并存在颅底凹陷，齿状突背侧移位以及枕骨

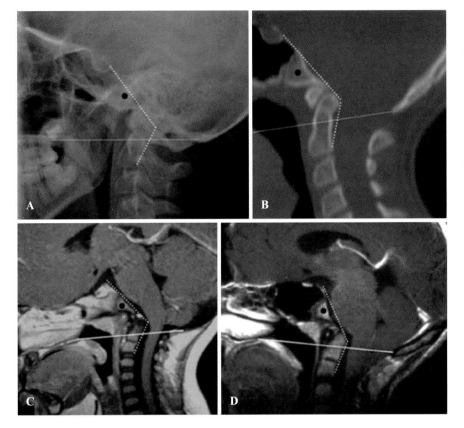

◀ 图 3-17　X 线平片（A）、矢状位 CT（B）和矢状位 MRI（C 和 D）

四例颅底发育不良（A、B、C 和 D 的圆点标记），四例病例的齿状突和寰椎前弓位于 Chamberlain 线之上，病例 A 和 C 的斜坡椎管角异常。病例 D 合并 Ⅰ 型 Chiari 畸形及 $C_2 \sim C_3$ 融合（经 Smoker 和 Khanna 许可转载，2008 [2]）

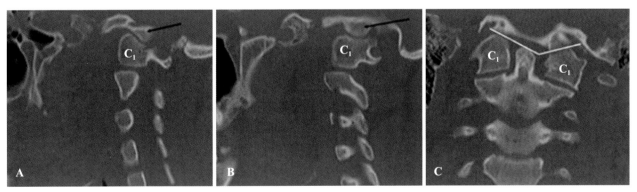

▲ 图 3-18　旁矢状位 CT 示双侧枕骨髁发育不良（A 和 B 中箭），右侧尤为严重（A）

冠状位 CT 显示寰枕关节角异常（140°），见 C 中白色线成角（经 Smoker 和 Khanna 许可转载，2008 [2]）

大孔狭窄，延髓 – 颈髓交界区受压。

　　临床上，患者常常表现出低发际线，短颈，颈部活动受限。大约 20% 的患者合并其他先天性畸形，如鼻软骨不完全分裂、腭裂、外耳畸形、颈肋、尿道下裂和尿道畸形等[29]。

　　2. 寰椎

　　侧块关节和寰椎后弓的上部是由前寰椎神经

弓的尾部分化而成，寰椎椎体由脊柱第一骨节分化而成[30]。后弓异常是寰椎最常见的畸形，其中包括后弓完全缺如、残存后结节的部分后弓缺如（也称 Keller 型缺如）、单侧或双侧后弓部分缺如、后弓中线分裂或一侧不发育。

　　• 寰椎分裂

　　在后弓发育畸形中，最为常见的是后弓分裂，

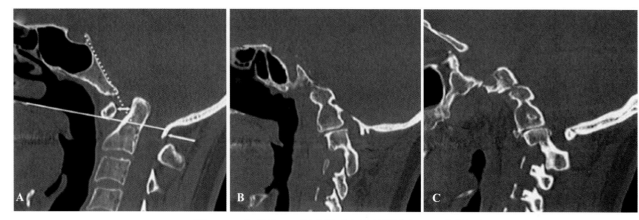

▲ 图 3-19 矢状位 CT 示寰椎后方与枕骨融合（A 中箭）

寰齿前间隙增大（A 中双头箭），齿状突和寰椎前弓位于 Chamberlain 线之上，颅底凹陷（A），Wackenheim 斜坡线异常（A 中点状线）；右侧（B）和左侧（C）旁矢状位 CT 示寰椎侧块关节未分节（经 Smoker 和 Khanna 许可转载，2008 [2]）

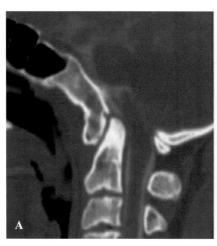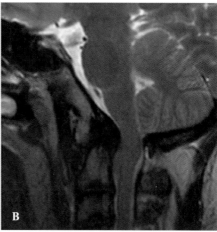

◀ 图 3-20 矢状位 CT 造影（A）和 T_2 加权相 MRI（B），完全的寰椎 – 枕骨前部未分节，斜坡尖部呈现"逗号"形态

经 Smoker 和 Khanna 许 可 转 载，2008 [2]

在尸检中发生率为 4%。[31]。后弓分裂中最为常见的类型是中线分裂，大约占 97%，椎动脉沟处的分裂只占 3% [2]。后弓分裂可以通过侧位平片诊断，表现为两个分离的半环（图 3-21）。这种畸形的形态类似骨折，尤其是在创伤的病例，需要 CT 进一步检查。

前弓分裂较少见，在尸检中发生率仅为 0.1% [32]。前弓分裂时，X 线平片上前弓呈"圆形"或"饱满"状，与齿状突和寰齿前间隙重叠。在矢状位 MRI 上，由于纤维组织替代了正常骨髓的信号，表现为低信号，这种情况被称为前弓假性肿瘤（图 3-22）。

前弓分裂常常合并后弓分裂，不发育或部分不发育，称为二分寰椎，可能导致寰椎不稳定。

● 不发育和发育不良

寰椎后弓缺如或部分发育不良虽然可能伴随寰枢关节前向不稳，但常常无临床症状。在 X 线平片上，这些畸形类似骨折的表现（图 3-23）。后弓缺如可能引起椎管狭窄以及高位颈脊髓病，临床表现为 Lhermitte 征阳性，四肢瘫和慢性颈部疼痛 [2, 33]。

3. 枢椎

齿状突由脊柱第一骨节的中央分化而成，寰椎前后弓由第一骨节的神经弓分化而成。枢椎体

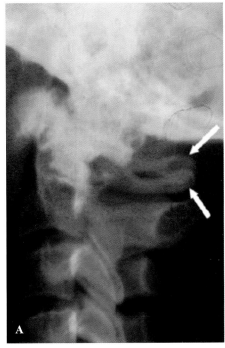

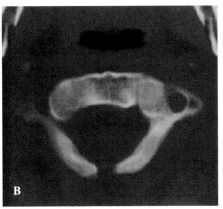

▲ 图 3-21　侧位 X 线（A）和轴位 CT（B）示后弓分裂

经 Smoker 和 Khanna 许可转载，2008 [2]

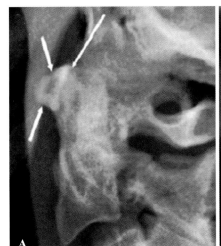
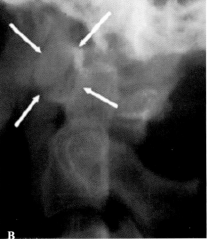
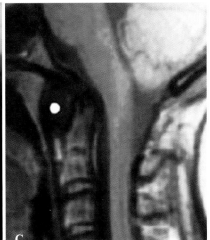

▲ 图 3-22　侧位 X 线（A）上正常寰椎前弓骨皮质边缘完整（短箭），寰齿前间隙正常（长箭）侧位 X 线（B）示异常的圆形和肥大寰椎前弓，无骨皮质（箭）。矢状位 T1 加权像 MRI（C）示圆形，低信号的位于中线的纤维组织（圆点）

经 Smoker 和 Khanna 许可转载，2008 [2]

由脊柱第二骨节的中央分化，关节突关节和后方的椎弓由第二骨节的神经弓分化而成。齿状突的终末端由前寰椎分化而成。

在出生时，齿状突和枢椎体由神经中央软骨连接相隔，后者在 8 岁左右消失。齿状突末端小骨在 3 岁左右骨化，在 12 岁左右和齿状突其余部分融合。

● 齿状突小骨

齿状突小骨由 Giacomini 在 1886 年命名 [34]。

齿状突小骨的发病机制中最被广泛接受的理论是在 1—4 岁时的外伤后导致的 [2, 35]。

齿状突小骨在 X 线、CT 和 MRI 上表现为位

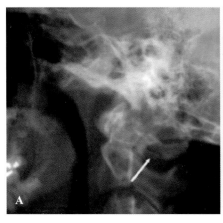 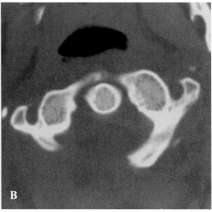

◀ 图 3–23　侧位 X 线（A）和轴位 CT（B）示寰椎后弓缺如

经 Smoker 和 Khanna 许可转载，2008 [2]

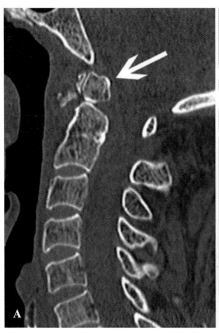 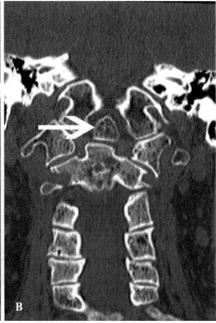

◀ 图 3–24　矢状位（A）和冠状位 CT（B）

57 岁女性，齿状突小骨（A 和 B 中箭）

于颅底下方的圆形，皮质完整的结构（图 3–24）。常常合并圆形，肥厚的寰椎前弓，这是很重要的特点，尤其是对于创伤病例，可以和 II 型齿状突骨折相鉴别。枢椎体上方锐利的骨皮质不连续合并新月形的寰椎前弓提示 II 型齿状突骨折。由于齿状突小骨和枢椎体之间的空隙位于枢椎上关突关节的上方，导致寰椎十字韧带失用，因此齿状突小骨常常合并寰枢关节不稳，脊髓受压。因此，从影像学角度，屈曲和伸展位平片可以获得寰枢关节稳定性的信息，CT 能够更好地显示骨性

结构的解剖和毗邻关系，MRI 是显示脊髓压迫和脊髓病的关键手段。

齿状突小骨患者可能没有症状，也可能存在颈痛、瘫痪或脊髓病表现，可以有也可以没有任何外伤史。齿状突小骨可以合并先天性综合征，如唐氏综合征、Morquio 综合征、脊柱骨骺发育不良（spondyloepiphyseal dysplasia）、Klippel-Feil 综合征和拉森综合征等[2]。

● 终末小骨

终末小骨（或称 Bergman 小骨）是由于前寰

椎和齿状突其他部分未融合所致。

终末小骨表现为皮质骨结构，这点可以和 I 型齿状突骨折相鉴别。

终末小骨如果不合并其他畸形，常常是稳定的，没有临床症状。

- 齿状突发育不良和缺如

齿状突发育不良和缺如较少见，由于齿突尖韧带和翼状韧带附着点的缺失，两者均可影响寰枢关节稳定性，导致脊髓压迫。

齿状突发育不良可合并综合征，如脊柱骨骺发育不良、黏多糖病和间向性侏儒[2]。

五、总结

在过去的 20 年里，医学影像技术得到了飞速的发展，CT 和 MRI 技术的进步尤为突出。

快速成像，薄层扫描技术，后处理重建技术，高场强 MRI 和特殊序列成像是 21 世纪影像医师的有力工具。

在颅颈交界区，无论是针对创伤性、血管性疾病，术前评估或是解剖学变异，除了临床评估外，详细的影像学评估尤为重要。薄层多排 CT 是可疑颈椎损伤病例的首选检查，通过矢状位和冠状位多层面重建能够提高骨折和脱位的诊断准确率。MRI 对于软组织的损伤评估非常关键，尤其是临床怀疑韧带撕裂和脑干损伤的病例。

CT 血管造影是能够精确评估椎动脉和寰椎、枢椎解剖关系的工具，能够指导手术策略的制订。

解剖和基本影像学测量以及颅颈交界区疾病的骨结构畸形的准确认识，对于快速诊断和治疗这些复杂的疾病和防止潜在的远期并发症是很关键的。

参 考 文 献

[1] Riascos R, Bonfante E, Cotes C, Guirguis M, Hakimelhai R, West C. Imaging of AtlantoOccipital and atlantoaxial traumatic injuries: what the radiologist needs to know. Radiographics. 2015;35:2121–34.

[2] Smoker WRK, Khanna G. Imaging the craniocervical junction. Childs Nerv Syst. 2008;24:1123–45.

[3] Kiresi D, Gumus S, Cengiz SL, Cicekcibasi A. The morphometric analysis of the V2 and V3 segments of the vertebral artery: normal values on MDCT. Comput Med Imaging Graph. 2009;33:399–407.

[4] Griffen MM, Frykberg ER, Kerwin AJ, et al. Radiographic clearance of blunt cervical spine injury: plain radiograph or computed tomography scan? J Trauma. 2003;55(2):222–7.

[5] Holmes JF, Akkinepalli R. Computed tomography versus plain radiography to screen for cervical spine injury: a meta-analysis. J Trauma. 2005;58(5):902–5.

[6] Daffner RH, Hackney DB. ACR appropriateness criteria on suspected spine trauma. J Am Coll Radiol. 2007;4(11):762–75.

[7] Lummel N, Schöpf V, Bitterling H, et al. Effect of magnetic resonance imaging field strength on delineation and signal intensity of alar ligaments in healthy volunteers. Spine. 2012;37(17):E1062–7.

[8] Izzo R, Ambrosanio G, Cigliano A, Cascone D, Gallo G, Muto M. Biomechanics of the spine III. The craniocervical junction. Neuroradiol J. 2007;20:209–17.

[9] Labler L, Eid K, Platz A, Trentz O, Kossmann T. Atlantooccipital dislocation: four case reports of survival in adults and review of the literature. Eur Spine J. 2004;13(2):172–80.

[10] Rojas CA, Hayes A, Bertozzi JC, Guidi C, Martinez CR. Evaluation of the $C_1 \sim C_2$ articulation on MDCT in healthy children and young adults. Am J Roentgenol. 2009;193(5):1388–92.

[11] Gonzalez LF, Fiorella D, Crawford NR, et al. Vertical atlantoaxial distraction injuries: radiological criteria and clinical implications. J Neurosurg Spine. 2004;1(3):273–80.

[12] Theodore N, Aarabi B, Dhall SS, et al. Occipital condyle fractures. Neurosurgery. 2013;72(Suppl 2):106–13.

[13] Leone A, Cerase A, Colosimo C, Lauro L, Puca A, Marano P. Occipital condylar fractures: a review. Radiology. 2000;216(3):635–44.

[14] Tuli S, Tator CH, Fehlings MG, Mackay M. Occipital condyle fracture. Neurosurgery. 1997;41(2):368–77.

[15] Marcon RM, Cristante AF, Teixeira WJ, Narasaki DK, Oliveira RP, de Barros Filho TE. Fractures of the cervical spine. Clinics (Sao Paulo). 2013;68(11):1455–61.

[16] Brotis AG, Paraskevi TM, Tsitsopoulos P, Tasiou A, Fotakopoulos G, Fountas KN. An evidence-based approach towards the cranio-cervical junction injury classifications. Eur Spine J. 2015;24:931–9.

[17] Anderson LD, D'Alonzo RT. Fractures of the odontoid process of the axis. J Bone Joint Surg Am. 1988;56: 1663–74.

[18] Roy-Camille R, Saillant G, Judet T, De Botton G, Michel G. Factors of severity in the fractures of the odontoid process. Rev Chir Orthop Reparatrice Appar Mot. 1980;66:183–6.

[19] Francis WR, Fielding JW, Hawkins RJ, Pepin J, Hensinger R. Traumatic spondylolisthesis of the axis. J Bone Joint Surg Br. 1981;63:313–8.

[20] Benzel EC, Hart BL, Ball PA, Baldwin NG, Orrison WW, Espinosa M. Fractures of the C_2 vertebral body. J Neurosurg. 1994;81:206–12.

[21] Alterman DM, Heidel RE, Daley BJ, Grandas OH, Stevens SL, Goldman MH, Freeman MB. Contemporary outcomes of vertebral injuries. J Vasc Surg. 2013;57: 741–6.

[22] Cacciola F, PhalkeU GA. Vertebral artery in relationship to $C_1 \sim C_2$ vertebrae an anatomical study. Neurol India. 2004;52:178–84.

[23] Lang J, Kessler B. About the suboccipital part of the vertebral artery and the neighboring bone-joint and nerve relationships. Skull Base Surg. 1991;1:64–72.

[24] Bruneau M, Cornelius JF, Marneffe V, Triffaux M, George B. Anatomical variation of the V2 segment of the vertebral artery. Neurosurgery. 2006;59:20–4.

[25] Macchi C, Giannelli F, Catini C. The measurement of the calibers of the branches of the aortic arch: a statistical investigation of 430 living subjects using ultrasonic tomography. Ital J Anat Embryol. 1993;98:69–79.

[26] Bernini FP, Elefante R, Smaltino F, Tedeschi G. Angiographic study on the vertebral artery in cases of deformities of the occipitocervical joint. Am J Roentgenol. 1969;107:526–9.

[27] Gholve PA, Hosalkar HS, Ricchetti ET, Pollock AN, Dormans JP, Drummond DS. Occipitalization of the atlas in children. Morphologic classification, associations, and clinical relevance. J Bone Joint Surg Am. 2007;89:571–8.

[28] McRae DL, Barnum AS. Occipitalization of the atlas. Am J Roentgenol. 1953;70:23–46.

[29] Hensinger RN. Anomalies of the atlas. In: Cervical Spine Research Society Editorial Committee, editor. The cervical spine. 2nd ed. Philadelphia: JB Lippincott; 1989. p. 244.

[30] Menezes AH. Craniocervical developmental anatomy and its implications. Clin Neurosurg. 2005;52:5364.

[31] Gehweiler J, Daffner R, Roberts LJ. Malformations of the atlas vertebra simulating the Jefferson fracture. Am J Roentgenol. 1983;149:1083–6.

[32] VonTorklus D, Gehle W. The upper cervical spine. Regional anatomy, pathology and traumatology. In: Georg Theime Verlag, editor. A systemic radiological atlas and textbook. New York: Grune & Stratton; 1972. p. 1–9.

[33] Currarino G, Rollins N, Diehl JT. Congenital defects of the posterior arch of the atlas: a report of seven cases including an affected mother and son. Am J Neuroradiol. 1997;15:249–54.

[34] Giacomini C. Sull'esistenza dell' "os odontoideum" nell'uomo. Gior Acad Med Torino. 1886;49:24–8.

[35] Fielding JW, Hensinger RN, Hawkins RJ. Os odontoideum. J Bone Joint Surg Am. 1980;62:376–83.

第 4 章　颅颈交界区的生物力学
Biomechanics of the CVJ

Francesco Signorelli　Massimiliano Visocchi　著

邵　佳 **译**　余正红　高延征 **校**

一、颅颈交界区的运动

脊柱的运动分为两种方式：成角（旋转）运动和线性（滑动）运动 。任何类型的运动都可以用三维坐标系（x、y 和 z）的三轴运动来表示[1]。x 轴的旋转运动是指屈曲或伸展，y 轴的旋转为轴向旋转，z 轴的旋转为侧方屈曲（图 4-1）。临床上，大多数的滑动运动是不稳定。

旋转运动和活动运动对于了解脊柱的生理和病理状态都很重要。

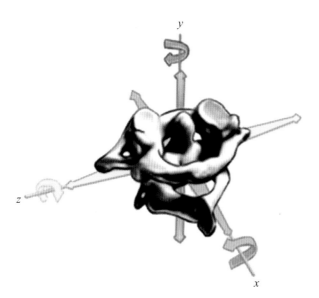

▲ 图 4-1　笛卡尔坐标系分析颅颈交界区的运动

不同的脊柱运动是相互耦合的，耦合是指主要运动［旋转和（或）滑动］发生时同时发生的运动［旋转和（或）滑动］[2, 3]。

二、生物力学弹性测试

大部分关于颅颈交界区的生物力学信息是由弹性测试的实验方法获取的。这种实验采用尸体标本作为测试对象，将离体的两节或多节脊柱节段去除肌肉组织，保留完整的韧带和骨组织结构。对脊柱节段施加扭转力（屈曲时），侧方作用力或复合作用力，之后测量脊柱的运动[4]。通过分析负荷 - 形变揭示刚度、弹性、活动度、旋转、平移、中心区域、弹性区域和旋转轴等一系列参数。这些生物力学参数在脊柱的每个节段都不相同，是代表脊柱不稳定性的敏感指标。通过离体弹性测试得出的数据是每个运动节段的总的信息，包含了骨关节和韧带结构。

三、颅颈交界区的负荷 - 形变

通过负荷 - 形变曲线可以计算处多个参数。弹性是代表对每个单位负荷量的形变[5, 6]，刚度与弹性相反，是样本对单位体积形变的阻力。

活动度（range of motion，ROM）是指运动节段在中立位或休息位至生理活动极限的位移。中立位是指关节承受最小应力、肌肉以最小能耗维持空间位置时的姿势。中立位由双侧中心区域（neutral zone，NZ）的中点来估算[7]。

中心区域是活动中保持韧带松弛，以较小的力产生较大椎体位移的区域。弹性区域（elastic zone，EZ）是指负荷 – 形变曲线中陡峭的区域，此时韧带被牵张，硬度增加，进一步增加运动的阻力。

颅颈交界区不同节段的运动特性与椎体和颅底的空间分布、关节的形状及韧带的排列等因素有关。

寰枕和寰枢关节均没有椎间盘结构。寰枕关节呈球形，因此较其他颈椎节段的屈曲和伸展活动度更大，轴向旋转和侧方屈曲的活动较小。寰枢关节的关节面呈双凸形，寰椎绕齿状突旋转，在所有的脊柱运动单元中，寰枢关节具有最大的轴向旋转活动度，双侧的旋转活动度可达80°。所有节段颈椎的旋转活动中，有一半以上是由寰枢关节完成的。寰枢关节和寰枕关节的侧方屈曲活动都较下颈椎为小，单侧的侧屈活动度约为8°[3]（图 4-2 和图 4-3）。

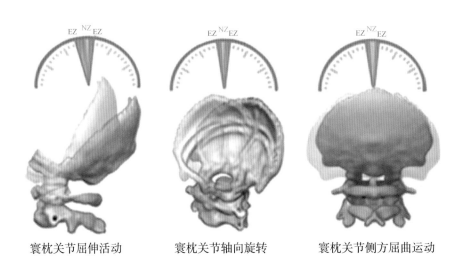

寰枕关节屈伸活动　　　　　寰枕关节轴向旋转　　　　　寰枕关节侧方屈曲运动

▲ 图 4-2　寰枕关节的正常活动角度

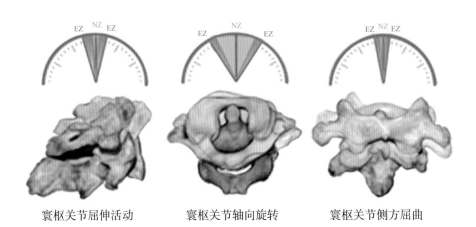

寰枢关节屈伸活动　　　　　寰枢关节轴向旋转　　　　　寰枢关节侧方屈曲

▲ 图 4-3　寰枢关节的正常活动角度

四、生理状态下的生物力学

颈椎的活动度为屈曲 80°～90°，伸展 70°，侧屈 20°～45°，双向旋转各 90°。颈椎的运动很复杂，并不是各个上位椎体相对下位椎体活动度的简单相加。

寰枕关节可为颅骨的屈曲 / 伸展提供 23°～24.5° 的活动度，寰枢关节提供 10.1°～22.4° 的活动度[6]。在寰枕关节区，齿状突和枕骨大孔的毗邻防止了超生理范围的屈曲，齿状突和覆膜限制了过度的伸展活动。横韧带限制了寰枢关节的病理性屈曲，寰枢侧块关节的骨性结构限制过伸运动[8-10]。生理状态下，颈椎可以完成以中线为起点的 90° 的旋转。寰枢关节提供 25°～30° 的活动度，之后下颈椎开始旋转运动。寰枢的骨性侧块关节允许最多 40° 的旋转运动，超越限度的旋转将出现交锁，限制过度的旋转。对侧的翼状韧带和同侧的横韧带也可限制过度的旋转，保护寰枕关节和寰枢关节的关节囊[11, 12]。枕骨髁限制寰枕关节的侧屈活动，侧方屈曲的活动度为 3.4°～5.5°。

寰枢关节的活动达到 6.7° 时，进一步的活动将被翼状韧带限制[6]。颅颈交界区其他方向的活动范围很小，其中包括滑移、牵张、压缩等活动。

韧带结构和骨结构共同负责稳定性。横韧带，翼状韧带和关节囊矢状面上的前移，枕骨髁及齿状突和寰椎、枕骨大孔的毗邻限制向后移位[10, 11, 13, 14]。

枕骨髁和寰枢侧块关节限制压缩活动，牵张活动不是颅颈交界区的生理运动[14]。

五、颅颈交界区简单病变的生物力学概述

在创伤后，根据创伤机制的不同，颅颈交界区的变化也不相同[15]。最常见的创伤包括车祸、高处坠落、跳水事故和枪击伤[16]。骨折 - 脱位或枕颈脱位是车祸伤导致死亡的最常见原因[16]。有些类型的外伤可能存在多种机制，如挥鞭伤和屈曲 - 牵张型损伤。

病理性屈曲增加横韧带应力，导致十字韧带断裂或齿状突腰部的骨折[16]。覆膜损伤与汽车追尾事故中的屈曲活动有关[17]，可以导致硬膜破裂。单纯的覆膜损伤对屈曲和伸展的稳定性影响较小[18-20]。

过屈活动可能导致寰椎后弓骨折、枢椎峡部骨折或齿状突骨折。剪切力可能导致颅颈交界区前方结构如翼状韧带、寰枢附属韧带、十字韧带和覆膜等的损伤，寰枢关节超生理状态的旋转可以推测甚至诊断翼状韧带撕裂。

颅颈交界区压缩性创伤常常导致骨性结构损伤。轴向负荷与寰椎爆裂骨折和枕骨髁骨折有关。当评估颅颈交界区创伤时，目前的指南推荐使用 CT 作为初步评估，然后使用 MRI 评估韧带损伤情况[21]。受伤 72h 内的 T_2 加权 MRI 是诊断软组织损伤的推荐方法，超过 72h 后，由于组织水肿消退，韧带损伤可能被漏诊[22]。韧带撕裂能够导致颅颈交界区不稳定，而且韧带一旦损伤后是不能自行修复的[23]。评估颅颈交界区稳定性最关键的韧带是十字韧带复合体的横韧带，翼状韧带和覆膜[9, 17, 24, 25]。

六、翼状韧带断裂

单侧翼状韧带损伤导致轻微的寰枢关节旋转不稳定，这种不稳定表现为寰枢关节轴向旋转活动度增加，尤其是在中心区域[26, 27]，而在弹性区域和屈曲活动度上没有明显变化。

双侧翼状韧带离断对枕骨 - 寰椎 - 枢椎活动的影响远大于单侧翼状韧带离断，轴向旋转，侧方屈曲和屈曲 - 伸展活动时的中心区域和活动度

均明显增大。翼状韧带的核心作用是在脊柱屈曲和伸展时稳定脊柱，限制轴向旋转和侧方屈曲[3]。翼状韧带损伤多发于近枕骨髁止点处[25]，会导致旋转不稳定及屈曲，伸展和侧方屈曲活动度的增大[9]。单纯的翼状韧带撕裂很少见，所有的已报道的病例均与过屈合并旋转运动有关。不幸的是，由于翼状韧带尺寸和解剖形态的特殊性，MRI 评估翼状韧带很困难[28, 29]。

七、横韧带断裂

横韧带是整个脊柱中最厚（1cm），最强壮的韧带结构。它是寰椎最重要的稳定结构，使寰椎包绕齿状突。需要作用于寰椎的向前的极强的负荷才能导致横韧带断裂。大量的体外实验研究横韧带断裂的机制[30]，寰枢关节的附属韧带结构相对薄弱，在横韧带失用后容易被拉伸。这些特点具有重要的临床意义。横韧带极为坚韧且没有弹性，这些特点使得横韧带损伤时表现为"全或无"损伤，不会出现部分或逐渐的撕裂。一旦发生撕裂，横韧带不能自行修复，将会导致寰椎关节的不稳定，需要实施寰枢关节稳定（融合）手术。

八、关节韧带损伤

寰枢关节韧带损伤会导致轴向旋转的活动度轻度增加，对侧方屈曲和伸展活动的影响很小[31]。活动度增大的原因很大程度上是由于弹性区域的增大。关节韧带损伤是引起寰枢旋转半脱位的重要机制之一。

滑膜关节囊的撕脱仅会引起旋转活动的轻度增大，关节囊破裂时需要警惕是否合并横韧带、翼状韧带等关键韧带的损伤。

九、寰椎骨折的生物力学影响

寰椎损伤的实验室研究结果提示寰椎爆裂骨折的受伤机制是压缩性损伤[32, 33]。寰椎骨折导致局部不稳定，表现为屈曲、伸展和侧方屈曲时中心区域和活动度的增大。这些研究中，体外压缩性损伤使屈曲和伸展的中心区域增大 90%，屈曲和伸展的活动度增大 44%，侧方屈曲的中心区域和活动度增大 20%。轴向旋转的中心区域和活动度未见明显变化。

参 考 文 献

[1] Panjabi MM, Whithe AA III, Brand RA Jr. A note on defining body parts configurations. J Biomech. 1974;7(4):385–7.

[2] Goel VK. Three–dimensional motion behavior of the human spine—a question of terminology. J Biomech Eng. 1987;109(4):353–5.

[3] White AA III, Panjabi MM. Clinical biomechanics of the spine. 2nd ed. Philadelphia, PA: JB Lippincott; 1974.

[4] Panjabi MM. Biomechanical evaluation of spinal fixation devices: a conceptual framework. Spine. 1988; 13(10):1129–34.

[5] Dickman CA, Crawford NR, Tominga T, et al. Morphology and kinematics of the baboon upper cervical spine. A model of the atlantoaxial complex. Spine. 1994;19(22):2518–23.

[6] Panjabi MM, Dvorák J, Duranceau J, et al. Three–dimensional movements of the upper cervical spine. Spine. 1988;13(7):726–30.

[7] Panjabi MM. The stabilizing system of the spine. Part II. Neutral zone and instability hypothesis. J Spinal Disord. 1992;5(4):390–6.

[8] Dvorak J, Panjabi MM, Novotny JE, Antinnes JA. In vivo

flexion/extension of the normal cervical spine. J Orthop Res. 1991;9:828–34.

[9] Dvorak J, Schneider E, Saldinger P, Rahn B. Biomechanics of the craniocervical region: the alar and transverse ligaments. J Orthop Res. 1988;6:452–61.

[10] Ghanayem AJ, Zdeblich TA, Dvorak J. Functional anatomy of joints, ligaments, and discs. In: Clark CR, Ducker TB, Cervical Spine Research Society Editorial Committee, editors. The cervical spine. 3rd ed. Philadelphia: Lippincott-Raven; 1998. p. 45–52.

[11] Dvorak J, Panjabi MM. Functional anatomy of the alar ligaments. Spine (Phila Pa 1976). 1987;12:183–9.

[12] Iai H, Moriya H, Goto S, Takahashi K, Yamagata M, Tamaki T. Three-dimensional motion analysis of the upper cervical spine during axial rotation. Spine (Phila Pa 1976). 1993;18:2388–92.

[13] Fielding JW, Gv C, Lawsing JF III, Hohl M. Tears of the transverse ligament of the atlas. A clinical and biomechanical study. J Bone Joint Surg Am. 1974;56:1683–91.

[14] Wolfla CE. Anatomical, biomechanical, and practical considerations in posterior occipitocervical instrumentation. Spine J. 2006;6(6 Suppl):225S–32S.

[15] Debernardi A, D'Aliberti G, Talamonti G, Villa F, Piparo M, Collice M. The craniovertebral junction area and the role of the ligaments and membranes. Neurosurgery. 2011;68:291–301.

[16] Clark CR, White AA III. Fractures of the dens. A multicenter study. J Bone Joint Surg Am. 1985;67:1340–8.

[17] Krakenes J, Kaale BR, Moen G, Nordli H, Gilhus NE, Rorvik J. MRI of the tectorial and posterior atlanto-occipital membranes in the late stage of whiplash injury. Neuroradiology. 2003;45:585–91.

[18] Harris MB, Duval MJ, Davis JA Jr, Bernini PM. Anatomical and roentgenographic features of atlanto occipital instability. J Spinal Disord. 1993;6:5–10.

[19] Oda T, Panjabi MM, Crisco JJ III, Oxland TR. Multidirectional instabilities of experimental burst fractures of the atlas. Spine (Phila Pa 1976). 1992;17:1285–90.

[20] Werne S. Studies in spontaneous atlas dislocation. Acta Orthop Scand Suppl. 1957;23:1–150.

[21] Como JJ, Diaz JJ, Dunham CM, Chiu WC, Duane TM, Capella JM, et al. Practice management guidelines for identification of cervical spine injuries following trauma: update from the eastern Association for the Surgery of Trauma Practice Management Guidelines Committee. J Trauma. 2009;67:651–9.

[22] Mirvis SE, Shanmuganathan K. Trauma radiology: part V. Imaging of acute cervical spine trauma. J Intensive Care Med. 1995;10:15–33.

[23] Frank C, Amiel D, Woo SL, Akeson W. Normal ligament properties and ligament healing. Clin Orthop Relat Res. 1985;(196):15–25.

[24] Heller JG, Amrani J, Hutton WC. Transverse ligament failure: a biomechanical study. J Spinal Disord. 1993; 6:162–5.

[25] Saldinger P, Dvorak J, Rahn BA, Perren SM. Histology of the alar and transverse ligaments. Spine (Phila Pa 1976). 1990;15:257–61.

[26] Panjabi MM, Dvorák J, Crisco JJ III, et al. Effects of alar ligament transection on upper cervical spine rotation. J Orthop Res. 1991;9(4):584–93.

[27] Panjabi MM, Dvorák J, Crisco JJ III, et al. Flextion, extension, and lateral bending of the upper cervical spine in response to alar ligament transections. J Spinal Disord. 1991;4(2):157–67.

[28] Borchgrevink G, Smevik O, Haave I, Haraldseth O, Nordby A, Lereim I. MRI of cerebrum and cervical column within two days after whiplash neck sprain injury. Injury. 1997;28:331–5.

[29] Ronnen HR, de Korte PJ, Brink PR, van der Bijl HJ, Tonino AJ, Franke CL. Acute whiplash injury: is there a role for MR imaging?—a prospective study of 100 patients. Radiology. 1996;201:93–6.

[30] Fielding JW, Cochran GVB, Lawsing JF III, et al. Tears of the transverse ligament of the atlas. A clinical and biomechanical study. J Bone Joint Surg Am. 1974;56(8):1683–91.

[31] Crisco JJ, Oda T, Panjabi MM, et al. Transection of the $C_1 \sim C_2$ joint capsular ligaments in the cadaveric spine. Spine. 1991;16(10 suppl):474–9.

[32] Panjabi MM, Oda T, Crisco JJ, et al. Experimental study of atlas injuries. I. Biomechanical analysis of their mechanisms and fracture patterns. Spine. 1991;16(10 suppl):460–5.

[33] Oda T, Panjabi MM, Crisco JJ III, et al. Experimental study of atlas injuries. II. Relevance to clinical diagnosis and treatment. Spine. 1991;16(10 suppl):466–73.

第5章　颅颈交界区的矢状位平衡概念
Sagittal Balance Concept Applied to the Craniovertebral Junction

Ibrahim Obeid　Derek T. Cawley　著
邵　佳　译　　余正红　高延征　校

一、比较解剖学和平衡的演变

直立行走是人类历史的重大转折，使枕骨大孔位置和颈椎的关系发生变化[1]。

随着人类的进化，颈椎的功能和序列产生了显著的变化以适应进食、活动及呼吸等动作。典型的两栖类动物仅有一个颈椎椎体，颅-脊关节无活动度，它们使用长的、可伸缩的舌头来吞食猎物。爬行动物颅颈交界区的活动有一定限制性，使得能够支撑重量较大的头部，四足动物能够向猎物或敌人快速的伸缩装备牙齿的嘴巴。

颅颈交界区矢状位平衡与人类从爬行到直立行走的进化而同步发生演化[2]。由于颅骨发育的特点、颅底呈水平位以及枕骨髁的后向性，四足动物的头部重心位于颅颈交界区前方，寰枕关节几乎呈垂直方向。在灵长类动物，可以观察到蝶骨中颅底部分的屈曲，使得斜坡和颅底前方形成一定角度，这在人类尤其明显。这个过程可能和大脑半球的发育以及面部减小、枕骨髁前移有关，引起头部重心屈曲运动的显著减小。在人类，寰枕关节呈水平位，头部重心垂直通过齿状突前方。头部的姿势由保持平视、听觉、平衡、呼吸功能甚至精神状态等因素所决定（图5-1）。

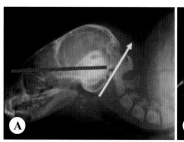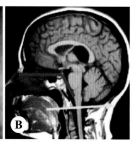

▲ 图 5-1　**A.** 四足动物的颅底呈水平状（扁平颅底），枕骨髁位于颅骨的后方，枕骨大孔向后上方倾斜；**B.** 人类的前颅底和斜坡成角，颅底屈曲更为重要，枕骨髁几乎位于颅骨正下方，枕骨大孔呈水平状

经 Vital JM, Anatomie de la Colonne Vertebrale 许可转载

二、功能解剖学

颅颈交界区主要负责头部的旋转，也负责头部的屈伸运动。寰枕关节负责大部分的屈伸运动，寰枢关节主要负责轴向旋转活动。成人寰枕关节屈伸活动度约为25°，侧屈活动度约为5°，旋转活动度约为5°。寰枢关节屈伸活动度约为20°，侧屈5°，旋转活动度为40°[3]。寰枕关节正常情况下不存在水平滑动运动。

枕骨至C_2与$C_2 \sim C_7$前凸角的比例为77%：23%[4]。头部的位置经常变化，但是其自然位置是恒定的[5]，如前所述，头部重心位于C_1和C_2椎体中心的正上方，即外耳道的位置，如此短的半径能够解释颈椎前凸大部分在寰枢关节[6]。这种解剖学特点使得外耳道倾斜角成为评估颈椎序列的常用参数，它是 C_7 椎体中心和外耳道的连线与铅垂线的交角。

由于枕骨、寰枢和枢椎的关系紧密，描述颅颈交界区的理想角度是枕颈角，即 McGregor 线（硬腭至枕骨外皮质连线）和枢椎下终板线的交角[7, 8]，18 岁以上无症状受试者平均角度为 14°（±7°），60 岁以上平均为 12°（±6°），女性明显大于男性[8, 9]。寰枢角定义为寰椎水平轴和枢椎下终板连线的交角，约为 29°（±7°）[10]，正常无症状人群枕颈角通常为前凸成角，对于 C_2～C_7 角，中立、正弦成角和后凸成角可占 1/3 以上[10]。

颅颈交界区序列在整体脊柱矢状位平衡的作用是最近从 EOS 影像数据系统（中轴骨骼的低放射剂量系统）分析之后才重视起来。该系统依赖于个体自然体位的状态。如 Morvan 等所述，受检者需要将指尖置于锁骨之上，目视前方的镜子[11]。C_7 倾斜角越大，下颈椎前凸角越大，倾斜角越小，前凸角越小，然而其不影响颅颈交界区的矢状位方向。Le Huec 等发现 C_7 倾斜角平均为 20°，他们评价了倾斜角 < 20° 和 > 20° 两组的数据，发现 C_2～C_7 角度分别为 –2.5° 和 11.5°，颅骨～C_2 角均为 15.8°。尽管颈椎前凸和 C_7 倾斜角个体差异很大，但是枕骨～C_2 的角度是常数[10]。

寰枕关节和寰枢关节分别占颈椎矢状位序列的 25% 和 20%。包括人类在内的灵长类动物的颈部有两种基本的姿势：回缩和前探（图 5-2 和图 5-3）。回缩是指枕 - 寰 - 枢关节在后方肌肉作用下的主动屈曲姿势，比如"军姿"状态。前探是枕 - 枢关节伸展的被动休息姿势，比如阅读或坐位睡眠时，这种姿势会增大 SVA（sagittal vertical alignment，SVA）（C_2 至 C_7 的水平距离），引起 C_2～C_7 节段屈曲及枕骨～C_2 节段过伸以保持头部的水平位置[12]。这种姿势事实上是头部姿势的前

移，能够使得通过前移向前方探视，比如在对抗性运动时，这种姿势下颅颈交界区达到最大程度的后伸[2]。

这些状态下，恒定的变量是视线的方向，这是由耦合运动完成的，即下颈椎屈曲以及随之颅颈交界区的伸展，反之亦然[13]。

远端曲度对颈椎曲度的影响可进一步影响颅颈交界区（图 5-4）。骨盆和脊柱的关系是恒定的（骨盆入射角），胸椎也较为固定，作为代偿，腰椎和颈椎活动度较大。当胸椎后凸增大时，颈椎前凸增大。例如在胸椎过度后凸的年轻成人，其 C_1～C_2 的前凸角为 27°，而正常人群的前凸角为 20°[14]，尽管两者头部位置和颅面部外观相似[15]，另外，后凸减小后颈椎前凸也随之减小（图 5-5）。

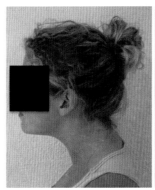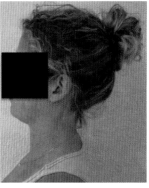

▲ 图 5-2 颈部前探（前突）和回缩（"军姿"）的大体照

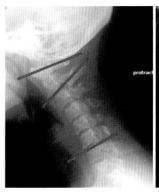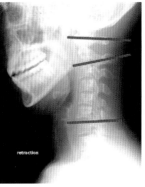

▲ 图 5-3 颈部前探和回缩的侧位 X 线，示颅颈交界区和下颈椎的相反运动

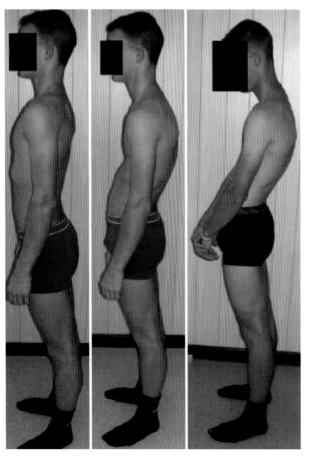

▲ 图 5-4　侧面的三种姿势（直立态 – 放松态 – 低头垂肩态）示从颅颈交界区至骨盆整个脊柱的代偿作用

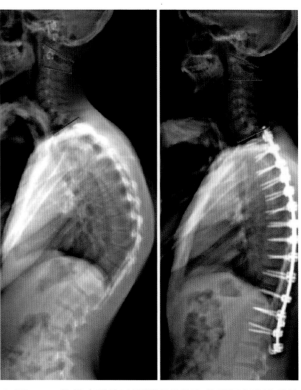

▲ 图 5-5　休门病后凸畸形矫形术前和术后证实胸椎后凸和颈椎前凸的矫正

尽管 C_7 倾斜角和 $C_2 \sim C_7$ 前凸角变化范围很大，在无症状受试者的枕骨 – 枢椎参数是恒定的，因此颅颈交界区随年龄增长以及畸形的代偿作用存在其他的机制。如果整体曲度倾向于头部前倾位，颅颈交界区能够使头部和视线保持水平。这种精细调节的能力是颅颈交界区的代表性特点，能够与颈椎和胸腰椎曲度的变化相适应。这些原理无论在正常生理状态下还是病理状态下的适应性方面都很明显，如图 5-2、图 5-3 和图 5-5 中所示。

我们对颅颈交界区曲度代偿性的认识是基于矢状位的情况，然而我们能够猜测在冠状位和旋转平面上颅颈交界区在维持水平位状态也起相应的作用。

三、退行性变的状态

评估 $C_2 \sim C_7$ 曲度的最精确的方法是 Harrison 法，即下颈椎椎体后壁切线的交角[16, 17]。$C_1 \sim C_7$ 的 Cobb 角高估了颈椎前凸角，而 $C_2 \sim C_7$ 的 Cobb 角低估了颈椎前凸角，Harrison 法（$C_2 \sim C_7$）能够最正确的评估前凸角。然而，颅颈交界区对颈椎椎间盘退变的影响尚不明确。寰枕关节和寰枢关节具有显著的不同，然而大多数研究将枕骨 – 枢椎作为一个整体来研究其作用。

正常 $C_4 \sim C_7$ 前凸角为 6°，虽然仅占颈椎前凸的 15%，但是绝大多数的退变发生在 $C_4 \sim C_7$ 节段。颈椎退变常常伴随节段或整体的前凸减小或消失[17]。远端节段前凸的丢失会使矢状位曲度显著丢失，这种丢失会引起颅颈交界区前凸增大来代偿以保持平视[18]。适当矫正前凸能够逆转这种变化（图 5-6）。

颈椎后方压迫为主的狭窄性疾病传统上使用后路椎板切除术治疗，这种术式会导致术后颈椎后凸和颈痛（图 5-7）。其原因是背侧伸肌的止点从 C_2 或 C_7 棘突剥离所致。C_3 及其远端节段的椎板成形术术后的后凸小于 C_2 穹窿减压尤其是 C_2 椎板切除术后的后凸[19]。$C_4 \sim C_7$ 椎板成形、C_3 椎板切除术能够保留颈半棘肌在 C_2 的止点，与 $C_3 \sim C_7$ 椎板成形、C_2 棘突止点重建相比，能够减少术后轴性症状的发生[20]。椎板成形术后枕 - 寰枢关节活动度增大，可能是对 $C_2 \sim C_7$ 术后僵硬的一种代偿[21]。

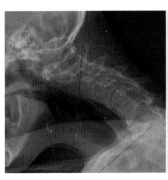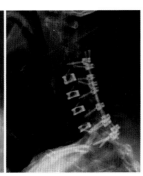

▲ 图 5-6 垂头综合征患者，颈椎退变性，前方多节段自发融合的 X 线片行前路截骨，融合器植入，二期行后路椎弓根螺钉和侧块螺钉重建。下颈椎前凸角度明显增大（从 -44° 增大到 +1°），颅颈交界区前凸减小（从 43° 减小至 32°）

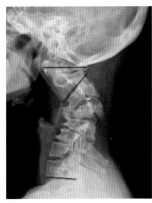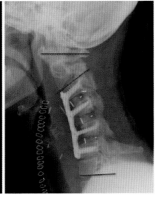

▲ 图 5-7 既往行颈椎后路椎板切除 / 椎板成形术病例，伸肌作用丢失，枕骨 - 枢椎代偿性过伸，术前 X 线示颈椎退行性变，术后下颈椎前凸增加，颅颈交界区前凸较术前降低

椎板成形术后 $C_2 \sim C_3$ 棘突自发融合的发生率高达 53%，C_3 棘突切除能够降低这种自发融合的发生[22]。有些颈痛是由于枕骨 - 枢椎关节过伸导致的枕部神经性疼痛，在评估矢状位 MRI 时需要考虑到这种情况。

颏眉角（chin brow vertical angle，CBVA）是临床上对平视的可靠的测量方法，该角度的增大代表了颈椎矢状位平衡的去代偿化，该角度反映了日常生活的活动度和生活质量，广泛用来对强直性脊柱炎严重程度的评估，在很多研究中是颈椎畸形矫正的重要参数，对于无症状个体该角度接近 0°。颈椎侧位 X 线上颏眉角可能不明显，可以使用 C_2 倾斜角评估患者保持平视的能力，该角在接近 15° 时最适宜平视。临床上还常常使用一些其他的指标评估矢状位平衡的代偿，如胸椎伸展、骨盆后倾和膝关节屈曲等。

腰椎矫形术后颈椎曲度的正常化已有相关报道（图 5-8），作者回顾了 31 例行腰椎经椎弓根截骨矫形（pedicle subtraction osteotomy，PSO）病例，评估其脊柱 - 骨盆参数[23]，出现了类似前述的代偿机制的情况：C_7 倾斜角显著减小，$C_2 \sim C_7$ 前凸角减小，上颈椎前凸和枕骨至 C_2 角度增大。整体颈椎前凸角和 EAM tilt 无显著差异（图 5-9）。由于腰椎矫形手术引起 C_7 倾斜角减小，下颈椎不再需要代偿性过度前凸。上颈椎角度重现调整以适应较小屈曲姿势下保持视线水平。颈椎的这种调节保持了平衡状态下的整体曲度和姿势。

四、颅颈交界区曲度的其他问题

颅颈交界区的骨性畸形可分为中央柱部位和周围环部位的畸形，中央柱的畸形包括齿状突和颅底发育不良，周围环的畸形包括前寰椎或 C_1 骨

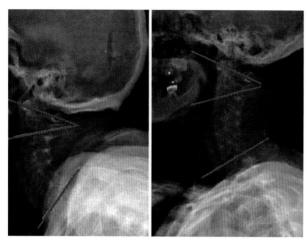

▲ 图 5-8　腰椎经椎弓根截骨矫形（PSO）术后 C_7 水平化，即 C_7 倾斜角减小，$C_1 \sim C_2$ 前凸增大

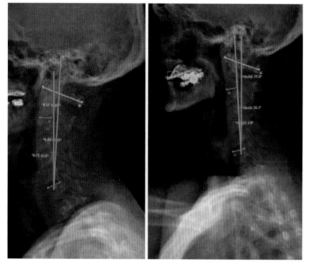

▲ 图 5-9　腰椎矫形术前和术后的颈椎参数测量，EAM 倾斜始终接近 0°，上颈椎和下颈椎曲度变化明显

节发育不良。相关的畸形大多和颅底高度的减小（四足动物的扁平颅底，图 5-1）相关，小部分与脊柱高度的增大相关。实际上，结构畸形大多发生于枕骨，如 condylus tertius（第三枕骨髁），颅底发育不良和寰椎枕骨化，由于曲度不良可能延伸至颅内，因此颅骨角（基底角和 Boogard 角）和颅 – 脊角（Wackenheim 斜坡椎管角，McGregor-C_2 角和寰枕关节轴向角）存在相关性[24]。扁平颅底可

能表现为短的或者水平的斜坡，导致枕骨大孔和枕骨髁平面的前凸倾斜，这种情况下，齿状突常常呈反曲状态，尖部指向脑干，常常伴随小脑扁桃体疝，脊髓空洞和下颈椎前凸减小。

颅颈交界区创伤导致的曲度变化大多数是由于 II 型齿状突骨折导致的，这种骨折的骨折线大多呈横行或斜行，接近半数的合并寰椎骨折，60% 的为后脱位[25]，头环背心固定是可选择的治疗方法，但是老年患者难以耐受。无论使用头环背心固定还是手术固定都需要通过术中影像确定骨折的复位和颈椎的曲度，移位的骨折的复位是很困难的。在尝试复位骨折时，可以将颈椎固定于非正常的曲度，尤其是对于后脱位的骨折，上颈椎前脱位，$C_2 \sim C_7$ 表现为后凸，被称为"秃鹰"或"秃鹰样"畸形[26]。其病理机制可能是由于上颈椎前方负荷与后方肌肉的不平衡，因此对于骨质疏松患者，后路寰枢固定可能是最合适的治疗。外力性过伸导致枢椎峡部骨折，齿状突及头侧的结构向前移位，枢椎的后方部分和尾侧结构的关系维持不变。Levine-Edward II 型和 III 型表现为移位加大，后凸成角和不稳定，是手术治疗的指征，手术入路包括前路、后路或前后路联合手术。这些类型骨折的后路手术常常需要显露枢椎棘突，导致伸肌功能损害，可能会引起颅颈交界区的明显后凸畸形。

五、颅颈交界区手术对曲度的要求

颅颈交界区内固定手术时需要采取预防性措施以保持正常的矢状位平衡。在颈椎后路手术中使用头环支架或 Mayfield 头架能够使头部在三维上保持最接近中立位的、最适宜的体位。患者通常处于轻度的反 Trendelenburg 体位以减少静脉张

力和静脉出血，因此头部的位置需要与身体相匹配，最好在术中使用影像学摄片以确认合适的颅颈交界区的曲度，近年来越来越倾向于使用术中 CT，同透视影像类似，这种二维的设备能够用来确认头部的位置和颅颈交界区的曲度。枕骨 – 颈椎长节段固定重建中，过伸的曲度能够造成功能障碍，轻度的屈曲则是合适的位置[27]。术前颅颈交界区过度后凸的病例在术后容易出现吞咽困难、呼吸困难和口咽容积减小[28]。经关节突螺钉或峡部螺钉的钉道指向头侧，术者需要较大的尾倾制备钉道，有时甚至尾倾达 T_3 水平，因此肥胖、短颈及胸部过度后凸的患者难以完成钉道的制备，尤其是 Magerl 经关节突固定技术更难完成。

多项研究表明手术导致的颅颈交界区过度前凸会引起下颈椎代偿性后凸。Yoshimoto 等研究了一组寰枢固定病例，平均前凸角度由术前的 18° 增大至术后的 26°[29]，尽管该组的固定技术不尽相同，作者认为寰枢后方结构固定植骨的技术如 Brooks（椎板间植骨）线缆固定或 Halifax 椎板夹导致寰枢关节过度前凸，引起 $C_2\sim C_7$ 术后的后凸，由于前述的节段性代偿机制的作用，$C_1\sim C_7$ 角未见明显变化。

类似的，一组绝大多数是类风湿患者的病例中，颅颈交界区融合术后枕骨~C_2 前凸导致 $C_2\sim C_7$ 前凸角减小[26]，这种情况在先天性寰枢关节脱位患者中也存在[30]。对于存在 C_2 神经根压迫或颅底凹陷中使齿状突下移时，撑开植骨是一项有用的技术，Ding 等报道了通过枕骨板和颈椎椎弓根螺钉的伸展和撑开联合作用使颅底凹陷病例的齿状突下移[31]，撑开过程要保持平行撑开以防止出现后凸畸形，寰枢侧块融合器能够帮助完成平行撑开。

在治疗颅颈交界区病变时，固定节段可能累及下颈椎，在锁紧连接棒之前，一定要检查上颈椎节段和下颈椎节段的矢状位平衡。

六、总结

上颈椎和下颈椎共同协作保证头部和骨盆的平衡，任何一方的畸形能够由另一方代偿，颅颈交界区的精细调节机制能够在头部和脊柱不断变化的姿势下仍能保持平视，另外在病理条件下，这种代偿机制尤其重要。

下颈椎、胸椎和腰椎的矫形能够减小颅颈交界区的前凸，因此头部仍能保持平视。在颅颈交界区手术时，一定要使颅颈交界区的角度恢复正常，这依赖于很多因素包括体位、解剖特异性的内固定及术中影像或导航的使用。

参考文献

[1] Roussouly P, Pinheiro-Franco JL. Biomechanical analysis of the spino-pelvic organization and adaptation in pathology. Eur Spine J. 2011;20(5):609–18.

[2] Vital, Jean Marc, Cawley, Derek T (Eds.). Spinal Anatomy: Modern Concepts. © 2020. ISBN 978–3–030–20924–7.

[3] White AA III, Panjabi MM. The clinical biomechanics of the occipitoatlantoaxial complex. Orthop Clin North Am. 1978;9(4):867–78. (no abstract available).

[4] Lee SH, Kim KT, Seo EM, Suk KS, Kwack YH, Son ES. The influence of thoracic inlet alignment on the craniovertebral sagittal balance in asymptomatic adults. J Spinal Disord Tech. 2012;25:E41–7.

[5] Akçam MO, Köklü A. Investigation of natural head posture in different head types. J Oral Sci. 2004;46(1): 15–8.

[6] Beier G, Schuck M, Schuller E, et al. Determination

of physical data of the head I. Center of Gravity and Moments of Inertia of Human Heads: Office of Naval Research; 1979. p. 44.

[7] Moussellard H. Osteosynthese du rachis cervical superieur. In: Masson, editor. Conference d'enseignement; 2009. p. 364–83.

[8] Kuntz C, Shaffrey CI, Ondra SL, Durrani AA, Mummaneni PV, Levin LS, Pettigrew DB. Spinal deformity: a new classification derived from neutral upright spinal alignment measurements in asymptomatic juvenile, adolescent, adult, and geriatric individuals. Neurosurgery. 2008;63:25–39.

[9] Matsunaga S, Onishi T, Sakou T. Significance of occipitoaxial angle in sub axial lesion after occipitocervical fusion. Spine. 2001;26:161–5.

[10] Le Huec JC, Demezon H, Aunoble S. Sagittal parameters of global cervical balance using EOS imaging: normative values from a prospective cohort of asymptomatic volunteers. Eur Spine J. 2015;24(1):63–71.

[11] Morvan G, Mathieu P, Vuillemin V, Guerini H, Bossard P, Zei- toun F, Wybier M. Standardized way for imaging of the sagittal spinal balance. Eur Spine J. 2011;20:602–8. https://doi. org/10.1007/s00586–011–1927–y.

[12] Patwardhan AG, Havey RM, Khayatzadeh S, Muriuki MG, Voronov LI, Carandang G, Nguyen NL, Ghanayem AJ, Schuit D, Patel AA, Smith ZA. Postural consequences of cervical sagittal imbalance: a novel laboratory model. Spine. 2015;40(11):783–92.

[13] Ordway NR, Seymour RJ, Donelson RG, Hojnowski LS, Edwards WT. Cervical flexion, extension, protrusion, and retraction: a radiographic segmental analysis. Spine. 1999;24:240–7.

[14] Fort D, Tassin JL, Chatelain G, Paysant J. Comparative radiological study of the sagittal spinal alignment of 240 adolescents with Scheuermann disease with 100 healthy teenagers. Pediatrie. 2013;56(S1):e281.

[15] Zepa I, Hurmerinta K, Kovero O, Nissinen M, Könönen M, Huggare J. Associations between thoracic kyphosis, head posture, and craniofacial morphology in young adults. Acta Odontol Scand. 2000;58(6):237–42.

[16] Harrison DD, Troyanovich SJ, Harrison DE, Janik TJ, Murphy DJ. A normal sagittal spinal configuration: a desirable clinical outcome. J Manipulative Physiol Ther. 1996;19(6):398–405.

[17] Grob D, Frauenfelder H, Mannion AF. The association between cervical spine curvature and neck pain. Eur Spine J. 2007;16(5):669–78.

[18] Hayashi T, Daubs MD, Suzuki A, Scott TP, Phan K, Aghdasi B, Ruangchainikom M, Hu X, Lee C, Takahashi S, Shiba K. The compensatory relationship of upper and subaxial cervical motion in the presence of cervical spondylosis. Clin Spine Surg. 2016;29(4):E196–200.

[19] Takeshita K, Seichi A, Akune T, Kawamura N, Kawaguchi H, Nakamura K. Can laminoplasty maintain the cervical alignment even when the C_2 lamina is contained? Spine. 2005;30(11):1294–8.

[20] Takeuchi K, Yokoyama T, Aburakawa S, Saito A, Numasawa T, Iwasaki T, Itabashi T, Okada A, Ito J, Ueyama K, Toh S. Axial symptoms after cervical Laminoplasty with C_3 laminectomy compared with conventional $C_3 \sim C_7$ Laminoplasty: a modified Laminoplasty preserving the Semispinalis Cervicis inserted into axis. Spine. 2005;30(22):2544–9.

[21] Aita I, Wadano Y, Yabuki T. Curvature and range of motion of the cervical spine after laminaplasty. J Bone Joint Surg Am. 2000;82(12):1743.

[22] Iizuka H, Iizuka Y, Nakagawa Y, Nakajima T, Toda N, Shimegi A, Tsutsumi S, Takagishi K. Interlaminar bony fusion after cervical laminoplasty: its characteristics and relationship with clinical results. Spine. 2006;31(6): 644–7.

[23] Obeid I, Boniello A, Boissiere L, Bourghli A, Pointillart V, Gille O, Lafage V, Vital JM. Cervical spine alignment following lumbar pedicle subtraction osteotomy for sagittal imbalance. Eur Spine J. 2015;24(6):1191–8.

[24] Botelho RV, Ferreira ED. Angular craniometry in cranio-vertebral junction malformation. Neurosurg Rev. 2013;36(4):603–10.

[25] Reinhold M, Bellabarba C, Bransford R, Chapman J, Krengel W, Lee M, Wagner T. Radiographic analysis of type II odontoid fractures in a geriatric patient population: description and pathomechanism of the "Geier"–deformity. Eur Spine J. 2011;20(11): 1928–39.

[26] Matsubayashi Y, Shimizu T, Chikuda H, Takeshita K, Oshima Y, Tanaka S. Correlations of cervical sagittal alignment before and after occipitocervical fusion. Global Spine J. 2016;6(04):362–9.

[27] Allen RT, Decker R, Hong JT, Sasso R. Complications of

occipitocervical fixation. Seminars in Spine Surgery, vol. 21. Philadelphia: WB Saunders; 2009. p. 167–76.

[28] Miyata M, Neo M, Fujibayashi S, et al. Oc-C_2 angle as a predictor of dyspnea and/or dysphagia after occipitocervical fusion. Spine. 2009;34:184–8.

[29] Yoshimoto H, Ito M, Abumi K, et al. A retrospective radiographic analysis of subaxial sagittal alignment after posterior $C_1 \sim C_2$ fusion. Spine. 2004;29:175–81.

[30] Passias PG, Wang S, Kozanek M, Wang S, Wang C. Relationship between the alignment of the occipitoaxial and subaxial cervical spine in patients with congenital atlantoaxial dislocations. J Spinal Disord Tech. 2013;26(1):15–21.

[31] Ding X, Abumi K, Ito M, Sudo H, Takahata M, Nagahama K, Iwata A. A retrospective study of congenital osseous anomalies at the cranio-vertebral junction treated by occipitocervical plate-rod systems. Eur Spine J. 2012;21(8):1580–9.

第二篇　围术期注意事项

Perioperative Considerations

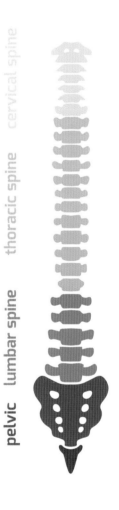

第6章 手术体位摆放
Surgical Positioning

Claudio Schonauer　Enrico Tessitore　著
陈德健　译　　田纪伟　校

一、概述

在上颈椎手术中，正确的患者体位对确保手术的顺利进行至关重要，如果体位摆放不当，很有可能会引起严重的并发症。我们可以将术前患者的体位摆放比作两军交战前的排兵布阵：如果策略正确，就有很大的概率胜利；如果方式不当，就会导致失利。

手术之前就应该考虑好术中可能会遇到的问题并作出相应的调整，并且在术中根据具体情况及时做出调整，这才是手术成功的关键。在上颈椎如此小的解剖区域内，神经监测、导航和透视很难在术中同时规划，所以一切都应该在术前进行规划并对患者做出相应的检查。一般来说，这些调整应在术前患者仍清醒的情况下进行，从而验证患者颈部屈曲过伸的可能范围，以模拟术中可能发生的情况 [1, 2]。

铺巾前规划好利用 Mayfield 头架的摆放方向，以便于在手术过程中随时调整颈部屈曲的角度，同时将患者安全固定在手术台上，以便患者在手术台上可以安全倾斜。

仰卧位和俯卧位分别是前路经口入路和后路融合 / 减压手术最常用的体位。当需要前后联合入路时，也可以使用侧卧位，这样可以最大限度地降低两次体位摆放的风险、缩短手术时间 [3]。

二、仰卧位

仰卧位主要用于前路内镜经鼻或经口显露颅颈交界区。体位摆放类似于颈椎前路椎间盘切除手术（anterior cervical discectomy，ACDF）。通常用可弯曲的硬质经鼻气管导管。然后将牵开器和内镜固定器固定在与术者和显示器对侧的手术台上（图 6-1）。

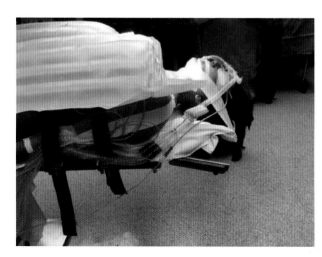

▲ 图 6-1　仰卧位，颈肩固定

（一）躯体

身体保持在仰卧位。这是最简单的姿势，应注意将患者安全固定在手术台上，并稍微抬高腿部（7°～10°），以确保静脉血液顺利回流到心脏[4]。

所谓的草坪椅式（波形）体位是在水平位置的基础上增加躯干和臀部的 15° 屈曲。可以在膝盖下面放上毯子或软（凝胶）枕头，以保持膝盖轻微弯曲。这个姿势下腰椎、臀部和膝盖更接近生理曲度。草坪椅式体位的其他优点还包括头部轻微抬高，改善大脑静脉回流，腿部轻微抬高，改善静脉回流到心脏[5]。直立倾斜或反向 Trendelenburg 体位通常需要头部抬高 10°～15°，以提供最佳的大脑静脉引流[6]。

（二）头部

在伴有椎管狭窄和颈髓受压的情况下，患者通常是在费城颈托固定下转移到手术室，在插管时用费城颈托固定，麻醉师可以在患者清醒的状况下安全地进行纤维支气管镜下插管。

对于仰卧位患者的头部位置，我们有两种选择。

第一种选择，患者的头后仰，向下伸展，术者站在其后侧。显微镜将在手术野上成 90°。头部后伸可以使颅底暴露范围更大。当存在不稳定和（或）潜在的脊髓压迫病变时，头部需先置于中立位，在获得满意的减压后，术者才能使头部后伸，以防止医源性过伸性损伤。当需要前路内固定时，必须在脊柱固定前将头部恢复至中立位。

第二种选择，主要用于内镜辅助手术，手术医生面向患者[7]。在这种情况下，患者头部放置在马蹄形头枕上，不需要太牢固的固定，以便术中临时调整体位。

无论选择哪种位置，在手术中使用透视机时，都必须谨慎地预先规划其位置，因为 Mayfield 头架可能会影响拍前后位片。为了避免这种情况，患者应使用 Jackson 手术床（Jackson 手术床是可以透视的碳纤维床）上。如果没有 Jackson 手术床，可以将头部夹固定在用于坐姿的弓上。弓伸出于床面以前，头夹位于中央（图 6-2）。

即便仰卧位是最符合人体生理学的体位，也不是没有风险的。周围神经压迫损伤是该体位最常见的并发症，但较少发生于俯卧位。仰卧位的其他并发症包括压迫性脱发（手术时间长）、背痛和组织缺血[8]。

三、俯卧位

所谓的 Concorde 式飞机体位（图 6-3）是颅

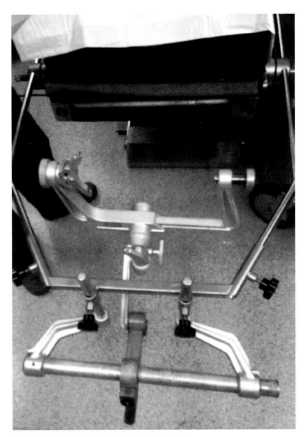

▲ 图 6-2　当需要透视前后位 X 线时，头架的位置：注意，患者颈部下的区域需完全没有可能干扰成像的金属结构

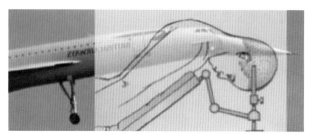

▲ 图 6-3　作者的 Concorde 式飞机体位图示

颈交界区后路或后外侧入路最常用的俯卧体位。其原理是头部弯曲以更好地暴露 $C_0 \sim C_2$ 区域，并高于右心房以获得更好的静脉回流。

（一）躯体

患者在仰卧位时插管，然后小心地翻转到方形软枕上，这样可以降低腹部压力，两只手臂沿身体固定，以允许手术床的安全倾斜。肩部使用胶带轻轻地向下拉带，以便必要时对 C_7 椎体行 X 线侧位透视。当拉伸手臂时需注意避免过度牵拉臂丛神经。膝盖弯曲，双脚稍微抬高，同时使用下肢气压泵或者用压缩绷带包裹腿部以获得更好的静脉回流。

（二）头部

对于后入路，颈部屈曲有助于获得正确的钻头和螺钉的轨迹，其方向几乎平行于脊柱的骨表面。在颅椎手术中，为了增加枕骨与 C_2 之间的手术暴露，通常需要所谓的军事立正体位。患者的头部放在 Mayfield 头架上，Mayfield 头钉的位置不能影响颅后窝区域的显露。

手术床的头侧部分应使用一定的反 Trendelenburg 角度（20°～30°），以抬高头部并促进静脉回流，这对于避免眼睛并发症和椎旁静脉丛出血非常重要。通过这种方式，我们可以使手术部位与地板平行[6]。

铺巾时，应考虑是否有可能需要额外的短

切口，以保持正确的钻头和螺钉轨迹。如果使用 Jackson 手术床，则头部支架可直接连接到手术床上。

其独有的并发症包括下颌组织缺血坏死和颅内静脉回流受阻。

四、侧卧位

侧卧位可用于一期前路经口减压后路固定手术。这样做的基本原理是避免在减压后和进行稳定操作之前重新摆放体位。将头部固定在 Mayfield 头架中，患者的颈部在整个手术过程中保持绝对稳定。然而选择一种对于术者和器械护士而言都舒适的体位是困难的[3, 9]。侧位体位导致肺的通气 - 灌注关系中发生重力性的变化，高于床面 18cm 以上的肺组织未灌注。在全身麻醉和正压通气期间，相对于依存区而言，非依存肺区的通气效果更好，从而加剧了通气与灌注不匹配的情况。

公园长椅体位

公园长椅是对侧卧位的改良。与侧卧位相比，它可为外科医生提供更舒适的手术位置，并更易于显露颅后窝。上肢置于躯干两侧，而上方肩部用胶带固定于手术床上。由于腋窝动脉受压和臂丛神经损伤的潜在危险，需要特别注意放置患者位于下方的上肢[2, 10]。下方的上肢可以悬挂或腹侧放置，也可以放在插入桌子和头部固定器之间的矮软垫板上。另外，前臂可以放在枕头上，小巾包裹手臂和前臂上，肩部外展，并且肘部弯曲。为了减轻受压肩膀的压力并防止手臂缺血、臂丛神经损伤和筋膜室综合征，应在上胸部下方（不直接在腋窝中）放置腋窝卷，充气枕头或凝胶垫。同样重要的是，用枕头或凝胶垫支撑患者的头部，以最大限度地减少颈椎的侧向弯曲角度，头部和胸部下方的两个充气枕头同时充气可达到这一目的[6]。

下肢应稍微弯曲，并在两腿之间（尤其是膝盖）之间放置一个枕头。应当避免反 Trendelenburg 卧位和髋关节及膝关节明显的弯曲，因为这会导致下肢静脉淤滞并减少静脉回流心脏。用加压绷带包扎腿可以防止静脉积聚[1]。

参 考 文 献

[1] Robertson JT, Coakham HB, Robertson JH. Cranial base surgery. London: Churchill Livingstone; 1999.

[2] Bambakidis NC, Dickman CA, Spetzler RF, VKH S, editors. Surgery of the craniovertebral junction. Stuttgart: Thieme; 2012.

[3] Mouchaty H, Perrini P, Conti R, Di Lorenzo N. Craniovertebral junction lesions: our experience with the transoral surgical approach. Eur Spine J. 2009;18(Suppl 1):13–9.

[4] Rozet I, Vavilala MS. Risks and benefits of patient positioning during neurosurgical care. Anesthesiol Clin. 2007;25(3):631–5.

[5] Schonauer C, Bocchetti A, Barbagallo G, Albanese V, Moraci A. Positioning on the surgical table. Eur Spine J.

2004;13(Suppl 1):S50–5.

[6] Miller RD. Miller's Anesthesia. London: Churchill Livingstone; 2006. p. 1151–70.

[7] Lin ZK, Chi YL, Wang XY, Yu Q, Fang BD, Wu LJ. The influence of cervical spine position on the three anterior endoscopic approaches to the craniovertebral junction: an imaging study. Spine J. 2014;14(1):80–6.

[8] Warner MA. Positioning in anesthesia and surgery. 3rd ed. Philadelphia: W. B. Saunders; 1997. p. 39–46.

[9] Suchomel P, Choutka O. Reconstruction of upper cervical spine and craniovertebral junction. Berlin: Springer; 2011.

[10] Goel A, Cacciola F. The craniovertebral junction. Diagnosis, pathology, surgical techniques. Stuttgart: Thieme; 2011.

第7章 颅后窝和颅颈交界区手术神经麻醉关注点

Neuroanesthetic Considerations for Patients Undergoing Posterior Fossa and Craniovertebral Junction Surgery

Dominic J. Nardi　Shamik Chakraborty　Amir R. Dehdashti　著

杨晓斌　译　　田纪伟　校

颅颈交界区手术包括肿瘤、脑血管畸形、动脉瘤、先天性颅脊椎畸形等，通常伴有不稳定性和严重创伤问题[1]。通常认为此类手术的麻醉较复杂，对麻醉医生也提出了特殊的挑战。

对于枕颈不稳患者，在气管插管和摆放体位过程中，保持正确的颈椎序列是关键。颈椎创伤或慢性狭窄患者，在插管过程中过伸头部和颈部时，特别容易出现神经并发症。先天性关节松弛导致关节半脱位和脊髓受压症状也会出现在如Chiari畸形、Klippel-Feil综合征和Morquio综合征等特殊患者的病情中[2]。术前访视应重点关注神经根压迫或脊髓损伤的严重程度。对于有明显的脊髓病变或脊髓压迫症状和体征的患者，应考虑清醒纤支镜气管插管。良好的清醒插管不会对患者造成二次创伤，还可以在全身麻醉诱导和患者摆放体位之前对插管后的上下肢功能进行临床评估。在所有这些情况下，插管过程中均应有外科团队成员参加，帮助确保患者颈部处于中立位和插管后评估神经功能。

实行清醒纤支镜气管插管时，对患者进行术前宣教是确保患者成功合作的关键因素，其中包括清醒插管的必要性和如何配合等。清醒插管的主要障碍是沟通障碍和患者的极度焦虑。然而，在充分的术前准备和满意的口咽局部麻醉下，可以以最低有效镇静来完成气管插管。作为一个很好的技术示例，推荐您观看视频：Michael Bailin博士在马萨诸塞州综合医院演示的清醒气管插管[3]。在满意的口咽部、气道局麻下，各种光纤设备可以引导清醒插管包括一些新一代的视频喉镜产品。清醒气管插管后，患者能够主动配合肌力的临床评估，提供运动功能的实时监测。另外，对于体位摆放过程中有风险的患者，清醒插管患者可以自我保护和调整，同时在全身麻醉诱导之前，可以对体位摆放成功后的四肢肌力和功能再次评估。

对于枕颈不稳程度较轻患者，或被认为不适合清醒插管患者，气道管理则可以选择使用深镇静下纤支镜引导气管插管。也可以在全身麻醉诱导后通过插管式喉罩装置（如IGEL）使用纤支镜，或者视频喉镜辅助下行气管插管。如果使用深镇静插管，手术团队的一名成员应该在场，以帮助确认插管期间颈部处于中立位。成功插管后应立即进行神经电生理监测，如体感诱发电位（somatosensory evoked potentials，SSEP）和运动诱发电位（motor evoked potential，MEP），以确认在摆放体位前脊髓功能的完整性。麻醉医师必须仔细考虑麻醉诱导药物选择，以利于插管后的神经电生理监测。为了利于插管后监测 MEP，经常采取无肌松插管，联合使用异丙酚、氯胺酮和瑞芬太尼诱导，麻醉维持在全静脉麻醉（TIVA）下完成。一旦手术开始，外科医生会要求使用肌肉松弛药，以便于手术野暴露和减少电凝时肌肉收缩幅度。

安置患者手术体位之前监测获得的插管后神经电生理基线数据是非常有价值的。临床经验表明，患者手术体位的摆放，尤其俯卧位，是神经电生理突然恶化最常见的原因。在这段时间里，麻醉医生、外科医生和神经电生理监测人员之间要保持警惕和频繁沟通尤为重要。如果监测到明显的神经电生理变化，麻醉医生应立即评估麻醉选择和患者的血压，以最大限度地保证脊髓灌注。无论是处于手术体位还是已快速恢复仰卧位，如果神经电生理监测的变化持续存在，应考虑此患者是否符合"唤醒"试验的适应证；在监测指标持续恶化的极端情况下，手术可能不得不取消。

近几十年，患者进行颅后窝和颅颈交界区手术时的体位要求已发生了重大变化。在 20 世纪 90 年代之前，大多数颅后窝和颈椎后路手术多数选择坐位。虽然坐位易发生静脉空气栓塞（venous air emboli，VAE），但麻醉医师和外科手术团队认为其好处远大于风险，手术暴露被认为远胜于其他体位，其次较低静脉压导致手术出血明显减少。然而，随着 20 世纪 80 年代人们认识到总人口中有超过 25%～30% 比例人群的卵圆孔"未闭"，由于担心气体栓塞可能导致脑卒中、心肌梗死甚至死亡，坐位手术几乎被完全放弃 [3, 4]。这个很重要，不仅从历史的角度来看，而且观察到这类患者的体位似乎又回到了原点——坐位的回归再次

受到欢迎 [4, 5]。

目前，大多数颅后窝和颅颈交界区手术最常用的体位是俯卧位，从直立俯卧到 3/4 俯卧或完全侧卧。与坐位不同的是，这种体位导致静脉空气栓塞的发生率很低。然而，这对外科医生来说确实有一些不利之处，主要问题是俯卧位或侧卧位引起的胸腔内压力增加，会导致颅内和颈部静脉系统压力升高，增加手术过程中静脉出血。麻醉医师考虑的另一个问题是呼吸道或心脏紧急情况下的体位限制，如果不把患者翻到另一张床或担架上，紧急气道管理、心肺复苏、胸部按压几乎是不可能进行的。由于这些原因，当处于俯卧位或侧卧位时，对易发生心脏事件、耐受性较低患者应提前放置体外起搏电极，并且应始终准备好、随手可得带有"俯卧位 - 请勿拿走"标志的担架。

长时间俯卧位患者容易出现一些与体位相关并发症。除非患者头部被妥善固定，否则会导致面部肿胀或擦伤，尤其是颧骨受压部位，临床并不少见。如果患者的脸被放在干燥的泡沫或软垫的头枕中，情况尤其如此。在患者脸颊上或摆放体位前在泡沫头枕的受力点上涂抹润滑剂可以将这种风险降至最低。如果使用泡沫头枕，最好是可以通过镜子或视频监控系统在整个过程中方便观察脸部和眼睛，同时必须确保在整个手术过程中避免压迫眼睛、保持呼吸道和气管插管的通畅。若术后出现结膜或气道水肿，可能需要患者维持气管插管状态以待肿胀消退。据报道，在极少数情况下，俯卧位的患者因视网膜动脉血栓和（或）视网膜静脉高压而致术后失明 [1]。然而，如果大多数接受颅后窝或颅脊交界处手术患者头部被固定在头架中，即可增加其稳定性，也将眼睛和面部的压力降至最低。同时在任何情况下，术中限制性液体管理、对面部及眼睛位置的持续关注，也可以降低相关风险。

如前所述，坐位早已为人所知可以提供良好的暴露能力，并易于进入颅后窝和颅颈交界区[6]。脑脊液以及颅内静脉和鼻窦的血液有效回流减少了其对周围组织和神经的影响，使外科医生可以更好地看清局部解剖结构。通过避免使用常用的俯卧位，麻醉师可以在紧急情况下更好地观察患者的面部情况和控制气道。但是，尽管具有这些明显的优势，其潜在的 VAE 风险仍然限制了大多数神经外科中心采用坐位[6-8]。

在一项 4806 例患者的回顾性研究中，经食管超声心动图（transesophageal echocardiogram，TEE）检测到神经外科坐位手术中发生 VAE 的比例：颅后窝手术 39%，颈椎手术 12%[9]。然而，TEE 作为已知监测非生理性空气栓塞的高敏感性，这些数字可能会在临床应用上产生误导。也有研究发现，在接受腹腔镜子宫切除术的患者中，使用了 TEE 监测 VAE，静脉中存在空气的发生率是 100%[10]。尽管监测到的空气栓塞发生率很高，但并没有发现一例 VAE 导致的血流动力学改变或有临床意义[10]。更多的文献表明，在一些患者数量庞大的医疗中心里，经验丰富的外科医生可将坐位下手术的空气栓塞发生率降低到 1%～2%[11, 12]。VAE 并发症的高风险与枕骨下部位有关：枕骨下开颅手术发生率可达到 2.8%；颈椎手术发生率最低，约 0.7%[11, 12]。值得注意的是，空气栓塞在一些不常见的神经外科手术中也有报道，如仰卧位下清醒钻孔脑深部电刺激手术[13-15]。这些病例中都有一个共同点：患者保留的自主呼吸，可能促进了空气进入静脉。所以，当出现不明原因的血流动力学不稳定时，麻醉医生应及时鉴别有没有发生 VAE 的可能性。

当手术体位需要采用坐位，强烈推荐患者术前检查是否存在卵圆孔未闭（patent foreman ovale，PFO）。但是，最新的证据表明，如果仅仅因为患者存在 PFO 来决定避免采取坐位的做法也是不可取的[9, 16]。因为 PFO 与发生反常性空气栓塞的风险之间并无绝对性[16]。在所有具有发生 VAE 风险的患者中，早期应用敏感设备监测、临床经验丰富的麻醉团队，以及麻醉和外科医生对空气监测结果的快速反应等因素，对避免发生空气栓塞相关严重并发症至关重要。

多年以来，从早期观察自主呼吸患者的喘息反射，到后来经食管或胸前区多普勒超声、听诊闻及"磨轮样杂音"，再到最近几年使用的更为敏感的术中 TEE，临床上一直在使用各种各样的方法监测术中 VAE[1, 17]。虽然相对灵敏度是选择监测空气栓塞设备的重要指标，但它不应该作为唯一考虑因素。比如 TEE，由于其对 VAE 过于敏感，每当检测到空气时，就会导致手术频繁和不必要的中断，从而造成其在临床应用中一个更大的障碍。此外，TEE 设备的获得、TEE 探头置入和定位技术也都可能是造成其临床被限制使用的原因。

早期发现和终止 VAE 至关重要。当外科医生根据体位、手术部位和关键结构（如颅内大静脉窦或静脉丛）的邻近程度，认为该患者存在发生 VAE 风险，应与其做好术前谈话。同时，麻醉团队必须时刻保持警惕，通过选择使用适当监测设备、术中不间断与外科医生沟通，防止 VAE 发生。

心前区多普勒超声与呼气末二氧化碳监测（end tidal CO_2，$ETCO_2$）的同时使用可能是监测空气栓塞最常用的方法[1, 18]。定位准确的心前区多普勒超声监测 VAE 比 $ETCO_2$ 下降 10 个数值更敏感。联合使用时，应将心前多普勒视为一种定性设备来早期发现 VAE，而 $ETCO_2$ 则是一种定量设备，提示右心室和肺内空气栓塞引起生理改变。除非大量空气短时间内进入静脉系统，早在 $ETCO_2$ 下降之前，心前多普勒就能检测到 VAE 的存在。这种早期发现可以让麻醉医生有足够的时间警觉外科手术中的 VAE，及时停止 N_2O 使用，并给患者吸入 100% 纯氧。外科团队应根据手术部位，考虑使用骨蜡或用液体灌满手术野，以阻止 VAE 的增多，并立即系统的寻找空气栓塞的来源。如果需要，麻醉医师可以通过轻微压迫颈静脉来协助外科医生。这一操作不仅会提高脑静脉血管系统的静脉压力，使外科医生更有效的识别空气来源，而且还会减少空气进入静脉[1]。但是，要避免使用 Valsalva 手法增加脑静脉压，因为这可能导致右心房压力升高，理论上会促进心房右向左分流导致反常动脉栓塞[5]。如果未检测到 VAE 的来源，空气继续在肺循环内聚积，$ETCO_2$ 就会开始下降，这是肺循环中空气积聚导致生理性死腔增加的结果。基于这一点，我们应尽一切努力积极识别和终止 VAE，以免患者发生血流动力学不稳定或恶化[3, 11]。最后，如果仍然没有发现空气来源，则需要改变患者体位，将患者头部降低至心脏水平以下，可使开放的静脉再次出血，便于识别和关闭空气进入处，为外科医生确认空气来源赢得机会。有人通过中心静脉导管抽取气体来处理 VAE，但它的有效性一直存在争议，有证据表明，积极抽吸可能导致中心静脉压的降低，甚至会导致 VAE 的恶化。如果确定要使用中心静脉抽吸气体，在手术开始前必须确认中心静脉导管头端位于心房 - 上腔静脉交界处[1, 5]。在我们医院，对一些有指征的患者则需要在术中进行中心静脉压监测，给予已知的卵圆孔未闭的患者保留中心静脉导管，但我们对最后一条并不是硬性规定。

对接受颅后窝和颅颈交界区手术的患者，麻醉医生必须意识到保留自主呼吸的患者，术中可能会发生急性心律失常、急性血流动力学改变或呼吸状况改变。这种血流动力学和呼吸系统改变可能主要由脑干手术操作或牵引颅内神经引起。麻醉医生必须在进行干预前立即告知外科医生这

些变化，因为颅内解剖可能会被病变所掩盖，外科医生通常将这种生理变化视为重要解剖结构的邻近和位置的重要信息。麻醉医生会在一些情况下使用药物处理这些异常改变，如阿托品治疗心动过缓。如果麻醉医生在给药前不与外科医生进行沟通和讨论，就会失去这种有价值的反馈。此外，麻醉医生应警惕术中操作可能对负责患者呕吐和吞咽反射的第Ⅸ、第Ⅹ脑神经（单侧或双侧）的损伤。如果怀疑术中神经受损，那么在拔管前应用吸痰管对患者双侧后咽的咽反射进行评估。当怀疑后咽的完整性和吞咽反射受损时，应考虑继续保留气管导管。但是，近年来通过术中对颅内神经的监测，神经受损概率已经被降到最低。

神经电生理监测已经成为许多神经外科手术不可分割的一部分，在颅后窝手术中尤其如此。颅后窝和颅颈交界区手术患者最常用的神经监测方式包括 SSEP、MEP、脑干听觉诱发反应或脑干听觉诱发电位（brainstem auditory evoked response or potentials，BAER/BAEP）和各种颅颈神经肌电图监测。麻醉医生、外科医生及神经监测人员必须充分讨论在手术的哪个阶段需要进行监测和监测的内容。只有对所提出的有关监测问题进行充分讨论、评估，才能制订一个完善、确保安全的麻醉计划。非常重要的是，麻醉医师不仅要对此类手术麻醉非常熟悉，还要有丰富的相关知识储备，才能在监测过程中最大限度地防止神经损伤。BAER 对麻醉干扰最不敏感，允许使用任何麻醉技术和肌肉松弛药。理想 SSEP 监测的麻醉要求使用 ≤ 0.5MAC 吸入麻醉剂，可以追加异丙酚维持、不用 N_2O、根据需要使用肌肉松弛药。MEP 最容易受到吸入麻醉药的影响，因此，对于这类手术，我们常常使用 TIVA，同时不使用肌松药。脑神经肌电图（EMG）也需要在无肌松情况下进行监测。在手术过程中，麻醉医师

需要随着手术阶段所需要的不同监测模式来调整麻醉用药和方法[19]。然而，笔者认为，在神经电生理监测过程中不同的医疗机构之间使用的麻醉技术可能大不相同，但最重要的是，麻醉医师要在麻醉开始前与监测团队和外科医生进行深入的探讨。

随着术中神经电生理监测的出现，将麻醉下保留自主呼吸作为脑干功能监测指标的情况越来越少。话虽如此，对于某些病变，作为 BAER 补充的自发通气监测可能是外科医生要求的首选术中监测技术[20, 21]。在对位于第四脑室基部、邻近

呼吸中枢病变手术，以及在需要临时或永久血管闭塞椎基底循环手术时，监测自发通气可以提供更多有用的信息[20, 22]。麻醉师必须对所有的手术体位和监测方式都保持开放的态度，这样外科医生才能实施最佳、最完整的手术，并最终为患者提供最好的治疗效果。与其他任何类型的手术相比，麻醉医师、外科医生和神经电生理监测人员之间的交流更为必要。神经麻醉医生只有对所需要用到的每一种技术的风险和益处有深入了解、并对其病理生理变化给麻醉带来的挑战有充分认识，才能为患者制订最佳麻醉管理计划。

参考文献

[1] Smith DS. Anesthetic management for posterior fossa surgery. In: Cottrell JE, Young WL, editors. Cottrell and Young's neuroanesthesia. Amsterdam: Elsevier; 2010. p. 203–17.

[2] Geetha L, Radhakrishnan M, Raghavendra BS, Rao GSU, Indira Devi B. Anesthetic management for foramen magnum decompression in a patient with Morquio syndrome: a case report. J Anesth. 2010;24:594–7.

[3] YouTube. "Dr. Michael Bailiin demonstrates an awake endotracheal intubation at the Massachusetts General Hospital: December 21, 2009." Online video clip.

[4] Engelhardt M, Folkers W, Brenke C, Scholz M, Harders A, Fidorra H, Schmieder K. Neurosurgical operations with the patient in sitting position: analysis of risk factors using transcranial Doppler sonography. Br J Anaesth. 2006;96:467–72.

[5] Feigi GC, Decker K, Wurms M, Krischen B, Ritz R, Unerti K, Tatagiba M. Neurosurgical procedures in the semisitting position: evaluation of the risk of paradoxical venous air embolism in patients with a patent foramen ovale. World Neurosurg. 2014;81(1):159–64.

[6] Dilmen OK, Akcil EF, Tureci E, Tunali Y, Bahar M, Tanriverdi T, Aydin S, Yentur E. Neurosurgery in the sitting position: retrospective analysis of 692 adult and pediatric cases. Turk Neurosurg. 2011;21:634–40.

[7] Albin MS, Carroll RG, Maroon JC. Clinical considerations concerning detection of venous air embolism. Neurosurgery. 1978;3:380–4.

[8] Gottdiener JS, Papademetriou V, Notargiacomo A, Park WY, Cutler DJ. Incidence and cardiac effects of systematic venous air embolism. Echocardiographic evidence of arterial embolization via noncardiac shunt. Arch Intern Med. 1988;148:795–800.

[9] Fathi AR, Eshtehardi P, Meier B. Patent foramen ovale and neurosurgery in the sitting position: a systematic review. Br J Anaesth. 2009;102:588–96.

[10] Chang SK, Ji YK, Ja-Young K, Seung HC, Sungwan N, et al. Venous air embolism during total laparoscopic hysterectomy: comparison to total abdominal hysterectomy. Anesthesiology. 2009;111:50–4.

[11] Himes BT, Mallory GW, Abcejo AS, et al. Contemporary analysis of the intraoperative and perioperative complications of neurosurgical; procedures performed in the sitting position. J Neurosurg. 2016:1–7.

[12] Saladino A, Lamperti M, Mangraviti A, Legnani FG, Prada FU, Casali C, Caputi L, Borrelli P, DiMeco F. The semisitting position: analysis of the risks and surgical outcomes in a contemporary series of 425 adult patients undergoing cranial surgery. J Neurosurg. 2016:1–10.

[13] Edelman JD, Wingard DW. Air embolism arising from

burr holes. Anesthesiology. 1980;53(2):167–8.

[14] Hooper AK, Okun MS, Foote KD, Haq IU, Fernandez HH, Hegland D, Robicsek SA. Venous air embolism in deep brain stimulation. Sterotact Funct Neurosurg. 2009;87(1):25–30.

[15] Blake M, Manninen PH, McGuire GP, El-Beheiry H, Bernstein M. Venous air embolism during awake craniotomy in a supine patient. Can J Anesth. 2003;50(8):835–8.

[16] Marshall WK, Bedford RF. Use of a pulmonary-artery catheter for detection and treatment of venous air embolism: a prospective study in man. J Neurosurg. 1980;55:610–4.

[17] Standefer M, Bay JW, Trusso R. The sitting position in neurosurgery: a retrospective analysis of 488 cases. Neurosurgery. 1984;14:649–58.

[18] Gildenberg PL, O'Brien RP, Britt WJ, Frost EA. The efficacy of Doppler monitoring for the detection of venous air embolism. J Neurosurg. 1981;54:75–8.

[19] Watabnabe E, Schramm J, Strauss C, Fahlbusch R. Neurophysiologic monitoring in posterior fossa surgery. II. BAEP-waves I and V and preservation of hearing. Acta Neurochir. 1989;98:118–28.

[20] Schramm J, Watanabe E, Strauss C, Fahlbusch R. Neurophysiologic monitoring in posterior fossa surgery. I. Technical principles, applicability and limitations. Acta Neurochir. 1989;98:9–18.

[21] Radtke RA, Erwin CW, Wilkins RH. Intraoperative brainstem auditory evoked potentials: significant decrease in postoperative morbidity. Neurology. 1989;39:187–91.

[22] Radtke RA, Erwin CW. Intraoperative monitoring of auditory and brain-stem function. Neurol Clin. 1988;6:899–915.

第8章 围术期管理：手术部位感染预防、深静脉血栓预防和失血管理

Perioperative Management: Surgical Site Infection Prevention, DVT Prophylaxis, and Blood Loss Management

Granit Molliqaj Matthias Robin Christoph Czarnetzki Marie-Josée Daly
Americo Agostinho Enrico Tessitore 著
宋　宇　苑海洋　译　　田纪伟　校

一、脊柱外科手术部位感染的预防

在择期手术和清洁手术中，脊柱外科手术部位感染（surgical site infection，SSI）的风险约为1%～3%[1]。手术部位的感染是与健康相关的感染，在发病率和死亡率，以及医院和社会支出方面影响最大[2]。它们会给患者和家属带来巨大痛苦，增加抗生素的使用和抗生素耐药性的发生，并导致卫生和社会资源的消耗（医院住院、生产损失和薪金支持）。手术部位感染有几个危险因素（患者的内源性和外源性），并有许多措施来纠正它们，但缺乏证据证明它们对部分患者具有真正的益处[3,4]。在本章中，我们将根据最佳证据（ⅠA和ⅠB）提出一些最重要的措施，这些措施为避免SSI提供了真正的保护，必须加以应用。

（一）术前阶段[5]

在术前阶段，调整患者的并发症（感染、糖尿病、超重、酒精和烟草）是改善病情的第一步。建议在手术前一晚和手术当天使用肥皂淋浴或全身沐浴。

（二）围术期[5]

在围术期，需要使用抗菌肥皂或适当的酒精擦手溶液进行手术手部准备[6]。适当的外科抗菌预防（surgical antimicrobial prophylaxis，SAP）在预防SSI方面有最有力的证据[1]。其目的是在整个手术过程中，特别是在切开和闭合时，获得手术术野和血液中预防感染的最小抑制浓度（minimum inhibitory concentration，MIC）。因此，有证据表明静脉给药势在必行，SAP应该一次性注射[7,8]。在切开皮肤前应适当地单次给药（4R规则—见表8-1）。

在手术切口部位，使用一次性刀头的电动剃须刀备皮，优于使用标准剃须刀片备皮[12]。然后，必须用聚维酮碘酒进行连续3次皮肤消毒准备。洗必泰（氯己定）不推荐用于脊柱手术，因为它对硬膜有细胞毒性作用。因此，除非患者对碘过

表 8-1　外科抗菌预防：脊柱手术的建议和 4R 规则 [1]

	首选（次选）	如果存在 MRSA 感染	如果对头孢菌素过敏
1. 正确抗菌药物			
抗生素	头孢唑林 （次选＝头孢呋辛）	万古霉素	克林霉素
2. 正确剂量			
体重＜ 120kg 或 BMI ＜ 35kg/m²	2g	1g	600mg
体重＞ 120kg 或 BMI ＞ 35kg/m²	3g	1.5g	900mg
3. 正确的操作时机 [9, 10]			
SAP 给药时间通常在切开皮肤之前	60～15min	90～60min（慢速给药）	60～15min（慢速给药）
在第一次使用 SAP 后，如果手术时间超过 2h	重新注射 1/2 剂量	—	重新注射 1/2 剂量
4. 正确再给药，如果手术仍在进行（或失血量＞ 1500ml） [11]			
前次给药 4h 后或失血量＞ 1500ml	重新注射 1/2 剂量	—	重新注射 1/2 剂量
前次给药 8h 后或失血量＞ 1500ml		重新注射 1/2 剂量	

敏，否则可以使用碘伏浸润的切口保护膜。目前，没有强有力的证据表明在关闭切口前直接在手术部位使用万古霉素粉剂可以降低手术部位感染的发生率，也不应该为了减少手术部位感染而使用抗菌皮肤密封剂（有条件的建议）[13]。建议在手术中戴双手套或更换手套 [14]，同时在手术期间保持患者体温和最佳组织氧合 [15]。最后，使用手术安全检查表可以加强沟通，降低感染并发症发生率 [16]。

（三）术后阶段

对于术后阶段，需要由专业护理团队定期进行伤口护理和消毒随访。出院后对 SSI 的积极监测和反馈至关重要。

二、深静脉血栓形成与肺栓塞的预防

脊柱手术后可发生深静脉血栓形成（deep vein thrombosis，DVT）和继发性肺栓塞（pulmonary embolism，PE），导致潜在的发病率和死亡率增加。

关于 DVT 和继发性 PE 的文献内容丰富。众所周知，这些并发症可能是自发的，也可能是由诸如长骨骨折或脊柱手术等增加风险的因素引起的。还有其他因素，如手术的范围和持续时间、术后固定或种族原因导致的遗传易感性可能影响血栓栓塞性疾病的风险。关于脊柱手术后 DVT 的自然风险的文献分析非常复杂，因为很少有研究在没有任何预防性治疗的情况下测量 DVT 的风险。有文献报道，在 2006—2010 年接受脊柱手术的 22 434 名患者中，DVT 和 PE 的发生率分别为 0.8% 和 0.4% [17]。在同一篇论文中，作者开发了一个静脉血栓栓塞风险评分，在经过多元回归分析后，总共确定了 13 个相关的影响因素。这些因素包括手术时间≥ 4h 依赖功能状态、截瘫、急诊、ASA 评分≥ 3 分、败血症、扩散性癌症、住院状态、高血压、四肢瘫痪、脑缺血发作病史、术后败血症，以及非裔美国人。患者根据自身所存在的因素累计分数，总分范围从 0～13 分。静脉血栓栓塞风险评分显示静脉血栓栓塞的可预测性很高，评分为 0 的患者的发病率为 0.1%，而评分≥ 7 的患者的发病率为 11.7%[17]。

此外，根据采用的诊断方法不同，术后深静脉血栓或肺栓塞的诊断率可能有很大差异。例如，在一项对 134 名患者的前瞻性研究中，Oda 等通过静脉造影显示深静脉血栓发生率为 15.5%，而这些患者均无任何临床症状[18]。

（一）深静脉血栓和肺动脉栓塞的诊断方法

下肢深静脉血栓分为远端（小腿静脉）或近端（大腿）静脉血栓[19, 20]。

临床诊断的体征包括可触及的血管、疼痛、主静脉沿途压痛、同侧水肿、发热和浅表静脉扩张等[21, 22]。然而，这些临床症状并没有特异性，而且单独的临床检查并不是确诊 DVT 的可靠方法。D- 二聚体检测是一个有意义的方法。该检测对诊断 DVT 具有较高的灵敏度，但缺乏特异性，因此仅在阴性时（即临界值＜ 500ng/ml）才有意义[23]。

如今，由于科技不断发展，没有明显临床症状的血栓形成已经可以诊断。具有几乎等同的诊断准确性的超声或阻抗容积描记法等非侵入性检查已取代了静脉造影[24]。磁共振静脉造影对深静脉血栓的诊断几乎与静脉造影一样准确[25, 26]。这种磁共振成像技术依赖于检测高铁血红蛋白形成的血栓[27]。

PE 具有多种临床表现，从无症状到突然死亡。最常见的症状是呼吸困难，其次是胸膜炎、胸痛和咳嗽[28]。疑似肺栓塞的患者可能出现心电图异常，如心动过速、非特异性 ST 段和 T 波改变[28]。CT 肺动脉造影（computed tomographic pulmonary angiography，CTPA）对肺栓塞的诊断具有敏感性和特异性，是首选的影像诊断方法[29]。增强肺血管造影（即数字减影血管造影）是既往诊断肺栓塞的金标准[30]。随着 CTPA 的出现，通常将其用于 CTPA 或 V／Q 扫描没有诊断价值的可疑肺栓塞患者。

（二）血栓的预防

1. 机械预防

机械泵或弹力袜是脊柱手术后广泛使用的一线预防措施[31, 32]。Rokitko 等在一项前瞻性随机研究中提出，脊柱手术后单独使用加压袜、加压袜加气压加压靴治疗，或者加压袜联合香豆素预防性抗凝治疗，DVT 发生率为 0.3%（1/329）。不过他们也发现仅用香豆素治疗的患者出现出血并发症的概率为 5.7%[32]。

因此，根据脊柱手术相关 DVT 风险发生率低的特点（文献中显示为 0.9%～1.4%），对于后路脊柱手术的患者，使用带刻度的气压加压靴似乎是抗血栓预防的最佳选择[32]。在择期脊柱手术中，加压袜与乙酰水杨酸（ASA）（阿司匹林）联合使用可以降低血栓栓塞并发症的发生率[33]。NASS 指南建议机械压迫可以从手术前或手术时开始，一直持续到患者完全可以走动[33]。DVT/PE 的风险也取决于脊柱手术的类型。根据 Sebastian 等在 2016 年发表的对 4377 例患者的大型回顾性分析表明，接受椎体切除术或有血栓栓塞疾病相关疾病的患者 VTE 发生率较高，如多发性创伤、恶性肿瘤或高凝状态等[34]。

2. 药物预防

高危患者或接受前后路脊柱手术的患者术后可使用低分子肝素（low molecular weight heparin，LMWH）或小剂量华法林进行药物预防以降低发生血栓栓塞的风险。根据专家意见，对于术前已经治疗过的非脊柱疾病（如房颤、瓣膜置换或其他）的患者，静脉注射肝素应优于其他抗凝药物作为桥接治疗，因为静脉注射肝素更容易管理，且效果更可预测[33]。

目前有许多药物可用于外科患者 VTE 的预防，包括普通肝素（unfractionated heparin，UFH）、LMWH、磺达肝癸钠（Arixtra®）、维生素 K 拮抗药（如华法林）和新型口服抗血栓药物（如利伐沙班、达比加群和阿哌沙班）。与对照组相比，皮下注射 UFH 预防（VTE）似乎可以将接受大手术的患者致命性 PE 的发生率从 0.7% 降低到 0.1%。低分子肝素的优点是每天皮下注射 1 次或 2 次，剂量恒定，无须实验室监测疗效。维生素 K 拮抗药的抗凝效果在治疗的第 3 天或第 4 天才能达到，所以不适用于术后立即预防性抗凝。新的抗凝药如利伐沙班、阿哌沙班和达比加群优于安慰剂，但它们与其他抗凝剂相比优势仍不明确[36]。

关于术后预防血栓栓塞的持续时间，NASS 临床指南建议在患者出院前预防血栓栓塞，但目前脊柱手术的具体使用时间缺乏依据[33]。

三、失血的处理

（一）术前贫血的处理

贫血是择期手术前的常见症状，尤其在患者存在基础病的情况下。事实证明，术前贫血及其对输血的潜在预处理与心脏、呼吸和感染并发症的增加、围术期死亡率和发病率的增加以及住院时间的延长有关[37, 38]。术前贫血是在麻醉术前评估中发现的。然而，这种术前筛查通常只适用于择期脊柱手术。

欧洲麻醉学会（European Society of Anaesthesiology，ESA）建议在择期手术前 4～8 周对患者进行麻醉术前评估[39]。贫血的原因必须诊断明确，尤其是缺铁性贫血。如果出现口腔不耐受或发炎，应口服铁剂或静脉给予铁剂替代。纠正贫血降低了围术期输血的风险[40]。在非缺铁性贫血的患者中，术前给予促红细胞生成素是有效的，减少了输血的需要[41]。然而，文献表明术前给予促红细胞生成素会增加静脉血栓栓塞事件的风险，特别是在脊柱外科患者中[42]。而自体输血导致输血率增加，也会增加术中贫血的风险[43]。

（二）抗血小板药物的术前处理

众所周知，抗血小板药物的使用会增加出血的风险[44]。因此，对于择期手术，脊柱手术前最好在外科医师、麻醉师和心脏病专家之间进行多学科讨论后，暂停所有抗血小板治疗。

阿司匹林应在手术前 3～5 天停止服用，这取决于患者的血小板计数。阿司匹林的作用在 7 天后完全消失，但假设每天恢复 10% 的血小板容量，如果血小板计数正常，中断后 3 天即可恢复足够的血小板功能。其他抗血小板药物应在手术前系统地停用，氯吡格雷和替卡格雷至少 5 天，普拉格雷至少 7 天。

如果对接受抗血小板治疗的患者进行紧急手术，唯一的可能性是进行血小板输注，但其疗效仍存在争议[45, 46]。

（三）抗凝剂的术前处理

与抗血小板治疗一样，所有抗凝和纤溶治疗必须在神经外科介入治疗前停止。因此，抗维生素 K（AVK）药物应在与高出血风险相关的手术前至少 3 天停用。如果由于高血栓风险而必须进行抗凝治疗，AVK 应在 5 天前中断，并用肝素或 LMWH 替代。在治疗剂量下，术前 6h 须停用肝素，术前 24h 停用低分子肝素。

在紧急情况下，也可以使用维生素 K 或激活凝血酶原复合物。

口服新的抗凝剂也越来越多地被使用。通常也要在手术前 3 天中断。在紧急情况下，服用维生素 K 或激活的凝血酶原复合物会降低其效果。口服抗凝剂不允许常规生物监测。但是可以进行血浆分析。

目前，在紧急情况下，只有达比加群可以通过服用解毒剂伊达鲁昔单抗来逆转[47]。

（四）体液管理和补液

在择期手术的围术期可以进行等容血液稀释：从麻醉诱导中抽取一定量的血液，使红细胞压积达到 28%～30%，同时用晶体或胶体溶液替代，以维持正常的血容量。其目的是减少手术中红细胞的丢失量，并在手术结束时恢复红细胞的体积[48]。氧转运能力的降低在生理上由心输出量的增加和组织氧摄取的增加来补偿。可耐受的血液稀释极限值是当氧气消耗依赖于氧气的输送时的红细胞比容。因此，只有在高出血风险神经外科手术的情况下才考虑等容血液稀释[49]。心血管高危患者禁用。

补液是急性出血的首要治疗方法，目的是保持血容量，避免早期器官衰竭。但是，在出血控制前，建议限制液体的使用，以避免凝血因子的稀释[50]。

围术期液体摄入应以补液策略为指导，并对术前负荷依赖性进行系统评估。手术室可使用多种模式，如食管多普勒或基于血压的 Lidco 血流动力学监测。

到目前为止，没有足够的数据表明使用胶体溶液可以改善失血性休克患者的预后。此外，与其使用相关的不良反应已经被报道，其中一些可能是严重的：肾功能不全和凝血障碍，特别是羟

乙基淀粉和对液体明胶过敏。也可能出现肾毒性的不良后果[51]。晶体因其临床疗效好、毒性中等、成本低等优点，成为失血性休克复苏的首选药物。

（五）血液回收系统

简单地说，通过手术中利用血液回收系统（细胞保存器）可以收集部分丢失的血容量。然后对这些血液进行处理和浓缩，以便进行输血。如果能恢复最小的血容量，这项技术就减少了不稳定血液制品输血的需要。既往有感染或肿瘤病史的患者是自体血液回输的禁忌证。

血液回收系统会导致血液稀释和凝血因子的丢失。因此，需要将其与新鲜冷冻血浆的输注联合起来。凝血障碍也是主要的禁忌证之一。

（六）药理策略：抗纤溶药

氨甲环酸是赖氨酸的类似物，可抑制纤溶。它是目前临床上使用最广泛、文献研究最多的抗纤溶药物。一项针对 65 篇文献的 Meta 分析显示，氨甲环酸在心脏外科手术和骨科手术（全膝关节或髋关节假体，脊柱外科手术）中将相对输血风险分别降低了 32% 和 51%[52]。大量研究表明氨甲环酸在减少手术（特别是脊柱外科手术[53]）失血和输血方面的益处。虽然抗纤溶药物的应用理论上会增加动、静脉血栓形成的风险。但到目前为止，还没有得到任何研究证明。

（七）术中直接控制出血

与其他类型手术相比，脊柱外科手术也同样存在着与小（如硬膜外静脉）或大血管（如髂静脉或动脉）有关的出血风险。因此，控制术中出血对于脊柱外科手术的安全实施至关重要。

1. 机械压缩和热凝结

皮下脂肪组织和肌肉层的止血通常是通过双

极电凝止血，并通过牵开器的机械性持续压迫来完成。在整个手术过程中，牵开器需要间断松开，以确保肌肉的血管化和氧合。骨膜下剥离术通常使用单极电凝。在骨膜下剥离过程中使用 Cobb 插入是确保良好止血非常有效的技术。过氧化氢溶液也可用于止血。双极电凝也可用于控制脊髓静脉丛的深层出血。但是，双极镊子末端的产生的高温可能会导致对邻近神经结构的热损伤[54]。

2. 局部止血方法

多种止血剂也可用于控制术中出血。骨蜡是长期以来使用最多的止血剂。它由蜂蜡（70%）和凡士林（30%）组成，是一种不可吸收材料，加热后会变得柔软并富有延展性，但可能会引起过敏反应和感染等并发症[55]。

可吸收明胶海绵（Gelfoam，Spongostan）是由动物皮肤明胶制成的不溶于水、无弹性、多孔、柔韧的产品。当直接应用于出血表面时，它可通过形成人造血凝块、产生有助于凝血的机械基质来止血。虽然它其作用机制尚不完全清楚，但它的作用似乎更多的是在物理层面上的，有一些学者推测，这种凝血作用可能是由于与明胶海绵接触的血小板释放了促凝血酶[56]。

微纤维止血胶原（Avitene®）紧密地黏附在出血点表面，提供一个血小板可以黏附的表面，并释放和激活凝血因子。在对大鼠的实验研究中，研究人员发现氧化再生纤维（oxidized regenerated cellulose，ORC）和止血胶原（collagen fleece，CF）在减少出血时间方面具有相似的效果[57]。ORC 通过接触效应激活初始凝血反应。此外，ORC 似乎还通过降低 pH 值来止血，这增加了其抗菌效果[55]，因此从预防感染的角度来看 ORC 优于明胶海绵[58]。

TachoComb® 是一款片状止血产品，成分包括纤维蛋白原、凝血酶和抑肽酶。TachoSil® 是其升级产品，不含抑肽酶，从而避免了其已知的不良反应，如肾衰竭或过敏反应[55, 59, 60]。

纤维蛋白密封剂含有人纤维蛋白原、人凝血酶、凝血因子XIII 和牛抑肽酶。这些物质都可通过形成纤维蛋白凝块在凝血级联反应中发挥作用[61]。Floseal® 止血基质由凝胶基质和重组凝血酶（人体）组合而成。Renkens 等研究证明其在脊柱手术中具有良好的效果[62]。

Surgiflo™ 是一种可吸收的猪源性可吸收止血流体明胶，直接涂抹在出血表面，非常适用于一些难以触及的区域和空腔的止血。这种糊剂可通过与无菌生理盐水或凝血酶混合后使用，来提高止血效果。Landi 等的研究显示 Surgiflo™ 和 Floseal® 两者在疗效或易用性方面的无任何差异[63]。

Tissucol 是一种纤维蛋白胶，包含高浓度的纤维蛋白原和一些通过冷沉淀法从人血浆中提取的冰冻球蛋白。因其含有凝血因子XIII，可以在凝血酶和钙离子的作用下，形成高黏附性的纤维蛋白沉淀物[64, 65]。

（八）CVJ 手术的特殊注意事项

颅颈交界区具有丰富的血管结构。椎动静脉丛（vertebral artery venous plexus，VAVP）是一个覆盖椎动脉 V_2 和 V_3 段的发达的静脉网络。在 CVJ 手术过程中，VAVP 的操作可能会导致难以控制的出血。在解剖阶段或置入 C_1 或 C_2 螺钉期间，VAVP 也存在潜在的出血风险。尤其是在 C_2 椎板和峡部外侧及 C_1 后弓以下的区域，应仔细进行解剖。建议在该节段行骨膜下剥离术。这一阶段的任何出血都可以通过双极电凝或明胶海绵填塞来轻松控制。

C_1 侧块螺钉的理想进钉点位于 C_1 后弓正下方的侧块中点。进钉点的确定，需要先确定侧块的内侧和外侧边界。使用 Penfield 剥离子进行解剖，并将 C_2 神经根向下牵拉。由于 VAVP 的冗余，这一阶段的出血可能非常多。双极电凝往往不能有效止血。强烈建议在使用明胶海绵和脑棉或纤维蛋白黏合剂的同时，外科医生应在透视引导下迅速进行螺钉置入。

目前，已研究出替代方法来避免在 C_1 螺钉置入过程中过度损伤 VAVP。Garces 等提出了一种减少 $C_1 \sim C_2$ 内固定术中损伤静脉丛出血的新方法。他们对 2010 年 8 月—2013 年 12 月收治的寰枢椎关节不稳的患者进行了回顾性分析。Wada K 等在

显露 C_1 椎弓和 C_2 椎板后，使用 1 号 Penfield 剥离子从 C_2 椎板至 C_2 侧块进行骨膜下剥离，向上至 $C_1 \sim C_2$ 关节和 C_1 侧块。这一操作使得外科医生可以不受干扰地抬起 C_2 神经根和静脉丛。预计失血量在 $25 \sim 500$ml，后者与 $C_1 \sim C_2$ 水平的肿瘤切除有关。因此，Wada K 等认为从 C_2 神经根尾侧向 C_1 侧块置入螺钉可能成为 C_1 螺钉置入的另一种方法[66]。此外，为避免对 VAVP 进行任何解剖操作，通过后弓置入侧块螺钉用于 C_1 固定也是可行的，即使对于后弓、寰椎后桥较小或永存前节间动脉的患者也是如此[67]。

参考文献

[1] Bratzler DW, Dellinger EP, Olsen KM, Perl TM, Auwaerter PG, Bolon MK, et al. Clinical practice guidelines for antimicrobial prophylaxis in surgery. Surg Infect (Larchmt). 2013;14(1):73–156.

[2] Broex ECJ, van Asselt ADI, Bruggeman CA, van Tiel FH. Surgical site infections: how high are the costs? J Hosp Infect. 2009;72(3):193–201.

[3] Uçkay I, Harbarth S, Peter R, Lew D, Hoffmeyer P, Pittet D. Preventing surgical site infections. Expert Rev Anti Infect Ther. 2010;8(6):657–70.

[4] Berríos-Torres SI, Umscheid CA, Bratzler DW, Leas B, Stone EC, Kelz RR, et al. Centers for Disease Control and Prevention guideline for the prevention of surgical site infection, 2017. JAMA Surg. 2017;152(8):784–91.

[5] Mangram AJ, Horan TC, Pearson ML, Silver LC, Jarvis WR. Guideline for prevention of surgical site infection, 1999. Hospital Infection Control Practices Advisory Committee. Infect Control Hosp Epidemiol. 1999;20(4):250–78; quiz 279–280.

[6] Widmer AF, Rotter M, Voss A, Nthumba P, Allegranzi B, Boyce J, et al. Surgical hand preparation: state-of-the-art. J Hosp Infect. 2010;74(2):112–22.

[7] McDonald M, Grabsch E, Marshall C, Forbes A. Single-versus multiple-dose antimicrobial prophylaxis for major surgery: a systematic review. Aust N Z J Surg. 1998;68(6):388–96.

[8] Allegranzi B, Zayed B, Bischoff P, Kubilay NZ, de Jonge S, de Vries F, et al. New WHO recommendations on intraoperative and postoperative measures for surgical site infection prevention: an evidence-based global perspective. Lancet Infect Dis. 2016;16(12):e288–303.

[9] Zelenitsky SA, Ariano RE, Harding GKM, Silverman RE. Antibiotic pharmacodynamics in surgical prophylaxis: an association between intraoperative antibiotic concentrations and efficacy. Antimicrob Agents Chemother. 2002;46(9):3026–30.

[10] Weber WP, Mujagic E, Zwahlen M, Bundi M, Hoffmann H, Soysal SD, et al. Timing of surgical antimicrobial prophylaxis: a phase 3 randomised controlled trial. Lancet Infect Dis. 2017;17(6):605–14.

[11] Swoboda SM, Merz C, Kostuik J, Trentler B, Lipsett PA. Does intraoperative blood loss affect antibiotic serum and tissue concentrations? Arch Surg. 1996;131(11):1165–71; discussion 1171–1172.

[12] Alexander JW, Fischer JE, Boyajian M, Palmquist J, Morris MJ. The influence of hair-removal methods on wound infections. Arch Surg. 1983;118(3):347–52.

[13] Manniën J, Wille JC, Snoeren RLMM, van den Hof S. Impact of postdischarge surveillance on surgical site infection rates for several surgical procedures:

results from the nosocomial surveillance network in The Netherlands. Infect Control Hosp Epidemiol. 2006;27(8):809–16.

[14] Thomas S, Agarwal M, Mehta G. Intraoperative glove perforation—single versus double gloving in protection against skin contamination. Postgrad Med J. 2001;77(909):458–60.

[15] Hovaguimian F, Lysakowski C, Elia N, Tramèr MR. Effect of intraoperative high inspired oxygen fraction on surgical site infection, postoperative nausea and vomiting, and pulmonary function: systematic review and meta-analysis of randomized controlled trials. Anesthesiology. 2013;119(2):303–16.

[16] Lübbeke A, Hovaguimian F, Wickboldt N, Barea C, Clergue F, Hoffmeyer P, et al. Effectiveness of the surgical safety checklist in a high standard care environment. Med Care. 2013;51(5):425–9.

[17] Piper K, Algattas H, DeAndrea-Lazarus IA, Kimmell KT, Li YM, Walter KA, et al. Risk factors associated with venous thromboembolism in patients undergoing spine surgery. J Neurosurg Spine. 2017;26(1):90–6.

[18] Oda T, Fuji T, Kato Y, Fujita S, Kanemitsu N. Deep venous thrombosis after posterior spinal surgery. Spine. 2000;25(22):2962–7.

[19] Galanaud J-P, Sevestre-Pietri M-A, Bosson J-L, Laroche J-P, Righini M, Brisot D, et al. Comparative study on risk factors and early outcome of symptomatic distal versus proximal deep vein thrombosis: results from the OPTIMEV study. Thromb Haemost. 2009;102(3): 493–500.

[20] Galanaud JP, Quenet S, Rivron-Guillot K, Quere I, Sanchez Muñoz-Torrero JF, Tolosa C, et al. Comparison of the clinical history of symptomatic isolated distal deep-vein thrombosis vs. proximal deep vein thrombosis in 11 086 patients. J Thromb Haemost. 2009;7(12): 2028–34.

[21] Hirsh J, Hull RD, Raskob GE. Clinical features and diagnosis of venous thrombosis. J Am Coll Cardiol. 1986;8(6 Suppl B):114B–27B.

[22] Browse NL. The painful deep-vein syndrome. Lancet. 1970;1(7659):1251–3.

[23] Wells PS, Anderson DR, Bormanis J, Guy F, Mitchell M, Gray L, et al. Application of a diagnostic clinical model for the management of hospitalized patients with suspected deep-vein thrombosis. Thromb Haemost. 1999;81(4):493–7.

[24] Kearon C, Julian JA, Newman TE, Ginsberg JS. Noninvasive diagnosis of deep venous thrombosis. McMaster diagnostic imaging practice guidelines initiative. Ann Intern Med. 1998;128(8):663–77.

[25] Fraser DGW, Moody AR, Morgan PS, Martel AL, Davidson I. Diagnosis of lower-limb deep venous thrombosis: a prospective blinded study of magnetic resonance direct thrombus imaging. Ann Intern Med. 2002;136(2):89–98.

[26] Carpenter JP, Holland GA, Baum RA, Owen RS, Carpenter JT, Cope C. Magnetic resonance venography for the detection of deep venous thrombosis: comparison with contrast venography and duplex Doppler ultrasonography. J Vasc Surg. 1993;18(5):734–41.

[27] Moody AR, Pollock JG, O'Connor AR, Bagnall M. Lower-limb deep venous thrombosis: direct MR imaging of the thrombus. Radiology. 1998;209(2):349–55.

[28] Stein PD, Beemath A, Matta F, Weg JG, Yusen RD, Hales CA, et al. Clinical characteristics of patients with acute pulmonary embolism: data from PIOPED II. Am J Med. 2007;120(10):871–9.

[29] Raczeck P, Minko P, Graeber S, Fries P, Seidel R, Buecker A, et al. Influence of respiratory position on contrast attenuation in pulmonary CT angiography: a prospective randomized clinical trial. Am J Roentgenol. 2016;206(3):481–6.

[30] Wittram C, Waltman AC, Shepard J-AO, Halpern E, Goodman LR. Discordance between CT and angiography in the PIOPED II study. Radiology. 2007;244(3):883–9.

[31] Hartman JT, Pugh JL, Smith RD, Robertson WW, Yost RP, Janssen HF. Cyclic sequential compression of the lower limb in prevention of deep venous thrombosis. J Bone Joint Surg Am. 1982;64(7):1059–62.

[32] Rokito SE, Schwartz MC, Neuwirth MG. Deep vein thrombosis after major reconstructive spinal surgery. Spine. 1996;21(7):853–8.. discussion 859

[33] Bono CM, Watters WC, Heggeness MH, Resnick DK, Shaffer WO, Baisden J, et al. An evidence-based clinical guideline for the use of antithrombotic therapies in spine surgery. Spine J. 2009;9(12):1046–51.

[34] Sebastian AS, Currier BL, Kakar S, Nguyen EC, Wagie AE, Habermann ES, et al. Risk factors for venous

thromboembolism following thoracolumbar surgery: analysis of 43,777 patients from the American College of Surgeons National Surgical Quality Improvement Program 2005 to 2012. Glob Spine J. 2016;6(8):738–43.

[35] Kakkar VV, Corrigan TP, Fossard DP, Sutherland I, Thirwell J. Prevention of fatal postoperative pulmonary embolism by low doses of heparin. Reappraisal of results of international multicentre trial. Lancet. 1977;1(8011):567–9.

[36] Kim S-M, Moon Y-W, Lim S-J, Kim D-W, Park Y-S. Effect of oral factor Xa inhibitor and low-molecular-weight heparin on surgical complications following total hip arthroplasty. Thromb Haemost. 2016;115(3):600–7.

[37] Clevenger B, Richards T. Pre-operative anaemia. Anaesthesia. 2015;70(Suppl 1):20–8, e6–8.

[38] Musallam KM, Tamim HM, Richards T, Spahn DR, Rosendaal FR, Habbal A, et al. Preoperative anaemia and postoperative outcomes in non-cardiac surgery: a retrospective cohort study. Lancet. 2011;378(9800): 1396–407.

[39] Kozek-Langenecker SA, Ahmed AB, Afshari A, Albaladejo P, Aldecoa C, Barauskas G, et al. Management of severe perioperative bleeding: guidelines from the European Society of Anaesthesiology: first update 2016. Eur J Anaesthesiol. 2017;34(6):332–95.

[40] Kumar A. Perioperative management of anemia: limits of blood transfusion and alternatives to it. Cleve Clin J Med. 2009;76(Suppl 4):S112–8.

[41] Laupacis A, Fergusson D. Erythropoietin to minimize perioperative blood transfusion: a systematic review of randomized trials. The International Study of Peri-operative Transfusion (ISPOT) Investigators. Transfus Med Oxf Engl. 1998;8(4):309–17.

[42] Stowell CP, Jones SC, Enny C, Langholff W, Leitz G. An open-label, randomized, parallel-group study of perioperative epoetin alfa versus standard of care for blood conservation in major elective spinal surgery: safety analysis. Spine. 2009;34(23):2479–85.

[43] Henry DA, Carless PA, Moxey AJ, O'Connell D, Forgie MA, Wells PS, et al. Pre-operative autologous donation for minimising perioperative allogeneic blood transfusion. Cochrane Database Syst Rev. 2002;(2):CD003602.

[44] Burger W, Chemnitius J-M, Kneissl GD, Rücker G. Low-dose aspirin for secondary cardiovascular prevention—

cardiovascular risks after its perioperative withdrawal versus bleeding risks with its continuation—review and meta-analysis. J Intern Med. 2005;257(5):399–414.

[45] Downey DM, Monson B, Butler KL, Fortuna GR, Saxe JM, Dolan JP, et al. Does platelet administration affect mortality in elderly head-injured patients taking antiplatelet medications? Am Surg. 2009;75(11):1100–3.

[46] Washington CW, Schuerer DJE, Grubb RL. Platelet transfusion: an unnecessary risk for mild traumatic brain injury patients on antiplatelet therapy. J Trauma. 2011;71(2):358–63.

[47] Pollack CV, Reilly PA, Bernstein R, Dubiel R, Eikelboom J, Glund S, et al. Design and rationale for RE-VERSE AD: a phase 3 study of idarucizumab, a specific reversal agent for dabigatran. Thromb Haemost. 2015;114(1): 198–205.

[48] Monk TG. Acute normovolemic hemodilution. Anesthesiol Clin N Am. 2005;23(2):271–81.. vi

[49] Parasa SK, Bidkar PU, Parida S. Acute normovolemic hemodilution to avoid blood transfusion during intracranial aneurysm surgery in a patient with atypical antibodies. Anesth Essays Res. 2016;10(1):136–8.

[50] Bickell WH, Wall MJ, Pepe PE, Martin RR, Ginger VF, Allen MK, et al. Immediate versus delayed fluid resuscitation for hypotensive patients with penetrating torso injuries. N Engl J Med. 1994;331(17):1105–9.

[51] Zarychanski R, Abou-Setta AM, Turgeon AF, Houston BL, McIntyre L, Marshall JC, et al. Association of hydroxyethyl starch administration with mortality and acute kidney injury in critically ill patients requiring volume resuscitation: a systematic review and meta-analysis. JAMA. 2013;309(7):678–88.

[52] Henry DA, Carless PA, Moxey AJ, O'Connell D, Stokes BJ, Fergusson DA, et al. Anti-fibrinolytic use for minimising perioperative allogeneic blood transfusion. Cochrane Database Syst Rev. 2011;(1):CD001886.

[53] Winter SF, Santaguida C, Wong J, Fehlings MG. Systemic and topical use of tranexamic acid in spinal surgery: a systematic review. Glob Spine J. 2016;6(3):284–95.

[54] Gazzeri R, De Bonis C, Galarza M. Use of a thrombin-gelatin hemostatic matrix (Surgiflo) in spinal surgery. Surg Technol Int. 2014;25:280–5.

[55] Schonauer C, Tessitore E, Barbagallo G, Albanese V, Moraci A. The use of local agents: bone wax, gelatin,

collagen, oxidized cellulose. Eur Spine J. 2004;13(Suppl 1):S89–96.

[56] Jenkins HP, Senz EH. Present status of gelatin sponge for the control of hemorrhage; with experimental data on its use for wounds of the great vessels and the heart. JAMA. 1946;132(11):614–9.

[57] Tessitore E, Schatlo B, Schaller C, Schonauer C. Fibrillary structure is key for hemostasis: a similar effect of collagen fleece and oxidized cellulose on experimental hemorrhagic brain injury. J Neurol Surg Part Cent Eur Neurosurg. 2012;73(2):89–92.

[58] Scher KS, Coil JA. Effects of oxidized cellulose and microfibrillar collagen on infection. Surgery. 1982;91(3):301–4.

[59] Agger P, Langhoff J, Smerup MH, Hasenkam JM. Comparison between TachoComb and TachoSil for surgical hemostasis in arterial bleeding: an animal experimental study. J Trauma. 2010;68(4):838–42.

[60] Szpalski M, Gunzburg R, Aebi M, Weiskopf R. Research and evidence about blood sparing in spine surgery. Eur Spine J. 2004;13(Suppl 1):S1–2.

[61] Jackson MR. Fibrin sealants in surgical practice: an overview. Am J Surg. 2001;182(2 Suppl):1S–7S.

[62] Renkens KL, Payner TD, Leipzig TJ, Feuer H, Morone MA, Koers JM, et al. A multicenter, prospective, randomized trial evaluating a new hemostatic agent for spinal surgery. Spine. 2001;26(15):1645–50.

[63] Landi A, Gregori F, Marotta N, Efficacy DR. Security, and manageability of Gelified hemostatic matrix in bleeding control during thoracic and lumbar spine surgery: FloSeal versus Surgiflo. J Neurol Surg Part Cent Eur Neurosurg. 2016;77(2):139–43.

[64] Arnautović KI, al-Mefty O, Pait TG, Krisht AF, Husain MM. The suboccipital cavernous sinus. J Neurosurg. 1997;86(2):252–62.

[65] San Millán Ruíz D, Gailloud P, Rüfenacht DA, Delavelle J, Henry F, Fasel JHD. The craniocervical venous system in relation to cerebral venous drainage. Am J Neuroradiol. 2002;23(9):1500–8.

[66] Wada K, Tamaki R, Yui M, Numaguchi D, Murata Y. C_1 lateral mass screw insertion caudally from C_2 nerve root—an alternate method for insertion of C_1 screws: a technical note and preliminary clinical results. J Orthop Sci. 2017;22(2):213–7.

[67] Yeom JS, Kafle D, Nguyen NQ, Noh W, Park K-W, Chang B-S, et al. Routine insertion of the lateral mass screw via the posterior arch for C_1 fixation: feasibility and related complications. Spine J. 2012;12(6):476–83.

第9章 图像技术、导航和增强现实技术在颅颈交界区手术中的应用

Surgery of the Cranio-Vertebral Junction: Image Guidance, Navigation, and Augmented Reality

Philippe Bijlenga Max Jägersberg 著

孙中仪 张锦飙 译 田纪伟 校

一、概述

世界卫生组织明确指出提升手术的安全性、有效性和可行性是改善全球医疗水平的主要目标。安全性是避免医源性损伤的基础。有效性是治愈率的保障。可行性则决定了该种手术方式能否得以广泛应用,其包括多个方面,如可承受范围内的治疗费用、较短时间的术前准备、相对容易的操作难度和较短的学习曲线。手术质量在很大程度上取决于充足的人力资源(通过专业培训的外科工作人员和麻醉专业人员)以及不断优化的硬件条件(手术室和手术设备)。规范化管理和查对制度将有助于医疗机构和外科医生优化资源配置,更好地遵循最佳临床实践结果。图像技术、导航和增强现实技术应有助于外科医生更好地处理常见的解剖变异(个体化医疗),掌握更多的疾病,以及在治疗过程中更灵活地修改治疗方案。理论上,图像技术、导航和增强现实技术可以帮助外科医生减少术中出血,通过缩短手术暴露时间、微创化切口和降低术中过分牵拉软组织将手术部位感染的概率降至最低,并且能够加强医疗团队中关于病患信息的交流,更加符合世界卫生组织手术安全性指南的要求。它还可以帮助外科医生更精准地选择入路,更精确地植入手术装置、切除病灶,以此来提高治疗效果。尽管存在着设备成本和操作的复杂性等制约条件,但相信图像技术、导航和增强现实技术不久的将来就可以得到广泛使用,用以加快外科医生手术学习曲线,并拓宽每位外科医生的视野。

通过导航方式提高手术的准确性和安全性对于颈椎和颅颈交界区的手术具有特别的意义,因为在这些手术中,放置长而把持力强的螺钉对于精度的要求非常高[1]。椎动脉和脊髓的复杂解剖关系导致可用于在侧块(C₁)、椎弓根(C₂~C₇)、关节面(C₁~C₂)或椎板(C₂)内放置螺钉的骨性通道非常狭窄。在许多位置,置钉的精确度要求水平方向小于1mm,角度小于5°[2]。肿瘤性、创伤性或炎症性疾病会改变解剖结构,可能会进一步增加手术难度。

尽管颈椎手术需要非常高的精确性,但是引

入颈椎手术导航比颅骨或腰椎手术需要克服更多的障碍[3]。如果术前采集图像的体位与术中所需的体位不同，则准确性会受到影响。手术场地、通道形态和仪器的大小会对整个操作过程中最佳参照物的选择产生影响，从而增加了实现精确导航的复杂性。许多外科医生认为对于单个椎体进行校准和注册太过于耗时。

二、定义

图像引导手术是指使用患者术前或术中的图像来辅助引导操作的手术，与之相对的，是单纯依据经验性步骤和解剖标志而进行的传统手术方式。影像跟踪手术是专门采集图像以持续跟踪手术进程的一种方式。实时定位手术器械及装置，并将它们的位置和方向投射到患者的术前或术中采集的图像上，便可以指导手术进程（导航手术）。使用增强现实（augmented reality，AR）来执行手术是指将图像经过透视化处理后调整进术野呈现在外科医生的眼前。增强现实不仅可以在术中直接辅助外科医生进行操作，而且还可以通过投屏的方式实现远程指导。除了加强对术野和整体结构的辨识度以外，应用机器人技术还可以在操作更为轻柔的基础上增加手术操作的自由度、精确度和稳定性，进一步地改良手术方式。外科医生，可以直接徒手进行手术（徒手手术），也可以操作机器人进行手术（robot-assisted，RAS）。

举例来说，椎弓根螺钉的植入可以有以下几种方式：①通过解剖标志辨识入钉点，参考标准置钉角度植入[4, 5]；②术中使用 C 臂透视引导辨识螺钉和骨结构的关系[6]；③术中导航系统，通过追踪螺钉和已注册的固定参照物的相对位置显示螺钉和之前获取的影像的相对位置[7]；④通过将虚拟的半透明的椎体和椎弓根可视化，手术部

位的最佳入钉点和钉道也能直视，术者参考影像植入螺钉[3]；⑤机器人固定在目标椎体的棘突上，拍摄 2 张包含椎体和参考标记物的影像后，同术前的高分辨 CT 数据注册，螺钉钉道规划后，机械臂自动标记后钻孔。机器人辅助螺钉植入目前多用于腰椎，据笔者所知，在颈椎螺钉植入中仅在尸体和个案的病例上使用过[8, 9]。

三、基本原则

（一）分辨率与精确度的要求

手工操作时的精确度受力度、疲劳度和到轴心点的距离影响很大，因此手工操作仅适用于精度在 0.1mm 范围之内的显微外科手术中。通过简单的操作可以很容易得到证实，无论是否使用双目显微镜，视觉分辨率都是实现精确操作的关键，当进行视野外的操作时，手感则非常的重要。人眼通常最多只能分辨 0.07mm 大小的物体。手术显微镜通常可以提供 10～60 倍的放大倍数，将分辨率降低到 1μm。一般来说，视觉分辨率应该比所需的运动精度高 10 倍。使用微操作器械或机器人可以降低视觉分辨的要求。然而，在大多数颅颈交界区的脊髓手术中并不需要如此高的精确度。由于存在硬件条件的限制，一般情况下将精确度保持在 ±5.0mm 及 ±2° 的范围即可。

图像引导、导航和增强现实技术的精度和局限性受到多方面因素的影响，列举如下，这些因素需要操作者去很好地理解。

1. 所收集图像数据的精度。

2. 数据的失真、透视、视差以及扫描场的非均质性。

3. 图像数据配准的精确度。

4. 解剖结构的移位和形变。

（二）数据集的分辨率

任何成像数据集的分辨率都比术中显微镜所能提供的分辨率低至少一个数量级。当使用平板探测器时，分辨率最高可达 50μm，而标准薄层 CT 扫描图像的分辨率为 0.1mm，O 臂机的轴位分辨率为 0.41mm，而 z 轴分辨率为 0.83mm，奇目三维 C 臂成像系统 Ziehm FD Vario 3D 的分辨率为 0.375mm，西门子三维 C 臂成像系统 Arcadis Orbic 3D 的分辨率为 0.475mm，标准 MRI 的分辨率为 0.5mm。当使用诸如纤维跟踪技术或功能成像等特定成像功能时，空间分辨率进一步降低。任何导航系统的精度最多等同于现有最精确的数据集的分辨率。因此，建议使用分辨率最高的数据集作为参考数据集，将其他数据集注册到该数据集中。

（三）图像失真

用户需要意识到二维图像会受到投影失真所带来的影响。大部分术中影像是通过安装在 C 臂机上的透视设备获得的。X 线源向探测器阵列投射时，X 线束呈锥形（图 9-1A）。导致距离 X 线源较近的物体将比距离较远的物体在探测器上投影得更大。平行于轴向光束（光束以光源为中心，与探测器正交）的物体表面将随着偏离光源中心距离的越大而逐渐变得更加倾斜。为尽量减少因外科医生矫正失真不充分而造成的误差，建议将轴向光束对准靶点，如果条件允许，建议将光束沿术野轴线定向，或者将与术野正交定向作为第二选择。这就需要频繁地调整 C 臂机。当使用设备获取多个投影并生成显示为多个正交画面或三维渲染体的立体数据时，可以避免图像的失真。

用户还面临着另一个陷阱，那就是视差。视差是物体从不同角度观察时产生的显著相对位移。

当外科医生在皮肤表面绘制深部组织结构的投影时，这通常会有误差。该投影仅适用于绘制投影时的固定视角。对于较深的目标，在与最初的视角只有很小的移位就能引起很大的误差。因此应避免在皮肤表面上进行绘制，通过并显示针对适当视线不断更新的投影或 3D 渲染图像覆盖，可以将误差降至最低。覆盖层可以投影在屏幕上手术场景的视频图像中（间接增强现实，图 9-1B），或者投影在平视显示器上，允许外科医生直接观察手术区域并将目标视觉化，就好像可以看穿患者的皮肤一样（图 9-1C）。立体显示的物体和叠加层极大地提高了观感。

最后，用户还需要意识到，与基于 X 线的成像相比，磁共振成像（MRI）可能会因为图像采集过程中的磁场不均匀性而严重失真。MRI 的几何失真可以校准或者通过成像后处理来尽可能地减少失真。在 30cm 的视场范围内，几何失真的校准公差小于 2mm。当给患者成像时，任何靠近成像视野的铁磁性物体都会使磁场发生极大的变形（cm）。当

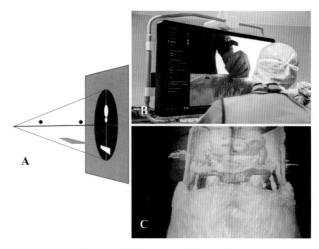

▲ 图 9-1 投影变形、视差和增强现实

A. 从一点到一面的投影引起的物体变形和相对位移的图示；B. 间接增强现实。放射线图像上覆盖了操作区域的校准视频（由荷兰飞利浦公司提供）；C. 直接增强现实。当外科医生在观察患者时，计算机将患者的不同结构生成与外科医生视线相对应的三维影像，并投影在显微镜平视显示器。骨骼用黄色表示，动脉用红色表示，病变用蓝色表示

获取头部图像时，铁磁性牙科材料、脑室腹膜分流阀或夹子可能会引起图像变形。耳环和耳钉是成像失真的另一个常见来源，通常在进行成像之前将其移除。

（四）导航注册的准确度

导航注册的准确性可能会在多个方面受到影响，但最易受影响的步骤是在执行导航干预时患者躯体与虚拟模型的匹配。导航的运行依赖于根据导航系统可见的参照物记录不同参考点在患者皮肤表面和虚拟模型中的相对位置。导航注册过程最常见的是使用多个参考点来匹配暴露的椎骨。该技术快速、简便、可靠，适用于俯卧位的标准患者。

术中成像的发展帮助克服了一些导航注册的缺陷。在透视的基础上，当手术暴露椎骨后，在导航参照物就位的情况下，便可采集图像进行术中成像。最初的术中成像基于正交二维图像的采集，而工程学的进步促使围绕患者的等中心旋转设备的研发。这些设备可以根据多重投影获得的图像重建三维数据集（这些设备包括 O-ARM，美敦力公司，美国路易斯维尔；Airo Mobile CT，博医来公司，德国慕尼黑；Ziehm FD Vario 3D，奇目成像公司，德国纽伦堡；Arcadis Orbic 3D，西门子公司，德国埃尔兰根；图 9-2）。因此，无须进一步进行降低精度的点匹配，仪器的三维导航功能便可立即使用。（StealthStation，美敦力公司，美国路易斯维尔；VectorVision[2]，博医来公司，德国慕尼黑）。与通过夹具将参照物固定在颈椎上相比，通过头架可以固定更大的参照物，从而提高导航在采集参照物过程中的精准度，并减少了导航器械对手术过程产生干扰的问题。

导航的准确性可能会受到参照物与导航相机之间的距离以及参照物与操作场之间的距离的影响。为了提高精度，应将距离最小化。参考物体应放置在尽可能靠近操作区域的位置，但不应干扰或与仪器发生碰撞。应避免将参照物放在外科医生和洗手护士之间。建议操作场与参照物之间的最大建议距离应＜ 30cm。基于固定在物体上并由两个立体摄像机检测到的红外线反射基准

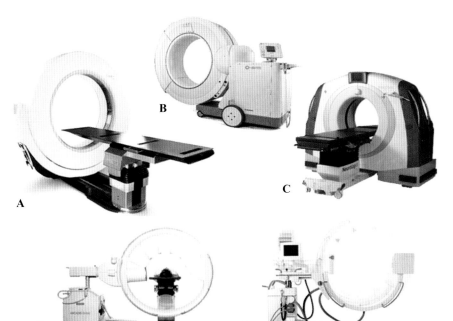

◀ 图 9-2　目前可用的移动式术中成像设备

A. Airo Mobile CT，博医来公司，德国慕尼黑；B. O-ARM，美敦力公司，美国路易斯维尔；C. BodyTom®，三星 NeuroLogica 公司，美国丹佛；D. Arcadis Orbic 3D，西门子公司，德国埃尔兰根；E. Ziehm FD Vario 3D，奇目成像公司，德国纽伦堡

之间的相对角度测量值，计算出导航仪器和参照物的识别以及它们的相对位置。最佳距离通常在1.5～2m。大多数系统采用红外线光源和红外线相机，而且需要在相机、参照物和导航仪器之间形成直视线。

一些导航系统使用电磁场发生器定位仪器，而这些系统不需要瞄准。它们不仅允许将仪器作为一个刚性物体进行跟踪，而且还可以跟踪十分灵活的工具，如探针和导管。用户必须意识到的缺点是：电磁场可能会被其他电磁场源所扭曲，如凝结发生器和铁磁物体。

导航过程是不准确风险最高的一个重要步骤，因此必须检查其准确性。大多数导航系统会鼓励外科医生指向患者两侧易于识别的结构，以检查总体方向和准确性。

使用增强现实时，需要对显微镜或平视显示器进行记录和校准。然后，可以通过在平视显示器上投影患者皮肤表面的模型来验证整体导航的准确性，并通过实际验证模型来完美调整（图9-3）。建议至少在两个平面来验证导航的准确性，尤其是用面部标志（鼻子、眼睛和眉毛）的冠状面以及鼻子和耳朵的矢状面。俯卧位时，可以使用乳突和耳朵，以及枕骨隆突和上颈部皮褶来验证导航的准确性。

一旦验证了导航的准确性，建议标记4个点并在导航系统中标记它们的位置，以防止参照物或患者在悬垂、环钻或钻孔过程中无意中移动。当骨骼暴露时，可以重复这个过程。为了使指针的尖端稳定下来，可以钻4个小孔，这是整个过程中验证导航的最准确方法。

（五）结构的运动和变形

在软组织或脊柱上操作时，结构可能会移动。患者躺在手术室里的位置不太可能与成像采

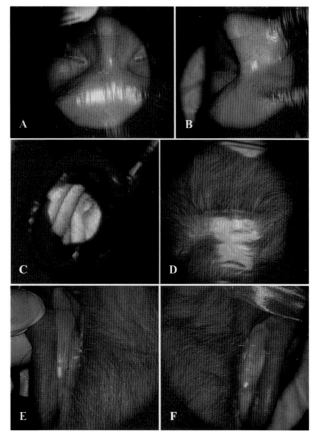

▲ 图 9-3　联合导航准确性检查

通过视觉评估患者头部（蓝色）的虚拟模型与真实解剖结构的匹配情况，验证了导航过程的准确性。如果可以接近患者的面部，那么鼻子（侧面导航和矢状面旋转评估）和额头（垂直导航和轴向面旋转评估）是很好的标志。通过上下扫描验证导航深度（前后配准和冠状面旋转评估），可视化在面部三维解剖结构上移动的焦点平面（左上和右上）。俯卧位时，耳解剖结构、乳突和内突是主要的地标。在获取图像时必须小心，以免在固定患者头部时外耳过度变形

集过程中的位置完全相同。此外，手术过程中的操作很可能会改变目标移动结构的相对位置。在脑外科手术期间，颅脑脊液的清除、腔隙的开放以及组织的切除可能导致颅脑移位范围达到数十毫米。在颅颈交界区，$C_0 \sim C_1$ 和 $C_1 \sim C_2$ 可以分别在屈伸轴上旋转 15°，侧屈时刻旋转几度，但在 C_1 和 C_2 之间旋转最高可达 70°。可以通过对每个移动式结构重复导航来防止由于结构运动引起的错误。

在基于术前影像的脊柱外科手术导航期间，

建议将参考物体固定在将要进行手术的椎骨棘突上，以最大限度地提高准确性。在颈椎手术中，基于术中影像的导航，金属头部支架和头部支架附件提供了比放射头夹固定系统更好的固定效果，并且如果放置在头侧位置，则没有放射学伪影的问题[10]。必须注意的是，将头部支架固定在手术台上要预留出一定的空间，用来放置所用的放射学设备，以便将颈椎放置在 C 臂机的中心（图 9-4）。允许头部固定在手术台前端的手术台系统是有利的。例如，美国联合市瑞穗 OSI 的 Jackson 手术台系统；美国新泽西州 Maquet 心血管有限责任公司的 Maquet Alphamax，但也不是必需的。应在呼吸暂停和伤口牵开器留在原位时采集图像，因为它们的挪动会改变椎骨之间的位置[11]。伤口内应注入生理盐水以提高图像质量。

如果可以避免的话，除非完成置钉，否则不要移动手术台。必须避免其他可能改变椎间位置的操作，或者将这些操作留在手术结束后进行。因此建议在进行攻丝和螺钉放置之前，应将所有计划置入的螺钉完成进入点和钉道钻孔。在距离参考架最大距离的最尾侧椎开始手术，并沿头侧方向进行手术是有利的，这样，随着手术时间增加，精度损失不会叠加因距参考架距离增大而造成的精度损失。为了减少椎骨上的压力，建议使用导航电钻钻孔（图 9-4）。然后，使用 2.7mm 或

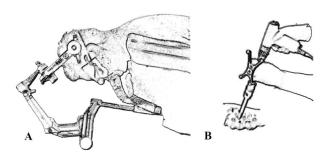

▲ 图 9-4　使用术中成像和导航优化颅椎交接区手术的特定设备和调整

A. 患者体位、头夹和支架延伸件；B. 导航引导下钻孔

2.9mm 的钻头穿过导丝进行钻孔。然后，将螺钉沿着克氏针拧入钉道。如果需要固定枕骨，这些螺钉可以最后植入，因为参考架直接固定在枕骨上，并且这些螺钉不需要精确的导航。

可以将类似的装置用于仰卧位的前路内固定；但是，通常只有一种类型的螺钉（齿状突螺钉）才值得导航，因此并非所有的上述考虑因素都对该手术很重要[12]。

增强现实技术使外科医生可以更好地感知和纠正结构从原始位置意外移位的情况。在使用增强现实技术时，建议将每个可作为参照的移动结构和所有目标结构进行分割。这样，外科医生就可以轻松地看到参照结构与投影叠加模型的吻合程度，纠正错位，并推断目标结构或期望骨道的位置。使用参考结构进行局部配准的过程对于在毫米级的精确导航至关重要，这在颅颈交接区手术时很重要。下面的案例描述说明了该过程。

四、脊柱导航：当前状态

关于脊柱导航和植入物准确性的大多数研究都针对腰椎，其错位分类系统的缺点是，它们的阈值是根据腰椎的形态计量学和各自的公差来选择的（如经常被提到的 Gertzbein-Robins 分类系统[13]）。一些作者认为轻微的错位（根据 Gertzbein-Robins 的研究，最大 2mm 或 1 级）是腰椎精确度分析中正确放置的螺钉。相反，颈椎椎弓根螺钉在任何方向上错位 2mm 都可能造成损伤。因此，一些作者对颈椎采用了"螺钉外露"（椎弓根外侧螺钉小于 50%）和"椎弓根穿孔"（椎弓根外侧螺钉超过 50%）进行错位分类，这样更适合于这种精细的解剖结构。

一些 Meta 分析报道了有或没有导航时螺钉

错位的发生率（主要是腰椎），并展示了使用脊柱导航的优势。Mason 等分析了 30 篇文献，包括 1973 例患者，其中植入了 9310 根椎弓根螺钉。常规透视、二维透视导航和三维透视导航的准确率（无椎弓根壁破裂）分别为 68.1%、84.3% 和 95.5%[14]。Tian 等在对 43 项研究的 Meta 分析中显示出类似的结果[15]。

在颈椎中尤其关注椎弓根螺钉在 $C_3 \sim C_6$ 下颈椎水平的导航定位。比起难度较小的侧块螺钉，这些螺钉把持力更强，由于椎弓根在空间上紧挨着敏感的神经血管结构，具有极大的挑战性，因此尽可能高的精度至关重要。Yukawa 等报道了在一组透视辅助下置入 620 枚颈椎椎弓根螺钉病例，3.9%（95%CI 2.5%～5.8%）的穿孔率（> 50% 的螺钉在椎弓根外）和 9.2%（95%CI 7%～12%）的"螺钉暴露"率（< 50% 的螺钉在椎弓根外）[16]。Abumi 等报道了 26 例患者在常规透视下颈椎螺钉错位率为 4.7%[17]。由 Nagoya 大学领导的一项包括 84 例患者的多中心研究报道螺钉暴露率为 15.4%，椎弓根穿孔率为 4.1%[18]。Richter 等前瞻性地纳入了 52 例患者进行比较研究，观察到常规手术和导航手术分别占 8.6% 和 3%[19]。Kotani 等认为，通过脊柱导航，错位率可以降低到 1.2%[20]。另外，Uehara 等分析了 359 例在导航下进行颈椎到腰椎手术患者错位率，他们报道了更高的错位率，特别是下颈椎椎弓根螺钉（C_2 为 5.0%，$C_3 \sim C_5$ 为 11.4%，$C_6 \sim C_7$ 为 7.0%[21]）。C_1 侧块螺钉和 C_2 峡部螺钉在常规透视下置钉即可。Tessitore 等分析了 111 枚螺钉后发现 3% 的错位率，错位均 < 2mm[22]。在出现解剖变异性疾病时，这一比例会增加[21, 23]。错位包括"螺钉外露"，可能会导致颈椎灾难性的并发症。引用的数据显示，高精度的导航显著降低了螺钉错位的风险，进一步保障了患者的安全。

此外，三维导航装置已被用于齿状突骨折时安全置入齿状突螺钉[12, 24]。术中 3D 放射引导的另一个有价值的优势在于可以同时纠正错位的螺钉。最后，手术团队对辐射的暴露大大减少[25, 26]。

五、案例描述

一位 78 岁的患者，主诉颈部疼痛，顺时针转动头部时活动受限，长期右侧头痛。右侧第二颈神经阻滞治疗效果不佳。头部和颈部磁共振成像中，在颅颈交界区发现右侧前方髓外硬膜内囊性病变，病变是典型的神经肠源性囊肿，建议患者手术切除病灶。

获得了颈椎 CT 扫描。在导航规划站（iPlan Netnet®，Brainlab，Germany）对厚度为 1.4mm 的 T_2 加权磁共振图像、厚度为 1.2mm 的飞行时间（time-of-flight，TOF）序列和厚度为 1.25mm 的骨窗 CT 扫描图像进行合并融合。采用灰度阈值法对虚拟对象进行分割。头部皮肤表面、颅骨和脊椎骨表面由 CT 图像，TOF 椎动脉成像以及脑干和髓质的 T_2 加权磁共振成像进行分割（图 9-5）。

患者俯卧位，头部用头夹固定。具备反射作用的参考标志固定在头架和显微镜上。使用 Softouch®（Brainlab，德国）工具采取皮肤表面匹配的方法注册患者的体位，导航选项从双外侧眦和枕外隆凸开始，然后包括双眼周外侧皮肤表面和双侧耳甲艇、耳甲腔及乳突处等多个点位。在参考标志上常规检查和重新校准显微镜标度。通过显微镜平视显示器将虚拟头部皮肤表面投射到真实患者上，并对显微镜进行定向，从而检查显微镜和患者的标记情况。沿着中线，显微镜首先垂直于矢状面，在上下轴和前后轴瞄准耳朵两侧捕捉可能的不匹配，然后垂直于冠状面，在横轴和上下轴瞄准枕骨粗隆捕捉可能的不匹配（图 9-3）。

一旦检查了准确性，便可将骨骼结构、椎动脉、囊肿和脊髓投影到平视显示器上，并确定最佳的操作轨迹。由此确定对应的皮肤切口。

显露颅骨和 C_1 椎体后，在显微镜平视显示器上覆盖虚拟骨面，以验证标记的准确性，并确定患者的体位没有导致椎体发生明显的移位。如果发现了移位，可以在骨表面进行局部点标记。然后在进行 C_1 椎体钻孔前将椎动脉投射到正式定位处（图 9-6 A 和 B）。

一旦钻取 C_1 右侧椎板和枕骨大孔下侧面，再次评估定位的准确性，并在硬脑膜打开前投射囊肿和脊髓（图 9-6 C 和 D）。

打开硬脑膜，通过数字成像技术确认囊肿和脊髓的位置（图 9-6 E 和 F）。从侧方切除囊肿，电凝硬脊膜前部囊肿最内侧部分。显示出真实囊肿引起的脊髓压迫变形与数字模拟成像一致（图 9-6 G）。

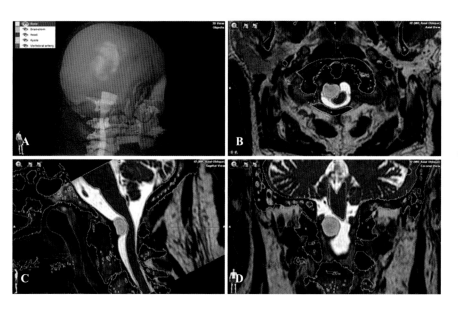

◀ 图 9-5 神经导航截图显示分割的对象

患者头部皮肤表面（蓝色）、骨骼（黄色）、脑干（绿色）、动脉（红色）、病变（浅蓝色）；3D 半投影 - 母面渲染投影（A），轴向面（B），矢状面（C），冠状面（D）

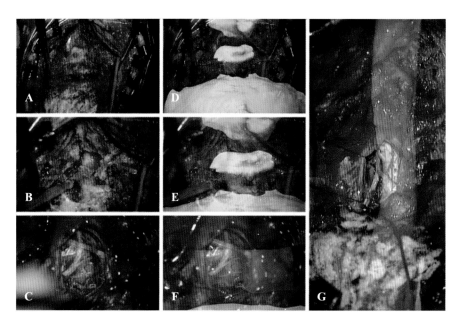

◀ 图 9-6 案例说明

无增强显示的 C_1 钻孔前（A）、硬脑膜打开前（B）、病灶切除前（C），加上增强现实后的手术野照片（D 至 F）。切除病灶后的手术野概览图，加上增强现实演示了脊髓的变形（G）。注意增强现实如何促进椎动脉的识别，钻孔前解剖结构如何完美匹配，以及在硬脑膜打开前如何检查和纠正（钻孔对椎板的压力导致垂直移位）

六、展望

为了方便展示，将定位针插入 C₂ 椎体右侧侧块钉道位置，并且显示器切换到 2D 视图。可视化图像对应于在显微镜焦平面水平处与显微镜视轴相交的 CT 扫描图像。绿色十字显示放大的定位针尖和钉道轨迹线。在这里，外科医生可以使用聚焦上下扫描，沿定位针轨迹查看所有结构。外科医生有两种可视化方式：一是对应结构的半透明 3D 显示，或者沿着手术入路的 2D 图像。这两种方式能够让术者更好地理解局部的解剖（图 9-7）。

未来，计算机成像和电子自动化解剖技术相结合，可无须使用导航摄像头和参考物。可使用标记（骨边缘的亚甲蓝标记或其他类型的标记）进行非常准确的匹配，并与骨骼或血管的轮廓线对齐（图 9-8）。为避免大部分缺陷和烦琐的配准和检查，可直接使用基于图像的配准，这种配准方式通过使用显微镜或防护眼镜，能够支持精准和升级的 3D 增强现实叠加技术。

在经过持续和定期培训，定期实践，特定案例准备以及使用结构化路径完成从初始评估到最终评估的标准化步骤之后，这些辅助工具可以有效提高效率和质量。

致 谢

感谢 Nadja Heindl 和 Valentin Elefteriu 对手稿的仔细审查。

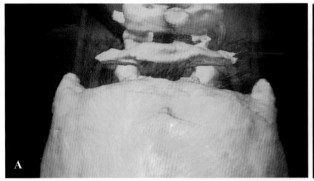
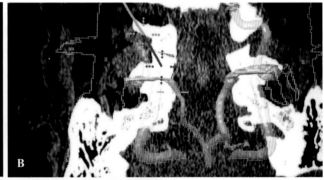
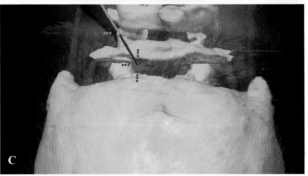

▲ 图 9-7　使用增强显示进行螺钉置入的透视图

颅骨和颈椎的立体图像投影在显微镜显示器中。定位针用于识别进针点和钉道轨迹的角度（A）。外科医生切换到 2D 成像，其显示与焦平面水平处的视线正交的图片。外科医生可以轻松地上下观察可视化轨迹路径和周围结构之间的关系。使用逐级扩张工具将通道从皮肤扩展到深部。绿色十字表示定位针的尖端。红十字尖端显示位于椎弓根中间和焦点平面中的虚拟延伸部分（B）。具有预定轨迹的结构采用 3D 体绘制投影。外科医生可以通过 C₁ 和 C₂ 棘突的虚拟图像与触诊实际位置的配合将指针方向调整到最佳轨迹（C）

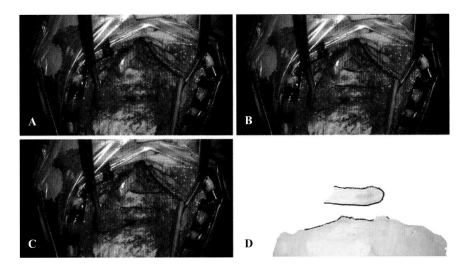

◀ 图 9-8　图像重建与计算机成像方案示例

将手术区域的标记骨识别并进行计算机重建（D）显露手术区域暴的骨边缘（A），并使用亚甲蓝（C）标记。计算机通过将计算出的骨边缘的特征形状与亚甲蓝标记相重叠，将虚拟图像调整为实景图。椎骨和颅骨是具有特定特征边缘的独立物体，计算机能够跟踪和校正不同物体的相对运动

参考文献

[1] Ogihara N, et al. Long-term results of computer-assisted posterior occipitocervical reconstruction. World Neurosurg. 2010;73(6):722–8.

[2] Rampersaud YR, Simon DA, Foley KT. Accuracy requirements for image-guided spinal pedicle screw placement. Spine (Phila Pa 1976). 2001;26(4):352–9.

[3] Elmi-Terander A, et al. Surgical navigation technology based on augmented reality and integrated 3D intraoperative imaging: a spine cadaveric feasibility and accuracy study. Spine (Phila Pa 1976). 2016;41(21):E1303–11.

[4] King D. Internal fixation for lumbosacral fusion. J Bone Joint Surg Am. 1948;30A(3):560–5.

[5] Roy-Camille R, Saillant G, Mazel C. Internal fixation of the lumbar spine with pedicle screw plating. Clin Orthop Relat Res. 1986;(203):7–17.

[6] Odgers CJt, et al. Accuracy of pedicle screw placement with the assistance of lateral plain radiography. J Spinal Disord. 1996;9(4):334–8.

[7] Kalfas IH, et al. Application of frameless stereotaxy to pedicle screw fixation of the spine. J Neurosurg. 1995;83(4):641–7.

[8] Tian W. Robot-assisted posterior $C_{1\sim2}$ transarticular screw fixation for atlantoaxial instability: a case report. Spine (Phila Pa 1976). 2016;41(Suppl 19):B2–5.

[9] Kostrzewski S, et al. Robotic system for cervical spine surgery. Int J Med Robot. 2012;8(2):184–90.

[10] Nottmeier EW, Young PM. Image-guided placement of occipitocervical instrumentation using a reference arc attached to the headholder. Neurosurgery. 2010;66(3 Suppl Operative):138–42.

[11] Guppy KH, Chakrabarti I, Banerjee A. The use of intraoperative navigation for complex upper cervical spine surgery. Neurosurg Focus. 2014;36(3):E5.

[12] Pisapia JM, et al. Navigated odontoid screw placement using the O-arm: technical note and case series. J Neurosurg Spine. 2017;26(1):10–8.

[13] Gertzbein SD, Robbins SE. Accuracy of pedicular screw placement in vivo. Spine (Phila Pa 1976). 1990;15(1):11–4.

[14] Mason A, et al. The accuracy of pedicle screw placement using intraoperative image guidance systems. J Neurosurg Spine. 2014;20(2):196–203.

[15] Tian NF, et al. Pedicle screw insertion accuracy with different assisted methods: a systematic review and meta-analysis of comparative studies. Eur Spine J. 2011;20(6):846–59.

[16] Yukawa Y, et al. Cervical pedicle screw fixation in 100 cases of unstable cervical injuries: pedicle axis views obtained using fluoroscopy. J Neurosurg Spine. 2006;5(6):488–93.

[17] Abumi K, et al. Posterior occipitocervical reconstruction using cervical pedicle screws and plate-rod systems. Spine (Phila Pa 1976). 1999;24(14):1425–34.

[18] Nakashima H, et al. Complications of cervical pedicle screw fixation for nontraumatic lesions: a multicenter study of 84 patients. J Neurosurg Spine. 2012;16(3): 238–47.

[19] Richter M, Cakir B, Schmidt R. Cervical pedicle screws: conventional versus computer-assisted placement of cannulated screws. Spine (Phila Pa 1976). 2005;30(20):2280–7.

[20] Kotani Y, et al. Improved accuracy of computer-assisted cervical pedicle screw insertion. J Neurosurg. 2003;99(3 Suppl):257–63.

[21] Uehara M, et al. Screw perforation rates in 359 consecutive patients receiving computer-guided pedicle screw insertion along the cervical to lumbar spine. Eur Spine J. 2017;26(11):2858–64.

[22] Tessitore E, et al. Accuracy of freehand fluoroscopy-guided placement of C_1 lateral mass and C_2 isthmic screws in atlanto-axial instability. Acta Neurochir. 2011;153(7):1417–25; discussion 1425.

[23] Uehara M, et al. Perforation rates of cervical pedicle screw insertion by disease and vertebral level. Open Orthop J. 2010;4:142–6.

[24] Zou D, et al. Three-dimensional image navigation system-assisted anterior cervical screw fixation for treatment of acute odontoid fracture. Int J Clin Exp Med. 2014;7(11):4332–6.

[25] Mendelsohn D, et al. Patient and surgeon radiation exposure during spinal instrumentation using intraoperative computed tomography-based navigation. Spine J. 2016;16(3):343–54.

[26] Villard J, et al. Radiation exposure to the surgeon and the patient during posterior lumbar spinal instrumentation: a prospective randomized comparison of navigated versus non-navigated freehand techniques. Spine (Phila Pa 1976). 2014;39(13):1004–9.

第三篇 手术技术

Surgical Techniques

cervical spine

thoracic spine

lumbar spine

pelvic

第 10 章　开放经口入路
Open Transoral Approach

David Choi　著

高　坤　译　　高延征　校

一、开放经口手术的指征

经口手术非常适合腹侧中线区域病变。根据手术的具体情况，该入路可向上、向下或向外侧延伸。

标准的经口入路[1]最初是为了治疗因类风湿性血管翳和先天性颅底畸形齿状突垂直移位引起的颈髓 – 延髓交界处前方受压而发展起来的。近几十年来，随着流行病学和病理学的变化，该入路的适应证发生了变化[2]。标准技术包括改良的博伊德 – 戴维斯（Boyd-Davis）或克罗卡德（Crockard）牵开器，它可以打开嘴巴，压低舌头，抬高软腭，提供进入咽后壁的通道。如果需要额外的上方显露，可用一个中线垂直切口劈开软腭，其下方的悬雍垂可牵至一侧。标准入路适用于显露下斜坡、C_1 前弓和 C_2 齿状突（图 10–1）。

为获得更大的显露，上颌骨可用"上颌开门切开术"[3-5]或 Le Fort 1 截骨术打开，以进入上斜坡至垂体窝（图 10–2）。

经上颌骨切开的侧方暴露受限于翼内板和颅底的颈内动脉。内镜经鼻入路在很大程度上取代了上颌切开进入上斜坡的需要，从而最大限度地减少了上颌切开的并发症以及围术期胃造口术和气管造口术的需要[4]。

标准经口入路的向下延伸可以行下颌骨切开，加或不加舌切开术（图 10–3）。此入路需要术前插入气管造口术和胃造口术的饲管。这种扩大入路可在下中线入路显露至 C_4 椎体。

开放的经口入路也可以与其他分期入路相结合，特别是对于复杂的原发肿瘤的切除。后路可用于枕颈内固定，也可根据需要切除额外的肿瘤并解剖分离椎动脉。远外侧入路是进入 C_1 和 C_2 外侧的一种有用的阶段性入路，内镜下经鼻手术可

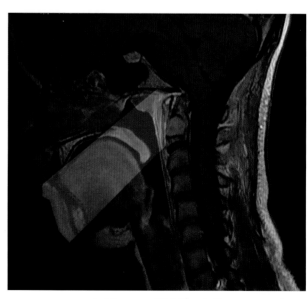

▲ 图 10–1　标准经口入路

用于延伸至硬腭以上、颅内延伸或进入内侧岩颞骨尖端的病变。

以往，开放式经口入路常用于类风湿性疾病的齿状突血管翳切除，并结合枕颈稳定手术。然而，随着改善病情药物和免疫疗法的出现，这项技术现在更多地用于原发性骨肉瘤和肿瘤的切除，

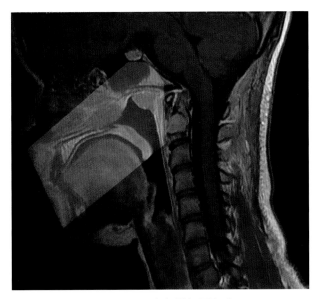

▲ 图 10-2　上颌骨切开入路

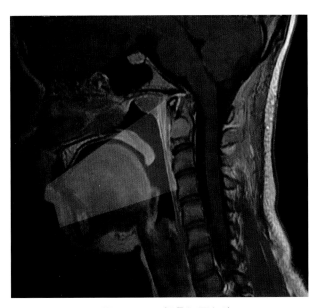

▲ 图 10-3　下颌骨切开入路
如果需要，侧方显露可以达到椎体侧块和椎动脉。当需要时，旁正中黏膜切口和门状皮瓣可以帮助实现额外的旁正中显露

特别是脊索瘤和软骨肉瘤，以及先天性颅底凹陷。该技术也适用于 C_1 和 C_2 骨折的前路固定，齿状突退行性假瘤的减压，偶尔也用于感染的清创。

目前开放经口入路的常见适应证包括中线部位肿瘤，特别是脊索瘤、软骨肉瘤、其他原发性骨和软组织肿瘤，退行性齿状突假瘤引起的急性神经恶化，或感染的诊断性活检。禁忌证包括口腔脓毒症、张口受限或固定的颈椎屈曲畸形（"下颌贴胸畸形"）。

二、病理和趋势

20 世纪 80—90 年代，大量的类风湿患者出现 C_1~C_2 不稳和齿状突血管翳或齿状突移位是开放式经口技术发展的驱动力[2]。

近几十年来，由于更有效的药物治疗和疾病流行病学的变化，晚期类风湿关节炎患者接受手术的人数有所减少，导致对开放经口手术的需求减少[6-8]（图 10-4）。

然而，对于颅颈交界区的肿瘤，特别是脊索瘤和软骨肉瘤，它仍然是一种非常有用的手术入路，因为这两种肿瘤经常越过该区域的几个外科组织层面，很难切除。虽然经鼻内镜手术可以进入 C_2，但开放的经口入路提供了更宽的手术途径，更大的侧向暴露，并且如果硬脑膜已经打开，能够关闭后咽并有效地处理潜在的脑脊液（CSF）漏。

现代颅底外科医生需要熟悉内镜手术和开放手术。由于黏膜的固有免疫力，标准经口途径的感染率令人惊讶地低至 0.6%，脑脊液漏发生率低至 0.3%[2]。随着咽后壁显露程度的增加，有可能通过颈长肌和咽黏膜的双层缝合来闭合缺损。经鼻内镜入路进入 C_1~C_2 区是近十年发展起来的一项有用的技术[9]，具有住院时间短、患者恢复快、

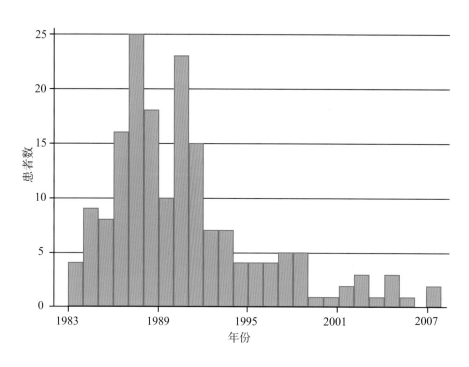

◀ 图 10-4 过去几十年中接受经口腔手术的类风湿关节炎患者数量下降

术后腭咽闭合不全发生率低等优点。内镜技术更适合于硬腭水平以上的病变，如先天性扁平颅底和颅底凹陷，或者齿状突垂直移位导致脑干受压[10]。内镜入路可能更容易被患者接受，避免了舌头肿胀、口腔进食延迟、吞咽困难和发音困难，因此恢复得更快。然而，内镜和开放经口入路并不总是可以互换的，一般来说，$C_1 \sim C_2$ 区域及以下的病变通常由经口入路解决更好（图 10-5）。

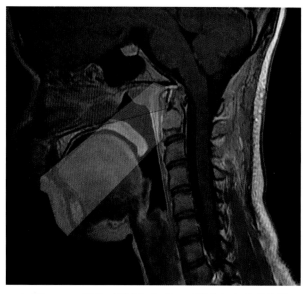

▲ 图 10-5 经鼻（蓝色）和经口（黄色）入路的比较

可供选择的手术入路包括额下经基底或经筛骨入路至蝶窦，耳前颞下窝入路至斜坡和颞下窝，远外侧和极外侧入路至 $C_1 \sim C_2$ 区，以及下颌下前外侧入路至 $C_1 \sim C_2$ 上颈椎。

放射治疗的进步也改变了开放经口手术的适应证。虽然脊索瘤和软骨肉瘤的主要治疗方法是最大限度的安全切除和辅助放射治疗，但小肿瘤可以主要用质子束或碳离子治疗，尽管长期疗效数据尚待公布。立体定向射线照射、伽马刀照射和调强放射治疗也被用于治疗颅颈交界区脊索瘤和软骨肉瘤，但一般不能达到重粒子疗法所能达到的高辐射剂量。外科手术和放射治疗的结合产生了"分离手术"的概念，即外科手术的目的是使肿瘤边缘距离脑干至少 3mm，距视交叉和视神经至少 5mm，以便在随后的术后放射治疗中允许剂量递增[11]。然而，较长的无瘤生存期从一开始就与最大限度的肿瘤切除有关。

三、术前评估

对于标准的开放经口入路，在中线至少需要

2.5cm 张口距离。如果需要，可以通过切开下颌骨进行向下显露，或通过切开上颌进行向上显露，以获得额外的显露。

颅颈交界区的稳定性应通过颈椎前屈和后伸的 X 线片，以及可判断韧带完整性的 MRI 来评估。如果齿状突连同尖韧带和翼状韧带被切除，或者横韧带功能不全，则需要枕颈融合术来补充经口手术。

磁共振成像（MRI）对评估脑干或脊髓的受压程度、颅底肿瘤的位置、类风湿性血管翳的形成程度、韧带的完整性和椎间盘有重要意义。硬腭与病变的水平关系很重要。拟切除的肿瘤或病变应该在硬腭之下，才能成功地进行经口手术。

CT 扫描有助于评估肿瘤的骨侵犯、关节和关节面的完整性、用于固定的椎弓根和侧块的大小和位置，以及横突孔的相对位置。也可以进行 CT 血管造影来观察椎动脉的位置，特别是其与 C_2 椎体的关系，以安全放置 C_2 椎弓根螺钉，尽管通常通过骨窗观察标准 CT 颈椎图像上的椎间孔可以获得足够的信息。

通常需要从枕骨板向 C_2、C_3 或 C_4 侧块安装连接棒，在颈椎侧块使用标准的 3.5mm 直径多轴螺钉，在 C_2 椎体使用椎弓根螺钉。如果对脊索瘤和软骨肉瘤进行手术，重要的是在肿瘤切除水平上尽量减少交叉连接和金属制品的使用，以便准确计划术后放射治疗或质子治疗[11]。

气道评估应由麻醉团队进行。麻醉诱导期间需要纤维可视喉镜经鼻气管插管，并保持脊柱序列的稳定。

术前取鼻和口腔微生物拭子，以防术后感染。

四、外科同意

开放的经口外科手术在技术上要求很高，因此应该在有足够手术次数以维持能力的专科中心进行。手术的预期益处应该根据特定的情况确定，并在手术前向患者清楚地解释。在患者签署知情同意之前，应讨论潜在的并发症。

标准的经口手术并发症发生率较低，不高于 1.1% 的脑脊液漏，10% 的呼吸道并发症，如肺部感染，2%～3% 的吞咽困难，1% 的咽部伤口感染率，1% 的神经恶化，3% 的脑膜炎，以及昏迷和死亡的风险，这取决于当前的病变和患者因素[2]。

下颌骨和上颌骨切开手术的并发症发生率较高，包括 10%～20% 的腭咽闭合不全和吞咽困难的风险，30% 的呼吸道并发症和 10% 的死亡率[2]。

手术减压脊髓意在防止神经功能恶化，可能与改善神经功能无关。如果是为了肿瘤切除而进行手术，应该在手术前告知患者有较小的概率出现肿瘤切除不全或者肿瘤复发。

五、技术

文献中描述了几种使用特定的经口牵引器系统的经口外科手术方法[12-14]。我们常规使用克罗卡德技术[15]。患者被放置在梅菲尔德三针头架上，仰卧位置，颈部仰伸，以帮助进入上颈椎和脑部。反向 Trendelenburg 体位也将有助于显露，并将出血和软组织肿胀降至最低。影像引导可以由神经导航系统和术前成像提供，也可以通过术中透视机的实时 X 线成像来提供。常规应用体感诱发电位进行神经生理监测。由于存在口腔闭合和牙齿、舌头受损的风险，无法监测运动电位。

惯用右手的外科医生通常会站在患者的右边，而惯用左手的外科医生则会站在患者的左边。使用标准的手术显微镜，焦距 300～400mm。

用棉签和 0.5% 洗必泰（氯己定）水溶液清洁

口腔，并将 1% 氢化可的松软膏涂抹在舌头上，以减小术中和术后肿胀。

Codman Crockard 经口牵引器（Codman，Raynham，MA）用于保持嘴张开，向下牵拉舌头，并抬高软腭（图 10-6 和图 10-7）。

可以触诊 C_1 前弓的前结节，如果不明显，可以使用透视机或导航系统来确定。其他有用的中线标志是斜坡的咽结节和 C_2 椎体的中线结节。一旦牵引器就位，就可以切开咽后黏膜，无论是通过口后部的中线直形切口还是新月形切口。直切口非常适合中线病变，如齿状突切除术，而对于

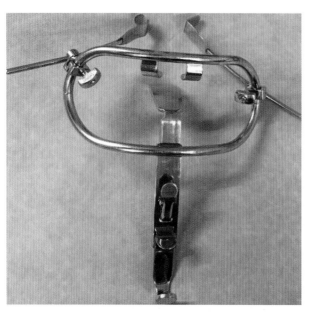

▲ 图 10-6 **Crockard 口内牵开器是一种改良的 Boyd-Davis 开口器，配有棘齿状舌片和 L 形和 J 形软腭牵开器**

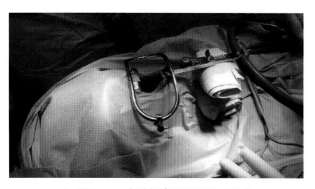

▲ 图 10-7 安装好牵引器的经口手术

向外侧延伸的肿瘤，新月形或门形黏膜切口允许更大范围的显露。用 Howarth 牵开器将黏膜层抬高并向外侧牵拉，然后用电刀和 Howarth 牵开器将颈长肌从中线分开。使用自动的齿形牵开器可以改善侧向显露。

为了更好地在上方显露，可以在中线分开软腭，向下推至悬雍垂的一侧。

当切除肿瘤时，重要的是保持包膜完整，并尽可能地在肿瘤外面操作。虽然整块切除很难实现，但了解肿瘤包膜的解剖结构和关系将有助于进行更完整的切除。

椎动脉在 C_1 前弓水平距离中线较远（外侧约 24mm），但在 C_2/C_3 椎间盘水平最接近中线（距中线约 11mm），这是不慎钻入 C_2 椎体可能造成损伤的地方。

在手术切除病变，脑干和脊髓减压后，可以开始重建。如果患者在肿瘤切除后将接受辅助放射治疗，那么重建应该使用最少的金属部件。后路颅颈固定需要使用钛制枕骨板、侧块螺钉和棒。前路融合器和板应由碳纤维或 PEEK 制成，以最大限度地减少放疗中的伪影、射线散射或屏蔽。

实现咽后壁两层牢固的闭合是必要的，以最大限度地减少伤口破裂、感染或瘘管形成的风险。使用间断的 2/0 可吸收缝合线（Vicryl™，ethicon，新泽西州）关闭颈长肌肌层，然后使用 3/0 可吸收缝合线关闭咽黏膜作为独立的第二层。软腭分为两层闭合（深层黏膜层和浅层黏膜层）。

六、围术期

麻醉诱导时应给予预防性剂量的头孢菌素和甲硝唑类抗生素，并持续至术后 24h。

术后应在重症监护病房对患者进行管理，并

使用镇静药以维持经鼻气管插管的位置。由于术后咽部肿胀的可能性，拔管通常在手术后第二天进行。在拔管前，将鼻气管套管的袖套放气，以评估咽部肿胀是否已经消退到足以让空气绕过鼻气管管侧；如果漏气测试呈阳性，则可以拔管。

术后 5 天内患者应保持零经口，营养支持通过鼻饲给予。肉眼检查咽后壁和软腭可确定黏膜愈合的质量，如果愈合满意，则术后 5 天可重新开始经口饮食。

如果手术是为了切除肿瘤，则应在术后第二天进行 MRI 扫描包括平扫和增强。对比剂将显示术后血肿腔周围的周边强化，这对确定是否有明显的肿瘤残留非常有用（图 10-8）。

七、并发症管理

潜在的早期局部并发症包括感染、脑脊液漏、血肿形成和伤口裂开。

（一）感染

在单纯的经口手术后，黏膜感染的风险不到 1%[2]。术前采集微生物拭子，如果需要，可以根据细菌培养和药敏结果指导适当的微生物治疗。如果患者有可能的脑膜炎的临床特征，则应进行

腰椎穿刺以进行脑脊液检查和培养。

颈后路感染可以发生在 2.1% 的患者中，通常可以通过伤口冲洗和静脉注射抗生素治疗来控制[2, 16]。持续性感染可能需要去除定植细菌的金属植入物和应用 halo 背心，但这很少有必要。

（二）脑脊液漏

脑脊液漏应通过鉴定 β- 转铁蛋白或 tau 蛋白与黏膜分泌物相鉴别。MRI 或 CT 脑池造影有助于确定可能的瘘管位置。如果发现阳性的脑脊液漏，那么咽部伤口的外科翻修手术应该进行两层标准的闭合。如果咽黏膜在没有过度张力的情况下没有接近，可以在咽黏膜进行平行松解切口。对于大的或持续性的瘘管，可能需要进行腰部脑脊液引流，并维持 5 天，脑脊液引流速度在每小时 5～15ml。在此期间，患者应使用鼻胃管进食，并保持禁食，以便于愈合。

（三）伤口裂开和血肿

合并感染或脑脊液漏应排除为伤口破裂的原因。咽部伤口应在全身麻醉下重新缝合，如果需要，应注意通过潜行剥离黏膜层和使用松解切口来使黏膜在没有张力的条件下缝合。

导致神经恶化的血肿应该通过 MRI 扫描来确

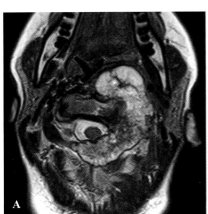
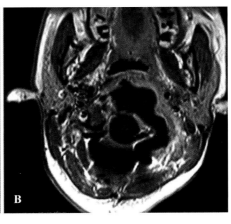

◀ 图 10-8　广泛的 C_1 软骨肉瘤的术前轴位 MRI（A）和术后 24h 增强 MRI，显示正常血肿腔边缘增强（B）

定，除非有迅速的神经恶化，这应该通过及时重新探查伤口来治疗。如果使用了前路支架或植骨，偶尔需要将其移除，以充分愈合伤口，并将咽黏膜的张力降至最低，同时还需要一段时间的鼻胃管进食。

（四）迟发的并发症

其他并发症包括脑膜炎、腭裂、鼻咽反流、腭咽闭合不全导致的鼻语、脓肿或瘘管形成、固定或融合失败、迟发性神经功能恶化和肺部感染。

参考文献

[1] Crockard HA, Pozo JL, Ransford AO, Stevens JM, Kendall BE, Essigman WK. Transoral decompression and posterior fusion for rheumatoid atlanto-axial subluxation. J Bone Joint Surg Br. 1986;68(3):350–6.

[2] Choi D, Crockard HA. Evolution of transoral surgery: three decades of change in patients, pathologies, and indications. Neurosurgery. 2013;73(2):296–303.

[3] Anand VK, Harkey HL, Al-Mefty O. Open-door maxillotomy approach for lesions of the clivus. Skull Base Surg. 1991;1(4):217–25.

[4] Choi D, Subramanian A, Elwell V, Andrews P, Roberts D, Gleeson M. Endoscopic transnasal surgery as a replacement for maxillotomy techniques to approach the central skull base: fewer complications and more acceptable to patients? J Neurol Surg B Skull Base. 2014;75(3):165–70.

[5] James D, Crockard HA. Surgical access to the base of skull and upper cervical spine by extended maxillotomy. Neurosurgery. 1991;29(3):411–6.

[6] Choi D, Casey AT, Crockard HA. Neck problems in rheumatoid arthritis—changing disease patterns, surgical treatments and patients' expectations. Rheumatology (Oxford). 2006;45(10):1183–4.

[7] Hamilton JD, Gordon MM, McInnes IB, Johnston RA, Madhok R, Capell HA. Improved medical and surgical management of cervical spine disease in patients with rheumatoid arthritis over 10 years. Ann Rheum Dis. 2000;59(6):434–8.

[8] Ward MM. Decreases in rates of hospitalizations for manifestations of severe rheumatoid arthritis, 1983–2001. Arthritis Rheum. 2004;50(4):1122–31.

[9] Snyderman CH, Kassam AB. Endoscopic techniques for pathology of the anterior cranial fossa and ventral skull base. J Am Coll Surg. 2006;202(3):563.

[10] Liu JK, Patel J, Goldstein IM, Eloy JA. Endoscopic endonasal transclival transodontoid approach for ventral decompression of the craniovertebral junction: operative technique and nuances. Neurosurg Focus. 2015;38(4):E17.

[11] Matloob SA, Nasir HA, Choi D. Proton beam therapy in the management of skull base chordomas: systematic review of indications, outcomes, and implications for neurosurgeons. Br J Neurosurg. 2016;30(4):382–7.

[12] Mouchaty H, Perrini P, Conti R, Di Lorenzo N. Craniovertebral junction lesions: our experience with the transoral surgical approach. Eur Spine J. 2009;18(Suppl 1):13–9.

[13] Spetzler RF, Hadley MN, Sonntag VK. The transoral approach to the anterior superior cervical spine. A review of 29 cases. Acta Neurochir Suppl (Wien). 1988;43:69–74.

[14] Menezes AH, VanGilder JC. Transoral-transpharyngeal approach to the anterior cranio-vertebral junction. Ten-year experience with 72 patients. J Neurosurg. 1988;69(6):895–903.

[15] Crockard HA. The transoral approach to the base of the brain and upper cervical cord. Ann R Coll Surg Engl. 1985;67(5):321–5.

[16] Choi D, Melcher R, Harms J, Crockard A. Outcome of 132 operations in 97 patients with chordomas of the cranio-vertebral junction and upper cervical spine. Neurosurgery. 2010;66(1):59–65; discussion.

第 11 章　经鼻内镜入路
Endoscopic Transnasal Approach

Felice Esposito　Fabio Cacciola　Domenico Solari　Rosa Maria Gerardi　Filippo Flavio Angileri
Oreste de Divitiis　Antonino Germanò　Paolo Cappabianca **著**
高　坤 **译**　高延征 **校**

一、概述

对于神经外科，经口前路进入颅颈交界区（craniovertebral junction，CVJ），特别是进入第二颈椎的齿状突，已经是经典的手术方式。这种技术仍然被认为是治疗齿状突疾病的金标准。

然而，内镜在神经外科的出现，以及整个中线颅底鼻内入路的发展和完善[1-5]意味着这个曾经由显微外科主导的领域也成为致力于临床和科学努力的神经外科医生的探索领域。事实上，内镜鼻内入路（endoscopic endonasal approach，EEA）处理颅颈交界区和齿状突疾病，是内镜技术发展中最令人感兴趣的领域之一。

事实上，已有几项解剖学或临床研究报道显示出对通过鼻道到达颅颈交界区的兴趣[6, 7]。新技术的出现，如内镜、高分辨率内镜摄像机、导航系统、超声微多普勒、专用鼻腔器械和双极钳，为利用自然鼻道处理涉及这一复杂区域的病例开辟了新的天地；这种方法/入路显著提高了病变切除的质量以及功能的恢复，且并发症的发生率较低。

鼻内径路提供了直接进入手术术野的通道，最大限度地减少了黏膜和神经血管的操作：它沿着一条自然的路径从鼻孔到覆盖着喉咽、鼻咽肌、C_1前弓的黏膜，最后到达齿状突。因此，内镜鼻内入路的手术创伤低于传统的经口入路，而且不需要额外的手术操作，如嘴巴牵开、舌头压迫甚至劈开，避免了牙齿可能受到的损伤，悬雍垂和（或）软腭的损伤，或通过口咽的神经血管操作。从理论上讲，这些事实意味着与入路创伤相关的术后并发症发生率较低，由于内镜方法可能会在手术结束时拔管，吞咽困难和呼吸道并发症的发生率较低。因此，所有这些都会带来更早期的活动和减少禁食时间，这当然会反映在住院时间上。从这个角度看，内镜鼻内入路提供了一种替代业已成熟的经口入路的可行方法，特别是在有充分适应证的情况下，内镜技术具有明显的优势。另外，在硬膜切开的情况下，会有脑脊液漏和脑膜炎的风险；而鼻内入路可能会难以闭合硬膜，术后脑脊液漏和脑膜炎的风险也会更高。

（一）前后入路的对比

前入路或后入路的选择取决于多个不同的方面：①压迫的方向；②外科医生对入路的信心和

经验，因此，有可能采用前入路、后入路或联合入路进行减压复位。一般来说，与脊髓压迫相关的不可复位的前脱位需要前入路，而可复位的后方压迫需要后路手术。然而，后天或先天的不同复杂疾病可导致寰枢椎关系改变和颈髓前方受压。在这些情况下，固定或后路稳定不足以解决腹侧压迫。事实上，在过去的几年里，前后路联合的方法已经成为许多作者的最佳选择。

（二）经口与经鼻入路的对比

在过去的几十年里，考虑到疾病的病因、压迫的机制及其可复位性，显微辅助下的经口入路被认为是进行齿状突前路切除术的标准方法[8-11]。具体地说，在没有脊髓挫伤或进行性脊髓病的情况下，仅后路减压和融合就足以获得可接受的结果。当脊髓或软组织血管有不可复位的骨质压迫，造成严重的腹侧压迫并导致进行性脊髓病时，齿状突切除术是必要的。

经口腔手术后细菌污染、术后插管时间延长、鼻饲饮食、舌头肿胀和鼻咽功能不全的风险使作者们找到了进入这一区域的替代途径。

尽管存在一些解剖学上的限制，但也可以通过鼻腔显露颅颈交界区的前部。在经鼻入路中，在齿状突下方的 C_2 椎体的显露受到硬腭后部的限制；然而，带角度内镜、钻头和专用器械提供了向下进入 C_2 椎体下缘的通道[12-15]。另外，经口入路受到张口程度、患者舌头大小以及悬雍垂和软腭位置的限制。入路显露的最远端（通常是 C_3 椎骨）取决于张嘴的程度、患者口腔的大小和门牙的突出程度。然而，对于经口入路，带角度内镜和器械的使用也能更好地引导入路增加寰椎前弓上方至下斜坡显露[16, 17]。椎动脉（vertebral artery, VA）的走行是需要考虑的主要解剖学标志之一，尤其是经口入路。VA 在通过枢椎和寰椎横突孔后，在距寰椎中线约 15mm 处，沿寰椎后弓上表面向内侧走行，到达其硬脑膜入口。必须保留 C_1 和 C_2 横突之间的椎动脉上升段。

一旦显露 C_1 前弓，就需要进行磨除以显露 C_2 齿状突。经口入路和经鼻入路的另一个不同之处在于韧带复合体的可视化。例如，在经鼻入路中，尖韧带很容易显示在内镜的正前方，但在经口入路中，在齿状突切除后才能看到。齿状突前路手术的主要步骤是磨齿状突。在经鼻入路中，可以看到正前方的齿状突。齿状突的前皮质表面和核心被磨除，再去除皮质后壳。另外，通过经口途径更容易到达齿状突的底部进行磨除。此外，这两种入路对上、中、下斜坡的显露提供了不同的术野。标准的内镜经鼻蝶入路可以到达上斜坡，与蝶窦后壁相对应。因此，在经鼻入路中可以直视中斜坡和下斜坡。进入中、下斜坡一般不需要切开蝶窦。此外，在经口入路中，中部和上斜坡不容易接近，软硬腭需要打开，舌头和下颌也需要切开，以达到向上的轨迹。然而，某些操作，如使用倾斜的内镜，充分缩回悬雍垂，张开嘴巴提供了进入下斜坡的安全通道（图 11-1 和图 11-2）。

二、指征

齿状突切除术是使用 EEA 治疗 CVJ 最常见的适应证。在所有由于齿状突与邻近神经血管结构的关系发生不可还原的改变而导致 CVJ 神经结构受损的情况下，该手术是必要的。

不可复位性是导致手术适应证的关键概念。事实上，几项研究证实，在可行的情况下，通过牵引颅颈交界区并随后进行固定来减少压迫，以及在类风湿性血管团压迫的情况下，颅颈交界区的后部稳定在某些情况下可以改善甚至消除腹侧压迫。

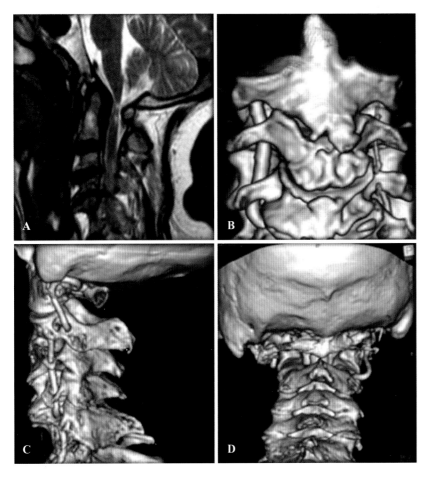

◀ 图 11-1　CVJ 类风湿性疾病的术前神经影像学研究

A. T$_2$ 加权矢状位 MRI 扫描显示，齿状突水平的硬膜外炎性病变（即类风湿性血管翳）造成延髓压迫；B～D. 患者血管 CT 的三维重建

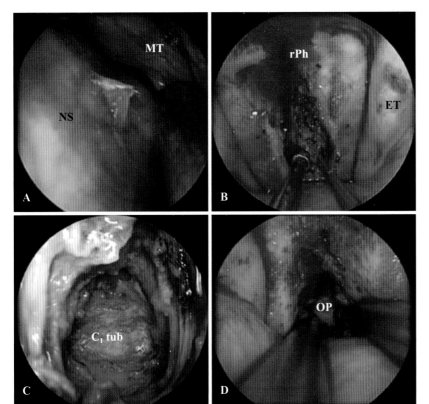

◀ 图 11-2　鼻内镜入路的术中图片

A.在左鼻孔向外侧推中鼻甲，显露的鼻道；B. 切入鼻咽；C. 打磨 C$_1$ 的前弓；D. 打磨 C$_2$ 的齿状突和去除韧带上的骨壳。NS. 鼻中隔；MT. 中鼻甲；RPH. 鼻咽部；ET. 咽鼓管；C$_1$ tub.C$_1$ 前结节；OP. 齿状突

因此，齿状突切除术的适应证是不可复位的寰枢椎脱位，并伴有严重的脑干和（或）脊髓压迫导致进行性神经功能障碍。在大多数病例中，病理过程可归因于：①不可复位的颅底凹陷[18-23]；②腹侧压迫，如类风湿性血管翳，经后路稳定后不能消除[24-26]；③与 Chiari 病相关的齿状突显著后倾或颅底凹陷[27]；④齿状突小骨[28-30]；⑤外伤后假关节或错位；⑥硬膜内病变（最近的几项研究扩大了内镜下齿状突切除术的适应证[3,5,31-33]）。

三、鼻内镜齿突切除的可行性

手术的目的是完全切除 C_2 的齿状突，并对腹侧脑干和 CVJ 进行充分的减压。在显微外科和内镜技术之间的争论中，提到了鼻内入路可能难以到达颅颈交界区的下部，即齿状突基底。为了了解这一点，对尸体和放射影像进行了大量的研究，目的是界定界限，然后确定内镜入路处理齿状突病变的适应证。然而，主要作者广泛报道了 EEA 治疗 CVJ 的可行性[3,6]。

如果病变位于交界的较低部位，远低于硬腭水平的位置，即使可能到达 C_1 前弓和齿状突的底部，也可能是相当困难的。这类病例仍可作为经口入路的指征。另外，在交界的较高处，通过鼻腔入路更容易到达和移除齿状突（图 11-3 和图 11-4）。

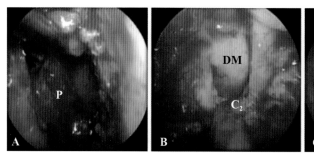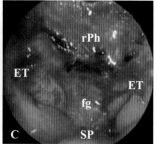

▲ 图 11-3　鼻内镜入路的术中照片

A. 切除造成压迫的血管团；B.CVJ 的硬脑膜；C. 用纤维蛋白胶关闭肌肉和黏膜。P. 血管团；C_2. 齿状突基底（C_2 体部）；DM.CVJ 硬脑膜；ET. 咽鼓管；rPh. 鼻咽部；fg. 纤维蛋白胶；SP. 软腭

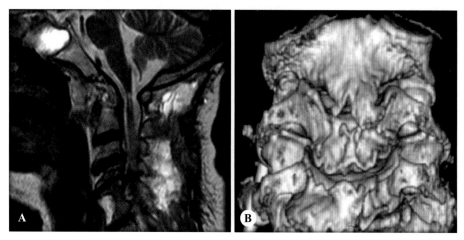

▲ 图 11-4　术后神经影像图像

A. CVJ 的 T_2 加权矢状面 MRI 显示球髓交界处减压；B. CT 三维重建证实齿状突已切除

为了术前评估经鼻内镜行齿状突切除术的可行性，在骨窗正中矢状位 CT 层面上，可以画出四条代表可能的路径的线，从鼻骨梨状孔开始，以齿状突为靶点，从而评估手术显露的下限。对于鼻腔入路和经口入路的过渡区选择合适的入路，预测 CVJ 的下限是至关重要的。

（一）鼻腭线

上颈椎 EEA 被质疑的原因之一是下部暴露有限。上颈椎的鼻腔内显露向上受限于鼻骨和鼻部软组织，向下受限于硬腭和软腭 [34, 35]。鼻骨最下点与硬腭后缘在正中矢状面的连线称为鼻腭线（naso-palatine line，NPL），被认为是使用直形内镜器械进行尾部显露的极限。由这条线和硬腭平面形成的角度，鼻腭角（nasopalatine angle，NPA）提供了显露颅底和上颈椎的窗口。平均鼻腭角为（27.1 ± 0.7）°。鼻腭线与脊柱的平均交点在 C_2 椎体底部上方（8.9 ± 1.8）mm。几位作者认为 NPL 是内镜下经鼻切除齿状突最大下部剥离范围的一个有争议的预测指标 [34]，认为 NPL 预测的下限平均值为 12.7mm，低于手术剥离的实际下限 [34]。各种病理因素（颅底凹陷）和生理因素（头部位置）会影响 NPL 与颈椎的交叉点。为了改善尾部显露，使用有角度的器械或钻头可能是有价值的。此外，牵开软腭和磨除硬腭后缘可能会改善显露，但也可能增加腭裂和腭咽闭合不全的风险。

（二）鼻轴线

鼻轴线（naso-axial line，NAxL）是指在正中矢状面上，以鼻孔至上颌骨前鼻棘距离的中点为起点，以腭骨后鼻棘尖端为第二点的线。它向后向下延伸至颈椎。一些作者进行了一项尸体研究，评估 NAxL 的预测价值。他们的发现支持了术前 CT 图像中绘制的 NAxL 与手术显露范围的密切对应 [36]。

（三）硬腭线

硬腭线（hard-palate line，HPL）被定义为穿过硬腭的前缘和后缘（分别是上颌骨的前鼻棘和腭骨的后鼻棘）并在后面与颅颈交界区相交的线。这条线代表硬腭的长轴 [37]。它被认为是 CVJ 向下延伸的可靠标志，特别是在先天性畸形中，如扁平颅底合并颅底凹陷，齿状突尖端通常高于硬腭平面 [38]。

（四）鼻腭线

鼻腭线的定义为：正中矢状面，起点为鼻孔至上颌骨前鼻棘距离的 2/3 点，第二点为腭骨后鼻棘。这条线向后向下延伸，终止于颈椎。对于 EEA 的下限，不同的研究小组已经做出了很大的努力。De Almeida 等 [34] 在他们的研究中，NPL 被认为是预测 EEA 下限的一个良好而准确的指标，但在他们的研究中，NPL 总是低于术中显露的下限，平均值为 12.7mm。因此，据报道，鼻轴线能更准确、更可靠地预测 EEA 显露 CVJ 尾端的情况。同样，研究发现 NAxL 也高估了该入路的下限 [37]。在几项研究中，鼻腭线（rhino-palatine line，RPL）似乎是最准确的预测指标。

这一预测指标还考虑了患者的解剖变异，如鼻骨和腭骨和软组织的存在，以及硬腭的方向和长度，这代表了限制 EEA 向下伸展的最重要因素。RPL 不能用来预测 EEA 对 CVJ 的横向显露极限。

手术技术

根据不同的病理情况，我们在一期手术中实施鼻内镜下齿状突切除 + 后路减压融合术。

为了准确选择正确的入路，我们在矢状位 CT

扫描上考虑了鼻腭线与上颈椎的关系。

我们常规使用神经导航系统［StealthStation S7，美敦力，美国明尼阿波利斯（MN）］，基于增强 MR 和血管造影 TOF 序列，在同一范围内和 1mm 层厚的大脑和颈椎 CT 图像融合。通常，我们使用 StealthStation S7® 的光学跟踪功能与血管造影 TOF 序列合并，以便提供有关椎动脉和颈动脉等血管结构与 CVJ 骨结构之间关系的可行的术前图像。体感诱发电位神经监测是常规使用。

（五）患者体位和准备

全身麻醉后经口气管插管，仰卧位，躯干抬高约 20°，头部向右微旋，最大角度 10°，不屈曲或仰伸，固定在透射线的 Mayfield 三针头架上。当患者仰卧位转为俯卧位时，头部与地面保持平行，在后路融合术中保持不屈曲或伸展。在所有病例中，我们都在后路融合阶段使用 O-ARM® 系统（美国明尼阿波利斯美敦力）。在此基础上，如果使用光学系统，则安装神经导航的光学基准。相反，如果使用电磁系统，在患者的头部安装磁性参考定位。术前 1h 用头孢唑林 2g 作为预防性抗生素。

（六）经鼻阶段

用 5% 稀释的碘伏维酮溶液浸泡的棉球消毒两个鼻孔。在右鼻孔内插入一个 0° 角度的镜头和 18cm 的内镜，与高清摄像机（德国图特林根的卡尔·斯托兹）相连。识别常见的鼻部解剖标志（外侧下鼻甲和内侧鼻中隔）。作为一种标准的鼻内镜手术，在下鼻甲上方，中鼻甲被识别并牵开，在中鼻甲和鼻中隔之间放置用稀释肾上腺素浸泡的棉球，以防止鼻黏膜出血。同样的操作也在左鼻孔进行。内镜与鼻腔底平行推进，直到后鼻孔。在神经导航系统的帮助下，解剖标志得到了验证。鼻中隔后部和下部的黏膜用单极电凝法烧灼，更好的方法是用双极电凝烧灼。我们不常规切除蝶窦前壁，因为很少需要经蝶窦入路，除非由于患者的个体解剖，如果齿状突尖发育得相当高或需要更多的手术空间，则需要更大的显露。然后，进行下鼻中隔切开术，彻底切除犁骨，向下延伸至硬腭。达到的最高极限是斜坡 - 鼻中隔交界处。在此阶段，应确定几个重要的解剖学标志，以指导外科医生保持定位：①斜坡 - 鼻中隔交界处上方；②外侧咽鼓管；③鼻底 / 软腭下方，以硬腭和软腭为标志。神经导航将确认这些手术标志的位置，并为随后的手术步骤提供正确的方向。

（七）鼻咽阶段

经鼻阶段的关键点最大限度地暴露鼻咽，避免下一步手术中器械之间的任何冲突。在正中切开鼻咽黏膜，双侧分离肌肉，显露 C_1 前弓。有作者报道用单极电凝制作鼻咽部逆行 "U" 形皮瓣，抬起并向尾部翻至软腭水平，以改善手术野。皮瓣的颅尾延伸上及斜坡下 1/3，下及 C_2 椎体，手术显露的侧缘包括 C_1 椎体的侧块。U 型鼻咽瓣将手术区域向外侧延伸，但另一方面也增加了位于咽上缩肌外侧的咽旁颈内动脉损伤的风险。我们更喜欢做鼻咽中线直切口，因为这样既能保证充分的暴露，又能降低血管损伤的风险。然后，我们以骨膜下剥离的方式对 C_1 前弓和齿状突进行显露。

（八）选择性保护 C_1 前弓

最近，几位作者报道了他们在鼻内镜齿状突切除术中的经验，重点是保留 C_1 前弓，避免后路固定[32, 39]。特别是在类风湿关节炎或其他炎症性疾病的情况下，通过钻探齿状突底部，削弱其尖部，并导致工作区的齿突向下拉，保留了寰椎的前弓。使用高速钻头、超声骨刮匙和标准的 Kerrison 咬骨钳的组合，可以完成伴有其他压迫性炎性病变的枢椎的切除[32, 39]。根据这些作者的说法，在 C 前弓的上下工作并保存它不仅是一个稳定的因素，而且也为重建和加强闭合提供了一个重要的机会。此外，在难治的 D'Alonzo Ⅱ 型骨折或齿状突骨折合并 C₁ 前弓骨折的情况下，这些作者提出了前路固定和 C₁ 前弓重建的技术[40]。

（九）颅颈交界和伤口闭合

在我们的技术中，使用配有磨砂钻头的高速磨钻和 Kerrison 咬骨钳来显露和切除寰椎前弓。然后在后方，显露出 C₂ 的齿突，分离翼状韧带和尖韧带，切开横韧带，用显微磨钻打薄，最后去除齿突。此时，将创建一个宽阔的手术通道。齿状突切除术是通过使用高速磨钻，Kerrison 咬骨钳仔细进行的，对于稍软的病变，需要使用刮匙、打孔器或超声吸引器。切除完成后，硬膜出现搏动，表明脑干处于最佳减压状态。

在获得令人满意的止血效果之后，只有在没有硬膜撕裂的情况下，才能使用一层纤维蛋白胶来闭合。万一发生脑脊液泄漏，可使用明胶/纤丝棉和纤维蛋白胶填充以增强闭合效果。在这种情况下，我们考虑在手术结束时放置腰椎引流管（extended lumbar drain，ELD）和延长腰池引流时间。由于正中开口允许在内镜手术结束时更快地闭合肌肉，因此我们仅用一针闭合鼻咽黏膜。通常，我们在内镜控制下放置鼻胃管。

（十）后路融合

第二步手术的特点是枕颈后路融合术。患者已经固定在 Mayfield-Kees 三针碳纤维可透射线的

头架上，通过仰卧位转为俯卧位，头部平行于地板，略有伸展。该体位考虑了硬腭后延长线和穿过齿状突的垂直线构成的 C₀～C₂ 角，避免了与屈曲相关的呼吸障碍。从 C₆ 棘突开始，行正中切口。用单极烧灼在正中线显露并切开筋膜。肌肉剥离是以骨膜下的方式沿着中线从枕骨到 C₅ 的后方复合体进行的。骨性标志清晰可见：①枕骨；② C₁ 后弓和侧块；③ C₁～C₅ 后方复合体。

一般情况下，我们会切除 C₁ 的后弓，因为在大多数情况下，它会导致脊髓受压。C₃ 和 C₄ 的侧块通过 O-ARM® 系统进行识别和验证。所有病例使用的固定系统均为 Vertex 钛系统［美敦力，明尼阿波利斯（MN），美国］。高速钻头用于准备 C₃ 和 C₄ 侧块内的螺钉位置。多轴螺钉根据 Magerl 技术[41]植入，以避免血管损伤。不同的是，枕骨侧的单轴螺钉位于枕骨粗隆两侧 2 cm 处，静脉窦上方 1 cm 处。我们使用的螺丝长度是 8mm。螺钉置入后，上棒来获得正确的颈椎序列，最后通过翼形扳手锁紧。植入植骨材料促进骨融合。O-ARM® 系统的最后一次验证在手术结束时完成。出院时，我们建议使用颈托 2 个月。

四、系列病例

在梅西纳大学的神经外科诊所，已经进行了五例鼻内镜齿状突切除术。表 11-1 和表 11-2 总结了人口统计、临床和治疗细节。

所有患者均为女性，年龄从 62—82 岁（平均 68.8 岁）。4 例患者以四肢瘫痪为特征的神经症状发作入院；1 例患者的右臂存在广泛的运动障碍。2 例患者有尿失禁。1 例患者表现为严重的固体或液体吞咽困难。在 3 例患者中，症状与类风湿滑膜血管翳的存在有关，而另外两名患者的体征和症状分别是由于颅颈交界区的复杂畸形和先前未

表 11-1　人口，病因，临床数据

例　次	年龄（岁）	性　别	病　因	症　状	术后结果
1	62	女	类风湿血管翳	右上肢无力 四肢反射亢进 尿失禁	改善，经口营养
2	64	女	齿状突 2 型骨折后 齿状突对位异常	四肢无力 四肢反射亢进 尿失禁	改善，经口营养
3	82	女	类风湿血管翳	四肢无力	改善，经口营养
4	63	女	枕颈区畸形	四肢无力 重度吞咽困难 发音困难	改善，吞咽困难 没有完全缓解
5	73	女	类风湿血管翳	四肢无力	改善，经口营养

表 11-2　治疗细节

例　次	过　程	OR setup	术后住院（天）
1	鼻内镜齿状突切除，一期枕颈融合	StealthStation S7® 光学跟踪 + O-ARM®	17
2	鼻内镜齿状突切除，一期枕颈融合	StealthStation S7® 光学跟踪 + O-ARM®	13
3	鼻内镜齿状突切除，一期枕颈融合	StealthStation S7® 光学跟踪 + O-ARM®	19
4	鼻内镜齿状突切除	StealthStation S7® 光学跟踪	9
5	鼻内镜齿状突切除，一期枕颈融合	StealthStation S7® 光学跟踪 + O-ARM®	7

融合的 Anderson-D'Alonzo Ⅱ型骨折后齿状突的错位。有趣的是，复杂 CVJ 畸形的患者之前曾接受过其他医院的枕颈稳定手术治疗。随后，她接受了经口齿状突切除术的尝试，但由于齿状突的位置较高，手术失败了。她在我们诊所通过鼻内镜齿状突切除术进行前路减压术。其余 3 例均为一期手术，同时行前路减压、后路稳定。

住院时间从 9～19 天不等（包括第一次康复）。与术前相比，所有患者的神经状况都有改善。在一名患者中，吞咽功能障碍得到缓解，允许早期经口进食。在两个案例中，需要几天的肠外营养。

五、术后管理

在我们的实践中，根据患者的一般临床情况和镇静时间，我们倾向于让患者留在我们的重症监护病房 24h，这种情况发生在 4 例患者中的 2 例。事实上，首要目的是让患者及早活动，以降低长时间卧床的风险。此外，在患者术前吞咽困难的情况下，可能需要使用鼻胃管，但我们并不常规使用它，因为正常的口咽肌功能保证了吞咽过程中口咽和鼻咽的分离。我们至少进行两次内镜术后检查：一次在前 24h，另一次在出院前。在这样的检查中，我们验证了手术伤口的适当闭合和可能存在的脑脊液漏，因此我们在内镜控制下取出了鼻胃管（如果有的话）。只有在测试了下脑神经的功能后，才能进行这种检查。头部和颈椎的 CT 扫描记录齿状突切除的程度和后路融合螺钉和棒的正确位置，MRI 评估神经血管结构的减压情况。3 个月后进行进一步检查。所有患者都实施了康复计划，出院后也会继续进行。

参考文献

[1] Cappabianca P, Cavallo LM, Esposito F, de Divitiis O, Messina A, de Divitiis E. Extended endoscopic endonasal approach to the midline skull base: the evolving role of transsphenoidal surgery. In: Pickard JD, Akalan N, Di Rocco C, Dolenc VV, Lobo Antunes J, Mooij JJA, Schramm J, Sindou M, editors. Advances and technical standards in neurosurgery. Wien, New York: Springer; 2008. p. 152–99.

[2] Cavallo LM, De Divitiis O, Aydin S, Messina A, Esposito F, Iaconetta G, Talat K, Cappabianca P, Tschabitscher M. Extended endoscopic endonasal transsphenoidal approach to the suprasellar area: anatomic considerations—part 1. Neurosurgery. 2008;62:ONS-24.

[3] Cavallo LM, Messina A, Cappabianca P, Esposito F, de Divitiis E, Gardner P, Tschabitscher M. Endoscopic endonasal surgery of the midline skull base: anatomical study and clinical considerations. Neurosurg Focus. 2005;19(1):E2.

[4] Esposito F, Becker DP, Villablanca JP, Kelly DF. Endonasal transsphenoidal transclival removal of prepontine epidermoid tumors: technical note. Neurosurgery. 2005;56(2 Suppl):E443.

[5] Kassam A, Snyderman CH, Mintz A, Gardner P, Carrau RL. Expanded endonasal approach: the rostrocaudal axis. Part II. Posterior clinoids to the foramen magnum. Neurosurg Focus. 2005;19(1):E4.

[6] Cavallo LM, Cappabianca P, Messina A, Esposito F, Stella L, de Divitiis E, Tschabitscher M. The extended endoscopic endonasal approach to the clivus and cranio-vertebral junction: anatomical study. Childs Nerv Syst. 2007;23(6):665–71.

[7] Messina A, Bruno MC, Decq P, Coste A, Cavallo LM, de Divittis E, Cappabianca P, Tschabitscher M. Pure endoscopic endonasal odontoidectomy: anatomical study. Neurosurg Rev. 2007;30(3):189–94.. discussion 194

[8] Crockard HA. The transoral approach to the base of the brain and upper cervical cord. Ann R Coll Surg Engl. 1985;67(5):321–5.

[9] Crockard HA, Pozo JL, Ransford AO, Stevens JM, Kendall BE, Essigman WK. Transoral decompression and posterior fusion for rheumatoid atlanto-axial subluxation. J Bone Jt Surg Br. 1986;68(3):350–6.

[10] Perrini P, Benedetto N, Guidi E, Di Lorenzo N. Transoral approach and its superior extensions to the craniovertebral junction malformations: surgical strategies and results. Neurosurgery. 2009;64:ons331. https://doi.org/10.1227/01.NEU.0000334430.25626.DC.

[11] Perrini P, Benedetto N, Di Lorenzo N. Transoral approach to extradural non-neoplastic lesions of the craniovertebral junction. Acta Neurochir. 2014;156(6):1231–6.

[12] Cappabianca P, Cavallo LM, Esposito F, de Divitiis E. Endoscopic endonasal transsphenoidal surgery: procedure, endoscopic equipment and instrumentation. Childs Nerv Syst. 2004;20(11–12):796–801.

[13] Cappabianca P, de Divitiis O, Esposito F, Cavallo LM, de Divitiis E. Endoscopic skull base instrumentation. In: Anand VK, Schwartz TH, editors. Practical endoscopic skull base surgery. San Diego: Plural Publishing; 2007. p. 45–56.

[14] Cappabianca P, Esposito F, Cavallo LM, Corriero OV. Instruments. Cranial, craniofacial skull base surgery; 2010. p. 7–15.

[15] Esposito F, Di Rocco F, Zada G, Cinalli G, Schroeder HWS, Mallucci C, Cavallo LM, Decq P, Chiaramonte C, Cappabianca P. Intraventricular and skull base neuroendoscopy in 2012: a global survey of usage patterns and the role of intraoperative neuronavigation. World Neurosurg. 2013;80(6):709–16.

[16] de Divitiis O, Conti A, Angileri FF, Cardali S, La Torre D, Tschabitscher M. Endoscopic transoral-transclival

approach to the brainstem and surrounding cisternal space: anatomic study. Neurosurgery. 2004;54(1):125–30; discussion 130.

[17] Visocchi M, Doglietto F, Della Pepa GM, Esposito G, La Rocca G, Di Rocco C, Maira G, Fernandez E. Endoscope-assisted microsurgical transoral approach to the anterior craniovertebral junction compressive pathologies. Eur Spine J. 2011;20(9):1518–25.

[18] Goel A, Bhatjiwale M, Desai K. Basilar invagination: a study based on 190 surgically treated patients. J Neurosurg. 1998;88(6):962–8.

[19] Karam YR, Menezes AH, Traynelis VC. Posterolateral approaches to the craniovertebral junction. Neurosurgery. 2010;66:A135. https://doi.org/10.1227/01.NEU.0000365828.03949.D0.

[20] Menezes AH. Craniocervical developmental anatomy and its implications. Childs Nerv Syst. 2008;24(10):1109–22.

[21] Menezes AH, VanGilder JC. Transoral-transpharyngeal approach to the anterior craniocervical junction. Ten-year experience with 72 patients. J Neurosurg. 1988;69(6):895–903.

[22] Smoker WR. Craniovertebral junction: normal anatomy, craniometry, and congenital anomalies. Radiographics. 1994;14(2):255–77.

[23] Smoker WRK, Khanna G. Imaging the craniocervical junction. Childs Nerv Syst. 2008;24(10):1123–45.

[24] Joaquim AF, Appenzeller S. Cervical spine involvement in rheumatoid arthritis—a systematic review. Autoimmun Rev. 2014;13(12):1195–202.

[25] Pare MC, Currier BL, Ebersold MJ. Resolution of traumatic hypertrophic periodontoid cicatrix after posterior cervical fusion: case report. Neurosurgery. 1995;37(3):531–3.

[26] Sandhu FA, Pait TG, Benzel E, Henderson FC. Occipitocervical fusion for rheumatoid arthritis using the inside-outside stabilization technique. Spine (Phila Pa 1976). 2003;28(4):414–9.

[27] Klekamp J. Chiari I malformation with and without basilar invagination: a comparative study. Neurosurg Focus. 2015;38(4):E12.

[28] Arvin B, Fournier-Gosselin MP, Fehlings MG. Os Odontoideum: etiology and surgical management. Neurosurgery. 2010;66:A22. https://doi.org/10.1227/01.NEU.0000366113.15248.07.

[29] Matsui H, Imada K, Tsuji H. Radiographic classification of Os odontoideum and its clinical significance. Spine (Phila Pa 1976). 1997;22(15):1706–9.

[30] Vargas TM, Rybicki FJ, Ledbetter SM, MacKenzie JD. Atlantoaxial instability associated with an orthotopic os odontoideum: a multimodality imaging assessment. Emerg Radiol. 2005;11(4):223–5.

[31] Cappabianca P, Cavallo LM, Esposito F, de Divitiis O, Messina A, de Divitiis E. Extended endoscopic endonasal approach to the midline skull base: the evolving role of transsphenoidal surgery. In: Pickard JD, editor. Advances and technical standards in neurosurgery. Wien: Springer-Verlag; 2007. p. 1–48.

[32] Iacoangeli M, Gladi M, Alvaro L, Di Rienzo A, Specchia N, Scerrati M. Endoscopic endonasal odontoidectomy with anterior C_1 arch preservation in elderly patients affected by rheumatoid arthritis. Spine J. 2013;13(5):542–8.

[33] Kassam AB, Gardner PA, Snyderman CH, Carrau RL, Mintz AH, Prevedello DM. Expanded endonasal approach, a fully endoscopic transnasal approach for the resection of midline suprasellar craniopharyngiomas: a new classification based on the infundibulum. J Neurosurg. 2008;108(4):715–28.

[34] De Almeida JR, Zanation AM, Snyderman CH, Carrau RL, Prevedello DM, Gardner PA, Kassam AB. Defining the nasopalatine line: the limit for endonasal surgery of the spine. Laryngoscope. 2009;119(2):239–44.

[35] Kassam AB, Snyderman C, Gardner P, Carrau R, Spiro R. The expanded endonasal approach: a fully endoscopic transnasal approach and resection of the odontoid process: technical case report. Neurosurgery. 2005;57(1 Suppl):E213.

[36] Aldana PR, Naseri I, La Corte E. The naso-axial line: a new method of accurately predicting the inferior limit of the endoscopic endonasal approach to the craniovertebral junction. Neurosurgery. 2012;71:ons308. https://doi.org/10.1227/NEU.0b013e318266e488.

[37] La Corte E, Aldana PR, Ferroli P, Greenfield JP, Hartl R, Anand VK, Schwartz TH. The rhinopalatine line as a reliable predictor of the inferior extent of endonasal odontoidectomies. Neurosurg Focus. 2015;38(4):E16.

[38] El-Sayed IH, Wu J-C, Ames CP, Balamurali G, Mummaneni PV. Combined transnasal and transoral

endoscopic approaches to the craniovertebral junction. J Craniovertebr Junct Spine. 2010;1(1):44–8.

[39] Gladi M, Iacoangeli M, Specchia N, Re M, Dobran M, Alvaro L, Moriconi E, Scerrati M. Endoscopic transnasal odontoid resection to decompress the bulbo-medullary junction: a reliable anterior minimally invasive technique without posterior fusion. Eur Spine J. 2012;21:55. https://doi.org/10.1007/s00586–012–2220–4.

[40] Re M, Iacoangeli M, Di Somma L, Alvaro L, Nasi D, Magliulo G, Gioacchini FM, Fradeani D, Scerrati M. Endoscopic endonasal approach to the craniocervical junction: the importance of anterior C_1 arch preservation or its reconstruction. Acta Otorhinolaryngol Ital. 2016;36(2):107–18.

[41] Suchomel P, Stulik J, Klezl Z, Chrobok J, Lukas R, Krbec M, Magerl F. Transarticular fixation of $C_1 \sim C_2$: a multicenter retrospective study. Acta Chir Orthop Traumatol Cech. 2004;71(1):6–12.

第 12 章 齿状突螺钉固定和前路寰枢固定技术

Odontoid Screw Fixation and Anterior $C_1 \sim C_2$ Fixation Techniques

Andrea Brunori   Daniele Marruzzo   Valentina Russo   Alberto Delitala **著**

高 坤 **译**   高延征 **校**

一、概述

枢椎（C_2 椎体）是最强壮的颈椎，齿状突是 C_2 的上方突起，与 C_1 的前弓构成关节，提供颈椎大约一半的旋转活动度。坚韧的韧带，包括横韧带、翼状韧带和尖韧带，使齿状突与寰椎非常接近（图 12-1）。齿状突骨折是由 Anderson 和 D'Alonzo 于 1974 年 [1] 根据骨折线分类的，约占颈椎骨折的 12%。

Anderson 和 D'Alonzo 定义了三种骨折类型（图 12-2）：

- Ⅰ型骨折线多位于齿状突顶端（十字韧带横部水平以上）。
- Ⅱ型骨折线发生在齿状突底部（十字韧带横部水平以下）。
- Ⅲ型骨折线延伸穿过椎体（C_2）。

Ⅱ型骨折通常是不稳定的，特别是在老年患者中，骨不连的风险很高，而且它们可能与寰椎骨折相关，影响预后和治疗效价。累及两个椎骨的骨折可导致寰枢椎不稳。这可以通过各种不同的技术来实现 $C_1 \sim C_2$ 关节的稳定：其中 $C_1 \sim C_2$ 前路经关节固定和后路固定一样，被证明是安全和成功的，尽管大多数脊柱外科医生较少使用。仰卧位与俯卧位相比，前入路软组织剥离少，创伤较小。在本章中，我们将介绍两种可以通过前路手术的手术方法：齿状突螺钉固定和 $C_1 \sim C_2$ 经关节固定。

二、齿状突螺钉固定技术

（一）手术指征

颈椎矫形器外固定可作为上述所有类型齿状突骨折的初始治疗。Ⅰ、Ⅲ型骨折均可通过颈托或头环背心固定，效果显著，12 周内恢复良好。Ⅱ型骨折（图 12-3）通常被认为是不稳定的，需要外科治疗，因为齿状突移位和随之而来的颈椎损伤的可能性很大。Halo-Vest 可能不能完全稳定 $C_1 \sim C_2$，特别是在老年人群中，可能与针道感染或松动有关，而外部矫形器可能会导致枕区与背部的压疮 [2]。

需要进行影像学检查以评估骨折，齿状突移位率和韧带复合体的完整性（CT 扫描采用多平面重建，MRI 扫描采用 T_1 和 T_2 加权序列以及 STIR 序列）。CT 扫描能够测量齿状突钉的直径和长度，以选择合适的螺钉尺寸（图 12-4）。

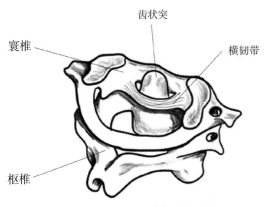

▲ 图 12-1　寰枢椎复合体

横韧带使齿状突和寰椎前弓贴合

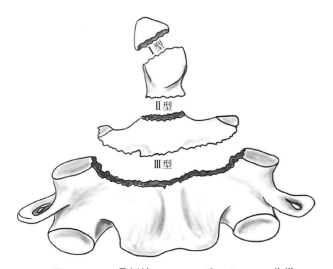

▲ 图 12-2　C₂ 骨折按 Anderson 和 D'Alonzo 分类

Ⅰ型骨折线多位于齿状突顶端；Ⅱ型骨折线位于齿状突底部（十字韧带横部水平以下）；Ⅲ型骨折线延伸至枢椎椎体（C₂）

1981 年，Bohler 首次提出了前路齿状突螺钉治疗Ⅱ型齿状突骨折[3]。此术式在提高最终康复结果和缩短治愈时间，并减少脊髓病发作方面产生了更好的结果。

前路螺钉固定技术的优点

● 改善了骨折的对线。

● 保护寰枢椎的旋转功能。

● 空心螺钉可实现骨折的即时稳定。

● 易于进入手术部位。

● 住院时间的缩短。

● 与 Halo 架相比，恢复活动更快。

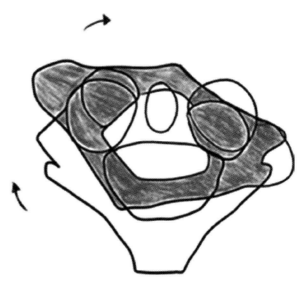

▲ 图 12-3　可通过轴向旋转头部并在横向或倾斜方向上施加力来重现Ⅱ型骨折

● 改善生活质量。

指征

● 横韧带（transversal atlantal ligament，TAL）完整。

● 齿状突骨折移位＞ 5mm。

● 骨折成角角度大于 10°。

● 闭合复位和支具治疗失败。

反指征

● 不利的骨折线倾斜（骨折线前倾）（图 12-5）。

● 骨质疏松 / 骨减少症。

● 粉碎性骨折。

● 碎片的分离，不可复位的骨折。

● 胸部突出的胸部（桶状胸腔）。

● 颈椎后凸。

（二）外科技术

1. 患者体位

我们通常将患者置于仰卧位。由于患者的年龄通常较大，因此需要特别注意可透 X 线外科手术床的适当垫塞。双腿在膝盖处略微弯曲以避免坐骨神经牵拉。正确放置头部是成功置入齿状突

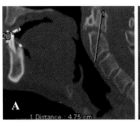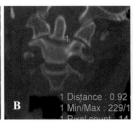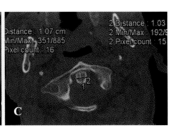

◀ 图 12-4　术前 CT 扫描可规划合适的螺钉，矢状位测量螺钉的长度（**A**），冠状位和轴位测量直径（**B** 和 **C**）

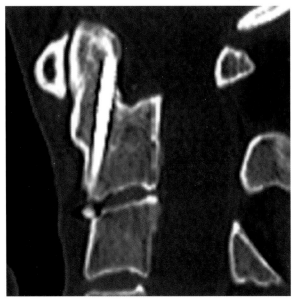

▲ 图 12-5　当骨折线倾斜度不利（前斜线）时，不建议使用齿状突螺钉

该图显示了螺钉如何将远折端拉向前方的

螺钉的关键：肩胛间区的垫子和位于凝胶头圈中的枕骨可以使颈部适当地后伸。头部可通过侧垫（如果有）或前额的软绷带固定在准确的中立 0° 的位置。根据我们的经验，我们认为可透射线的 Mayfield 头架是不必要的，耗时长且有一定创伤。气管插管根据外科医生的优势手而移向另一侧。一个意大利 Prosecco 气泡酒软木塞的大小和硬度恰到好处，可以撑开嘴巴。X 线是可穿过床板的，因此正位透视不会受到任何影响（图 12-6）。

2. 手术室设备

术中，与手术团队位置（外科医生，麻醉师和器械护士）相关的机器设备是极其重要的。当手术室很小时，尤其需要注意。

同时进行正侧位的双重透视不是可选择，而应该是标准的，原因有两个：①手术时间减少至少 50%；②手动旋转"C 臂"在整个过程中需要训练有素且合规的技师；即使是几度的变化也可能导致不幸的手术失败，虽然仅是相较于开始时的正侧位透视角度隐匿的重复的几度的变化。图 12-7 显示了推荐的手术室布局。两个 C 臂分别放置在 45°，透视监视器必须位于主刀外科医生的视线内，即相对于手术床主轴 30°～40°，略微旋转。非常重要的是，这两个踏板都是由外科医生自己操作的，几乎可以不依赖放射科技师。

齿状突螺钉固定的手术室设置可以描述为：时钟刻度盘位于 12/6 点钟位置，C 形臂 1 位于 9/3 点钟位置，C 形臂 2 位于 10/4 点钟位置，器械护士在 7 点钟位置，外科医生 8 点钟位置，麻醉师和呼吸器 12 点钟位置，监视器 2 点钟位置。一位洗手的助手待命，并准备在需要时加入手术。

作为图像引导的手术，必须有齿状突清晰的透视图像。由于枕骨平面和下牙弓的叠加，通常难以调整正位图像。因此，需调整角度，以获得最佳的齿状突轮廓和尖端的影像。侧位像对于观察底部，骨折的正确对线以及螺钉与折线的交叉更有价值。

3. 切口和显露

一个好的显露可以直视 C₃ 椎体，利用颈长肌附着点，从两侧严格地保持中线。齿状突可视化不容易实现，也没用，但用指尖触诊是可能的；在老年患者中，由于组织松弛，分离更容易。然

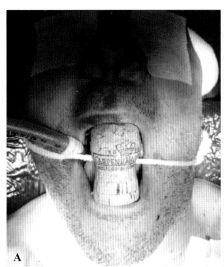
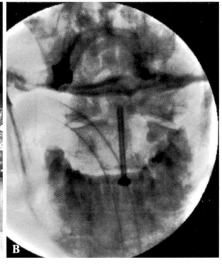

◀ 图 12-6　嘴巴用软木塞保持张开（**A**）以便在术中 **X** 线正位透视中可以看到齿状突（**B**）

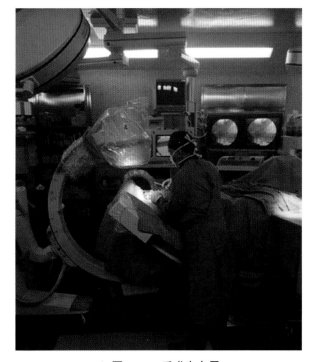

▲ 图 12-7　手术室布局

2 台 C 臂可同时透视正侧位；透视屏幕必须位于外科医生的视线内

后用尖端固定的套管牵引器 / 套管指向克氏针导向器的入口，也就是在 C₂ 椎体前下端后几毫米处，这里 C₂ 终板较软，皮质前层较不光滑。有时需要打磨 C₃ 椎体的前上部，以获得螺钉的正确倾斜度。未能突破皮质层和克氏针滑动可能会导致咽部损伤；此外，在此过程结束时，螺丝头将埋在一个

凹陷中，以防止在咽部形成突起和可能出现的吞咽困难。

4. 齿状突螺钉的置入

采用了 DePuy-Synthes 的齿状突螺钉系统和安装在 Colibri 钻头上的克氏针（Colibri 钻头非常轻巧且操作舒适）。对于胸部突出的患者，建议以相反的方式（即向上握住）握住它，以免撞到胸骨。可以单手操作电钻的按钮（控制顺时针 / 逆时针旋转和释放克氏针）。一旦正侧位找到了计划的轨迹，导针通常会提前检查方向。当将克氏针放置在正确的位置时，可以使用类似的克氏针和无菌尺选择适当的螺钉长度。通过克氏针插入空心螺钉，拧到齿状突的皮质尖端。必须在拧入过程中以及通过骨折线之后进行监视，以免远端折块可能朝头端移位；因此，必须对钻头施加一定的压力，并且钻头速度必须均匀。

5. 手术结束

一旦获得理想位置的螺钉，就移除克氏针，并通过触诊检查螺钉头。该过程通常出血较少，并且通过直视可以在结束时检查止血情况。然后缝合肌肉和皮肤层，然后佩戴费城式颈托 8～12 周，以避免在融合线上产生压力（图 12-8）。

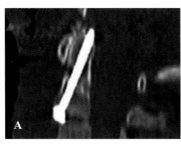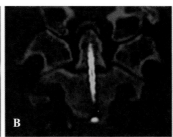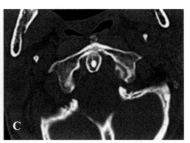

▲ 图 12-8 术后 CT 矢状位、冠状位、轴位图像螺钉在 3 个图像中均位于齿状突中央

三、前路寰椎和枢椎固定技术

手术指征

枢椎骨折通常并发韧带损伤或其他颈椎骨折。C_1 型骨折合并 Ⅱ 型齿状突骨折被认为是不稳定的，必须通过手术稳定和融合。前路技术包括经关节螺钉固定 $C_1 \sim C_2$ 和前路齿状突螺钉固定。该技术由 Reindl 等于 2003 年首次实施 [5, 6]，作为先前已知的后路手术技术的替代方法。

优势

- 仰卧位。
- 在存在胸椎后凸畸形的情况下可行，后凸将给后路手术带来麻烦。
- 是可能无法忍受俯卧位的严重创伤患者的理想选择。
- 减轻了后路通常发生的肌肉创伤。
- 这种技术可以用标准的 Smith-Robinson 入路进行。
- 椎动脉损伤的可能性降低了，因为椎动脉孔靠近螺钉入口。因此，可以很好地控制动脉损伤。

1. 患者体位

患者仰卧在碳纤维可透射线的手术床上。两个图像增强器用于识别正侧位投影中的齿状突。在 X 线透视下复位骨折，同时将患者的头部置于伸展位置；这样可使对线正确并便于螺钉插入。

2. 切口与显露

进行标准的颈椎前入路，单侧的水平切口位于与螺钉预期方向的投影相对应的位置上，并在图像增强器上观察。投影通常对应于椎体 $C_4 \sim C_5$ 的水平。

3. $C_{1 \sim 2}$ 螺钉

严格要求在 CT 图像上进行术前测量，以确定正确的螺钉长度。螺钉侧面的入点位于 C_2 侧块的悬垂唇面上：相对于齿状突基底向外 5mm，并 25° 外倾向头部，以便将螺钉置入 C_1 侧块（图 12-9）。当在 C_2 椎骨上确定了入点后，用钻头做一个通道，用带角度的空心螺钉起子拧入合适的螺钉。建议使用软组织保护器，以免在钻孔和攻丝时损伤重要结构。必须在侧位的图像增强器上观察这些程序，以确保导针不会向颅侧移位。

四、风险和并发症

除了颈前路众所周知的风险和并发症（例如，颈部血管，喉和自主神经的损伤，上呼吸道和消化道的损伤）外，大多数失败是螺钉错位所导致的关键血管和神经结构的损伤。在某些情况下，由于骨质疏松可导致螺钉松动，尤其是在老年患者中 [7, 8, 10, 11]。在少数情况下，如果脱位出现症状，建议进行外科手术翻修。一些研究报道术

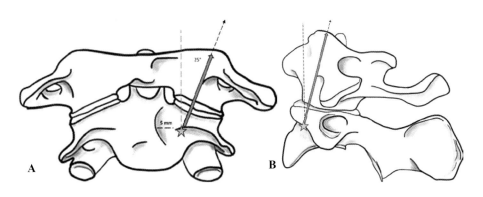

◀ 图 12-9　入点

正位（A）和侧位（B）：入点位于 C_2 基底部外侧边界偏外 5mm，螺钉外倾 25°，后倾指向寰椎侧块

后的吞咽困难[7-9]，可能与螺钉头顶撞咽部软组织有关。

五、总结

在这一章中，作者描述了两种用于治疗齿状突骨折和 C_1～C_2 不稳的手术技术。这两种治疗方法与后路线缆捆扎的疗效接近[10, 11]。之后，由于对解剖学有了更深入的了解，并且将生物力学原理应用于脊柱，前路和后路的外科手术策略都得到了提升，改进了上述疾病的治疗方法。前路技术可避免后路的肌肉损伤，可确保齿状突和 C_1～C_2 的立即稳定。在严重创伤（如胸骨或肋骨骨折，由于肺挫伤或骨盆骨折引起的呼吸窘迫）以及俯卧位手术风险较高的患者中，可能会发生齿状突骨折和 C_1～C_2 不稳。

这里讨论的技术从根本上改变了老年患者的骨折治疗方法。在超过 50 岁的患者中，外固定治疗齿状突 Ⅱ 型骨折的不愈合风险较高，比年轻患者高 21 倍[2]。因此，对于 50 岁以上的 Ⅱ 型齿状突骨折，建议使用齿状突螺钉固定。

极其重要的是，手术室的布局和手术期间需要进行的影像透视，以评估骨折和解剖标志的可视化。为了避免术中并发症，在手术切口之前，透视检查是必需的常规检查。

声　明

作者与本研究中使用的材料或方法没有利益冲突。

他们没有因这项工作获得资助。

参考文献

[1] Anderson LD, D'Alonzo RT. Fractures of the odontoid process of the axis. J Bone Joint Surg Am. 1974;56: 1663–74.

[2] TC R, Hadley MN, Aarabi B, Dhall SS, Gelb DE, Hurlbert RJ, Rozzelle CJ, Theodore N, Walters BC. Management of isolated fractures of the axis in adults. Neurosurgery. 2013;72(Suppl 2):132–50.

[3] Bohler J. Screw-osteosynthesis of fractures of the dens axis (author's transl). Unfallheilkunde. 1981;84:221–3.

[4] Roy-Camille R, de la Caffinière JY, Saillant G. Les traumatismes du rachis cervical supérieur. Paris: Masson et Cie; 1973.

[5] Reindl R, Sen M, Aebi M. Anterior instrumentation for traumatic C₁～C₂ instability. Spine. 2003;28:E329–33.

[6] MK S, Steffen T, Beckman L, Tsantrizos A, Reindl R, Aebi M. Atlantoaxial fusion using anterior transarticular screw fixation of C₁～C₂: technical innovation and biomechanical study. Eur Spine J. 2005;14(5):512–8.

[7] Andersson S, Rodrigues M, Olerud C. Odontoid fractures: high complication rate associated with anterior screw fixation in the elderly. Eur Spine J. 2000;9(1):56–9.

[8] Josten C, Jarvers JS, Glasmacher S, Heyde CE, Spiegl UJ. Anterior transarticular atlantoaxial screw fixation in combination with dens screw fixation for type II odontoid fractures with associated atlanto-odontoid osteoarthritis. Eur Spine J. 2016;25(7):2210–7.

[9] Osti M, Philipp H, Meusburger B, Benedetto KP. Analysis of failure following anterior screw fixation of type II odontoid fractures in geriatric patients. Eur Spine J. 2011;20(11):1915–20. https://doi.org/10.1007/s00586–011–1890–7.

[10] Gallie WE. Fracture and dislocations of the cervical spine. Am J Surg. 1939;46:495–9.

[11] Brooks AL, Jenkins EB. Atlantoaxial arthrodesis by the wedge compression method. J Bone Joint Surg Am. 1978;60(3):279–84.

第13章 寰枢固定技术：颅颈交界外科
Atlanto-Axial Fixation Techniques Surgery of the Craniovertebral Junction

Joseph A. Osorio　Markus Schomacher　Christopher P. Ames　著
高 坤 译　　高延征 校

一、概述

脊柱的寰枢椎区域是一个复杂的解剖结构区域，由颈椎的上两个椎骨、它们的关节面、几个重要的韧带以及沿这些骨骼和在这些骨骼内行走的椎动脉组成。这种连接的性质允许颈椎进行旋转、侧弯、屈曲和伸展运动[1]。考虑到这一区域的复杂性，寰枢椎在被破坏时的稳定面临着一系列独特的挑战，包括螺钉放置的复杂性（与其他颈椎相比），与颈椎其他区域相比缺乏融合面，以及在螺钉放置过程中避免椎动脉损伤。这一区域的高度活动性也使充分的融合成为固有的问题，据报道，$C_1 \sim C_2$ 节段的融合率低于其下的脊柱[1]。此外，该区域复杂的关节解剖结构和潜在易变的椎动脉位置也限制了手术干预[2, 3]。直到过去几十年，治疗寰枢椎复合体不稳的主要方法是外固定。然而，外固定导致较高的不融合率和更高的发病率；考虑到这些重要的缺陷，需要一种替代外固定的方法[1]。

第一次描述手术治疗寰枢椎不稳是在1910年。米克斯特和奥斯古德描述了用一根粗重的丝线将寰椎后弓与枢椎棘突连接起来[1]。从那时起，其他绑线技术也被开发出来。C_1 和 C_2 的椎板后路钢丝的使用可以追溯到1939年 Gallie 的一份报道[1]。Brooks 和 Jenkins 在1978年描述了后路 $C_1 \sim C_2$ 椎板连接的另一种方法[1]。1991年，Dickman 和 Sonntag 进一步改进了后路绑线技术[1]。20世纪80年代，椎板夹技术作为 $C_1 \sim C_2$ 后路固定的一种替代方法被发表[1]。随着 Magerl 推出经关节螺钉，这一领域继续向前发展；Goel 引入了 $C_1 \sim C_2$ 棒 - 悬臂技术，C_2 椎板螺钉技术被开发出来用于寰枢椎复合体的固定[1-5]。在过去的十年里，许多传统技术都得到了不断地发展和完善。这些最新技术的目标是促进手术应用和工作流程，提高融合率，减少寰枢椎手术治疗的潜在风险和并发症[1-3]。

二、指征

导致不稳定骨折或韧带断裂的创伤性损伤是 $C_1 \sim C_2$ 后路固定最常见的适应证之一。有几种分类来描述该部位存在的骨折类型，这些分类的原因主要是为了帮助选择治疗方案[1]。

C_2 最常用的骨折分类系统是 Anderson 和 D'Alonzo，它根据位置将齿状突骨折分为三型。Ⅰ型是齿状突上部的骨折，特别是在寰椎横韧带上方，这些骨折被认为是稳定的；Ⅱ型骨折发生在齿状突和 C_2 椎体的交界处，并与寰椎横韧带断裂有关，这导致了一种不稳定的骨折；Ⅲ型是骨折延伸至 C_2 椎体[1]。

虽然Ⅱ型齿状突骨折可以采用制动、后路手术内固定和融合术，也可以采用齿状突前路螺钉固定，但一些前路固定技术有其局限性和禁忌证[1]。前路固定Ⅱ型骨折的禁忌证包括寰椎横韧带断裂、一侧或双侧寰枢关节粉碎性骨折、不稳定的Ⅲ型骨折、伴有斜形或粉碎性骨折线的不典型Ⅱ型骨折、不可复位骨折以及合并胸椎后凸的骨折。除了创伤性Ⅱ型骨折外，前路固定的禁忌证还包括齿状突肿瘤性疾病导致的病理性骨折，腹侧固定螺钉是禁忌的，在这种情况下首选背侧融合术[1]。

C_1 和 C_2 的韧带松弛和相关的韧带不稳定可能是创伤性和（或）非创伤性病因的结果，需要手术矫正。通过侧位 X 线片来评估韧带的不稳定性，当患者颈椎处于屈曲和伸展状态时，侧位 X 线片可以测量寰齿间距。此间距不应超过 2～4mm[1]。当非类风湿关节炎患者寰齿间距超过 5mm，类风湿关节炎患者寰齿间距超过 8mm 时，C_1 和 C_2 复合体不稳定，需要寰枢椎后路固定。在先天性疾病（发育不全、齿状突发育不全或齿状突小骨）中，C_1 和 C_2 复合体也可能出现不稳定。齿状突小骨是齿状突未能与枢椎椎体融合。齿状突小骨和齿状突发育不全都可能导致十字韧带功能不全，进而导致 C_1 和 C_2 不稳定[1]。

类风湿关节炎是一种全身性炎症性疾病，可影响齿状突处的颈椎，导致寰枢椎半脱位或齿状突上移至枕骨大孔。当这种疾病导致脑干和高位颈髓受压时，通常有减压的指征。在这些情况下，枕颈后路减压术通常与寰枢椎内固定融合术相结合[1]。

三、寰椎和枢椎融合技术

（一）背侧线缆技术

下面描述的利用寰枢椎区域的背侧线缆进行融合的技术具有不同的绑扎技术，但所有讨论的技术都有相似之处，因为它们将枢椎和寰椎的后部绑在一起。为了实现这些线缆技术，完整的 C_1 后弓和 C_2 后弓是必要的。这些技术在后方部分被破坏或有被破坏的危险时是禁忌的，如 Jefferson 骨折、Hangman 骨折、严重的骨质疏松，以及 C_1 和 C_2 的后路减压。与最新的寰枢椎螺钉固定相比，线缆在技术上要求较低，特别是对术中设备的要求，因为线缆不需要手术导航或透视。为了在术后获得线缆技术的成功融合率，所有描述的技术都需要严格的术后固定。

1. Gallie 融合

1939 年，Gallie 首次描述了在 C_1～C_2 后部的椎板下间隙使用钢丝进行固定[6]。在 Gallie 融合术中，背侧正中线的植骨块在 C_2 棘突上方开槽，在 C_1 后弓放置一根椎板下钢丝，并在 C_2 棘突形成环状，以固定植骨块在位。Gallie 融合在屈曲和伸展时具有良好的稳定性，但在旋转时几乎没有稳定性。据报道，Gallie 融合的 C_1～C_2 骨不连发生率高达 25%[1]。考虑到旋转稳定性和骨不连发生率的限制，Gallie 融合术被用于其他技术的补充。

2. Brooks-Jenkins 融合

在 Brooks-Jenkins 融合技术中，暴露寰椎后弓和枢椎椎板，20 号钢丝双侧均穿过 C_1 和 C_2 椎板。两块后外侧的自体髂骨块修剪成斜面，以适应两个椎板间隙，并由表面的钢丝固定到位[7]。Brooks-Jenkins 融合技术比 Gallie 技术提供了更多的旋转稳定性[1]。该技术已经报道了 93% 的融合率，这些报道支持术后使用 halo 固定可改善融合率[8]。

3. Sonntag 后方 $C_{1\sim2}$ 技术

1991 年，桑塔格及其同事修改了 Gallie 技术。Sonntag 技术包括使用一根从下到上从 C_1 后弓下方穿过的椎板下钢索。然后在 C_1 后弓下方与 C_2 棘突之间放置一个有缺口的髂骨块，该移植物位于 C_2 棘突之间，楔入 C_1 后弓的下方。植骨前将 C_2 棘突的上侧和 C_1 的后弓下方去皮质。然后将钢索绕在自体髂骨块上，放入在 C_2 棘突下缘制作的凹槽中。然后将钢缆拧紧并卷曲。术后，建议患者用 halo 固定 3 个月，然后戴上硬领 4～6 周。据报道，这种手术技术结合术后固定的融合率高达 97%[3]。

（二）椎板夹技术

椎板夹技术于 20 世纪 80 年代问世，是 $C_1\sim C_2$ 后路固定的一种可选方法。通过将钩子放在 C_1 椎板的上表面和将钩子放在 C_2 椎板的下表面来使用夹具。钩子拧紧，最好在 C_1 和 C_2 椎板之间放置植骨。生物力学研究表明，椎板夹技术在屈曲和伸展运动中具有良好的稳定性。然而，这种技术缺乏旋转稳定性，被认为比 Brooks-Jenkins 或 Margerl 技术更不成功[1, 9, 10]。鉴于这项技术还需要完整的 C_1 弓，使用椎板夹与上述线缆方法具有相同的禁忌证。与前面描述的线缆技术相比，这种技术的术后管理的一个优点是，手术后的固定只需要颈托，因此可以改善患者的早期活动。

（三）$C_{1\sim2}$ 经关节螺钉

1979 年，Magerl 和 Jeanneret 描述了用于治疗齿状突骨折的经关节螺钉固定技术。使用 $C_1\sim C_2$ 经关节螺钉技术进行寰枢椎融合术的优点是寰枢关节旋转运动完全固定，且不要求 C_1 后弓保持完整。然而，$C_1\sim C_2$ 跨关节螺钉在技术上要求更高，因为与所描述的其他技术相比，容错率显著降低。此外，这项技术需要使用术中透视和（或）手术导航工具，以减少对神经血管结构的损伤，并实现恰当的螺钉放置。神经血管结构存在严重并发症的潜在风险，这可能是由于螺钉位置异常而导致的，这可能导致脊髓损伤、硬膜撕裂、舌下神经损伤或椎动脉损伤。

为了安全的术前计划，建议进行 X 线平片和精细的计算机断层扫描，以排除预期螺钉放置侧的高跨椎动脉或骨破坏[11]。一些外科医生主张术前光纤插管和手术期间记录体感诱发电位[1]。

该技术包括将患者放置在俯卧位，头部固定，以及头部相对于颈部屈曲（强制卷曲位）。对 C_1、C_2 和 C_3 的后部骨质部分进行初步显露，包括 C_1 后弓和 C_2 棘突。向外侧分离，以暴露寰枢椎关节突。此外，分离沿 C_2 椎板延伸至关节间隙，并小心地将包含 C_2 神经根的邻近神经血管丛向尾部牵开或分开。螺钉的入口在 $C_2\sim C_3$ 小关节内侧向外约 3～4mm 处，向头侧约 3～4mm 处。钉道内倾约 15°，向上角度陡峭，通过透视观察，目标对准 C_1 前结节。当沿着正确的轨迹钻探时，可以注意到阻力的变化，因为沿路径穿越了四个皮质表面。可以使用克氏针技术，并辅之以通常长度为 36～46mm 的空心螺钉。已经有几项临床和尸体研究表明 $C_1\sim C_2$ 经关节螺钉结构的强度和稳定性是可靠的[1, 11]。已经报道的融合率在 86.9%～100%。尸体生物力学研究表明，经关节 $C_1\sim C_2$ 结构在屈曲、伸展和旋转运动时是稳定的[1, 10, 12]。虽然随着手术风险的增加，手术技术被认为要求更高，但与其他选择相比，经关节 $C_1\sim C_2$ 固定技术的并发症发生率并没有增加，范围在 2%～14%[9, 10, 12, 13]。据 Farey 等报道，椎动脉损伤约有 4% 的风险。此外，Dickman 和 Sonntag 已经证明螺钉位置不良的风险为 2%，没有神经系统并发症[1, 8]。经关节技术的主要局限性与解剖变异有关，这些变异妨碍了安全的螺钉放置。Abou Madawi 等的尸体研究结果显示，多达 20% 的标本不能放置双侧螺钉，因为横突孔的位置存在解剖学差异，这在螺钉放置过程中将椎动脉置于危险之中[1, 8]。

（四）C_1 侧块螺钉，C_2 峡部，椎弓根或椎板螺钉

Goel 等首先描述了使用 C_1 侧块和 C_2 椎弓根单轴螺钉钢板固定的寰枢椎内固定和融合技术。该技术提供了 100% 的寰枢椎固定，并且该技术的并发症发生率最低[14, 15]。Goel 技术后来被改进，包括 C_2 峡部螺钉和 C_1 侧块螺钉，由纵向的双侧钛板连接。此外，通过在寰枢关节间隙放置定制的多孔钛合金融合器以促进垂直复位和承重融合，该技术被改良以解决颅底凹陷（2005 年描述）[16]。当与 C_2 螺钉技术结合使用时，C_1 侧块的优点是 C_1～C_2 复合体的解剖对线可以是变化的，并且不需要在内固定之前对齐。此外，在椎动脉异常的情况下，这项技术仍然可以使用。

Harms 和 Melcher 后来介绍了一种稳定寰枢椎复合体的技术改进，它使用放置在 C_1 侧块和 C_2 椎弓根的多轴螺钉，通过棒连接，与上述单轴螺钉和小钢板形成对比[11]。这项技术不依赖于 C_1 或 C_2 后部结构的完整性，与最初的 C_1/C_2 技术相比，它避免了穿过椎板下钢丝的风险。C_2 椎弓根螺钉的路径可以独立于寰椎的位置进行选择。这项技术还可以通过重新摆正患者的头部或直接操作 C_1 或 C_2 螺钉来减少或纠正寰枢复合体的任何移位或力线不佳。为达到最佳的术前计划，建议进行 X 线平片和精细的计算机断层扫描。

对于 C_1 侧块螺钉的放置，不推荐在 C_1 后弓的上方显露椎动脉。通常情况下，C_2 神经根要么被横断，要么拉向尾端，以暴露 C_1 侧块。随后，一旦通过触诊或直接目视确定了内侧和外侧边界，就可以在 C_1 侧块的中心用钻头钻出一个先导孔。螺钉轨迹经典地被描述为在轴向平面上有 10° 的内倾。使用侧位透视图像选择头尾的方向，并将钻头对准 C_1 的前结节。在钻孔之后，通常会在之后攻丝。然后将 C_1 侧块螺钉以 30～36mm 的长度放置。术前 CT 扫描检查为螺钉轨迹和尺寸提供了计划，如图 13-1 所示。

C_2 峡部螺钉的入点通常被描述为在 C_2 下关节面下内侧的头侧 3mm 和外侧 3mm。与 C_2 椎弓根螺钉相比，峡部螺钉的轨迹较陡，一般认为其轨迹为 45°～60°，内倾角为 10°～15°。与椎弓根螺钉相比，C_2 峡部螺钉的长度明显缩短，典型螺钉长度为 12～16mm 的。C_2 椎弓根螺钉进钉点通常位于 C_2 峡部螺钉进钉点上方 2mm，外侧 2mm。对于 C_2 椎弓根螺钉的放置，最常用的是 15°～25° 的内倾和 20° 上倾的轨迹；因此，它比 C_2 的峡部螺钉需要更多的内倾角度，但上倾角度不那么陡峭。术前 CT 扫描检查为螺钉轨迹和尺寸提供了计划，如图 13-1 所示。

C_2 的椎板可以用较短的 C_2 椎板螺钉置入，但这种螺钉的强度不能与 C_2 的峡部或椎弓根螺钉相媲美。椎板螺钉可作为 C_2 峡部或椎弓根螺钉的挽救技术，尤其适用于椎动脉高跨或椎弓根较薄的情况。如图 13-2 所示，椎板螺钉的入点是棘突和椎板的交界处。这些螺钉通常是单侧放置的，但也可以双侧放置。钉道的轨迹要与椎板的坡度相匹配。

最新的生物力学研究表明，Goel-Harm 技术在寰枢椎的稳定方面更具优势。这项技术的优点是，

它可以用于非常不稳定的情况，如 C_1 和 C_2 的椎板被破坏的情况。更大的稳定性、垂直复位的便利性和更大的负重融合表面积使其成为寰枢椎不稳病例的首选技术[1]。

四、典型病例

例 1，图 13-3

一位 76 岁的女性，表现为手麻木和功能的恶化，9 年前因脊髓型颈椎病行 $C_4 \sim C_7$ 前路和后路

融合。现 MRI 显示 $C_1 \sim C_2$ 处有假瘤和狭窄，这被认为是 $C_1 \sim C_2$ 复合体微不稳定的结果。在 C_1 和 C_2 处进行椎板切除减压术，然后将融合翻修延伸至 C_1。在左侧使用经关节螺钉，因为尽管在 C_1 和 C_2 之间进行牵引，但由于严重且有些僵硬的过度伸展位，无法观察到侧块。术中 CT 导航后，在左侧放置一个经关节螺钉。

例 2，图 13-4

一名 73 岁的男子，$C_1 \sim C_2$ 右侧进展性破坏，

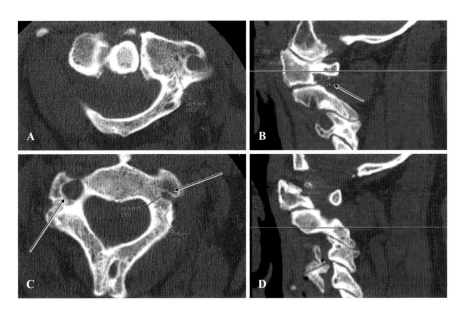

◀ 图 13-1　一位正在接受 $C_1 \sim C_2$ 融合的患者的术前 CT 检查

A. 你可以评估到 C_1 侧块螺钉有足够的空间，所示的测量为外科医生提供了一个初步的假设，即可能的螺钉长度的近似值。B. 显示了 C_1 螺钉的轨迹以及测量结果。C. CT 提供了对椎动脉走行和优势的观察；显示右侧优势椎动脉和左侧椎细小椎动脉。D. 矢状面 CT，它通常在术前被重建，以检查进入 C_2 的峡部轨迹

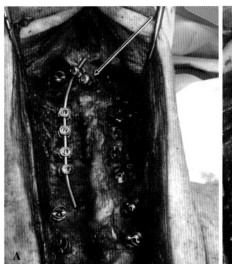
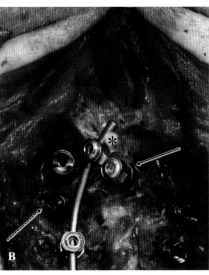

◀ 图 13-2　尸体研究图像，显示了 C_2 椎板螺钉和 C_2 峡部螺钉，说明这些螺钉在位置上的接近性

A. 所示内固定包括 C_1 侧块螺钉（图像顶部）至 T_2 椎弓根螺钉。箭表示放置在左侧 C_2 椎板中的 C_2 椎板螺钉。B. 仔细查看显示 C_2 峡部螺钉（虚线箭），C_2 椎板螺钉（实线箭）和用于连接下部结构的横向连接器（＊）

与增大的滑膜囊肿有关，可能是由于 $C_1 \sim C_2$ 的微不稳定所致。使用 C_1 侧块和 C_2 椎弓根螺钉进行固定，并进行 C_1 和 C_2 椎板切除术，随后移除囊膜和病变内容物，最终证实为滑膜囊肿。

五、总结

本章重点介绍寰枢椎区域的固定技术，这是一个复杂的区域，有独特的关节面，韧带和手术治疗的因素，以及在该区域内走行密切的椎动脉。本章描述了常用技术的演变，并举例说明了在实践中可以存在的变化。尽管现代手术技术随着时间的推移而不断完善，通常这些最新的技术是最常用的，但仍有一些情况，复杂的脊柱解剖或病理需要使用先前的技术来获得最好的潜在固定。

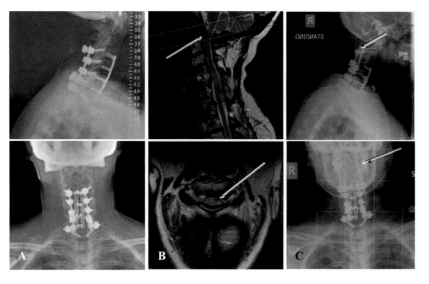

◀ 图 13-3　A. 术前 X 线（侧位和正位），显示了先前的 $C_4 \sim T_1$ 后路固定和 $C_4 \sim C_7$ 颈椎前路椎间盘切除手术；B. 矢状和轴向 T_2 加权 MRI 显示了血管翳和椎管中央最狭窄区域（箭）；C. 术后 X 线（侧位和正位），显示在左侧 C_2 使用经关节螺钉（箭）进行固定

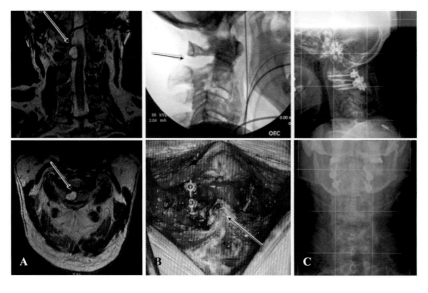

◀ 图 13-4　一名患有神经根病的 73 岁男子，影像表现为伴随滑膜囊肿的 $C_{1\sim2}$ 增大病变，引起严重的脊髓压迫行 $C_{1\sim2}$ 固定融合及囊肿减压

A. 囊肿在 MRI 的 T_2 加权冠状和轴向图像中显示。B. 术中使用透视检查来确认头部位置和颈椎力线。同样在图 B 中，显示了最终内固定的术中照片，其对 C_2 肌肉组织的破坏最小。C. 术后正侧位 X 线显示了 C_1 侧块和 C_2 椎弓根螺钉

参考文献

[1] Penning L, Wilmink JT. Rotation of the cervical spine. A CT study in normal subjects. Spine (Phila Pa 1976). 1987;12(8):732–8.

[2] Fried LC. Atlanto-axial fracture-dislocations. Failure of posterior C.1 to C.2 fusion. J Bone Joint Surg Br. 1973;55(3):490–6.

[3] Dickman CA, Sonntag VK. Surgical management of atlantoaxial nonunions. J Neurosurg. 1995;83(2):248–53.

[4] Abou Madawi A, Solanki G, Casey AT, Crockard HA. Variation of the groove in the axis vertebra for the vertebral artery. Implications for instrumentation. J Bone Joint Surg Br. 1997;79(5):820–3.

[5] Tokuda K, Miyasaka K, Abe H, Abe S, Takei H, Sugimoto S, et al. Anomalous atlantoaxial portions of vertebral and posterior inferior cerebellar arteries. Neuroradiology. 1985;27(5):410–3.

[6] Gallie WE. Skeletal traction in the treatment of fractures and dislocations of the cervical spine. Ann Surg. 1937; 106(4):770–6.

[7] Brooks AL, Jenkins EB. Atlanto-axial arthrodesis by the wedge compression method. J Bone Joint Surg Am. 1978;60(3):279–84.

[8] Dickman CA, Sonntag VK, Papadopoulos SM, Hadley MN. The interspinous method of posterior atlantoaxial arthrodesis. J Neurosurg. 1991;74(2):190–8.

[9] Moskovich R, Crockard HA. Atlantoaxial arthrodesis using interlaminar clamps. An improved technique. Spine (Phila Pa 1976). 1992;17(3):261–7.

[10] Fielding JW, Cochran G, Lawsing JF III, Hohl M. Tears of the transverse ligament of the atlas. A clinical and biomechanical study. J Bone Joint Surg Am. 1974;56(8):1683–91.

[11] Harms J, Melcher RP. Posterior $C_1 \sim C_2$ fusion with polyaxial screw and rod fixation. Spine (Phila Pa 1976). 2001;26(22):2467–71.

[12] Grob D, Crisco JJ 3rd, Panjabi MM, Wang P, Dvorak J. Biomechanical evaluation of four different posterior atlantoaxial fixation techniques. Spine (Phila Pa 1976). 1992;17(5):480–90.

[13] Stillerman CB, Wilson JA. Atlanto-axial stabilization with posterior transarticular screw fixation: technical description and report of 22 cases. Neurosurgery. 1993;32(6):948–54; discussion 54–5.

[14] Goel A, Laheri V. Plate and screw fixation for atlanto-axial subluxation. Acta Neurochir. 1994;129(1–2):47–53.

[15] Goel A, Desai KI, Muzumdar DP. Atlantoaxial fixation using plate and screw method: a report of 160 treated patients. Neurosurgery. 2002;51(6):1351–6; discussion 6–7.

[16] Goel A, Pareikh S, Sharma P. Atlantoaxial joint distraction for treatment of basilar invagination secondary to rheumatoid arthritis. Neurol India. 2005;53(2):238–40.

第 14 章 枕 – 颈固定技术
Occipito-Cervical Fixation Techniques

Yann Philippe Charles 著

高 坤 译　　高延征 校

一、概述

后路固定技术通常被用在治疗导致枕颈交界处不稳定的病理因素。主要适应证可分为四类[1-6]。

- 创伤：枕颈脱位，枕髁骨折，包括侧块在内的不稳定寰椎骨折，以及复杂的 $C_1 \sim C_2$ 骨折可能需要枕颈后路融合术。年轻患者可能需要临时固定，骨折愈合后取出内固定，以恢复寰枢椎复合体的活动。

- 肿瘤：枢椎的原发性肿瘤切除可能需要枕颈重建。颅颈交界区的骨转移导致脊髓受压或骨溶解，继而寰枢椎半脱位，可能需要后路稳定。

- 先天性畸形：颅颈交界区异常可能是特殊的结构异常，也可能是影响骨骼生长的系统性疾病。结构异常包括齿状突小骨、Klippel-Feil 综合征、Chiari 畸形、颅底凹陷、寰椎发育不全，以及寰椎与枕骨先天性融合。影响骨骼发育和累及颅颈交界区的系统性疾病包括软骨发育不全、唐氏综合征、Morquio 综合征或成骨不全，可导致寰枢椎半脱位或脱位。

- 炎症性疾病：类风湿多发性关节炎可导致炎性血管翳、齿状突骨质溶解和韧带功能不全，这可能导致寰枢椎前后或垂直不稳和颅底凹陷。在这些病例中，可能需要切除齿状突或后路减压枕颈融合术。

二、历史技术

历史上，已经描述过原位骨融合、线缆技术和使用 Harthsill 矩形的杆环状结构[7]。用椎板咬骨钳去除枕骨大孔后缘，扩大枕骨大孔，在正中线两侧枕骨上钻一系列孔。钢丝或线缆通过硬膜外从钻孔到枕骨大孔。将黄韧带从固定椎体上分开，在左右两侧 C_2、C_3 椎板和 C_1 后弓下穿钢丝。插入矢状角小于 110° 的异形杆或框架，将钢丝绑在杆上。在去皮质的枕骨、寰椎和枢椎的后部放置一块自体骨块。这些技术是安全的，几乎不接近重要结构，而且易于操作。然而，与使用枕部固定钢板连接颈椎棒螺钉结构的刚性现代技术相比，三维稳定性较差。

三、体位

为了降低眼压，手术是在患者俯卧（轻微

反 Trendelenburg 体位）下进行的 [8]。使用带有 Mayfield 头架的 Jackson 脊椎手术台是很有帮助的，因为患者是靠胸部和髂骨翼支撑的，从而避免了腹部压迫和静脉阻塞。在这一阶段检查枕骨和颈椎的 X 线透视的可行性，这有助于在手术过程中进行 2D 或 3D 透视。如果使用术中计算机断层扫描（CT），扫描线圈是从头侧进入的，患者被放在碳纤床上。通过连接系统将 Mayfield 架固定在手术台上，可以精确定位头部和颈椎的矢状位力线（图 14-1）。术前必须进行透视检查，以确认枕颈的曲度（图 14-2）。为了提供手术后的水平视线，适当的曲度是至关重要的。此外，枕骨～C_2 对线影响下颈椎的前凸，这对功能结果和避免术后吞咽困难起着重要作用 [9-11]。McGregor 线是硬腭和枕骨最低点的连线，是一种重复性好的 X 线标记。它的斜度平均为 -4°，范围在 -20°～9° [10]。McGregor 斜率可以作为颅骨力线的一个简单参数，可以估计眼球平视。枕颈后角（posterior occipito-cervical angle，POCA）是评估术中力线的第二个可靠的 X 线参数。它被定义为枕骨大孔和枕骨粗隆之间的平坦骨面相切的直线与第三和第四颈椎小关节后方确定的直线相交所形成的角度。POCA 平均为 109°，大多数在 101°～119° [12, 13]。

四、入路

需要对头后部和颈部进行大范围的备皮。从颅颈交界区到颈胸交界处的区域和髂骨上方的皮肤都准备好，并以无菌方式覆盖。后方入路是从枕外隆起到 C_4～C_5（图 14-3）。切口的尾部范围取决于远端固定水平和患者的局部解剖。在分离皮下组织后，使用自动牵开器，显露 C_2 和 C_3 棘突水平的项韧带，必要时也向尾侧进一步显露。使用小的 Cobb 剥离子和电刀进行骨膜下剥离。头侧

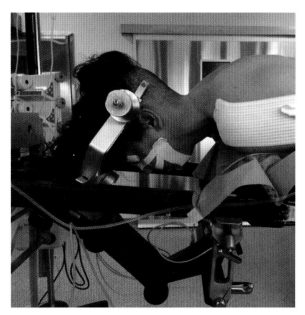

▲ 图 14-1　在 Jackson 手术台上使用 Mayfield 架，患者的体位和枕颈矢状位力线的调整

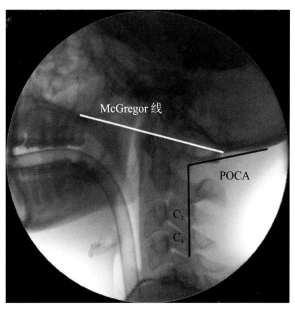

▲ 图 14-2　侧位术中透视，根据 McGregor 线的斜率和 POCA 来调整矢状枕颈力线

沿中线分离项韧带，很容易辨认颅骨。暴露位于枕外粗隆尾侧的枕鳞，斜方肌和头半棘肌附着点的中间部分以倒 T 形的方式剥离。C_2 棘突及其肌肉韧带附着通常非常突出。从第二棘突开始，向尾侧进行，将短的回旋肌和多裂肌从棘突、椎板

和侧块上剥离。一旦暴露枕骨和 C_2 后方，容易触及 C_1 后结节，解剖寰椎后弓，同时电刀尖端和骨膜剥离子保持持续的骨接触，避免椎动脉在头侧和外侧损伤。为避免静脉丛出血，应注意不要在 C_1 和 C_2 水平向外侧显露过远。止血可以通过填塞止血纱布、明胶海绵或者凝血酶来实现。因为这个节段非常不稳定，所以使用骨膜剥离子时要小心。在创伤、肿瘤或炎症性疾病中，过多的压力施加在后部骨质结构上可能会导致半脱位的加重。

五、枕骨固定

枕骨固定是将钢板安装在枕骨上，并将螺钉插入钻过的导向孔中。中线处骨质最厚，沿上项线在枕外粗隆外侧 2cm 处放置螺钉较为理想。术前可在 CT 上测量钻孔深度，并可预先确定最佳枕骨螺钉长度。枕骨螺钉长度通常在 8～12mm。双皮质螺钉可以增加拔出强度（图 14-4）。然而，已有颅内静脉窦损伤的报道。由于没有适用于所有个体的安全置入枕骨螺钉的通用位置，建议术前血管 CT 检查[14, 15]。在生物力学研究中，中线嵴的单皮质螺钉固定接近枕骨其他部位双皮质螺钉固定的拔出强度[16]。这种固定方法的强度可以通过使用类似松质骨螺钉的大螺距螺钉来改进，从而增强枕骨的单皮质把持力。稳定的钢板固定通常是在中线和上项线用 3 枚或 4 枚螺钉固定（图 14-5）。

六、颈椎固定

颈椎端固定通常在 C_2、C_3 和 C_4 完成。侧块螺钉很少在 C_1 处使用，因为枕骨板非常近，这使得棒在其成角部分很难插入。在 C_2，椎弓根螺钉或峡部螺钉的使用取决于椎动脉的局部解剖，这应该在术前的 CT 血管造影中进行研究。理想的螺钉

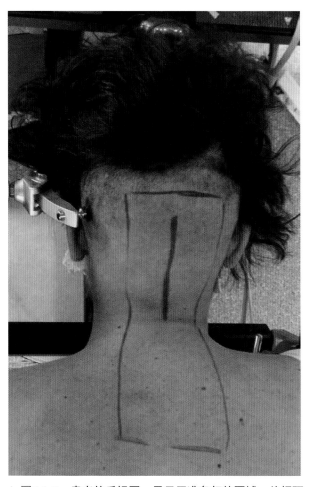

▲ 图 14-3 患者的后视图，显示了准备好的区域，从颅颈交界区至颈胸膜交界处无菌铺盖，从枕骨外隆起至颈中部的切口线

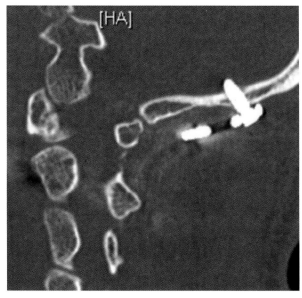

▲ 图 14-4 术后矢状位 CT 显示双皮质枕骨螺钉固定

长度也可以在 CT 上预先测量，以避免任何血管损伤（图 14-6）。术中 CT 或 3D 透视导航螺钉置入可能是增加准确性和安全性的辅助工具[17]。钉道的入点是使用锥子在 C_2 侧块的内上象限打开的。C_2 椎弓根可在椎管内触及，有助于确定钻孔方向，即内倾 15° 左右，头倾 35° 左右。如果使用标准的侧位透视引导，可以在矢状面监视钻孔。较短的峡部螺钉似乎是一个安全的选择，它降低了椎动脉损伤的风险。如果局部解剖学允许置入椎弓根螺钉，这种经峡部固定可提供更高的拔出强度[18]。在下颈椎节段，根据病理结果和结构的稳定性，可在 C_3 和 C_4 处加强使用侧块螺钉。两种最流行的侧块螺钉技术是 Roy-Camille 和 Magerl 技术，这两种技术具有相似的生物力学拔出强度[19]。入点在侧块的中央。Roy-Camille 的钻孔方向在矢状面上是直的，10° 外倾，而 Magerl 的钻孔方向是头倾 30°，外倾 30°。

在 C_3 处使用上位椎板钩和在 C_4 处使用下位椎板钩的夹具结构是一种有价值的替代方案（图 14-7）。与螺钉固定技术相比，这种技术不太常见。由于钩固定在致密的皮质层[20, 21]，所以它安全且易于操作，并且是稳定的结构，这在骨质疏松或类风湿性多发性关节炎的情况下可能更好。使用 Kerrison 咬骨钳切除 C_2 椎板的黄韧带和尾外侧部分，这样就可以在与侧块的交界处从颅侧尽可能向外滑动一个钩子到 C_3 椎板下。C_4 处的钩从尾侧放在椎板下，不需要任何韧带切除。一旦连接棒就位，通过在加压下收紧钩子，就可以实现稳定的结构。

棒按 110° 左右的后 POCA 折弯，固定在枕骨板和颈椎植入物上（图 14-8 至图 14-10）。枕颈棒-钢板固定系统有多种。其中一些在棒的末端提供了一个完整的较小的钢板，这就需要在中线嵴的外侧进行枕骨固定。

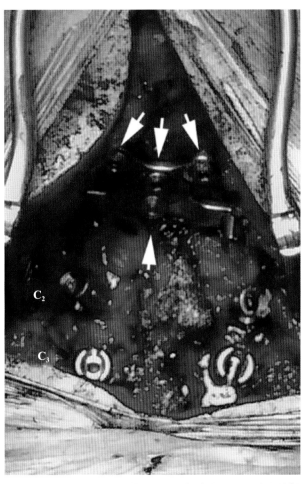

▲ 图 14-5　术中图像，枕骨板用 4 枚中线和上项线上的螺钉固定（箭），C_2 峡部，C_3 侧块螺钉

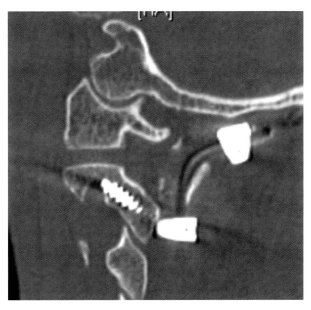

▲ 图 14-6　术后矢状位 CT 显示 C_2 峡部螺钉，其尖端位于椎动脉后

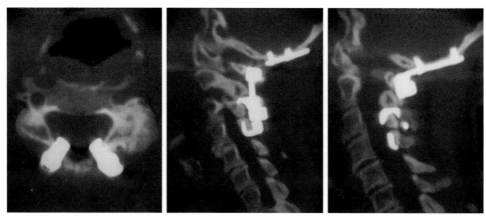

▲ 图 14-7　术后轴位、矢状位 CT 显示 $C_3 \sim C_4$ 钩结构，其通过固定在棒上，两边加压获得稳定

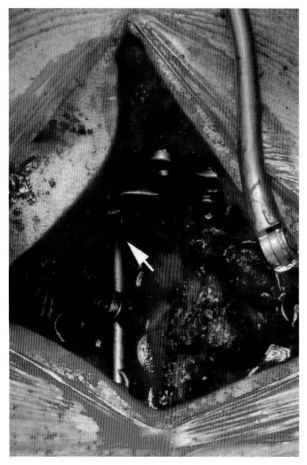

▲ 图 14-8　术中枕骨板、钉棒连接的图像，通过预先在成角的部分（箭）折棒来设定 POCA

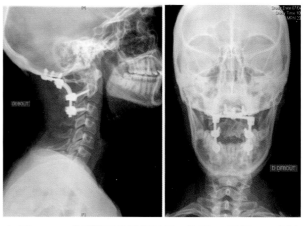

▲ 图 14-9　术后侧正位透视显示，使用 C_2 峡部、C_3 侧块螺钉的枕颈系统

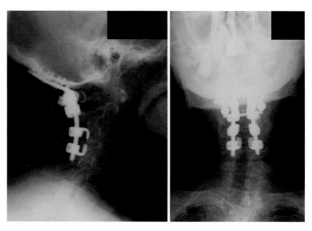

▲ 图 14-10　术后侧正位透视显示，使用 $C_3 \sim C_4$ 钩结构的枕颈系统

七、融合技术

枕颈融合最好的材料是髂骨松质骨。从棘突获取的局部骨结合植骨材料可以作为替代方法，例如同种异体皮质 / 松质骨条。骨形态发生蛋白（bone morphogenetic protein，BMP）的超说明书使用已有无对照组的研究[22]，但这种用法一般情况下可能不是必要的。枕骨、C_1 后弓和固定的 $C_2 \sim C_4$ 椎板用磨钻或 Kerrison 咬骨钳去皮质。这将增强松质骨的融合潜力，松质骨局部应用于去皮质区域（图 14–11）。

利益冲突

无。

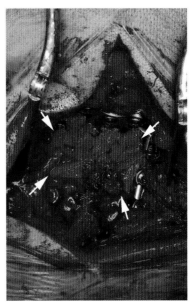

▲ 图 14–11　术中图像，取自髂嵴的皮质、松质骨后方植骨（箭）

参考文献

[1] Zhao D, Wang S, Passias PG, et al. Craniocervical instability in the setting of os odontoideum: assessment of cause, presentation, and surgical outcomes in a series of 279 cases. Neurosurgery. 2015;76(5):514–21.

[2] Landi A, Marotta N, Morselli C, et al. Pannus regression after posterior decompression and occipito-cervical fixation in occipito-atlanto-axial instability due to rheumatoid arthritis: case report and literature review. Clin Neurol Neurosurg. 2013;115(2):111–6.

[3] Schnake KJ, Pingel A, Scholz M, et al. Temporary occipito-cervical stabilization of a unilateral occipital condyle fracture. Eur Spine J. 2012;21(11):2198–202.

[4] Cappuccio M, De Iure F, Amendola L, et al. Occipito-cervical fusion in post-traumatic instability of the upper cervical spine and cranio-cervical junction. Eur Spine J. 2013;22(Suppl 6):S900–4.

[5] Ehlinger M, Charles YP, Adam P, et al. Survivor of a traumatic atlanto-occipital dislocation. Orthop Traumatol Surg Res. 2011;97(3):335–40.

[6] Zimmermann M, Wolff R, Raabe A, et al. Palliative occipito-cervical stabilization in patients with malignant tumors of the occipito-cervical junction and the upper cervical spine. Acta Neurochir. 2002;144(8):783–90.

[7] MacKenzie AI, Uttley D, Marsh HT, Bell BA. Craniocervical stabilization using Luque/ Hartshill rectangles. Neurosurgery. 1990;26(1):32–6.

[8] Carey TW, Shaw KA, Weber ML, DeVine JG. Effect of the degree of reverse Trendelenburg position on intraocular pressure during prone spine surgery: a randomized controlled trial. Spine J. 2014;14(9):2118–26.

[9] Inada T, Furuya T, Kamiya K, et al. Postoperative increase in occiput-C_2 angle negatively impacts subaxial lordosis after occipito-upper cervical posterior fusion surgery. Asian Spine J. 2016;10(4):744–7.

[10] Matsubayashi Y, Shimizu T, Chikuda H, et al. Correlations of cervical sagittal alignment before and after occipitocervical fusion. Global Spine J. 2016;6(4):362–9.

[11] Tian W, Yu J. The role of $C_2 \sim C_7$ and O$\sim C_2$ angle in the development of dysphagia after cervical spine surgery. Dysphagia. 2013;28(2):131–8.

[12] Riel RU, Lee MC, Kirkpatrick JS. Measurement of a posterior occipitocervical fusion angle. J Spinal Disord Tech. 2010;23(1):27–9.

[13] Kunakornsawat S, Pluemvitayaporn T, Pruttikul P, et al. A new method for measurement of occipitocervical angle by occiput-C$_3$ angle. Eur J Orthop Surg Traumatol. 2016;27:1051. https://doi.org/10.1007/s00590–016–1881–9.

[14] Lee DH, Hong JT, Sung JH, et al. Morphologic analysis of occipital sinuses for occipital screw fixation using digital subtraction angiography. World Neurosurg. 2016;91:279–84.

[15] Izeki M, Neo M, Fujibayashi S, et al. Utility of the analysis of intracranial venous sinuses using preoperative computed tomography venography for safe occipital screw insertion. Spine (Phila Pa 1976). 2013;38(18):E1149–55.

[16] Hasher TR, Yeung AW, Caruso SA, et al. Occipital screw pullout strength. A biomechanical investigation of occipital morphology. Spine (Phila Pa 1976). 1992;24(1):5–9.

[17] Smith JD, Jack MM, Harn NR, et al. Screw placement accuracy and outcomes following O-arm-navigated atlantoaxial fusion: a feasibility study. Global Spine J. 2016;6(4):344–9.

[18] Lucas F, Mitton D, Frechede B, Barrey C. Short isthmic versus long trans-isthmic C$_2$ screw: anatomical and biomechanical evaluation. Eur J Orthop Surg Traumatol. 2016;26(7):785–91.

[19] Barrey C, Mertens P, Jund J, et al. Quantitative anatomic evaluation of cervical lateral mass fixation with a comparison of the Roy-Camille and the Magerl screw techniques. Spine (Phila Pa 1976). 2005;30(6):E140–7.

[20] Espinoza-Larios A, Ames CP, Chamberlain RH, et al. Biomechanical comparison of two-level cervical locking posterior screw/rod and hook/rod techniques. Spine J. 2007;7(2):194–204.

[21] Motosuneya T, Hirabayashi S, Yamada H, Sakai H. Occipitocervical fusion using a hook and rod system between cervical levels C$_2$ and C$_3$. J Clin Neurosci. 2009;16(7):909–13.

[22] Molinari RW, Molinari C. The use of bone morphogenetic protein in pediatric cervical spine fusion surgery: case reports and review of the literature. Global Spine J. 2016;6(1):e41–6.

第15章 远外侧经髁经颈静脉结节入路
Far Lateral Transcondylar Transtubercular Approach

Naveed Kamal　Renuka K. Reddy　Takanori Fukushima　James K. Liu　**著**

毛克政 **译**　　高延征 **校**

一、概述

远外侧经髁经颈静脉结节入路（通常称"远外侧入路"）可为颅颈交界区（斜坡下 1/3、枕骨大孔、C_1 和 C_2 椎体）硬膜内外的病变提供良好的显露和侧方路径，减少了脑组织牵拉[1, 2]。经典入路包括乙状窦后外侧枕骨下骨瓣切除、C_1 半椎板切除、内 1/3 枕骨髁部分切除和颈静脉结节部分切除。切骨的程度取决于患者病变的位置和病理性质。该入路适用于颅颈交界区的多种肿瘤包括枕骨大孔脑膜瘤、神经鞘瘤、脊索瘤、软骨肉瘤和神经管囊肿[3-6]。远外侧入路也可用于血管病变，如椎动脉 – 小脑后下动脉（vertebral artery-posterior inferior cerebellar artery，VA-PICA）交界动脉瘤、椎基底动脉交界动脉瘤和脑干腹外侧海绵状畸形。与前方经口入路和内镜经鼻入路不同，远外侧入路没有口腔和鼻腔菌群污染的风险。与后路正中入路相比，远外侧入路能更好地观察椎动脉及其分支。远外侧入路的局限性是存在后组脑神经损害的风险和潜在的硬脑膜闭合困难。

二、解剖

（一）肌层解剖

了解上颈部肌群和枕下三角对安全进行远外侧入路非常重要。在入路过程中存在三层肌肉。浅层包括胸锁乳突肌和斜方肌；中间层由四块肌肉组成：头夹肌、颈夹肌、头最长肌和半棘肌；深层由枕下三角的肌肉组成，内侧的头后大直肌，下方的头下斜肌，上方的头上斜肌。头后大直肌上连下项线，下连 C_2 棘突。头下斜肌上连 C_1 横突，下连 C_2 棘突。头上斜肌上连颞枕缝，下连 C_1 横突。枕下三角有椎动脉（V_3 段），位于 C_1 椎动脉沟内，椎动脉通常被密集的静脉丛覆盖。

（二）骨组织解剖

远外侧入路涉及的关键骨结构包括枕骨髁、舌下神经管和颈静脉结节。枕骨髁位于枕骨大孔的前外侧缘，向下延伸。它是一个椭圆形的结构，与 C_1 的侧块上关节面相连。舌下神经管位于枕骨髁中部正上方，与矢状面成 45° 朝向前方，其颅内开口位于枕骨髁后中 1/3 上方约 5mm 处。舌下神经管上方是颈静脉结节，它是枕骨的另一个突起。颈静脉结节从枕骨内侧突出，位于枕髁的头侧和前侧。第Ⅸ、第Ⅹ和第Ⅺ脑神经绕在颈静脉结节的后部进入颈静脉孔。了解脑神经和骨之间的解剖关系对于在远外侧入路中安全有效地磨除枕骨髁和颈静脉孔至关重要。舌下神经管将颈静脉结节与枕髁分开，是寻找枕骨髁、颈静脉结节钻孔的标志。

（三）椎动脉

远外侧入路硬膜外阶段的关键是确定椎动脉的位置和走行。椎动脉的解剖变异如果不被识别，可能会导致动脉损伤等血管并发症。当椎动脉从 C_2 和 C_1 横突孔上升时，它位于 C_2 神经根腹侧支的腹侧和外侧，直至跨过椎动脉的垂直段[7, 8]。当椎动脉离开 C_1 横突孔时，它被包裹在静脉丛中，有时被称为枕下海绵窦，位于 C_1 侧块的后方的 J 形椎动脉沟（"J" 沟）中。然后，当椎动脉穿过寰枕膜和硬脑膜时，会转向内侧[9]。硬膜外椎动脉水平段发出后脑膜动脉和几个小分支，这些分支可以安全地用电凝凝固。在极少数情况下，小脑后下动脉可能起源于椎动脉的硬膜外段[10, 11]。这种变异血管的意外损伤可能会导致术后脑干梗死。

三、手术技术

（一）术前注意事项

远外侧入路在病变的外侧面进入。如果病变在中线，则根据椎动脉、乙状窦和颈静脉球的解剖来决定入路的侧别。此时，首选非优势椎动脉或非优势颈静脉球的一侧[7]。术前应仔细研究MRI、CT 血管造影、磁共振血管成像、磁共振静脉成像或常规血管造影，以评估病变的特点、邻近血管以及与枕骨大孔、枕骨髁、颈静脉结节和

寰枢复合体的解剖关系。如果肿瘤包裹了椎动脉，如果需要，应该进行球囊闭塞试验，以确定在手术中是否可以安全地"牺牲"椎动脉。如果椎动脉不能"牺牲"，需要明确是否可以进行旁路血供重建。如果不能，则必须保留残留粘连肿瘤的椎动脉。术中监护包括体感诱发电位、运动诱发电位、脑干听觉诱发和第Ⅶ、第Ⅹ、第Ⅺ、第Ⅻ脑神经的监测。神经监护气管插管可用于监测第Ⅹ脑神经，同时，电极可置入胸锁乳突肌和舌部分别用于监测第Ⅺ和第Ⅻ脑神经。

（二）体位和皮肤切口

患者采取改良侧卧位（图 15-1）。身体最初位于侧卧位，头部采用三钉固定。颈部稍前屈，头顶稍向下倾斜，面部稍腹向旋转，此时乳突体位于最高点。这一体位可以改善颅颈交界区的暴露和俯视角度。下方腋窝处放置支撑卷，注意不要压迫腋窝，上方手臂靠在 Krauss 扶手架上。上方的肩膀向前旋转，手臂指向脚，与桌子成 45°，以便为医生提供更好的肩部以上的空间。所有受压部位用泡沫或凝胶垫，并用胶带将患者固定于手术台上，以便术中安全的旋转手术台，以改善术者视野。切开皮肤的同时，静脉注射糖皮质激素和抗生素。

尽管可以采用多种切口进行远外侧入路，但我们通常采用耳后 C 形切口。切口大约在耳郭后三指，在胸锁乳突肌的后缘以曲线方式向下延伸至颈部，直至 C_3 或 C_4 水平（图 15-2）。用 10 号刀片切开皮肤。C 形切口上部作为肌皮瓣（包括颞肌后方和枕额肌枕腹），显露乳突体和枕下区。保留胸锁乳突肌和头夹肌在上项线的附着。皮肤切口的下面作为皮瓣隆起，保留胸锁乳突肌的完整。头皮用钩和橡皮筋固定，向前翻起。

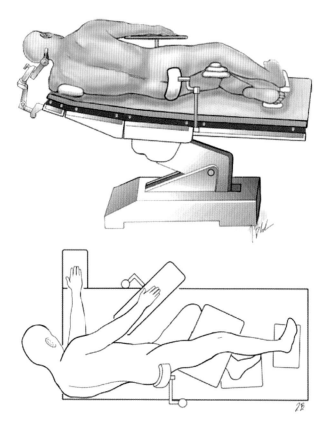

▲ 图 15-1　改良侧卧位

上方的肩部略向前旋转，上方手臂置于扶手架上，成 45°。所有受压部位用泡沫或凝胶垫。头部固定在 Mayfield 头架上，并旋转，使鼻子指向地板，颈部轻微前曲，头部侧曲远离肩部，以打开乳突和肩部之间的空间。这一体位可以改善颅颈交界区的暴露和俯视角度（经 Fukushima T. Manual of skull base dissection 许可转载，引自 AF NeuroVideo, Inc.; 1996）

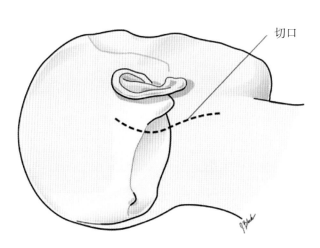

切口

▲ 图 15-2　右侧耳后 C 形切口

经 Fukushima T. Manual of skull base dissection 许可转载，引自 AF NeuroVideo, Inc.; 1996

（三）肌肉解剖和枕下三角

在肌肉解剖时，我们倾向于将肌肉直接单层切开，而非每一层均解剖开，这会产生更多的死腔和形成假性脑膜膨出（图 15-3）。用缝线或自动牵开器将切开的表层和中层肌肉分开。此时 C_1 椎弓常可触及，进而暴露靠近中线的内侧椎弓。用单极电凝来暴露 C_1 椎弓内侧部分，然后用骨膜剥离器进行骨膜下剥离。注意识别椎动脉沟以辨别椎动脉 V_3 段（图 15-4）。一旦确定了 C_1，如果需要，可以对 C_2 和 C_3 的椎板进行进一步暴露。在骨膜下从中线至枕骨髁外侧进行剥离，显露枕骨大孔。

（四）显露硬膜外椎动脉

椎动脉位于 J 形的 C_1 椎动脉沟内。为了减少椎动脉周围静脉丛出血，可在椎动脉沟处进行骨膜下剥离，从而保持椎动脉周围静脉丛的完整，以减少静脉出血 [12]。枕下静脉丛、椎旁静脉丛等任何静脉丛的出血均可用明胶海绵和止血纱布来止血，或者注射流体明胶（Surgiflo，埃西肯，萨默维尔，新泽西州，美国），然后覆盖棉片止血。

（五）枕下骨瓣切除和 C_1 椎板切除

首先类似于乙状窦后入路的骨瓣成型，采用高速磨钻和咬骨钳进行枕骨下骨瓣切除（图 15-5）。为了避免硬脑膜撕裂和乙状窦损伤，我们采用颅骨切除术而非钻孔开颅术。颅骨切除的内缘为正中线，上缘为下项线，下缘为枕骨大孔，外缘为枕骨髁。如果需要进一步向上扩大，可延伸至横窦 – 乙状窦结合处（联合乙状窦后远外侧入路）。乙状窦和颈静脉球后缘的骨骼化采用高速磨钻和 Kerrison 咬骨钳操作。暴露过程中会遇到

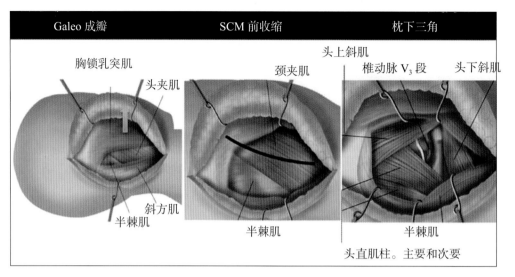

Galeo 成瓣	SCM 前收缩	枕下三角

▲ 图 15-3 颈部肌层显露

经 Fukushima T. Manual of Skull Base dissection，3rd ed. 许可转载，引自 AF NeuroVideo, Inc.；2014

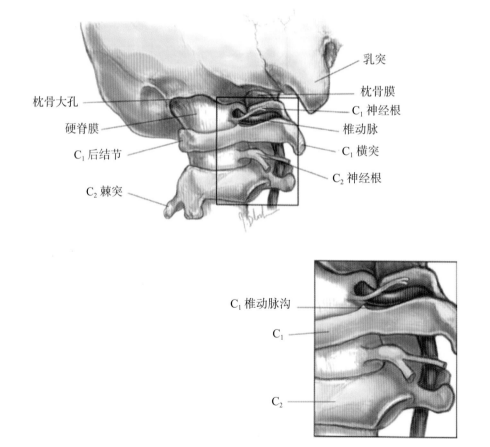

▲ 图 15-4 显露枕骨大孔和硬膜外椎动脉

椎动脉 V_3 段在 C_1 椎动脉沟内。C_2 神经根从 C_1 和 C_2 椎间椎动脉后方（经 Fukushima T. Manual of skull base dissection 许可转载，引自 AF NeuroVideo, Inc.；1996）

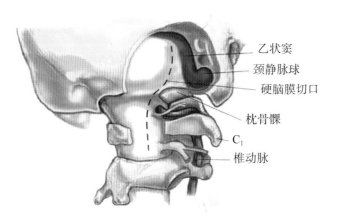

▲ 图 15–5 外侧枕骨下颅骨切除术和 C_1 半椎板切除术

枕骨大孔和乙状窦后方显露。在乙状窦和椎动脉入颅处后方行硬膜切开（虚线）（经 Fukushima T. Manual of skull base dissection 许可转载，引自 AF NeuroVideo, Inc.; 1996）

从颈静脉球发出、经髁管处髁窝与硬膜外静脉丛相连的后髁导静脉。可以使用骨蜡和止血材料填塞。当用高速磨钻和咬骨钳进行 C_1 半椎板切除后，硬膜得以更好显露。切除 C_1 半椎板时，在椎动脉 V_3 段和椎动脉沟之间放置剥离子以保护椎动脉。我们建议将 C_1 椎板切除至侧块处。如果需要进一步显露，可行 C_2 和 C_3 半椎板切除。

在病例中，通过高速金刚砂磨钻和 Kerrison 咬骨钳打开 C_1 横突孔，从寰枕关节内侧来移动椎动脉实现转位。然而，根据我们的经验，很少需要这一操作。例如，累及寰枕关节和齿突的硬膜外脊索瘤或软骨肉瘤，需要这一操作的，需要切除 C_1 侧块、外侧枕骨髁、齿突和斜坡下部（极外侧入路）。对于术前肿瘤浸润或手术切除肿物导致寰枕关节不稳定的病例，后续寰枕关节稳定是必要的。我们通常倾向于在术后 24～48h 后通过传统的俯卧位颈椎后正中切口进行二期的枕颈固定融合手术。这可以更好地实现双侧解剖和固定，而远外侧入路只能实现单侧固定，这可能会导致头部固定在一个不佳的位置。在枕颈固定融合前，患者保持气管插管和颈托固定。

（六）保留寰枕关节经髁切除术

通过切除枕骨髁后方侧面骨质，可以进一步扩大枕骨大孔显露范围。这可以改善颅颈交界区腹侧的视野，避免了小脑或脑干的牵拉（图 15–3）。解剖学研究表明，随着枕骨髁切除的增多，显露角度逐渐增加 [13-16]。枕骨髁切除范围存在不同观点，从不切除到完全切除 [8, 15, 17]。这一观点的差异很大程度上取决于个体和病变的解剖差异。在切除之前，必须对颅底 CT 进行分析。并非所有患者均需要进行枕骨髁切除以增加手术区域。当患者的枕骨髁较小，枕骨大孔较大，或者肿瘤侵及枕骨髁使脑干向内侧移位，此时就不需要进行枕骨髁切除术。如果超过 50% 枕骨髁被肿瘤侵及或被切除，应充分考虑枕颈的稳定性 [18]。

根据我们的经验，切除枕骨髁后 1/3 和内 1/3 就足以显露枕骨大孔腹侧区域。我们通常使用近端硬膜外舌下神经管作为术中标记来确定枕骨髁的切除范围。舌下神经管是很有用的，它将颈静脉结节从枕骨髁上分离开来（图 15–6）。一旦确认了舌下神经管，处理枕骨大孔脑膜瘤、脑干海绵状畸形和基底动脉瘤这类硬膜内病变时，就不需要在舌下神经管前方继续切除骨质了。此外，寰枕关节间隙下方也不需要进一步切除。保留寰枕的“球窝”关节（保留寰枕关节经髁切除）对于避免枕颈不稳至关重要。

保护椎动脉的同时，使用高速金刚砂磨钻去除枕骨髁的后内侧。去除皮质骨后，会遇到松质骨。通过骨蜡和止血材料来控制髁管内髁导静脉的出血。用磨钻进一步显露覆盖在下丘脑管的皮质骨。舌下神经管位于枕骨髁和颈静脉结节之间。在舌下神经管内，可发现舌下神经、咽升动脉的脑膜分支和舌下神经管静脉丛（它与基底动脉丛和枕骨大孔周围静脉丛相连）。识别下丘脑管内侧

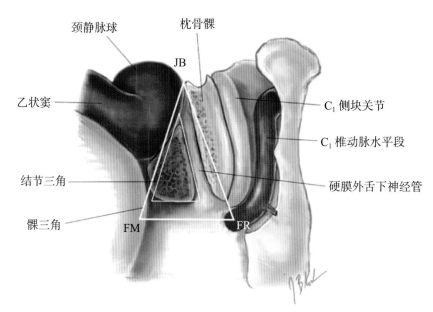

颈静脉球　　　枕骨髁

JB

乙状窦

C₁ 侧块关节

C₁ 椎动脉水平段

结节三角

硬膜外舌下神经管

髁三角

FM　　　FR

▲ 图 15-6　磨除部分枕骨髁同时保留枕骨髁 –C₁ 侧块关节

一旦显露硬膜外舌下神经管，可以切除颈静脉结节的内侧（位于颈静脉球和舌下神经管之间），以增加颅颈交界区的侧方活动。JB. 颈静脉球；FM. 枕骨大孔后缘；FR. 圆孔（经 Fukushima T. Manual of skull base dissection 许可转载，引自 AF NeuroVideo，Inc.；1996）

1/3 提示约 1/3 的枕骨髁后部已经切除。如果病变不累及舌下神经管，在进行枕骨髁切除时舌下神经管可以保持完整。因为舌下神经管成 45° 朝向前外侧，若进一步对舌下神经管骨骼化，将导致约 2/3 的枕骨髁被切除。当处理硬膜内枕骨大孔的病变时，通常不需要进一步对舌下神经管骨骼化，而是通过切除颈静脉结节而显露至颈静脉球下缘。

（七）经颈静脉结节切除

颈静脉结节位于枕骨基底部和枕骨髁的交界处，其圆形突起阻碍了后组脑神经前的基地池和斜坡的视野。切除此结节有助于最大限度地看清脑干前表面周围的硬膜内间隙和斜坡中部。这种暴露在颈椎 – 基底动脉交界处和小脑后下动脉瘤的手术中也很重要。在颈静脉结节切除术中，应特别注意内上部分，这是关键区域。此外，第Ⅸ、第Ⅹ和第Ⅺ脑神经在进入颈静脉孔之前穿过颈静脉结节后方。这个部位的神经对手术操作中的直接损伤、硬脑膜牵拉和磨钻释放的热量特别敏感。

神经损伤可以通过使用高速金刚砂磨钻处理结节的核心来避免，留下鸡蛋壳一样薄的骨质，然后用显微手术器械进行精细操作。使用磨钻时要充分注水，以避免对后组脑神经的热损伤。在打开硬脑膜之前，颈静脉球的下端底部应该没有任何骨质。

（八）硬膜内的暴露

对于硬膜内病变，比如脑膜瘤、神经鞘瘤、血管畸形和和动脉瘤，在乙状窦下几毫米做一曲线切口，向下延伸至 C₂ 椎板顶部（如果需要可进一步向下显露），停止在椎动脉穿过硬脑膜上方（图 15-7 至图 15-11）。通过在椎动脉入口上方外侧切开硬脑膜，在椎动脉周围留下硬脑膜袖带，可以增加前方暴露。将切口向上延伸至横窦 – 乙状窦交界处可进一步暴露小脑幕和桥小脑上角。硬脑膜的前叶瓣向外侧翻折，并用缝线牵拉固定。适当切除枕骨髁和颈静脉结节通常能提供一个平行于椎动脉颅内路径的手术区域。采用锐性蛛网膜剥离术，暴露较深的结构包括第Ⅴ～Ⅻ脑神经、

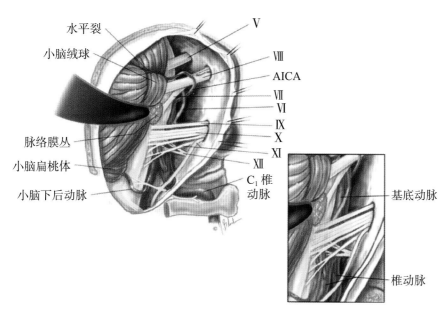

▲ 图 15-7　脑桥小脑下角和颅颈交界区硬膜内解剖

经 Fukushima T. Manual of skull base dissection 许可转载，引自 AF NeuroVideo, Inc.; 1996

基底动脉、椎动脉、椎基底交界处、小脑后下动脉、小脑前下动脉。如有需要，齿状韧带、C_1 和 C_2 神经根的离断可提供更多的脊髓腹侧空间。根据病变的不同，采用标准的显微外科技术对潜在病变进行明确的治疗。

对于 PICA 动脉瘤（图 15-8），重要的是在同侧椎动脉进入硬脑膜时在近端处理，或者在椎动脉 V_3 段硬膜外近端进行处理。手术应尽量避免损伤后组脑神经。一般情况下，血管夹在第 IX ~ XI 脑神经水平以下。

对于颈髓腹侧的海绵样畸形（图 15-9），远外侧入路显露可直接进入畸形的入口处。在某些情况下，海绵样畸形可能具有典型的桑葚样外观的外生性成分，或者在软脑膜表面可能只有少量含铁血黄素染色的组织。切除时应尽量减少对神经组织的侵扰。

对于枕骨大孔脑膜瘤（图 15-10 和图 15-11），应将齿状韧带锐性切断，并将椎动脉从纤维环近端向椎基底动脉交界处分离。这对于部分或完全包裹动脉的肿瘤尤其重要。用超声吸引装置进行肿瘤内部减压。之后可以进行囊外剥离，将肿瘤从重要的神经结构中剥离出来。一般情况下，这些肿瘤会抬高后组脑神经（第 IX ~ XI 脑神经复合体），并在上下工作区域进行解剖，用双极电凝小心地烧灼离断肿瘤血管和附着物，与腹侧斜坡分离。必须注意识别舌下神经复合体，它可能位于肿瘤的腹侧或下方。如果肿瘤紧密依附于神经或重要的血管，则在关键结构上留下少量残余肿瘤，以避免神经血管并发症。

（九）关闭切口

恰当的切口闭合首先需要封闭硬脑膜以避免脑脊液漏。我们通常使用脱细胞同种异体真皮移植（AlloDerm，LifeCell）缝合到硬脑膜缺损作为补片移植（图 15-12）。任何小的硬脑膜缺损都需要缝合，或者使用小块肌肉或脂肪移植固定到缺损处，使用 8 号缝线。Valsalva 动作可用于确认硬脑膜的水密性。暴露的乳突气房用骨蜡封闭。之后我们将自体脂肪移植至颅骨切除的死腔和硬膜处。脂肪移植物用缝线固定。注意不要

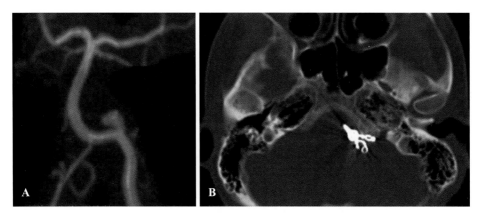

◀ 图 15-8　A. 磁共振血管成像显示左侧后下小脑动脉瘤，经左侧远外侧入路显微手术夹闭；B. 术后 CT 扫描显示血管夹位置

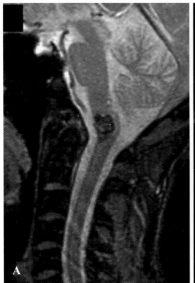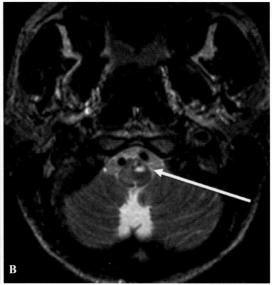

◀ 图 15-9　T₂ 加权 MRI 图像

矢状面（A）和轴位（B）显示脑干腔状畸形，箭所示为经左远外侧入路切除的前外侧髓质

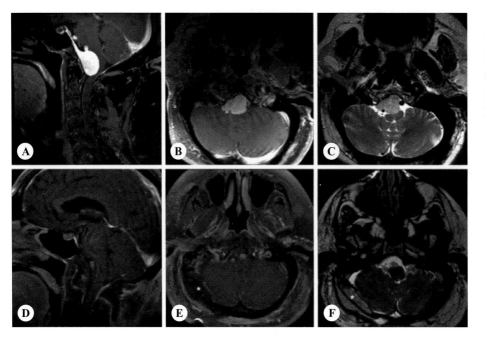

◀ 图 15-10　A 至 C. 枕骨大孔脑膜瘤压迫脑干的术前 MRI。肿瘤经右侧远外侧入路完全切除。患者术后神经系统完好。D 至 F. 术后 MRI 显示肿瘤完全切除和脑干减压

过度填充死腔，以免压迫颅颈交界区的脊髓。颅骨成形术采用钛和多孔聚乙烯的网板（Medpor Titan，Stryker 公司，卡拉马祖，密歇根州，美国）。Medpor Titan 网板被剪成合适的大小，并被电镀到颅骨上以支撑脂肪移植物。这对缝线上的脂肪移植物施加压力，以防止术后脑脊液瘘和假性硬脑膜膨出。通常术后不需要引流，除非硬膜缝合的密封性不理想。对颈部肌肉、筋膜、皮瓣和皮肤进行细致的多层缝合。头部或耳部包扎 3 天，以防止假性脑膜膨出。

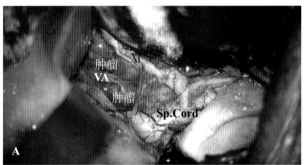

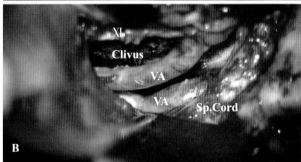

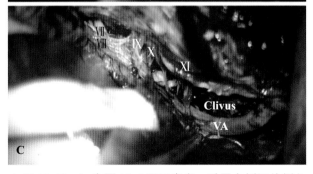

▲ 图 15-11　**A.** 为图 15-9 所示患者，采用右侧远外侧入路切除枕骨大孔脑膜瘤术中图片，可见肿瘤压迫脑干和颈脊髓，部分包绕椎动脉。可见第Ⅺ脑神经。**B** 和 **C.** 肿瘤完全切除后术中图片。可见椎动脉和脑神经。对斜坡处硬脑膜附着处进行灼烧（**Simpson Ⅱ切除**）

VA. 椎动脉；Clivus. 斜坡；Sp.Cord. 脊髓

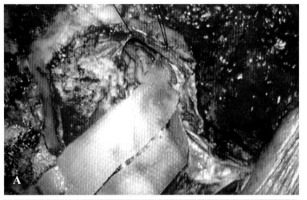

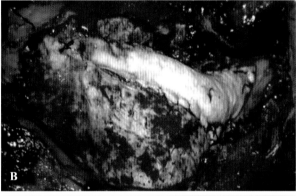

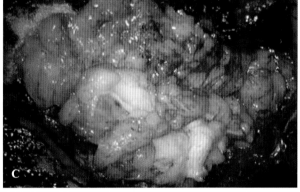

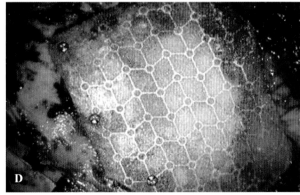

▲ 图 15-12　远外侧入路的切口关闭，防止脑脊液漏

A. 远外侧入路硬脑膜缺口；B. 将硬膜补片置入缺损处；C. 在颅骨切除的缺损处，将自体脂肪移植物放置于硬脑膜闭合处；D. Medpor Titan 植入物固定在颅骨上，使脂肪移植物起支撑作用

（十）枕颈固定

进行远外侧入路手术时，存在颅颈交界性不稳的风险。颅颈交界区由枕骨髁、C_1 侧块和颅颈交界区的韧带来稳定。如果这些结构受损，无论是切除或肿瘤本身侵犯，枕颈融合是必要的。Vishteh 等进行的一项生物力学研究表明，当超过 50% 的枕骨髁被切除时，寰枕关节明显运动过度[18]。进一步切除枕骨髁可增加 $C_1 \sim C_2$ 关节的运动进一步不稳定，尤其是 75% 切除后。然而，Kshettry 等的一项解剖学研究表明，50% 的枕骨髁切除并没有导致异常活动显著增加[19]。他们的确发现 75% 和 100% 的切除导致活动范围显著增加，认为更大范围的枕骨髁切除可能需要融合。Mazur 等的另一项尸体研究表明，当仅切除 1/3 的枕骨髁时，可观察到寰枕关节生物力学的变化。我们通常通过术后一段时间的 CT 扫描和颈椎屈伸位 X 线片来随访患者，以发现早期或延迟的枕颈不稳。当枕骨髁和颈静脉结节的切除仅限于后 1/3 或仅限于近端舌下神经管时，我们没见过任何枕颈不稳定。然而，当枕骨髁切除 ≥ 50% 时，应考虑枕颈融合。

四、总结

远外侧经髁经颈静脉结节入路提供了良好的术野暴露和最轻微的脑干牵拉，用于治疗颅颈交界、斜坡下部、枕骨大孔腹侧和脑干腹外侧的硬膜内外病变。切除枕骨髁和颈静脉结节是增加斜坡中部侧方术野的关键。重要的是，这些结构的切除应该根据患者和病变情况个性化选择，这样骨质就不会被过度切除。切除超过 50% 的枕骨髁会导致枕颈不稳定，需要枕颈融合。

参考文献

[1] Bertalanffy H, Seeger W. The dorsolateral, suboccipital, transcondylar approach to the lower clivus and anterior portion of the craniocervical junction. Neurosurgery. 1991;29:815–21.

[2] Seeger W. Atlas of topographical anatomy of the brain and surrounding structures for neurosurgeons, Neuroradiologists, and Neuropathologists. Wien, New York: Springer-Verlag; 1978.

[3] Fukushima T. Manual of skull base dissection. Pittsburgh, PA: AF NeuroVideo, Inc; 1996.

[4] Fukushima T. Fukushima manual of skull base dissection. Raleigh, NC: AF NeuroVideo, Inc; 2014.

[5] Liu JK, Couldwell WT. Far-lateral transcondylar approach: surgical technique and its application in neurenteric cysts of the cervicomedullary junction. Report of two cases. Neurosurg Focus. 2005;19:E9.

[6] Patel SK, Liu JK. Staged bilateral far-lateral approach for bilateral cervicomedullary junction neurenteric cysts in a 10–year-old girl. J Neurosurg Pediatr. 2013;12:274–80.

[7] al-Mefty O, Borba LA, Aoki N, Angtuaco E, Pait TG. The transcondylar approach to extradural nonneoplastic lesions of the craniovertebral junction. J Neurosurg. 1996;84:1–6.

[8] Nanda A, Vincent DA, Vannemreddy PS, Baskaya MK, Chanda A. Far-lateral approach to intradural lesions of the foramen magnum without resection of the occipital condyle. J Neurosurg. 2002;96:302–9.

[9] Arnautovic KI, al-Mefty O, Pait TG, Krisht AF, Husain MM. The suboccipital cavernous sinus. J Neurosurg. 1997;86:252–62.

[10] Rhoton JAL. The far-lateral approach and its transcondylar, supracondylar, and paracondylar extensions. Neurosurgery. 2000;47:S195–209.

[11] Wen HT, Rhoton JAL, Katsuta T, de Oliveira E. Microsurgical anatomy of the transcondylar, supracondylar, and paracondylar extensions of the far-lateral approach. J Neurosurg. 1997;87:555–85.

[12] Kawashima M, Tanriover N, Rhoton JAL, Ulm AJ, Matsushima T. Comparison of the far lateral and extreme lateral variants of the atlanto-occipital transarticular approach to anterior extradural lesions of the craniovertebral junction. Neurosurgery. 2003;53:662–75.

[13] Dowd GC, Zeiller S, Awasthi D. Far lateral transcondylar approach: dimensional anatomy. Neurosurgery. 1999;45:95–100.

[14] Patel AJ, Gressot LV, Cherian J, Desai SK, Jea A. Far lateral paracondylar versus transcondylar approach in the pediatric age group: CT morphometric analysis. J Clin Neurosci. 2014;21:2194–200.

[15] Spektor S, Anderson GJ, McMenomey SO, Horgan MA, Kellogg JX, Delashaw JJB. Quantitative description of the far-lateral transcondylar transtubercular approach to the foramen magnum and clivus. J Neurosurg. 2000;92:824–31.

[16] Wanebo JE, Chicoine MR. Quantitative analysis of the transcondylar approach to the foramen magnum. Neurosurgery. 2001;49:934–43.

[17] Sen C. The transcondylar approach to the lower clivus, foramen magnum and $C_1 \sim C_2$. Clin Neurosurg. 1996;43:113–26.

[18] Vishteh AG, Crawford NR, Melton MS, Spetzler RF, Sonntag VK, Dickman CA. Stability of the craniovertebral junction after unilateral occipital condyle resection: a biomechanical study. J Neurosurg. 1999;90:91–8.

[19] Kshettry VR, Healy AT, Colbrunn R, Beckler DT, Benzel EC, Recinos PF. Biomechanical evaluation of the craniovertebral junction after unilateral joint-sparing condylectomy: implications for the far lateral approach revisited. J Neurosurg. 2016;127:829–36.

[20] Mazur MD, Couldwell WT, Cutler A, Shah LM, Brodke DS, Bachus K, Dailey AT. Occipitocervical instability after far-lateral transcondylar surgery: a biomechanical analysis. Neurosurgery. 2017;80:140–5.

第 16 章　前外侧和极外侧入路
Anterolateral and Extreme Lateral Approaches

Kentaro Watanabe　Moujahed Labidi　Shunya Hanakita　Bernard George　Sébastien Froelich　**著**

毛克政　**译**　高延征　**校**

一、概述

颅颈交界区（cranio-vertebral junction，CVJ）的病变位置较深，周围解剖结构复杂，由肌肉、韧带、关节、骨骼、脑神经和重要血管共同组成，治疗起来较为复杂。这些病变往往具有复杂的形态，涉及咽旁间隙、向后延伸和两侧分布。颅颈交界区肿瘤也可以延伸到硬膜内和硬膜外，这使切口闭合和结构重建具有挑战性。为了帮助选择最佳的手术路径，许多基于解剖学的分类方案已经被提出用于颅颈交界区病变。其中常用的一种分类系统是基于病变与硬脑膜的位置关系，将CVJ病变分为三类。

- 硬膜内病变，如斜坡下部、枕骨大孔、$C_1 \sim C_2$ 脑膜瘤和神经鞘瘤。后循环动脉瘤也可归入这一类。
- 硬膜外病变，最常见的是来自 $C_1 \sim C_2$、枕骨髁和斜坡下部的骨源性肿瘤。典型病变为脊索瘤、软骨肉瘤，也包括浆细胞瘤、淋巴瘤、继发性肿瘤等。
- CVJ 的硬膜外和硬膜内混合病变，最常见的是脊索瘤和软骨肉瘤，也包括血管球瘤、颈部和舌下孔的哑铃形肿瘤。

制订手术策略时必须考虑肿瘤在前、后、侧轴的精确位置：① C_1 前弓 / 斜坡；② $C_1 \sim C_2$ 侧块 / 枕骨髁；③ C_1 后弓和枕骨。事实上，已经发展出许多手术入路来达到这些不同的解剖区域，外科医生必须仔细选择最适合的手术入路，以便能够达到肿瘤区域。这些手术入路中，有经髁后和经髁后外侧"远外侧"入路、极外侧经髁和极外侧颈静脉下经髁入路（extreme lateral infrajugular transcondylar exposure，ELITE），以及前外侧 ELITE 和后外侧 ELITE 改良入路[1-15]。每一种手术入路都有各自的适应证、手术细节和局限性。在枕骨大孔内及周围操作，外科医生还必须能够显露并注意颈静脉孔、椎动脉、枕骨髁、齿突和后组脑神经（图 16-1）。

1995 年，Bernard George 等描述了前外侧入路（anterolateral approach，ALA）对下斜坡前部和 $C_1 \sim C_2$ 区域的硬膜内外病变的治疗[3]。同时提出椎动脉处理的一般原则。与颅颈交界区其他的侧入路相比，ALA 提供了非常独特的入路，可以从上颈椎到颅内，由下而上。相反，ELITE 入路线先穿过颅内，然后到达上颈椎区域[13, 16]。

在本章中，我们将总结这些不同的"侧方入路"，并重点介绍前外侧入路。此外，我们介绍了

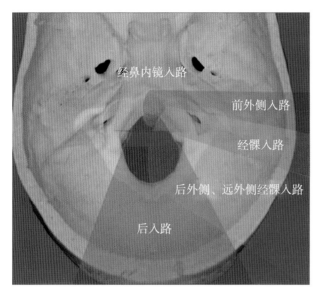

▲ 图 16-1　颅椎交界处的手术入路

（经鼻内镜入路
前外侧入路
经髁入路
后外侧、远外侧经髁入路
后入路）

ALA 的扩展包括经典的颅底技术，如椎动脉转位，以及内镜辅助。事实上，通过经颅显露的内镜可视化为颅颈交界区手术提供了更多的可能性，我们将在本章详细讨论。

通过尸体解剖，我们将首先回顾与 ALA 相关的外科解剖，并逐步描述通过 ALA 显露颅颈交界区的外科技术。最后，通过临床病例说明 ALA 潜在的适应证及其不同的变化。

二、前外侧入路

前外侧入路（anterolateral approach，ALA）是由 Bernard George 等发明的一种用于颅颈交界区前外侧的手术入路。事实上，如果不牵拉神经结构，很难通过后路到达这个区域。尽管在某些情况下前方入路可以到达颅颈交界区下方，如下颌下入路，但通常受到下颌骨和腺体的限制。ALA 到颅颈交界区的手术入路是由下而上，由后而前。除了从侧面看颈椎外，ALA 还可以从下方显露下斜坡和颈静脉孔。

然而，位于 $C_1 \sim C_6$ 椎体横突孔的椎动脉（vertebral artery，VA）的 V_1、V_2 和 V_3 段位于 ALA 手术野的中心。因此，谨慎处理 VA 是这一入路的重要问题，可在术前、术中和术后产生严重后果。

三、CVJ 病变的鉴别诊断和前外侧入路的适应证（表 16-1）

前外侧入路主要用于治疗枕骨髁、寰枕关节、C_1 侧块、C_1 前弓、齿状突、C_2 侧块和 C_2 椎体的病变。

表 16-2 总结了不同手术入路的关键特征，这些手术入路可以与 ALA 一起来治疗 CVJ 的病变。

四、术前注意事项

经验丰富的多学科颅底团队应当对术前影像进行仔细研究。必须进行颈部血管 CTA 和骨组织重建检查。应详细检查头部和颈椎 CT 扫描，以确定所有需要切除和（或）重建的骨质浸润破坏区域。所有病例术前还应进行头部和颈椎 MRI 检查，包括增强扫描序列。在肿瘤病例中，所有需要切除的病变范围都应该勾勒和记录。还应注意引起神经压迫的延伸部分，辅助放射治疗无法达到的延伸部分（即靠近脑干、骨组织浸润或靠近金属植入物等）。

病变组织与颈静脉孔水平的第 Ⅸ、第 Ⅹ、第 Ⅺ 后组脑神经和舌下神经管的第 Ⅻ 脑神经的位置关系是术前评估的另一个关键因素。这些神经的功能应该被评估和记录，在术前存在严重功能障碍时，应该讨论预防性气管切开术，以保证术后气道通畅。当一侧后组脑神经功能障碍，存在术中对侧神经损伤风险时，应注意避免灾难性的双侧神经功能障碍，并应与患者及其家属坦率、详细地讨论这种风险。

表16-1 侧颅底的手术历史，不同入路的名称、体位、切口、暴露区域、椎动脉转位、椎体移位、目标病变

作者（日期）	入路名称	目标病变	体位	皮肤切口	显露上颈椎	椎动脉转位	乳突切开	主要路径
Heros [4]	远外侧入路	VA、VA-BA 连接部、近端 BA 干、小脑下外侧的 AVM	公园-长椅位	垂直旁正中切口	-	-	-	枕骨大孔边缘的极外侧切除，C1椎板切除术
Yamamoto (1990) [17]	单侧枕下经髁侧入路	硬膜内、脑干前方、上颈髓、椎动脉、基底干	坐位	旁正中切口	+	-	-	C1椎板切除术
Bertalanffy 和 Seeger (1991) [18]	枕下经髁后外侧入路	枕骨髁、舌下神经管	坐位	垂直旁正中切口，经肌肉	-	+	-	枕骨髁
George 和 Lot [3]	前外侧入路	VA、寰枕关节、C1前弓、C2和C3椎体	仰卧位 头旋转 30°~45°	乳突至颈部的耳后直切口	+	+/-	-	寰枕关节，C1侧块
George (1997) [19]	后外侧入路	C1后弓、颅颈交界区硬膜内	3/4 侧卧位	曲棍球棒状	-	+	-	乙状窦后+C1，C2椎板
Fukushima (1996) [20]	前外侧 ELITE[a]	颈静脉孔、斜坡中下段、哑铃型神经鞘瘤、球囊脑膜瘤	仰卧位，头偏一侧	耳后同号状	+	-	+	迷路下经颈静脉入路，上颈椎显露，C1椎板切除
Fukushima (1996) [20]	后外侧 ELITE[b]	下斜坡、枕骨大孔、VA-PICA复杂动脉瘤、椎-基底动脉	侧卧位	S形	-	+/-	-	颈静脉孔下经髁 经颈静脉结节
Sen 和 Sekhar [11]	极外侧经髁	枕骨大孔、C1~C2脑膜瘤、脑干腹侧	改良公园-长椅侧位	S形	-	+	-/+	乙状窦后
Babu 和 Sekhar (1994) [21]	极外侧经髁	硬膜内外肿瘤	改良公园-长椅侧位	U形或C形	-	+	-/+	硬膜内病变; 1/3~1/2髁突切除，硬膜外病变，经小关节
Canalis 等 (1993) [22]	侧路	硬膜内外肿瘤	仰卧位，头旋转	耳后到舌骨中线	+	+	部分切开	C1椎板切除
Al-Mefty [1]	经髁	齿状突、硬膜外	半侧卧位	C形	+/-	+/-	部分切开	寰枕关节，齿状突

（续表）

作者（日期）	入路名称	目标病变	体　位	皮肤切口	显露上颈椎	椎动脉转位	乳突切开	主要路径
Matsushima（2010）[7]	经髁窝入路	硬膜内下斜坡，枕骨大孔病变	侧卧位	U 形	-	+/-	-	髁窝（枕骨大孔），髁下，经颈静脉结节
Vallée（1993）[23]	经髁旁入路	枕骨大孔前或前外侧肿瘤和动脉瘤	侧卧位	曲棍球棍形	-	-	+	髁突，枕下
S. Froelich	内镜辅助微创经髁入路	颈内、斜坡，C$_1$ 前弓，齿状突，对侧髁	侧卧位	小 C 形	-	+/-	-	颈静脉球，经髁
S. Froelich	内镜辅助经乳突入路	颈静脉孔上，斜坡中部，岩尖，破裂孔，对侧颈静脉孔	侧卧位	小 C 形	+/-	-	+	迷路上，颈内静脉上

AVM. 动静脉畸形；BA. 基底动脉；PICA. 小脑后下动脉；VA. 椎动脉；ELITE. 极外侧颈静脉下经髁入路
a. 极外侧迷路下经颈静脉上颈椎入路
b. 极外侧颈静脉下经髁经颈静脉结节入路

表 16-2 ALA 和 PLA 的手术适应证

	指 征	病 理
ALA	C_1~C_2 的硬膜外骨组织病变，中间或侧面	• 脊索瘤 • 骨髓瘤 • 转移瘤 • 结核 • 原发性骨肿瘤（软骨样肿瘤、肉瘤、纤维发育不良、骨样骨瘤）
后外侧入路	下斜坡 /C_2 硬膜内病变	• 脑膜瘤（枕骨大孔、下斜坡） • 血管母细胞瘤 • 神经鞘瘤（前庭神经鞘瘤、颈静脉孔神经鞘瘤、舌下神经鞘瘤） • 神经纤维瘤 • 血管球瘤 • 血管畸形（VA，PICA，BA）
扩大内镜辅助经鼻入路	C_2 以上硬膜内外中线区的软性肿瘤	• 脊索瘤 • 原发性骨肿瘤（软骨样肿瘤、肉瘤、骨髓瘤） • 类风湿关节炎 • 先天性骨异常

ALA. 前外侧入路；BA. 基底动脉；PICA. 小脑后动脉；PLA. 后外侧入路；VA. 椎动脉

对于部分肿瘤患者，术前要评估颅颈交界区的稳定性。枕骨髁破坏程度、存在"动态"颈部疼痛或舌下麻痹可能提示潜在的颅颈交界区不稳。

椎动脉

在任何时候进行前外侧入路手术时，明确椎动脉的位置都是至关重要的。椎动脉分为四段：① V_1，横突孔前段，从锁骨下动脉到 C_6 横突孔之间；② V_2，横突孔段，从 C_6 横突孔到进入 C_2 横突孔之前；③ V_3，枕下段，从进入 C_2 横突孔到进入硬膜之前；④ V_4，硬膜内段[14]。V_3 段可进一步分为进入 C_2 横突孔到出 C_1 横突孔的垂直段和沿 C_1 后弓的水平段。

椎动脉被密集的静脉丛包绕。在操作时应保证静脉丛完整，以避免静脉丛出血。

此外，椎动脉常有变异包括畸形和位置异常。老年患者尤其要注意血管异位、动脉粥样硬化和钙化。寰椎沟桥、寰椎枕化、C_1 后弓缺失、C_1 横突孔缺失等骨结构异常容易导致术中定位困难和椎动脉损伤[24-26]。

我们还应注意，前外侧入路时头部的旋转，使椎动脉 V_3 段变的水平，可以在 C_2 后弓的正下方识别（图 16-2）。

在一些病例中，小脑下动脉可起源于硬膜外[24, 27]。因此，术前在 CTA 上识别解剖变异是至关重要的。

当肿瘤累及椎动脉时，明确是否及如何切除椎动脉是很重要的。在某些病变中，为了根治肿瘤，浸润性椎动脉可能需要切除；而在另一些病变中，辅助疗法就可以确保残余肿瘤得以治疗。理想情况下，应多学科讨论后决定。在考虑椎动脉结扎或切除时，术前应进行球囊闭塞试验（balloon test occlusion，BTO）。如果 BTO 失败，在实际切除前可能需要重建血供。

五、外科解剖和手术技术

（一）体位

患者仰卧位，头向对侧旋转倾斜 30°～45°

（图 16-2A–D）。头部略后伸以远离下颌骨。首选马蹄型头枕，这样可以在必要时调整头部位置。更重要的是，如果需要进行骨结构重建，可以将头置于中立位。

肩部应该向尾端牵拉，以不妨碍术者。头部的旋转根据病变的位置进行调整，随着旋转的增加，C_1 前弓逐渐被 C_1 横突和椎动脉所遮挡（图 16-3）。

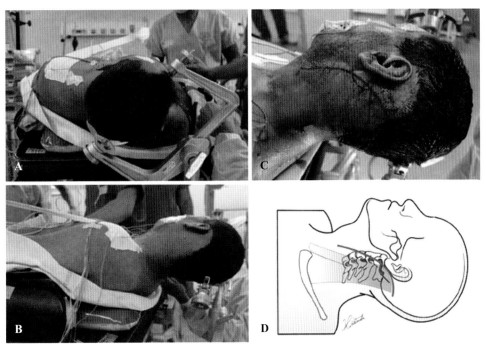

▲ 图 16-2　前外侧入路的手术体位

A. 患者仰卧位，头部向外旋转，向对侧旋转约 30°～45°。多数情况下都可以使用 Mayfield 头架（如图所示），但在计划进行固定或重建椎体时，"马蹄形"头枕可以使头部处于中立位；B. 在计划的皮肤切口周围应准备一个宽阔的区域，以便有一个大的工作空间。头部不应旋转太多；C. 前外侧入路皮肤切口。它位于胸锁乳突肌前缘的上 1/3 处，并在乳突（皮肤标记）和枕嵴处弯曲

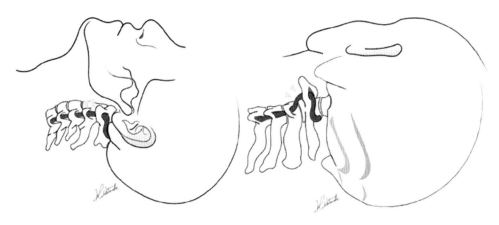

▲ 图 16-3　头部的旋转可以根据病变的位置进行调整；随着旋转的增加，C_1 前弓逐渐被 C_1 横突所遮挡更重要的是，头部旋转改变了椎动脉的轨迹，V_3 段椎动脉的垂直部分变"水平"了

（二）神经电生理监测和辅助设备

在所有的前外侧入路患者中，均应采用神经电生理监测第Ⅶ、第Ⅸ、第Ⅹ、第Ⅺ、第Ⅻ脑神经的运动和感觉诱发电位。躯体感觉诱发电位（somatosensory evoked potentials，SSEP）和运动诱发电位（motor evoked potentials，MEP）的监测在上颈椎不稳、脑干和高位颈脊髓受压的肿瘤切除过程中起到关键作用。

神经导航不经常使用，其原因是神经导航在颅颈交界区，尤其前外侧入路术中的精确度不高。电磁神经导航和术中成像可用于某些病例。我们在所有前外侧入路病例中常规使用微型多普勒探头。

（三）皮肤切口

皮肤切口沿胸锁乳突肌（sternocleidomastoid，SCM）前缘上 1/3 处，并在乳突和枕嵴水平弯曲（图 16-3）。胸锁乳突肌的前缘可以用连接胸骨柄和乳突尖的线来近似。切口的上缘取决于手术的目标和策略。例如，当计划进行乳突切开术时，切口需要达到横窦水平。切口的下缘也取决于病变情况，但胸锁乳突肌前缘乳突尖以下 5～6cm 通常足以显露颅颈交界区。

（四）上颈椎及椎动脉显露

1. 胸锁乳突肌和颈内静脉的离断

切开皮肤和皮下组织后，遇到的第一层是颈阔肌，平行于皮肤切口切开。显露胸锁乳突肌及其内侧边界。耳大神经在胸锁乳突肌表面（图 16-4A）。该神经可用于脑神经损伤时的神经重建或者在手术结束后进行缝合。然后沿着胸锁乳突肌内侧切开筋膜，找到颈内静脉（internal jugular vein，IJV）（图 16-4B 和 C）。通常会遇到面静脉，可以安全地结扎。切断胸锁乳突肌的乳突止点，并将头夹肌和最长肌止点从乳突和枕骨分离，并向后翻转（图 16-4D 和 E）。

2. 二腹肌后缘的识别

切断颈内静脉，沿着远端向上至二腹肌后缘。在胸锁乳突肌下可找到二腹肌，从二腹肌沟后到乳突尖端的前部很容易识别和找到。在解剖过程中，可以发现枕动脉（occipital artery，OA）来自二腹肌的下面。在需要血供重建时，枕动脉可以结扎或保留作为供体血管。

3. 二腹肌的游离

为了进一步暴露颈静脉孔和从颈静脉孔走行的后组脑神经，有必要将二腹肌从二腹肌沟游离（图 16-4F）。面神经从茎乳突孔发出并向二腹肌深筋膜内侧和腮腺下方走行。面神经在此处向二腹肌发出分支，位于乳突尖下 1cm 处。虽然面神经的分支通常被脂肪组织覆盖，但游离、部分切除和（或）牵拉二腹肌时应小心，以免损伤面神经。因此，当切开二腹肌时，应保留肌肉的前腱膜以保护面神经。面神经损伤的常见机制是自动牵开器的牵开过大，时间过长，或者牵开器紧靠乳突尖下方，位置太高。

4. 副神经识别及脂肪垫剥离（图 16-4D 和 E）

C_1 侧块位于乳突尖下约 1cm 处，手指触摸很容易识别。C_1 侧方横突是椎动脉和副神经的重要标示。多数情况下，副神经可在 C_1 横突以下 0.5～1cm 处被发现。在 $C_{3\sim4}$ 水平，副神经基本沿着胸锁乳突肌内侧缘从内上向外下斜向走行。副神经被脂肪垫包绕，位于由二腹肌后缘、头夹肌和颈内静脉形成的三角中。副神经位于脂肪垫的浅层，用电刺激很容易检测到。一旦识别出副神经，脂肪垫就可以从二腹肌、头夹肌和覆盖枕下三角的致密纤维脂肪组织上剥离并向下翻折。脂肪垫被用作牵拉副神经时的自然保护[28]。

5. 枕下三角（图 16-4F）

除横突外，枕下三角也是识别椎动脉的重要标志，该三角由上斜肌、下斜肌和头后大直肌组成，被一层致密纤维脂肪组织覆盖。它位于头半棘肌下面。

在 C_1 后弓水平，可以在枕下三角的中心发现椎动脉、椎静脉丛和 C_1 神经根。肌支常起源于此区域内椎动脉的水平段。少数情况下，小脑后动脉硬膜外起源于椎动脉 V_3 段的水平部分，即硬膜外或 C_1 横突孔上方的远外侧。小脑后动脉起源于硬膜外的发生率为 5%～20%。这种情况下，小脑后动脉在硬膜外平行于椎动脉和 C_1 神经根。

6. 显露 C_1 横突

充分显露 C_1 横突，很容易在此识别横突孔；分离 C_1 横突上的肌肉。五块肌肉附着于 C_1 横突：头外直肌、上斜肌、下斜肌、颈夹肌和肩胛提肌（图 16-5A）。这些肌肉在 C_1 横突上的附着点上呈片状聚集在一起，可通过骨膜下剥离进行显露。沿着 C_1 髁后窝用骨膜剥离器找到横突孔的上下开

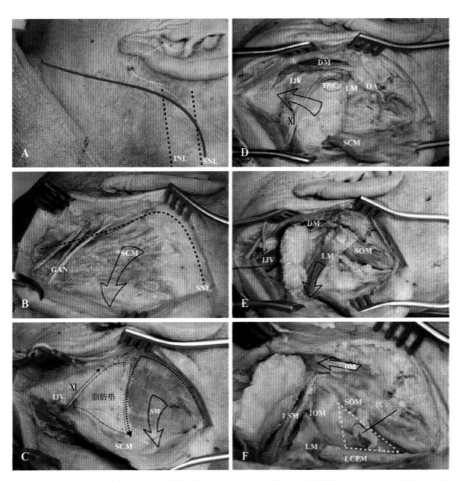

▲ 图 16-4　**A.** 沿胸锁乳突肌前缘上 1/3 切开，在乳突和枕嵴处弯曲；**B.** 可见耳大神经在胸锁乳突肌表面走行，胸锁乳突肌从乳突处离断并向下方翻折；**C.** 胸锁乳突肌下显露头夹肌和脂肪垫，副神经位于脂肪垫下方；**D.** 夹肌向后翻折后，脂肪垫于周围组织分离，向下翻转，作为副神经的保护层；**E.** 脂肪垫下，最长肌从乳突下方显露并游离，上斜肌显露；**F.** 枕下三角，由上斜肌、下斜肌和头后大直肌组成

GAN. 耳大神经；SCM. 胸锁乳突肌；IJV. 颈内静脉；XI. 副神经；DM. 二腹肌；IJV. 颈内静脉；OA. 枕动脉；LM. 最长肌；TP. 横突；SOM. 上斜肌；IOM. 上斜肌；LSM. 提肩胛肌

口。在这个区域，在髁后窝、椎动脉周围、C_1 髁后窝和 C_2 侧块之间有大量静脉丛。这些静脉丛应尽可能保持完整，以避免大量出血。电极凝血通常无效，而注射止血材料通常可以控制此类静脉出血（图 16-5D 至 F）。

7. 显露椎动脉

安全的肿瘤切除和手术操作足够的空间需要游离、移位或至少识别出 C_1 横突孔上方和下方的椎动脉（V_2 和 V_3 段）（图 16-5C）。C_1 后弓上表面存在椎动脉沟，椎动脉在此走行。找到椎动脉最安全的方法是沿着 C_1 后弓从中线向侧方寻找。沿 C_1 后弓上表面的椎动脉沟从骨膜下由内到外侧显露，直到 C_1 横孔上开口被找到。剥离必须在骨膜下进行，骨膜是椎动脉周围静脉丛的保护层。之后切除 C_1 横突孔（图 16-5C 和 D）。首先用咬骨钳去除尖端，露出松质骨，然后使用高速金刚砂磨钻逐步磨除。剩最后一层内侧皮质骨时，用咬骨钳去除，完全打开横突孔。此时椎动脉就可以从 C_1 椎动脉孔游离出来。也可以同时打开 C_2 椎动脉孔以增加椎动脉 V_3 段活动度。首先识别出 C_2 神经根，进而打开 C_2 椎动脉孔（图 16-5E 和 F）。

8. 头外直肌（图 16-5A 和 B）

头外直肌（rectus capitis lateralis muscle，RCLM）是进入颅颈交界区前部的关键肌肉之一。头外直肌是一个短肌肉，位于 C_1 横突的上表面和颈静脉孔之间。为了显露第Ⅸ、第Ⅹ、第Ⅺ、第Ⅻ脑神经、颈内静脉、C_1 前方、齿状突和下斜坡时，需要同时切除 C_1 横突孔和头外直肌。如果是颈静脉孔哑铃型肿瘤、下斜坡或上颈椎脊索瘤，通常需要切除头外直肌以获得进去颅颈交界区前方的足够空间。前外侧入路提供了良好的颈静脉孔和斜坡的仰视角。

（五）扩展和改良

1. 游离椎动脉

如果椎动脉未被肿瘤压闭，而枕髁、C_1 侧块、齿状突或斜坡被肿瘤侵犯，则通常需要椎动脉游离以充分暴露病变。在软性脊索瘤时，完全游离也许可以避免。沿椎动脉沟的水平段确认椎动脉后，打开 C_1 的横突孔。椎动脉 V_3 段向后移位，游离于 C_1 横孔外，释放出操作空间。椎动脉周围的鞘膜和椎体静脉丛应保持完整，以保护椎动脉，减少静脉出血，将手术风险降至最低。当需要椎动脉更大的活动度时，C_2 的横突孔也可以打开，完全游离椎动脉的枕下段。

游离椎动脉和显露 C_1 侧块后，沿着 C_1 前弓可以到达中线甚至对侧 C_1 前弓（图 16-6A）。切除病变侵犯的 C_1 侧块、齿状突、韧带（齿突尖韧带、翼状韧带和横韧带）和 C_1 对侧侧块（图 16-6B 和 C）。注意保护对侧椎动脉，尤其是肿瘤已经压闭同侧椎动脉或术中损伤了同侧椎动脉时。必须用多普勒探头识别对侧椎动脉。

2. 枕髁切除

如果肿瘤延伸至髁突和下斜坡，如脊索瘤、软骨样肿瘤、骨髓瘤、舌下神经鞘瘤等，可能需要切除枕髁。为了充分显露这些病变，乙状窦和颈静脉球的下部被骨骼化。暴露髁后窝，确认髁后导静脉。髁突部分切除后，还可以看到髁突前导静脉（图 16-6D 和 E）。它与舌下神经一起在舌下神经管中走行，并与乙状窦和颈静脉球的下侧显露出来（图 16-6E 和 F）。这是前外侧入路和远外侧经髁入路的结合。

如果从肿瘤性质或术中不需要过多显露，要尽可能减少骨质的切除。然而，往往肿瘤组织已经破坏了寰枕关节的稳定性。当枕髁被侵犯超过75%，就必须进行枕颈融合术。有限的磨除枕骨髁

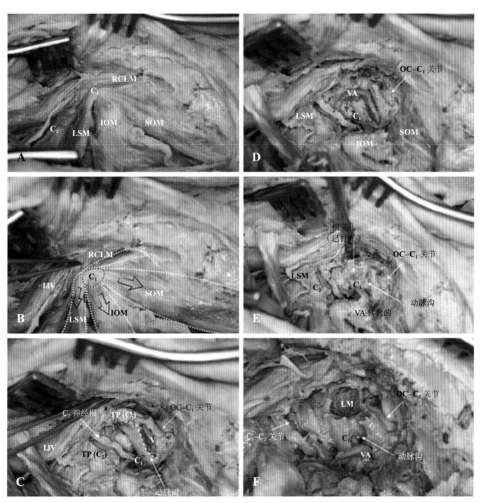

▲ 图 16-5　A. 显露 C_1 横突，头外直肌位于乳突下方；B. 附着在 C_1 横突上的肌肉的聚集；C. 颈部肌肉翻转位和 C_1 横突切除后，椎动脉（V_3 段）可见于 C_1 动脉沟及 C_1 与 C_2 之间；D. 横突孔打开，显示了整个椎动脉的三维走行；E. 椎动脉向横突孔向后方和内侧移位；F. 切除横突，暴露侧块

IOM. 下斜肌；LM. 最长肌；LSM. 肩胛提肌；SOM. 上斜肌；RCLM. 头外侧直肌；TP. 横突；IJV. 颈内静脉；VA. 椎动脉；LM. 侧块；OC. 枕骨髁

后外侧 1/3 可以减少枕骨髁前内侧的舌下神经管和神经的损伤风险。

切除 $C_0 \sim C_1$ 关节，磨除枕骨髁和侧块，来显露 C_1 前弓和齿状突是合理的入路选择。椎动脉 V_3 段需要稍向下移动，可显露 C_1 侧块。这是到达枕颈交界区前方的一个替代策略，不需要完全游离椎动脉和切除头外直颈。

3. 向下延伸至 $C_2 \sim C_4$ 椎体

当目标病变向下延伸至 $C_2 \sim C_3$ 时，需要暴露 VA 的 V_2 段 [14]。显露并切除 C_2 侧突、颈长肌和头长肌，解剖椎动脉，进入 C_2 椎体和下颈椎。此时，必须注意避免损伤交感神经链和颈神经节，它们位于椎前筋膜下的颈长肌前方。迷走神经发出喉上神经和喉返神经。这些神经在颈动脉鞘内侧走行，与前入路不同，没有受伤的危险。但是，必须注意不要压迫迷走神经，以避免喉部神经功能障碍。

4. 硬膜内外的显露

当肿瘤起源于硬膜内时，通常首选远外侧经髁入路，因为可以更充分地暴露颅后窝，并且可以比前外侧入路更好地解剖神经血管。当硬膜内

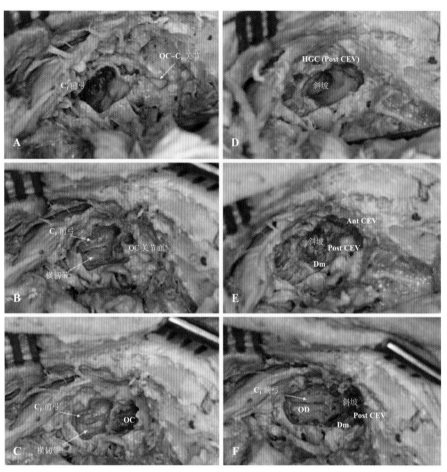

▲ 图 16-6　**A.** 切除 C_1 侧块后，显露 C_1 前弓；**B.** 磨除 C_1 前弓至中线，显露齿状突横韧带；**C.** 磨除枕骨髁，可俯视下斜坡；**D.** 在髁突可见舌下神经管和髁后导静脉，在舌下神经管前方可见松质骨，表明进入斜坡的下半部；**E.** 磨除枕髁时，髁前导静脉和髁后导静脉可以骨骼化，这些静脉与枕静脉丛相连；**F.** 磨除 C_1 前弓和枕骨髁后，齿状突和硬膜显露

OC. 枕骨髁；HGC. 舌下神经管；CEV. 髁后导静脉；Ant CEV. 髁前导静脉；Dm. 硬脑膜；OD. 齿状突

肿瘤向硬膜外延伸，如侵袭斜坡骨组织的脑膜瘤，延伸出来的肿瘤可以通过远外侧入路或后外侧入路结合经硬膜的显露来切除。相似的，如脊索瘤，硬膜外肿瘤在硬膜内延伸通常可以通过前外侧入路硬膜外肿瘤切除后的空间来切除硬膜内肿瘤。

5. 前外侧入路的内镜辅助

除了传统的颅底技术，如乳突切除术、舌下神经管去顶术或椎动脉游离转位术，内镜的使用也被证明是改良前外侧入路的一个非常宝贵的工具。内镜增加了深部的照明和可视性。在后组脑神经和椎动脉所组成的三角内，可使用内镜作为导航和操作的工具。当在这些"深锁孔"使用内镜时，可以完成在如下区域更进一步的病变切除：下斜坡前面的椎前咽后间隙，在牙周区域的内侧和下方，C_1 对侧侧块上，齿状突及其周围和对侧枕髁周围的病变。

通过经髁入路，注意保护下颌神经，内镜辅助可提供斜坡中上 1/3、岩尖和蝶窦病变的视野。通过向下牵拉颈部肌肉，向上颈椎仰视，可以解剖到蝶窦水平。当肿瘤质地较软且易被吸引时，切除腔成为进一步的通道，可加深术野。

六、并发症的预防和处理

术中术后最常见的并发症是脑神经麻痹、椎动脉损伤和颈椎血肿。与所有颈椎手术一样，仔细的止血是必需的，防止潜在的危及生命的血肿的发生。"电凝切割"技术有助于提供一个干净的手术区域，并可能减少术后血肿的发生。也可以根据情况考虑使用引流管。如果术中出现椎动脉损伤，且术前未行球囊闭塞试验或试验失败，应以维持椎动脉血流和避免栓塞为目标。当椎动脉壁破口较小时，应尝试一期修补。当术中椎动脉破裂风险较高时，如放疗后或椎动脉被肿瘤包裹，手臂应进行悬吊消毒以备桡动脉血管移植。桡动脉是理想的血管供体，其直径与椎动脉匹配，以保持长期通畅。万一手臂未准备，若枕动脉被解剖出来且大小合适，也可以作为供体血管[29]。

七、临床病例

病例 1（图 16-8 和图 16-9）

72 岁男性因颈椎脊索瘤接受多次手术后转诊至本院。患者最初表现为继发于 $C_2 \sim C_3$ 病变的急性瘫痪。患者在另一个医学中心接受了急诊椎板切除术，但这种后路手术无法切除肿瘤，随后进行了前路肿瘤活检术。第一次术后，患者的神经功能有所改善，但颈部疼痛仍未缓解，需要用 Minerva 矫形器固定。在 MRI 上，发现病灶位于 C_3 椎体、C_2 椎体下半部，并向硬膜外延伸。其 T_1 和 T_2 加权像特征与脊索瘤一致（图 16-7A 至 F）。

病变的切除是通过前外侧入路完成的。考虑到 C_2 和 C_3 椎体仅部分切除（图 16-8 和图 16-9），无须椎体重建或颈椎后路固定。颈部疼痛症状减轻，患者没有出现任何神经功能障碍。之后他接受了辅助质子束治疗。

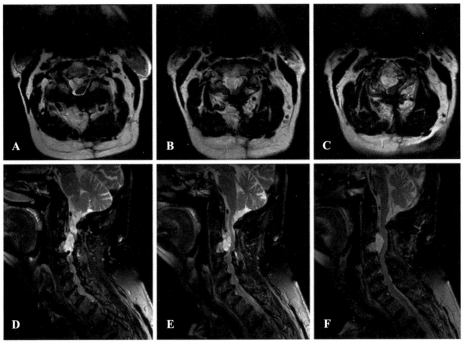

▲ 图 16-7　T_2 加权 MR 图像（A～C 轴向，D～F 矢状位）显示 C_2～C_3 椎体后方病变，导致脊髓受压

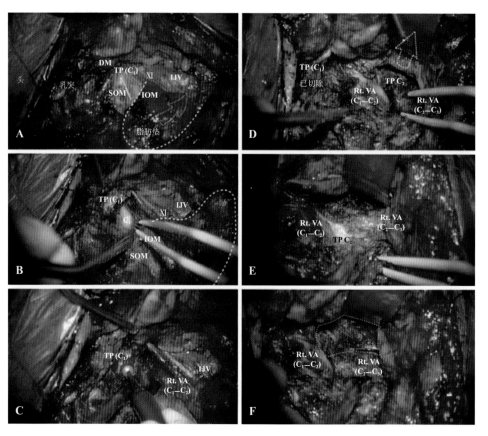

◀ 图 16-8 A. 显示脂肪垫、副神经、颈静脉、横突。脂肪垫保护副神经。B. 脂肪垫下移，保护副神经。从 C_1 横突离断上斜肌和下斜肌，显露 C_1 后弓。C. 磨除 C_1 横突，打开横突孔，找到椎动脉 V_3 段。D. 切除 C_2 横突，使椎动脉从 C_3 横突孔出口到硬膜内入口之间的完全游离。颈内静脉向前牵拉，打开通向 $C_2 \sim C_3$ 椎体前方的通道。E. C_2 横突孔打开，显露 $C_1 \sim C_3$ 段椎动脉。F. 通向 $C_2 \sim C_3$ 椎体前部的手术通道

DM. 二腹肌；IOM. 下斜肌；IJV. 颈内静脉；SOM. 上斜肌；TP. 横突；XI. 副神经；SOM. 上斜肌；TP. 横突；Rt.VA. 右侧椎动脉；TF. 横突孔

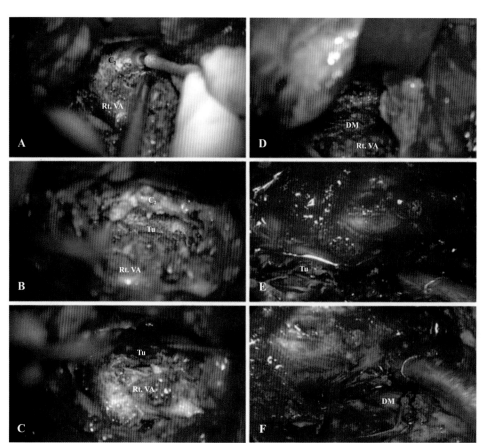

◀ 图 16-9 A. 将 C_2 椎体后部磨除以显露肿瘤。B. 肿瘤位于 C_2 椎体和椎动脉之间。C. 椎体内可见肿瘤，质软。D. 肿瘤切除后可见颈椎硬膜。E. 前外侧入路的内镜视野，肿瘤与正常结构之间的边界可以精确地辨别。F. 切除肿瘤和纤维组织后，可以看到干净的硬膜

Rt. VA. 右侧椎动脉；Tu. 肿瘤；DM. 硬膜

病例 2（图 16-10 和图 16-11）

41 岁男性，最初表现为头痛，影像学检查发现左侧岩尖有肿瘤。患者接受手术切除，行左前岩切除术，被诊断为软骨肉瘤。4 年后，患者因声音嘶哑、吞咽困难和舌头部分偏斜而至我院就诊。发现肿瘤生长，在颈静脉孔处，向下延伸至 C_2 水平，向上延伸至蝶窦。我们采用前外侧和后外侧经乳突联合入路和内镜辅助切除这个大病灶。注意在硬脑膜外和硬脑膜内存在一个屏障。采用多个入路进行肿瘤切除：①上颈椎前外侧入路，有利于俯视下斜坡和颈静脉孔内侧；②经乳突乙状窦前、颈静脉球俯视颈静脉孔内侧。经乳突路径能更好地显示向岩尖延伸的病变。一个残留在蝶骨的小块肿瘤随后通过鼻内镜手术切除。临床上，

患者没有出现任何新的神经功能障碍。

八、总结

前外侧入路为颅颈交界区提供了一个独特的手术路径，即从下到上，从后到前的方向。前外侧入路不仅能从侧面显露 C_1 和 C_2，还能由下向上的显露下斜坡和颈静脉孔。详细的外科三维解剖，尤其是椎动脉的解剖，对于安全的显露和前为侧入路手术是至关重要的。在我们的实践中，它常用于切除脊索瘤和颅颈交界区的其他骨性病变。内镜作为一种外科工具是一种重要的辅助手段，它可以增加前外侧入路的暴露，从而达到肿瘤的深部延伸。

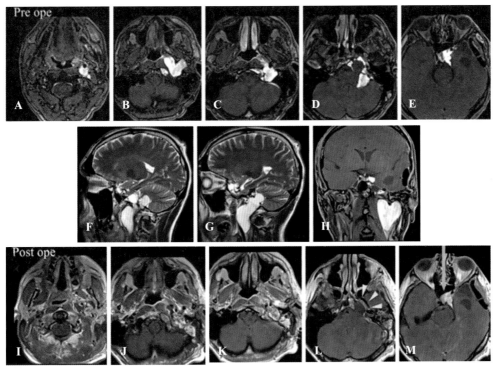

▲ 图 16-10　**MRI** 显示颈静脉孔区域存在病变，从 C_2 延伸到蝶窦。肿瘤包绕颈内动脉，并通过颈静脉孔进入颅内

A～E. 术前钆增强 MRI-T_1 轴位图像显示肿瘤包绕颈动脉和颈静脉孔；F～H. 术前 MRI T_2 加权矢状位图像显示肿瘤位于 C_2 水平至蝶窦；I～M. 术后 MRI 增强 T_1 图像显示除蝶窦病变外，肿瘤均被切除。肿瘤位于乳突区的部分在之前的手术中被部分切除。术后 MRI 显示蝶窦内有一个小的残余肿瘤

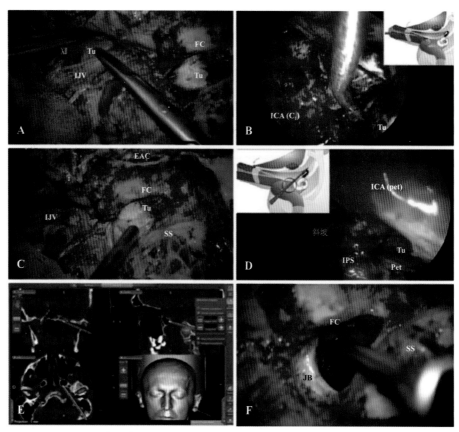

▲ 图 16–11　**A.** 经前外侧入路进入后，可见颈内静脉和舌下神经。肿瘤位于颈内静脉和舌下神经之间。**B.** 内镜辅助肿瘤切除术是通过颈内静脉和舌下神经之间的上颈椎入路进行的。内镜提高了肿瘤的可视性，肿瘤位于颈静脉孔内侧。**C.** 乳突切除术后显露面神经管和乙状窦。肿瘤位于面神经管和乙状窦之间。**D.** 内镜辅助下肿瘤切除是通过乙状窦前和颈上动脉之间进行的。岩骨与斜坡之间可见岩下窦。通过这个通道，颈内动脉的岩段被识别出来。**E~F.** 神经导航显示岩尖区域，确认此位置肿瘤被完全切除

IJV. 颈内静脉；Tu. 肿瘤；FC. 楔束；ICA. 颈内动脉；SS. 乙状窦；IPS. 岩下窦；Pet. 岩部；JB. 颈静脉球

参 考 文 献

[1] Al-Mefty O, Borba LA, Aoki N, Angtuaco E, Pait TG. The transcondylar approach to extradural nonneoplastic lesions of the craniovertebral junction. J Neurosurg. 1996;84:1–6.

[2] Dehdashti AR. The suboccipital midline approach to foramen magnum meningiomas; feasible, but is it optimal? Acta Neurochir (Wien). 2015;157:875.

[3] George B, Lot G. Anterolateral and posterolateral approaches to the foramen magnum: technical description and experience from 97 cases. Skull Base Surg. 1995;5:9–19.

[4] Heros RC. Lateral suboccipital approach for vertebral and vertebrobasilar artery lesions. J Neurosurg. 1986;64:559–62.

[5] Lanzino G, Paolini S, Spetzler RF. Far-lateral approach to the cranio-vertebral junction. Neurosurgery. 2005;57:367–71; discussion 367–71.

[6] Li D, Wu Z, Ren C, Hao SY, Wang L, Xiao XR, Tang J, Wang YG, Meng GL, Zhang LW, Zhang JT. Foramen magnum meningiomas: surgical results and risks predicting poor outcomes based on a modified classification. J Neurosurg. 2017;126:661–76.

[7] Matsushima T, Fukui M. [Lateral approaches to

the foramen magnum: with special reference to the transcondylar fossa approach and the transcondylar approach]. No Shinkei Geka. 1996;24:119–24.

[8] Menezes AH. Surgical approaches: postoperative care and complications "posterolateralfar lateral transcondylar approach to the ventral foramen magnum and upper cervical spinal canal". Childs Nerv Syst. 2008;24:1203–7.

[9] Patel AJ, Gressot LV, Cherian J, Desai SK, Jea A. Far lateral paracondylar versus transcondylar approach in the pediatric age group: CT morphometric analysis. J Clin Neurosci. 2014;21:2194–200.

[10] Sekhar LN, Ramanathan D. Evolution of far lateral and extreme lateral approaches to the skull base. World Neurosurg. 2012;77:617–8.

[11] Sen CN, Sekhar LN. An extreme lateral approach to intradural lesions of the cervical spine and foramen magnum. Neurosurgery. 1990;27:197–204.

[12] Velat GJ, Spetzler RF. The far-lateral approach and its variations. World Neurosurg. 2012;77:619–20.

[13] Wanibuchi M, Fukushima T, Zenga F, Friedman AH. Simple identification of the third segment of the extracranial vertebral artery by extreme lateral inferior transcondylar-transtubercular exposure (ELITE). Acta Neurochir (Wien). 2009;151:1499–503.

[14] Bruneau M, George B. Foramen magnum meningiomas: detailed surgical approaches and technical aspects at Lariboisiere Hospital and review of the literature. Neurosurg Rev. 2008;31:19–32; discussion 32–3.

[15] Bulsara KR, Sameshima T, Friedman AH, Fukushima T. Microsurgical management of 53 jugular foramen schwannomas: lessons learned incorporated into a modified grading system. J Neurosurg. 109(5):794–803.

[16] Fukushima T. Fukushima ELITE approach. Manual of skull base dissection. Raleigh: AF Neuro Video; 2004.

[17] Yamamoto S, Sunada I, Matsuoka Y, Hakuba A, Nishimura S. Persistent primitive hypoglossal artery aneurysms. Neurol Med Chir. 1991;31(4):199–202.

[18] Bertalanffy H, Seeger W. The dorsolateral, suboccipital, transcondylar approach to the lower clivus and anterior portion of the craniocervical junction. Neurosurgery. 29(6):815–21.

[19] George B, Lot G, Boissonnet H. Meningioma of the foramen magnum: a series of 40 cases. Surg Neurol.

1997;47(4):371–9.

[20] Fukushima T, Maroon JC, Bailes JE, Kennerdell JS, Chen DA, Celin S, Arriage MA. Manual of skull base dissection. United States, A F Neurovideo Inc; Lslf edition, 1996.

[21] Babu RP, Sekhar LN, Wright DC. Extreme lateral transcondylar approach: technical improvements and lessons learned. J Neurosurg. 81(1):49–59.

[22] Canalis RF, Martin N, Black K, Ammirati M, Cheatham M, Bloch J, Becker DP. Lateral approach to tumors of the craniovertebral junction. Laryngoscope. 103(3):343–9.

[23] Vallée B, Besson G, Houidi K, Person H, Dam Hieu P, Rodriguez V, Mériot P, Sénécail B. Juxtaor trans-condylar lateral extension of the posterior suboccipital approach. Anatomical study, surgical aspects. Neurochirurgie. 1993;39(6):348–59.

[24] Bodon G, Glasz T, Olerud C. Anatomical changes in occipitalization: is there an increased risk during the standard posterior approach? Eur Spine J. 2013;22(Suppl 3):S512–6.

[25] Kim MS. Anatomical variant of atlas: arcuate foramen, occpitalization of atlas, and defect of posterior arch of atlas. J Korean Neurosurg Soc. 2015;58:528–33.

[26] Senoglu M, Safavi-Abbasi S, Theodore N, Bambakidis NC, Crawford NR, Sonntag VK. The frequency and clinical significance of congenital defects of the posterior and anterior arch of the atlas. J Neurosurg Spine. 2007;7:399–402.

[27] Lister JR, Rhoton AL Jr, Matsushima T, Peace DA. Microsurgical anatomy of the posterior inferior cerebellar artery. Neurosurgery. 1982;10:170–99.

[28] Yasuda M, Bresson D, Cornelius JF, George B. Anterolateral approach without fixation for resection of an intradural schwannoma of the cervical spinal canal: technical note. Neurosurgery. 2009;65:1178–81; discussion 1181.

[29] Kubota H, Tanikawa R, Katsuno M, Izumi N, Noda K, Ota N, Ishishita Y, Miyazaki T, Okabe S, Endo S, Niemela M, Hashimoto M. Vertebral artery-to-vertebral artery bypass with interposed radial artery or occipital artery grafts: surgical technique and report of three cases. World Neurosurg. 2014;81:202.e1–8.

第 17 章　颅颈交界区的微创技术
Minimally Invasive Techniques Applied to the Cranio-Vertebral Junction

Ken Hsuan-kan Chang　John Paul G. Kolcun　Michael Y. Wang　著
毛克政 译　高延征 校

一、概述

近年来，微创手术（minimally invasive surgery，MIS）在脊柱外科得到了广泛的应用。MIS 技术能够减少出血和组织损伤，减少应激反应，并可能缩短恢复时间和住院时间 [1, 2]。因此，这些手术对老年人或体弱的患者更安全，预计在未来几十年中，这部分人群将急剧增加 [3, 4]。采用 MIS 技术医疗成本也显著降低 [5, 6]。

虽然 MIS 技术早期应用于腰椎手术中，但在脊柱外科其他领域已经得到重大进展。在这一章节，我们将介绍颅颈交界区的各种 MIS 技术，包括适应证、手术技术、围术期注意事项和常见并发症。

二、前路齿状突螺钉固定

（一）概述

齿状突螺钉通过内固定来恢复骨折齿突的稳定性。颅颈交界区约 50% 的轴向旋转由 $C_1 \sim C_2$ 提供。齿状突螺钉固定融合齿状突和 C_2 椎体，避免

了寰枢椎固定，从而维持了寰枢关节旋转活动。首例开放齿状突螺钉内固定始于 20 世纪 80 年代，已有几十年历史 [7]。最近，文献报道了一种微创方法来从前路置入齿状突螺钉。

微创齿状突螺钉固定的适应证和开放手术基本相同。最佳适应证是 Anderson- D'Alonzo 分型的 Ⅱ 型和浅 Ⅲ 型。齿状突骨折必须可以复位。如果通过颅骨牵引不能达到齿状突解剖复位，就不能使用该技术，即该技术不能用于移位齿状突的固定。其他的禁忌证包括横韧带断裂、C_2 椎体骨折、病理性骨折等。这种技术治疗齿状突陈旧性骨折或骨折不愈合的融合率较低。对于 > 6 月的齿状突骨折不愈合，$C_{1 \sim 2}$ 融合更适合。

（二）术前规划

X 线检查应包括张口位，因为这是评价寰枢椎骨折类型和稳定性的必要检查。建议行 MRI 检查横韧带的完整性。CT 冠状位和矢状位重建有助于明确整个骨结构的完整性和骨折类型。

对于肥胖、短颈、桶状胸或颈椎后凸畸形的患者，很难获得理想的螺钉置入角度。术前 CT 和

MRI 可用于规划螺钉插入的适当角度，从而避免任何遮挡。

首选经鼻气管插管，口腔张开以便射线透过从而获得清晰的张口位片。必须使用头部固定装置或 Gardner-Wells 夹固定头骨。摆好体位后，术前行正位、侧位和张口位透视，确保 C_1 侧块、C_2 椎体和齿状突可见。

（三）手术技术

患者仰卧位，头部固定。在 $C_4 \sim C_5$ 水平胸锁乳突肌内侧切一 0.5～1cm 切口。锐性切开颈阔肌，然后钝性分离，从颈动脉鞘与食管气管之间的自然间隙到达椎体表面。Hashizume 等也介绍了一种替代的内镜辅助前路手术技术[8]。之后置入通道，在侧位透视引导下，将通道尖端指向 C_2 椎体的前下缘。正位透视下，通道应在 C_2 椎体中线。侧位透视下，用电钻做一经过骨折线直到齿突尖的钉道。最后置入直径 4mm 空心螺钉。螺钉在透视引导下拧入，直到齿突尖端（图 17-1）。

另一种技术是螺钉入口选在 C_2 下终板下方，并穿过 $C_{2 \sim 3}$ 椎间盘前方间隙。这可使医生获得更好的钉道轨迹，将钉头隐藏在椎间盘中。该技术需切除部分 $C_{2 \sim 3}$ 椎间盘，破坏了 $C_{2 \sim 3}$ 椎间盘，可能会因此加速该水平的椎间盘退变。在切开手术时，可以置入两枚齿状突螺钉以防止单枚螺钉潜在的齿突旋转不稳。但在微创手术时，置入两枚螺钉时极具挑战的，文献中尚无报道。

机械臂辅助置入齿状突螺钉在文献中已有报道[9]。机械臂可以自主地移动，提供一个术前规划好的轨迹，为电钻提供引导。钻孔后可插入克氏针，然后手动置入螺钉。

（四）术后处理

术后第一天拍摄正侧位、张口位 X 线片观察螺钉位置。颈托固定 3 个月。在严重骨质疏松时，可考虑使用 halo 支架来增强固定融合。

目前关于微创下齿状突螺钉固定的研究很少。在一个小样本的临床系列中，平均随访 15 个

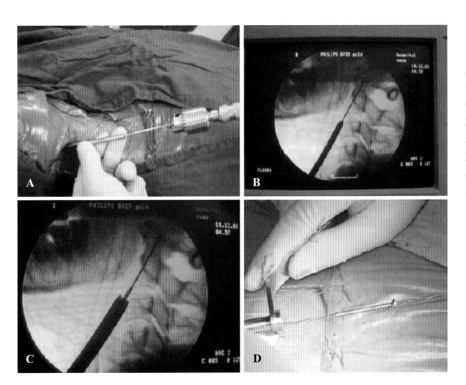

◀ 图 17-1　前路经皮齿状突螺钉
A 和 B. 在透视引导下，用电钻穿过骨折线至齿状突尖端形成一个合适的钉道轨迹；C 和 D. 在 X 线透视下，将直径 4mm 空心螺钉对准齿状突上端置入 C_2 椎体 [引自 Chi YL, Wang XY, Xu HZ, et al. Management of odontoid fractures with percutaneous anterior odontoid screw fixation. Eur Spine J. 2007；16（8）：1157-1164]

月，所报道的放射学融合率约为 90%，无手术相关并发症。在该系列中未发现螺钉松动或断裂[10]。Wang 等比较了经皮微创技术和开放手术，认为两组的融合率相当。接受 MIS 手术的患者没有手术或植入相关的并发症[11]。总之，关于微创齿状突螺钉固定的文献仍然有限。微创齿状突螺钉固定的结果和安全性需要进一步验证（图 17-2）。

（五）并发症

这种手术方式的并发症与手术技术、植入物和骨融合有关。骨不连最常见的表现是超过正常融合期（约 3～6 个月）的持续性上颈部疼痛。如果骨不连导致脊髓受压，就会发展成颈脊髓病。齿状突周围的软组织增生也可能导致脊髓压迫。与植入物相关的并发症包括螺钉断裂、松动和拔出。如果外科医生缺乏 MIS 入路的经验，可能会发生螺钉位置欠佳。MIS 技术可能导致开放手术的任何并发症，包括术后血肿、吞咽障碍和声音嘶哑。严重的并发症，如食管穿孔，动脉损伤，神经功能恶化，气道阻塞也是有可能的。

三、前路经关节螺钉固定

（一）概述

C_1～C_2 脱位伴寰枢椎横韧带功能不全（类风湿关节炎、外伤、局部感染、Down 综合征等）、齿状突骨折后慢性骨不连或游离齿突可引起寰枢椎不稳。寰枢椎不稳最常见的外科治疗方法是后路经关节螺钉固定或 C_1～C_2 固定融合。前路经关节螺钉固定术被提倡用于治疗寰枢椎不稳，是因为它避免了颈椎后路手术引起的肌肉损伤和出血。与后路螺钉固定相比，前路经关节螺钉具有相似的生物力学稳定性[12]。

前路经关节螺钉固定的其他适应证还包括齿状突骨折伴移位和肿瘤侵犯齿状突。一般来说，当有 C_1～C_2 融合指征时，前路经关节螺钉固定是可选的方案。前路经关节螺钉固定的微创技术在文献中已有报道。微创技术可以进一步减少手术造成的组织损伤和出血。

不可复性寰枢椎脱位的患者不适合前路经关节固定。不可复性脱位需要更广泛的松解和术中

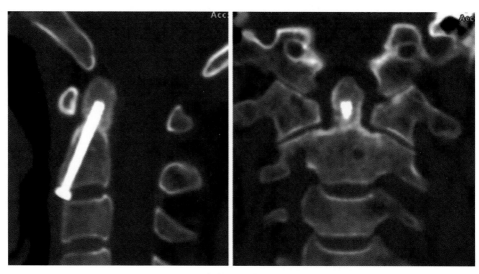

▲ 图 17-2　经皮前路齿状突螺钉的 CT 影像

引自 Wu AM，Wang XY，Xia DD，Luo P，Xu HZ，Chi YL. A novel technique of two-hole guide tube for percutaneous anterior odontoid screw fixation. Spine J. 2015；15（5）：1141-1145

复位，C_1～C_2 螺钉固定更合适。在开放前路经关节螺钉固定术中，既往颈椎手术通常不是手术禁忌证。然而，先前的手术可能会增加入路过程中重要结构（动脉、静脉和食管）的损伤风险。在这种情况下，当然不建议进行经皮微创手术。

（二）术前规划

术前计划、麻醉方案、体位与经皮微创齿状突螺钉固定相似。术前应仔细阅读 MRI、CT、正侧位和张口位 XR 图像。CT 血管成像对观察 C_1～C_2 区椎动脉的走行至关重要，因为椎动脉变异并不少见。患者的特点，如肥胖、短颈、桶状胸、颈椎后凸是规划适当的螺钉角度需要考虑的因素。

为提高术中透视的质量，建议采用经鼻气管插管和张口位。用 Mayfield 头架或 Gardner-Wells 钳牵引系统固定患者头部后，行正侧位和张口位透视。

（三）手术技术

经皮入路和齿状突螺钉相似。患者仰卧位，头部固定。在 C_4～C_5 水平胸锁乳突肌内侧做一 0.5～1cm 切口。锐性切开颈阔肌，然后钝性分离，

从颈动脉鞘与食管气管之间的自然间隙到达椎体表面，至 C_2 椎体前下部。正位片上进针点与 C_2 椎体中线旁开 5～10mm。用电钻安装尖头克氏针沿 C_2 椎体向 C_1 侧块中点做一钉道。Xu 等建议正位上进针方向指向 C_1 侧块成 20°～30° 外展角，侧位上成 20°～28° 倾角（图 17-3）[13]。他们得出结论，这是一个安全的路径，可以避免椎动脉损伤，这一点在三维 CT 上得到了证实[14]。沿导丝置入通道，将一枚 3.5mm 部分螺纹的自攻空心螺钉沿克氏针置入，拧入至侧块顶端（图 17-4）。取下克氏针，将两侧 C_1～C_2 侧块关节显露，在通道下置入自体骨或异体骨。

（四）术后处理

术后颈托固定 3 个月，直至骨性融合，定期随访置入物。

前路经皮经关节螺钉的放射学和临床结果在文献中显示了良好的结果[13, 15]。无严重的螺钉位置不良和手术并发症。然而，关于前路经关节螺钉治疗寰枢椎不稳的疗效的报道很少，其安全性和可行性有待进一步研究。

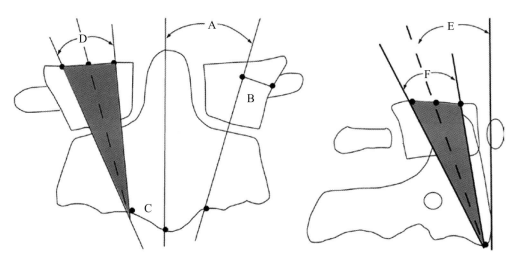

▲ 图 17-3 钉道轨迹在正位上指向 C_1 侧块成 20°～30° 外展角，侧位上成 20°～28° 倾角

灰色区域为安全区［引自 Li WL, Chi YL, Xu HZ, et al. Percutaneous anterior transarticular screw fixation for atlantoaxial instability: a case series. J Bone Joint Surg Br. 2010; 92（4）: 545-549］

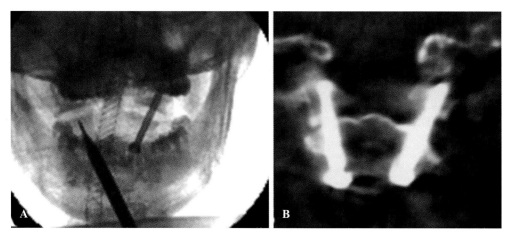

▲ 图 17-4　A. 经皮前方经关节螺钉置入术中透视图像；B. 术后 CT 证实，冠状位图

引自 Wang J, Zhou Y, Zhang Z, Li C, Zheng W, Zhang Y. Minimally invasive anterior transarticular screw fixation and microendoscopic bone graft for atlantoaxial instability. Eur Spine J. 2012;21(8):1568-1574

（五）并发症

潜在的严重并发症包括椎动脉和神经损伤。这些损伤通常是由于器械和置入物引起的。谨慎观察神经血管和骨骼解剖，以及螺钉轨迹的规划，是避免神经血管并发症的必要前提。在通道置入和钻孔过程中仔细观察术中透视影像有助于减少并发症。其他可能的并发症是经皮路径中的食管或血管损伤。曾行颈部手术是微创手术的禁忌证。

四、寰枢椎后路固定

（一）概述

一般来水，骨折引起的寰枢椎不稳是最常见的手术指征。其他的适应证还包括退变性疾病、颈脊髓病和类风湿性疾病。不太常见的适应证是畸形愈合、椎管狭窄、先天畸形、寰枢椎脱位或肿瘤[16]。

微创技术通常适用于老年人或体弱患者。微创技术被证明是有效的改良，避免了切开手术，减小手术创伤。寰枢椎融合的微创技术保留了后方张力带、颈部肌肉与 C_2 的连接、多裂肌和半棘肌[17]。保留这些结构可能有助于减少术后颈椎前凸的丢失。

（二）术前准备

术前应进行 CT 扫描，观察 C_1 侧块、C_2 椎弓根和椎动脉的情况，并规划理想的螺钉路径。患者俯卧在胸托或杰克逊架上，头部用颅骨头架固定。神经术中进行体感诱发电位（somatosensory evoked potential，SSEP）和运动诱发电位（motor evoked potential，MEP）监测。保持颈部居中，并透视确认。手术区域按常规消毒铺巾。

（三）手术技术

两侧距离中线 2～4cm 做旁正中纵向切口。钝性分离肌肉组织，将第一个扩张器内芯置于 C_2 小关节的上方。逐级扩张，在透视下，微创通道固定在 C_2 侧块上方。使用电刀和骨膜剥离器清除 C_2 侧块和峡部的软组织，观察到 C_2 神经根、C_1 侧块关节。如果必要，可切断 C_2 神经根，或切断下斜肌。

$C_1 \sim C_2$ 侧块关节之间的静脉丛可采用单极或双极电凝凝固，以显露 C_1 侧块和 C_2 椎弓根螺钉的进入点。静脉丛出血往往是凶猛的，可以用双极烧灼，组织密封剂和止血材料。$C_1 \sim C_2$ 关节间隙用 Penfield 剥离器分离，处理侧块关节间隙和终板。处理好终板之后将一个 $C_1 \sim C_2$ 侧块垫片置入侧块间隙。C_1 侧块螺钉和 C_2 椎弓根螺钉采用标准技术置入。需要注意的是，在螺钉置入过程中，需要调整通道角度（图 17-5）[18, 19]。

（四）术后处理

术后进行 CT 检查明确螺钉位置。类风湿关节炎或骨质疏松患者佩戴 halo 架 3～4 个月，其他患者应佩戴颈托。目前还没有关于该微创技术的大样本的研究，但一项 5 例患者的报道显示术后平均住院日期为 7.4 天（图 17-6）[19]。

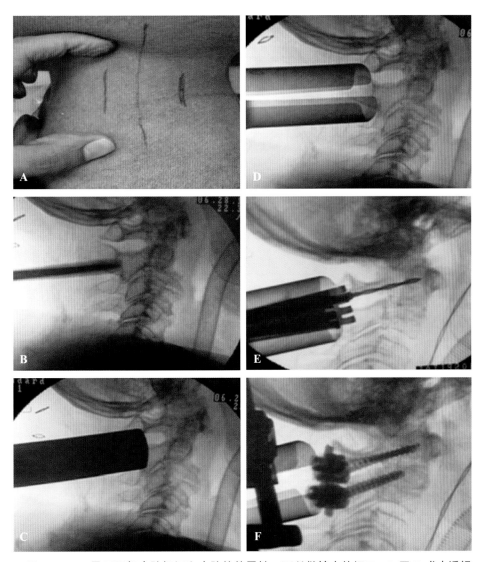

▲ 图 17-5　**A.** 显示颈部皮肤标记和皮肤的伸展性，可以做较小的切口；**B** 至 **F.** 术中透视图像，显示最初的扩张器内芯在 C_2 关节面（**B**），逐级扩张（**C**），放置可扩张工作通道（**D**），C_1 侧块钻孔（**E**）和最终内固定情况（**F**）

引自 Srikantha U，Khanapure KS，Jagannatha AT，Joshi KC，Varma RG，Hegde AS. Minimally invasive atlantoaxial fusion：cadaveric study and report of 5 clinical cases. J Neurosurg Spine. 2016；25（6）：675–680

（五）并发症

与传统寰枢椎融合术一样，在置入 C_1 侧块螺钉和 C_2 椎弓根螺钉时，椎动脉存在风险。C_1 有"椎动脉沟桥"的患者损伤的风险更高。椎动脉沟桥是 C_1 后弓的异常骨形成。一个完整的沟桥很容易被认为是一个增厚的后弓，会被医生误认为是 C_1 螺钉的入路（图 17-7）以下措施可以减少这一风险：①术前行 CT 扫描确认是否存在椎动脉沟桥；②在置入 C_1 侧块螺钉时呈 10°～15° 内倾角[20]。椎动脉损伤也可发生在 C_2 椎弓根螺钉置入过程中，原因是椎弓根较细或缺失，或椎动脉变异。术前应仔细检查 MRI 和 CT 血管成像等图像。我们建议将薄层 CT 血管成像（1～2mm）作为常规检查。这使得脊柱外科医生能够评估解剖特征，如椎弓根直径、椎动脉的走行和双侧血管的通畅性。如果椎弓根直径小于 4mm，则螺钉直径很可能大于椎弓根直径。这可能导致螺钉断裂或椎弓根骨折。对于单侧椎动脉闭塞或发育不良的患者必须谨慎。对侧未闭塞的椎动脉损伤会有严重的后果，例如由于脑干动脉完全闭塞而导致脑卒中。硬膜撕裂、吞咽困难和肌张力障碍很少发生。与任何内固定融合术一样，骨不

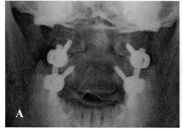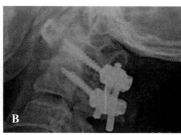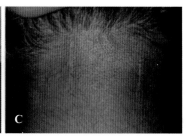

▲ 图 17-6　**A.** 术后张口位 X 线；**B.** 术后侧位 X 线；**C.** 随访切口外观

引自 Srikantha U，Khanapure KS，Jagannatha AT，Joshi KC，Varma RG，Hegde AS. Minimally invasive atlantoaxial fusion：cadaveric study and report of 5 clinical cases. J Neurosurg Spine. 2016；25（6）：675–680

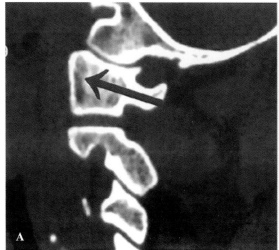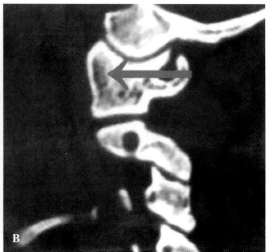

▲ 图 17-7　**A.** 正常骨结构中的 C_1 侧块螺钉轨迹；**B.** 当"椎动脉沟桥"被认为是增厚的寰椎后弓时，错误的 C_1 侧块螺钉轨迹

引自 Zhang XL，Huang DG，Wang XD, et al. The feasibility of inserting a C_1 pedicle screw in patients with ponticulus posticus：a retrospective analysis of eleven patients. Eur Spine J. 2017；26（4）：1058–1063

连、螺钉松动和断棒也是可能的。

采用通道的微创技术存在陡峭的学习曲线。因此，建议先进行全面系统的培训，使外科医生熟悉受限视野下的相关解剖，了解微创设备操作上的差别。

五、枕颈前路固定

枕颈融合术通常采用后路螺钉联合钛棒 / 钛板固定。寰枕不稳采用开放后路枕颈固定可实现融合。然而，将微创技术应用于枕颈融合的文献却相当少。

Dvorak 等描述了一种开放切口下进行枕颈固定的技术[21]。随后的生物力学研究表明，在轴向旋转和侧向弯曲方面与后路钢板和螺钉固定具有相当的稳定性，但在伸展和前屈方面较差[22]。一个中国医生团队发表了一系列前路枕颈螺钉内固定的临床资料[23]。采用前路小切口入路，将通道置于 C_2 椎体前下缘，距中线 5～10mm。在 C 臂

透视下，用电钻驱动克氏针，外倾约为 10°～20°，后倾约 15°～36°，穿过 C_1 侧块，朝向枕髁的后外侧 1/3 处（图 17-8）。然后将自攻空心螺钉置入两侧的钉道内。从髂骨取得松质骨通过通道植入枕颈和寰枢关节内。在这项研究中，前路手术的指征：①解剖结构不允许后路固定；②既往曾行枕下减压颅骨切除术。在平均 20 个月的随访后，6 名患者中有 5 名获得了牢固的融合。

六、总结

微创技术在脊柱外科的颅椎交界区正在不断发展。虽然经皮螺钉固定已经取得了一些成功，但大多数颅椎交界区的手术仍然采用开放技术。微创齿状突螺钉和前 / 后路关节螺钉固定是值得进一步研究的，是很有前景的。目前，尽管胸腰椎和下颈椎的微创手术在蓬勃发展，但颅椎交界区微创技术也在不断进步。

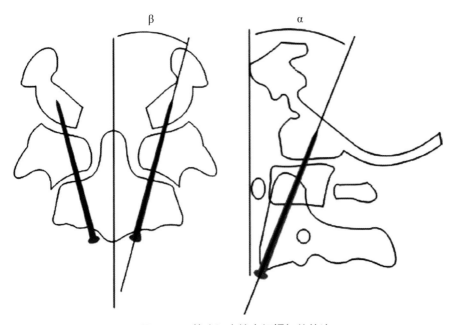

▲ 图 17-8　前路经皮枕寰枢螺钉的轨迹

引自 Wu AM, Chi YL, Weng W, Xu HZ, Wang XY, Ni WF. Percutaneous anterior occiput-to-axis screw fixation：technique aspects and case series. Spine J. 2013；13（11）：1538–1543

参考文献

[1] Fan S, Hu Z, Zhao F, Zhao X, Huang Y, Fang X. Multifidus muscle changes and clinical effects of one-level posterior lumbar interbody fusion: minimally invasive procedure versus conventional open approach. Eur Spine J. 2010;19(2):316–24.

[2] Kim CW. Scientific basis of minimally invasive spine surgery: prevention of multifidus muscle injury during posterior lumbar surgery. Spine (Phila Pa 1976). 2010;35(26 Suppl):S281–6.

[3] Colby SL, Ortman JM. Projections of the Size and Composition of the U.S. Population: 2014 to 2060. U.S. Census Bureau, U.S. Department of Commerce, March, 2015.

[4] Shamji MF, Goldstein CL, Wang M, Uribe JS, Fehlings MG. Minimally invasive spinal surgery in the elderly: does it make sense? Neurosurgery. 2015;77(Suppl 4):S108–15.

[5] McGirt MJ, Parker SL, Lerner J, Engelhart L, Knight T, Wang MY. Comparative analysis of perioperative surgical site infection after minimally invasive versus open posterior/transforaminal lumbar interbody fusion: analysis of hospital billing and discharge data from 5170 patients. J Neurosurg Spine. 2011;14(6):771–8.

[6] Vertuani S, Nilsson J, Borgman B, et al. A cost-effectiveness analysis of minimally invasive versus open surgery techniques for lumbar spinal fusion in Italy and the United Kingdom. Value Health. 2015;18(6):810–6.

[7] Bohler J. Anterior stabilization for acute fractures and non-unions of the dens. J Bone Joint Surg Am. 1982;64(1):18–27.

[8] Hashizume H, Kawakami M, Kawai M, Tamaki T. A clinical case of endoscopically assisted anterior screw fixation for the type II odontoid fracture. Spine (Phila Pa 1976). 2003;28(5):E102–5.

[9] Tian W, Wang H, Liu YJ. Robot-assisted anterior odontoid screw fixation: a case report. Orthop Surg. 2016;8(3):400–4.

[10] Chi YL, Wang XY, Xu HZ, et al. Management of odontoid fractures with percutaneous anterior odontoid screw fixation. Eur Spine J. 2007;16(8):1157–64.

[11] Wang J, Zhou Y, Zhang ZF, Li CQ, Zheng WJ, Liu J. Comparison of percutaneous and open anterior screw fixation in the treatment of type II and rostral type III odontoid fractures. Spine (Phila Pa 1976). 2011;36(18):1459–63.

[12] Lapsiwala SB, Anderson PA, Oza A, Resnick DK. Biomechanical comparison of four C_1 to C_2 rigid fixative techniques: anterior transarticular, posterior transarticular, C_1 to C_2 pedicle, and C_1 to C_2 intralaminar screws. Neurosurgery. 2006;58(3):516–21; discussion 516–21.

[13] Li WL, Chi YL, Xu HZ, et al. Percutaneous anterior transarticular screw fixation for atlantoaxial instability: a case series. J Bone Joint Surg Br. 2010;92(4):545–9.

[14] Xu H, Chi YL, Wang XY, et al. Comparison of the anatomic risk for vertebral artery injury associated with percutaneous atlantoaxial anterior and posterior transarticular screws. Spine J. 2012;12(8):656–62.

[15] Wang J, Zhou Y, Zhang Z, Li C, Zheng W, Zhang Y. Minimally invasive anterior transarticular screw fixation and microendoscopic bone graft for atlantoaxial instability. Eur Spine J. 2012;21(8):1568–74.

[16] Derman PB, Lampe LP, Lyman S, et al. Atlantoaxial fusion: sixteen years of epidemiology, indications, and complications in New York state. Spine (Phila Pa 1976). 2016;41(20):1586–92.

[17] Bodon G, Patonay L, Baksa G, Olerud C. Applied anatomy of a minimally invasive muscle-splitting approach to posterior $C_1 \sim C_2$ fusion: an anatomical feasibility study. Surg Radiol Anat. 2014;36(10):1063–9.

[18] Taghva A, Attenello FJ, Zada G, Khalessi AA, Hsieh PC. Minimally invasive posterior atlantoaxial fusion: a cadaveric and clinical feasibility study. World Neurosurg. 2013;80(3–4):414–21.

[19] Srikantha U, Khanapure KS, Jagannatha AT, Joshi KC, Varma RG, Hegde AS. Minimally invasive atlantoaxial fusion: cadaveric study and report of 5 clinical cases. J Neurosurg Spine. 2016;25(6):675–80.

[20] Lall R, Patel NJ, Resnick DK. A review of complications associated with craniocervical fusion surgery. Neurosurgery. 2010;67(5):1396–402; discussion 1402–393.

[21] Dvorak MF, Fisher C, Boyd M, Johnson M, Greenhow

R, Oxland TR. Anterior occiput-to-axis screw fixation: part I: a case report, description of a new technique, and anatomical feasibility analysis. Spine (Phila Pa 1976). 2003;28(3):E54–60.

[22] Dvorak MF, Sekeramayi F, Zhu Q, et al. Anterior occiput to axis screw fixation: part II: a biomechanical comparison with posterior fixation techniques. Spine (Phila Pa 1976). 2003;28(3):239–45.

[23] Wu AM, Chi YL, Weng W, Xu HZ, Wang XY, Ni WF. Percutaneous anterior occiput-to-axis screw fixation: technique aspects and case series. Spine J. 2013;13(11):1538–43.

第 18 章　血管内介入治疗：适应证和技术
Endovascular Approaches: Indications and Techniques

Elias Atallah　Nohra Chalouhi　Pascal Jabbour　著

毛克政　译　　高延征　校

一、第 1 部分：颅颈交界动脉瘤

（一）椎动脉瘤

椎动脉是中枢神经系统的主要供血血管之一，从锁骨下动脉第一部分的后上侧面分支，穿过颈部椎动脉孔，从第一颈椎上方进入硬膜。椎动脉分为四段：① V_1，横突孔前段，从锁骨下动脉到 C_6 横突孔之间；② V_2，横突孔段，从 C_6 横突孔到进入 C_2 横突孔之前；③ V_3，枕下段，从进入 C_2 横突孔到进入硬膜之前；④ V_4，硬膜内段。无论单侧或双侧血管异常，主要是血管壁的夹层[24]。椎动脉瘤（vertebral artery aneurysm，VAA）并不反复出现，但越来越被认为实质上是血管壁的夹层。大多数 VAA 都是由明显的钝性或穿透性损伤引起的，一些自发性 VAA 是在轻微的创伤（包括一定程度的颈椎扭伤）后发生的。VAA 与 I 型神经纤维瘤病、纤维肌发育不良、常染色体显性多囊肾病和 Ehler-Danlos 病之间的罕见关联也有报道。

椎动脉夹层（vertebral artery dissection，VAD）因为早期症状隐匿且模糊而容易漏诊。尽管症状不很明显，但患者在头部或颈部受伤后，最初会出现严重的枕部头痛和颈后部疼痛，并表现为脑干或小脑缺血引起的局灶性神经症状。估计只有 20% 的人连接 Willis 环不同动脉的侧支的解剖变异是完全完好无损的，这证明了 VAD 的变异是正常的。这就是为什么在治疗 VAD 的同时牺牲一侧椎动脉是可行的，因为对侧完好的椎动脉可以充分地供给基底动脉血液。一些文献指出，未经治疗的 VAA 的死亡率高达 46%。VAA 出血或破裂的患者有 71% 再出血的可能性，尤其是在出血后的最初 24h 内，或在第一周内未经治疗时。然而，出现缺血性症状的相对良性疾病的自然史已报道，而非蛛网膜下腔出血治疗的适应证和治疗时机仍有争议。

对于有症状或破裂的 VAA 患者，主要采用椎动脉闭塞术或分流重建术进行治疗，对蛛网膜下腔出血患者进行双重抗血小板治疗是一个挑战。由于椎动脉夹层的性质以及与真实动脉瘤相比，椎动脉夹层被认为是假性动脉瘤这一事实，主动脉夹层很少卷曲。另外，未破裂的无症状 VAA 倾向于相对良性的临床过程，由于预后往往是令人满意的，建议保守治疗。

血管内介入治疗椎动脉夹层是一种安全方法。在最初表现为蛛网膜下腔出血的患者中，无论是在小脑后下动脉的近端还是远端，动脉瘤再充盈性出血的发生率都非常低，椎动脉瘤的治疗选择是明确的和可行的。但涉及小脑后下动脉的椎动脉瘤，血管内介入治疗是充满挑战的。在这种情况下，神经介入医师倾向于使用临时球囊闭塞技术（transient balloon occlusion technique，TBO），以评估在"牺牲"动脉后神经损伤的可能性，是否需要进行椎动脉重建。目前，后循环动脉瘤的治疗已从显微外科的夹闭技术转向血管内技术。Pipeline 血流导向装置（pipeline embolization device，PED）已广泛应用于前循环动脉瘤的治疗中，但在后循环动脉瘤的治疗中尚未被广泛应用。只有很少的医学中心成功地将 Pipeline 血流导向装置安装在颈部椎动脉瘤，以分流血流，从而使椎动脉闭塞 [5, 13]。血管闭塞、夹闭、弹簧圈栓塞、支架辅助弹簧圈栓塞或单纯支架也可用于治疗动脉瘤。载瘤动脉闭塞是动脉瘤闭塞的可靠方法，但对于无侧支血流的优势动脉或主干（小脑后下动脉或脊髓前动脉）受累的病例可能不可行。这些情况下，采用圆柱形网格 Pipeline 血流导向装置分流可能是首选的治疗方式。在这种情况下，Pipeline 血流导向装置分流的主要优点是维持来自载瘤动脉的分支血管或穿支血管的通畅。

（二）小脑后下动脉瘤

小脑后下动脉是椎动脉最大的分支，通常起源于椎动脉的硬膜内段（V_4），靠近下橄榄体，并向后绕过髓质。在延髓外侧缘，它经过舌下神经之间，经头侧至舌咽神经、迷走神经和副神经，然后曲折地向第四脑室走行。小脑后下动脉瘤在颅内动脉瘤（intracranial aneurysm，IA）中相对少见（0.5%～3%），但在幕下动脉瘤中约占 18%，是仅次于基底动脉瘤的第二种动脉瘤。

小脑后下动脉瘤可以形成于小脑后下动脉起源处（囊状），也可以在沿动脉 p2 至 p5 段的区域形成。这种动脉瘤通常是"非典型"的，在起源处远端呈梭形、多囊扩张状或分叶状的发生率较高。这主要是由于小脑后下动脉走行扭曲，过度的剪切应力导致动脉内膜损伤和动脉瘤形成。与所有其他颅内动脉瘤一样，患者通常在蛛网膜下腔出血或涉及髓质或第Ⅸ～Ⅺ脑神经的症状之后被诊断出来 [23]。疾病自然史研究表明后循环动脉瘤比前循环动脉瘤有更高的破裂风险和死亡率。对小脑后下动脉瘤选择的最佳治疗方案是至关重要的，因为小脑后下动脉瘤的复发风险有一定程度的升高，而且其致死风险极高。

几十年来，开放血管重建术一直是治疗小脑后下动脉瘤的最佳选择。然而，目前外科医生倾向于选择微创血管内介入手术作为一部分但不是所有小脑后下动脉瘤的一线治疗。明确动脉瘤治疗的金标准是具有挑战的工作，分流技术易于普及应用，而分流支架可直接放置于颈部动脉瘤。2017 年 Xu 等探讨了分流支架的可能性，考虑到开放手术靠近脑干带来的技术挑战和潜在的神经损伤风险，将开放手术与血管内介入治疗进行对比研究，认为血管内介入是一种可行的替代方法。他们报道了 42 例小脑后下动脉瘤，证实了血管内介入在支架长期稳定和防止再出血方面的有效性。技术上可以通过球囊内弹簧圈栓塞动脉瘤或保留载瘤动脉的辅助旁路，或通过阻断载瘤动脉诱导反向血流，通过 Pipeline 血流导向装置形成辅助旁路或分流，以保存和重建主血管，并诱导进行性动脉瘤闭塞，减少缺血性并发症的风险 [2]。由于动脉较细而曲折的解剖特点，有时妨碍导管插入，小脑后下动脉瘤血管内栓塞相关的死亡率介于 8.6% 和 12.7% 之间 [2, 3, 10, 20]。尽管如此，脑干缺血的风险似乎相对较低，因为通常可以看到对侧小脑后下动脉或同侧小脑前动脉和（或）小脑上动脉有足够的侧支血供。

血管内介入治疗小脑后下动脉瘤的主要并发症是动脉瘤复发（5.4%）、再出血（3.2%）和动脉血栓形成，手术入路最常见的并发症是第Ⅸ～Ⅻ后组脑神经的损伤（18.5%）。因此，显微外科解剖描绘出一系列三角形的通道，用于减少神经损伤，同时通过开放手术接近动脉瘤。Bohnstedt 等2015年总结 113 例 PICAA（65 例采用显微外科手术，37 例采用血管内介入治疗，12 例未接受手术治疗）的治疗结果，指出与血管内治疗相比，采用显微外科技术治疗的患者使用分流器的趋势更为显著（23% : 31%）[2]。在接受显微外科手术治疗的破裂和未破裂动脉瘤中，约有 41% 的动脉瘤术后出现神经症状，而在血管内介入治疗破裂动脉瘤中，出现神经症状的比例仅为 16%。尽管血管内介入或显微外科手术的患者在早期并发症方面存在统计学上的显著差异，但在 1 年随访结果中并未观察到这些相同的差异[2]。

根据动脉瘤的位置、病理形态（宽颈动脉瘤或破裂状态）、神经状况、并发症、治疗团队和患者的偏好，选择显微外科远外侧入路或血管内介入治疗小脑后下动脉瘤。

在不同的情况下考虑这两种方法的优劣仍然很重要，以便确定每个小脑后下动脉瘤患者得到合理的治疗（图 18-1 至图 18-3）。

（三）椎 – 基底动脉瘤

椎 – 基 底 交 界 区（vertebro-basilar junction，VBJ）是双侧椎动脉膜内段在颅内的汇合，形成基底动脉。基底动脉分为连接段、主干段和尖段，有小脑前下动脉和小脑上动脉两个分支。椎 – 基底交界区动脉瘤通常很大，多为非囊状，解剖性质以血管的伸长、扩张和（或）弯曲为特征。近70% 的椎 – 基底交界区动脉瘤与胚胎发育缺陷有

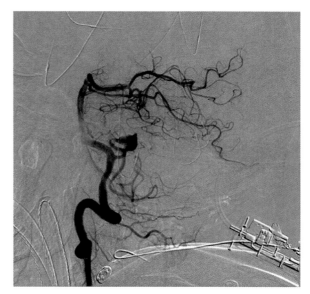

▲ 图 18-1　血管造影显示左侧椎动脉置入导管、注射对比剂

左侧小脑后下动脉延髓外侧段（P_2 段）宽颈囊状动脉瘤

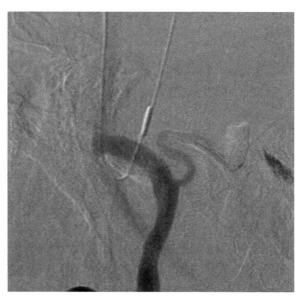

▲ 图 18-2　在左侧小脑后下动脉的外侧髓段动脉瘤置入 Pipeline 血流导向装置

关，表现为原始神经动脉不完全融合引起的颅内血管畸形。该部位动脉瘤的主要病理机制与轻微的动脉壁 – 中膜缺损有关，使其易受剪应力和血流动力学改变的影响。椎 – 基底交界区动脉瘤相对少见，发病率约占 0.5%。无症状患者倾向于先兆缺血性疾病，而不是颅内动脉瘤破裂和蛛网膜

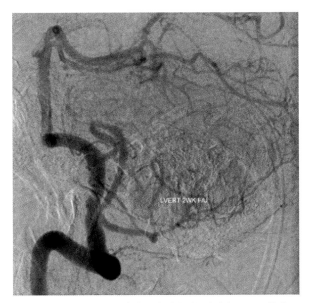

▲ 图 18-3　1 年后随访，在左侧椎动脉行 DSA 检查
影像显示经 Pipeline 血流导向装置治疗后，左侧小脑后下动脉囊状动脉瘤完全消失

下腔出血。大多数有症状的患者表现为蛛网膜下腔出血。1999 年，Mizutani 等提出了扩张性椎 – 基底交界区动脉瘤是一种良性进展疾病[17]。与之相反，2016 年 Nasr 等在对生长性、破裂的非囊状和扩张性动脉瘤的影像学特征的分析中提出扩张性动脉瘤在随访期间生长的可能性为 8%，比移行性和梭形动脉瘤低。这一结果与 Passero 和 Rossi 的研究结果一致[19]。Passero 和 Rossi 发现在 5 年的随访期内，大约 5% 的颅内动脉瘤进展［迂曲度增加和（或）增大］。

椎 – 基底交界区的手术入路具有挑战性，由于脑干和后组脑神经的存在，局部解剖结构复杂。此外，复杂的开窗形状使得动脉瘤夹闭困难。目前，椎 – 基底交界区动脉瘤的血管内介入治疗已被广泛认可，并已成为这类病变的一线治疗方法，包括弹簧圈栓塞、球囊重塑技术、支架置入、载瘤血管闭塞和夹闭。据报道，血管内介入治疗的技术成功率接近 95.5%，只有 10% 的并发症发生率[25]。Meckel 等[14]验证了单纯 pipeline 血流导

向装置或 pipeline 血流导向装置 / 弹簧圈栓塞联合治疗复杂椎 – 基底交界区动脉瘤的安全性和有效性[14]。尽管如此，他们还是讨论了再发性蛛网膜下腔出血、晚期血栓形成、进行性肿块效应和迟发性颅内出血，以及血管内入路的风险。因此，在替代方法被认为不安全或可能无效的患者中应用 Pipeline 血流导向装置治疗椎 – 基底交界区动脉瘤应慎重考虑。

二、第 2 部分：动静脉畸形和肿瘤包裹椎动脉——临时球囊栓塞和肿瘤栓塞

（一）椎动静脉畸形和椎动静脉瘘

脊髓动静脉畸形和动静脉瘘（spinal arteriovenous malformations and fistulas，AVM/F）在成人中不常见（4%），在儿童中更少见。这些血管病变可引起严重的神经系统疾病，根据解剖位置和血管分为：硬脊膜动静脉畸形、血管球动静脉瘘和软脑膜动静脉畸形。硬脊膜动静脉畸形是所有脊髓动静脉畸形中最常见的病变（70%）。一个动静脉畸形可由前方血管、后方血管和椎动脉多个血管组成。以前已经报道了各种各样的椎动静脉病变，包括从靠上和靠下椎动脉流到脊髓节段血管和椎旁血管。

从胚胎学上，颅颈交界区代表了从脊髓 – 节段动脉到颈动脉系统的过渡。在胚胎发育的最初几周，虽然前 6 个颈段和背部主动脉之间的暂时连接不断退化，但血管起源于 C_7 节段间分支。随着其他颈段间分支动脉的退化，横突孔内的最终血管的纵轴是由前 6 条颈段节段动脉合并而成的。相反，在颅颈交界区处，血管发育是沿着颈动脉 – 椎体节段动脉吻合形成。颈动脉和丛状纵神经动

脉之间的这种暂时连接不断退化，纵神经动脉联合形成最终的基底动脉。然而，中、下颈椎的椎动脉仅代表节段动脉发育，因此不太可能是源自解剖变异的先天性病变。

根据解剖学研究，一些学者认为上段椎动脉的血管畸形往往是原发性病变，中下段椎动脉的畸形往往是继发于创伤性因素。Rodesch 和 Lasjaunias 提出，在椎动静脉瘘（vertebral-vertebral spinal arteriovenous fistulas，VVAVF）的分类中，下段椎动静脉瘘可能是典型的低血流量，伴有较大的椎旁静脉血液聚集。然而，情况并非总是如此[1]。这些病变的临床表现与畸形的解剖位置有关，并出现以下一种或几种症状：客观杂音、与逆行性硬膜内静脉相关的充血性脊髓病、瘫痪、蛛网膜下腔出血、硬膜外出血或髓内出血、高流量动静脉瘘、继发于动脉盗血的椎基底功能不全。

许多作者将显微外科手术作为动静脉畸形

的基本治疗方法。椎动静脉瘘的外科治疗包括根治性瘘管切除/夹闭、瘘管点结扎、椎动脉结扎和脊髓减压。考虑到这种手术可能会导致出血和并发症，大量的血管畸形难以通过显微外科手术治疗。随着介入技术和新型栓塞材料的发展，这些动静脉瘘的血管内介入治疗已经得到了广泛的应用。可解脱球囊和弹簧圈在这方面有着最长的使用记录。最近液体栓塞剂也被用于脊柱动静脉瘘的治疗。然而，与弹簧圈可在展开方式不合适时取出不同，液体栓塞剂不能取出，并具有通过硬膜外静脉丛向远端栓塞或通过椎动脉向近端栓塞的潜在风险。尽管现代血管内介入治疗脊髓动静脉畸形和动静脉瘘的方法越来越有效，但仍然落后于接近100%的显微外科手术的成功率。如果治疗后脊髓动静脉畸形和动静脉瘘完全消失，则这两种方式的治疗结果相近，主要取决于治疗前神经功能障碍的严重程度（图18-4至图18-6）。

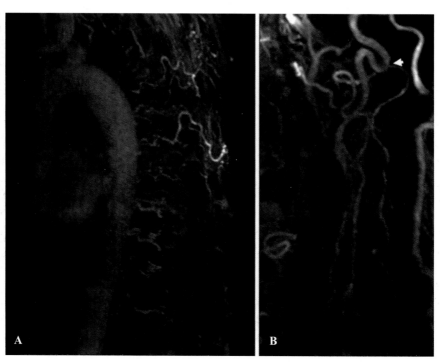

▲ 图 18-4　MRI T_2 加权短时间反转恢复序列的矢状位图像

脊髓周围背侧静脉在椎管内可见扩张，但仅从 T_8 到脊髓圆锥可见明显的脊髓信号改变

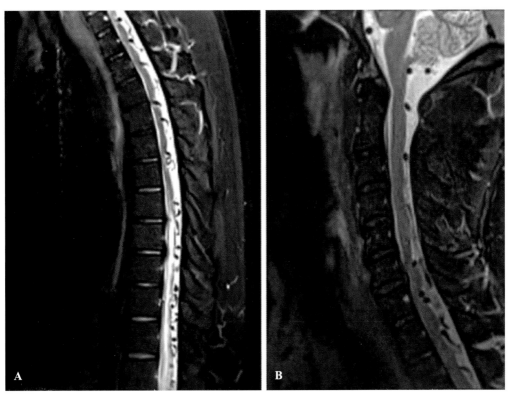

▲ 图 18-5　胸椎（A）和颈椎（B）的时间分辨 MRI（通用公司、芝加哥，美国）

胸椎未发现动静脉瘘的证据，但在颈部颅椎交界处清晰可见

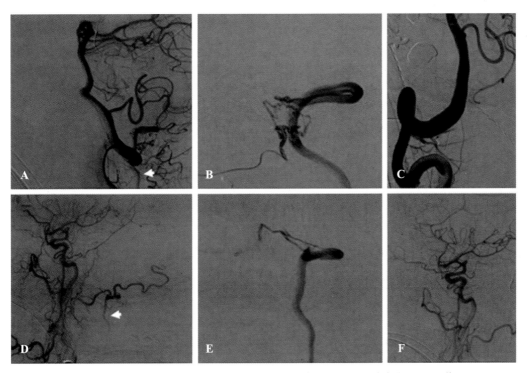

▲ 图 18-6　右侧椎动脉（A 至 C）和颈总动脉（D 至 F）系统的 DSA 图像

在椎动脉和颈总动脉造影时，在颅椎交界处可见大的早期分流静脉（A 和 D 中箭）。超选择性造影显示瘘管通过脑膜后动脉和咽升动脉（B 和 E）的分支。超选择性栓塞硬脑膜动静脉瘘后显示动静脉瘘完全闭塞（C 和 F）

（二）包绕椎动脉的肿瘤

肿瘤是常见的疾病，脊索瘤、成骨细胞瘤、脑膜瘤、血管母细胞瘤、室管膜瘤和转移性肿瘤均可出现在颅颈交界区。这些肿瘤的外科是具有挑战的，尤其是肿瘤压迫神经和血管时，需要稳定脊柱并使复发率尽可能降低。当肿瘤邻近或包绕椎动脉时，需要额外进行 DSA 或 MRI 血管造影，并可能进行栓塞或临时性球囊闭塞。术前常规完成椎动脉血管造影或高特异性 CT 血管造影，以显示椎动脉、椎体和肿瘤的关系。这是正确术前规划的基础。

1. 肿瘤栓塞

椎动脉血管造影通常是术前血管解剖可视化的金标准，仅当栓塞可行时，才可作为辅助性血管内肿瘤栓塞（tumor embolization，TE）的方法。栓塞剂可以是永久性的，也可以是临时性的。选择最佳的栓塞剂取决于肿瘤浸润情况、血管解剖结构以及介入医师在处理液体栓塞剂或微粒方面的专业知识，液体栓塞剂或微粒可以穿透最小的血管，但不会对正常邻近组织造成大的损害风险。通常必须使用超选择性微导管，以完整评估个别远端血管和肿瘤内血流。应密切注意颅外循环和颅内循环之间是否存在吻合，以及是否与重要结构吻合，如供应各组脑神经和眼睛的血管[11]。一旦外科医生能够阻塞指定的血管，手术就被认为技术上是成功的。如果在手术过程中失血很少，或者通过更好地显示手术区域、缩短手术时间、增加手术完全切除的机会及减少对邻近正常组织的损伤，从而减少手术并发症发生率，则可获得临床成功。

2. 椎动脉栓塞：临时性球囊闭塞的作用

对肿瘤包绕的椎动脉术前行血管内栓塞的安全性和有效性已经被证实，有利于颅颈交界区肿瘤的切除。Chalouhi 等在 2013 年描述了一种使用 Onyx 胶和弹簧圈联合的颈动脉和椎动脉栓塞的新技术，并评估了其可行性、安全性和有效性[4]。然而，经动脉使用可解脱弹簧圈被认为是费时且昂贵的，因为它经常需要部署多个弹簧圈来实现血流阻断。Ogungbemi 等在 2015 年重新评估了血管内可解脱球囊的安全性和有效性，这些肿瘤患者在术前未行临时球囊闭塞试验。唯一的绝对闭塞指征是对侧椎动脉的硬膜内段缺失或严重发育不良，血供不足以维持术后循环。在椎动脉栓塞和肿瘤切除之前，通常先进行临时性椎动脉球囊闭塞试验，以建立 Willis 环的完整性，并辨别易发生缺血性并发症的患者[8]。与一些说法相反，椎动脉临时球囊闭塞试验并不被认为是必要的。迄今为止，椎动脉临时球囊闭塞试验在预测随后缺血性并发症方面的准确性尚不明确[9, 22, 26]。事实上，临时球囊闭塞试验只是术前检查指标之一，其他还有如 CT 和 MR 局部脑血流评估、动脉残端压力测量、经颅多普勒超声，均被认为是预测灌注不足的重要指标。尽管在临时球囊闭塞试验期间进行的脑血流评估和（或）其他辅助检查似乎有助于揭示永久性动脉闭塞后可能导致神经功能缺损的灌注边缘，但这一点尚未得到令人信服的证明。

从已发表的论文来看，单侧椎动脉闭塞后出现明显缺血性并发症的发生率较低。优势侧椎动脉受累并不是血管栓塞的禁忌证。双侧椎动脉流入基底动脉，多个潜在的侧支循环流入椎动脉远端，颈外动脉的血供，Willis 环逆行流入，这些血流对缺血性并发症有保护作用。尽管若使用不当，可解脱球囊会带来一些潜在的灾难性远端栓塞的风险，球囊放气和延迟血管再通的风险。在经验丰富的医生，可解脱球囊更有优势，如准确的位置、成本效益与较低的辐射剂量。但此类球囊在美国已经禁用。

三、第3部分：机械取栓术治疗椎-基底动脉卒中

后循环缺血性卒中（posterior ischemic stroke，PIS）约占所有缺血性卒中的 20%。与前循环卒中相比，由于脑干中主要的传入和传出束以及脑神经核非常接近，小的病灶可导致显著的功能障碍 [18]。PIS 的定义是发生在椎动脉系统供血区域的梗死 [18]。尽管后循环（posterior circulation，PC）具有高度交通的血管系统，但由于 PC 血管系统的解剖变异性（单侧椎动脉发育不全和基底动脉扭曲），约 70% 的椎动脉梗死在临床上表现明显。

已对多个卒中注册研究进行了分析，以确定 PIS 的最本质的特征和常见病因。由动脉粥样硬化引起的大血管和小血管卒中分别占 PIS 的 35% 和 13%。椎动脉的动脉粥样硬化和血栓形成最常见的部位是 V_1 段和 V_4 段。值得注意的是，当狭窄涉及 V_2 段和 V_3 段时，应考虑椎动脉夹层。与颈内动脉的动脉粥样硬化血栓形成相似，病变不规则性和斑块形态与后循环缺血表现的严重程度相关。事实上，颅内疾病引起的缺血可能是由于组织灌注不足、原位血栓形成或动脉间血栓栓塞（PIS 为 20%）。代偿机制的失败通常出现在颅内外血管串联病变中，可导致广泛的严重神经损伤，这被称为"misery perfusion phenomenon"（痛苦灌注现象）。

化学溶栓和机械取栓被认为是 PIS 治疗的主要方式。在过去的十年中，机械取栓术在急性缺血性卒中（acute ischemic stroke，AIS）治疗中的应用越来越普遍。机械取栓为那些被认为不能接受化学溶栓（intravenous recombinant tissue plasminogen activator，IV-rtPA）的患者提供了一个选择。通过将化学溶栓的治疗窗口从 4.5h 延长到 8h，可使患者症状完全逆转的机会增加。值得

一提的是，一些患者在 8h 后接受机械取栓仍可获益，尽管获益程度要小得多 [6]。

多种因素影响机械取栓治疗 AIS 的临床疗效和并发症发生率。第一代设备是 Merci Retriever（Concentric 医疗公司，拉马祖密歇根州卡，美国），该设备于 2004 年获得美国食品药品管理局（Food and Drug Administration，FDA）的批准。2012 年，美国 FDA 批准了新一代机械取栓装置，即 Solitaire flow restoration 血供重建装置（ev3/Covidien Vascular Theraphies 公司，欧文市加利福尼亚州，美国）和 Trevo 支架回收装置（史赛克公司，马祖市，密歇根州卡拉，美国）。最近，Solitaire® 装置取得了更好的临床结果、再通率和显著更少的并发症。

目前，医生更倾向于 stentrievers 这种可回收支架，而不是之前标准机械取栓装置 [6, 21]。在涉及后循环急性缺血性卒中时，使用可回收支架能实现高再通率、低并发症发生率和更好的神经功能改善 [7]。年龄 < 80 岁的患者临床转归良好率较高（67%）[6]。然而，脑梗死患者在溶栓治疗后的灌注情况与临床结果之间存在差异。并非所有血管再通良好的患者都有良好的预后，尤其是颈内动脉或基底动脉闭塞的患者、老年患者和入院时 NIHSS（national institute of health stroke scale）评分较高的患者。在 Daou 等进行的一项回顾性研究中，89 例 AIS 症状患者接受了机械取栓。9 例患者为椎动脉血栓，其中 8 例有实质性的血供重建，但这是 Solitaire 支架术后死亡率增加的唯一有统计学意义的预测因素。在后循环行血栓切除术死亡率为 33%，NIHSS 评分较高。椎动脉循环阻塞常与较高的发病率和死亡率有关。Mordasini 等报道了类似的结果，所有纳入的患者都成功地进行了血管重建，但死亡率为 35.7% [15]。2014 年 Mourand 等在前瞻性单中心研究中纳入了 31 名急

性基底动脉闭塞的患者，接受了机械取栓，报道了死亡率为 32%。尽管如此，神经介入医师还是应该将机械取栓纳入后循环缺血性卒中的紧急治疗中，因为机械取栓被认为是一种救命稻草，是一种不可或缺的治疗方法，并且仍然能够改善大约 70% 的急性缺血性卒中患者的临床结果。

四、总结

颅颈交界区是一个可能发生多种病理改变的解剖区域。血管内介入技术在这些病变的外科治疗中起着重要作用。了解这些技术的适应证和局限性是筛查患者和减少并发症的关键。

参 考 文 献

[1] Ashour R, Orbach DB. Lower vertebral-epidural spinal arteriovenous fistulas: a unique subtype of vertebrovertebral arteriovenous fistula, treatable with coil and Penumbra Occlusion Device embolization. J Neurointerv Surg. 2016;8:643–7.

[2] Bohnstedt BN, Ziemba-Davis M, Edwards G, Brom J, Payner TD, Leipzig TJ, et al. Treatment and outcomes among 102 posterior inferior cerebellar artery aneurysms: a comparison of endovascular and microsurgical clip ligation. World Neurosurg. 2015;83:784–93.

[3] Chalouhi N, Jabbour P, Starke RM, Tjoumakaris SI, Gonzalez LF, Witte S, et al. Endovascular treatment of proximal and distal posterior inferior cerebellar artery aneurysms. J Neurosurg. 2013;118:991–9.

[4] Chalouhi N, Starke RM, Tjoumakaris SI, Jabbour PM, Gonzalez LF, Hasan D, et al. Carotid and vertebral artery sacrifice with a combination of Onyx and coils: technical note and case series. Neuroradiology. 2013;55:993–8.

[5] Chalouhi N, Tjoumakaris S, Dumont AS, Gonzalez LF, Randazzo C, Starke RM, et al. Treatment of posterior circulation aneurysms with the pipeline embolization device. Neurosurgery. 2013;72:883–9.

[6] Daou B, Chalouhi N, Starke RM, Dalyai R, Hentschel K, Jabbour P, et al. Predictors of outcome, complications, and recanalization of the solitaire device: a study of 89 cases. Neurosurgery. 2015;77:355–60; discussion 360–51.

[7] Du S, Mao G, Li D, Qiu M, Nie Q, Zhu H, et al. Mechanical thrombectomy with the Solitaire AB stent for treatment of acute basilar artery occlusion: a single-center experience. J Clin Neurosci. 2016;32:67–71.

[8] Gonzalez CF, Moret J. Balloon occlusion of the carotid artery prior to surgery for neck tumors. AJNR Am J Neuroradiol. 1990;11:649–52.

[9] Graves VB, Perl J 2nd, Strother CM, Wallace RC, Kesava PP, Masaryk TJ. Endovascular occlusion of the carotid or vertebral artery with temporary proximal flow arrest and microcoils: clinical results. AJNR Am J Neuroradiol. 1997;18:1201–6.

[10] Isokangas JM, Siniluoto T, Tikkakoski T, Kumpulainen T. Endovascular treatment of peripheral aneurysms of the posterior inferior cerebellar artery. AJNR Am J Neuroradiol. 2008;29:1783–8.

[11] Lazzaro MA, Badruddin A, Zaidat OO, Darkhabani Z, Pandya DJ, Lynch JR. Endovascular embolization of head and neck tumors. Front Neurol. 2011;2:64.

[12] Maimon S, Luckman Y, Strauss I. Spinal dural arteriovenous fistula: a review. Adv Tech Stand Neurosurg. 2016; 43:111–37.

[13] Mazur MD, Kilburg C, Wang V, Taussky P. Pipeline embolization device for the treatment of vertebral artery aneurysms: the fate of covered branch vessels. J Neurointerv Surg. 2016;8:1041–7.

[14] Meckel S, McAuliffe W, Fiorella D, Taschner CA, Phatouros C, Phillips TJ, et al. Endovascular treatment of complex aneurysms at the vertebrobasilar junction with flow-diverting stents: initial experience. Neurosurgery. 2013;73:386–94.

[15] Mordasini P, Brekenfeld C, Byrne JV, Fischer U, Arnold M, Heldner MR, et al. Technical feasibility and application of mechanical thrombectomy with the Solitaire FR Revascularization Device in acute basilar artery occlusion. AJNR Am J Neuroradiol. 2013;34:159–63.

[16] Mourand I, Machi P, Milhaud D, Picot MC, Lobotesis

K, Arquizan C, et al. Mechanical thrombectomy with the Solitaire device in acute basilar artery occlusion. J Neurointerv Surg. 2014;6:200–4.

[17] Nasr DM, Brinjikji W, Rouchaud A, Kadirvel R, Flemming KD, Kallmes DF. Imaging characteristics of growing and ruptured vertebrobasilar non-saccular and dolichoectatic aneurysms. Stroke. 2016;47:106–12.

[18] Nouh A, Remke J, Ruland S. Ischemic posterior circulation stroke: a review of anatomy, clinical presentations, diagnosis, and current management. Front Neurol. 2014;5:30.

[19] Passero SG, Rossi S. Natural history of vertebrobasilar dolichoectasia. Neurology. 2008;70:66–72.

[20] Peluso JP, van Rooij WJ, Sluzewski M, Beute GN, Majoie CB. Posterior inferior cerebellar artery aneurysms: incidence, clinical presentation, and outcome of endovascular treatment. AJNR Am J Neuroradiol. 2008;29:86–90.

[21] Saver JL, Jahan R, Levy EI, Jovin TG, Baxter B, Nogueira RG, et al. Solitaire flow restoration device versus the Merci Retriever in patients with acute ischaemic stroke (SWIFT): a randomised, parallel-group, non-inferiority trial. Lancet. 2012;380:1241–9.

[22] Sorteberg A, Bakke SJ, Boysen M, Sorteberg W. Angiographic balloon test occlusion and therapeutic sacrifice of major arteries to the brain. Neurosurgery. 2008;63:651–60; discussion 660–51.

[23] Xu F, Hong Y, Zheng Y, Xu Q, Leng B. Endovascular treatment of posterior inferior cerebellar artery aneurysms: a 7–year single-center experience. J Neurointerv Surg. 2017;9(1):45–51.

[24] Yuan SM. Aberrant origin of vertebral artery and its clinical implications. Braz J Cardiovasc Surg. 2016;31:52–9.

[25] Zhu DY, Fang YB, Wu YN, Li Q, Duan GL, Liu JM, et al. Treatment of fenestrated vertebrobasilar junction-related aneurysms with endovascular techniques. J Clin Neurosci. 2016;28:112–6.

[26] Zoarski GH, Seth R. Safety of unilateral endovascular occlusion of the cervical segment of the vertebral artery without antecedent balloon test occlusion. AJNR Am J Neuroradiol. 2014;35:856–61.

第四篇　颅颈交界区疾病的治疗

Management of Cranio-Vertebral Junction Lesions

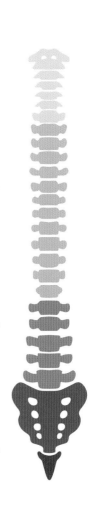

第 19 章 颅颈交界区不稳定和损伤机制
Craniovertebral Junction Instability and Mechanisms of Injury

Cédric Barrey   Mehdi Afathi   Théo Broussolle   Corentin Dauleac   Philippe Bancel   著
吴佳源 译   贺宝荣 校

一、概述

治疗颅颈交界区（craniovertebral junction，CVJ）创伤的最大的挑战是识别和区分可能导致严重神经系统并发症的稳定和不稳定病变。为实现这一目标，术者必须掌握颅颈交界区的正常解剖结构、生物力学特性[5, 25-28, 34, 37]和损伤机制，以明确诊断需要手术治疗的创伤后颅颈交界区不稳定疾病。

在生物力学上，颅颈交界区负责支持头部重量，是脊柱活动度最大的节段之一[6, 29, 35, 36, 37]。颅颈交界区的生理活动范围为：$C_0 \sim C_1$ 节段和 $C_1 \sim C_2$ 节段屈伸范围为 $25° \sim 30°$，$C_1 \sim C_2$ 旋转范围为 $35° \sim 40°$。颅颈交界区的稳定性包括关节囊、纤维膜和韧带在内的软组织，起关键作用的横韧带在内的枕下肌和骨性结构。根据损伤的机制（压缩型、牵张型、旋转型和平移型），通过对特定的损伤机制进行分类，有助于评估损伤的稳定性并影响治疗的选择。

本书的章节主要聚焦于颅颈交界区损伤的生物力学机制，以帮助临床医生进行治疗决策。

二、脊柱损伤的生物力学机制

不同的损伤机制（后续将进一步详细介绍）可能会导致颅颈交界区活动范围过大，超过韧带、关节囊和（或）骨性结构的生理强度。骨性结构和（或）软组织关键部位的损伤可能导致严重的颅颈交界区不稳定性，并损害神经结构的完整性[9, 10, 19, 38]。第 3 章的主要内容是根据受损组织结构来分析具体的生物力学机制。

（一）韧带损伤

韧带代表了可以抵抗直接牵引力的单轴结构。由于韧带纤维的多向性，部分韧带可以抵抗来自一定范围方向的应力。事实上，在韧带沿着其主要纤维分布方向受到应力时可以提供最大的抵抗力。否则，正如 Goel 等研究所示，不仅应力大小，应力施加的速率都可能影响产生损伤的性质[20, 21]。

此外，严重的韧性损伤不能自发愈合。因此，导致持续性和明确不稳定的韧带损伤大多数情况下必须考虑手术固定。

1. 横韧带断裂

横韧带（transverse ligament，TL）是整个脊柱最厚和最结实的韧带。横韧带的另一个生物力学特性是延展性差[14]。在 CJV 损伤时，厚而无延展性的横韧带在抵抗应力时会突然中断。它以一种"全有或全无"的机制突然断裂，而不是部分或逐渐断裂，这可能导致 $C_1 \sim C_2$ 水平不稳定并伴有 C_1 前弓半脱位（最大可达 12mm）（图 19-1）。

横韧带是齿突周围 $C_1 \sim C_2$ 约束 C_1 的主要稳定结构。断裂后后 TL 无法修复，必须考虑手术进行 $C_1 \sim C_2$ 融合。

2. 关节囊撕裂

$C_1 \sim C_2$ 关节囊韧带相对松散，参与了 $C_1 \sim C_2$ 稳定性的一小部分。存在完整横韧带和翼状韧带的情况下，单侧 $C_1 \sim C_2$ 关节囊撕裂导致 ROM 向对侧旋转增强。一般认为单独的 $C_1 \sim C_2$ 关节囊韧带损伤不足以引起 $C_1 \sim C_2$ 不稳定[7]。

3. 翼状韧带撕裂

据报道，单独或单侧翼状韧带撕裂将导致对侧轴向旋转增加约 30%[11]。

Puttlitz 等研究显示双侧翼状韧带和关节囊韧带损伤，不伴横韧带撕裂，不大可能导致 $C_1 \sim C_2$ 移位风险的显著增加[30]。

（二）骨性损伤

CVJ 的稳定性不仅由韧带部分维持，骨质结构也起重要作用[5]。其中，齿突是 $C_0 \sim C_1 \sim C_2$ 复合体稳定性的主要轴心部分。齿突和完整的横向

韧带被认为是维持 $C_1 \sim C_2$ 关节稳定性的主要因素。举例来说，用于减压上脊髓或脑干的经口或经鼻的齿状突切除术，可以明显破坏 CVJ 稳定性（图 19-2）。这种现象在看到齿突作为 C_1 椎体和横韧带之间连接的轴心就很容易理解。研究表明经口齿状突切除术后 C_1 的松弛性（平移活动），主要在前后方向的活动明显地增加了[9, 30]。因此，在部分或完全切除齿突后应系统性讨论 $C_0 \sim C_2$ 的后路融合固定方案。

此外，与韧带损伤相比，骨性损伤具有愈合的潜力，因此支具在骨性愈合前可以起到一定的治疗作用。

三、损伤机制

在普通生物力学的背景下，了解损伤机制有利于充分理解潜在的不稳定性 CVJ 损伤。事实上，CVJ 损伤是应力力矩（具有一定大小的力，一定长度的力矩和一定的应力角度）作用到颅颈交界区的特定部位。这些扭转力矩统称为主要伤害矢量（major injuring vector，MIV）。一个或多个解剖元素的损伤机制取决于 MIV。通过分析损伤应力矢量，创伤后颈部损伤可分为特定的损伤模式。此外，根据伤害机制，必须注意与该机制相关的潜在特定区域损伤。

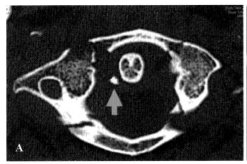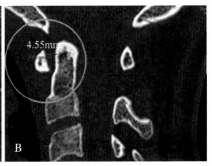

▲ 图 19-1　横韧带撕裂（蓝箭）导致 $C_1 \sim C_2$ ADI（寰齿间隙，通常应 < 3mm）的增加和水平不稳定（来自个人病例）

即使这种基于主要应力矢量的分类方法是一种简化，它也有助于更精确地理解创伤后潜在的不稳定。

（一）单纯压缩

承受 CVJ 处的压缩应力的结构主要是骨性结构（和颈椎间的椎间盘），并且以枕骨髁，C_1 和 C_2 的侧块和 C_2 的椎体为代表。实际上，很少观察到单纯的压缩，大多数常见的压缩与屈曲（屈曲 - 压缩矢量）或旋转（旋转 - 压力向量）相关联。

1. 枕骨髁骨折

枕骨髁骨折可能是由不同的主要应力矢量导致的，如轴向压缩、轴向牵引、旋转压缩、不对称压缩、不对称牵引力和平移（图 19-3）。事实上，单纯压缩是非常罕见的，最常见的机制是复合损伤因素[31]。最广泛使用的分类是由 Anderson 和 Montesano[2] 提出的三种类型：压缩骨折（Ⅰ型）、颅底骨折延伸到枕骨髁（Ⅱ型），以及翼状韧带的撕脱骨折（Ⅲ型）。

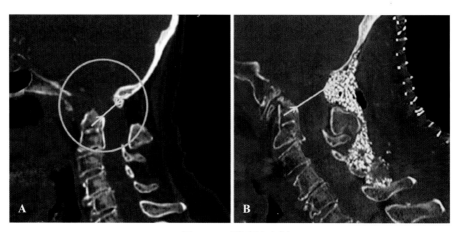

▲ 图 19-2　说明性病例

80 岁女性患者为治疗类风湿性压迫性关节翳接受了经蝶骨齿状突切除术，产生了严重的 CVJ 不稳定。神经系统症状进行性加重，CT 扫描显示出严重的垂直和水平方向混合型 CVJ 不稳定性，$C_0 \sim C_1$ 复合体相对于 C_2 椎体向前平移（A），并伴随颅骨基底部内陷。患者不得不通过翻修手术对脊髓进行减压，减少移位和畸形，进行了后路从 $C_0 \sim C_1$ 植骨融合（B）内固定术。该病例说明了齿突的完整性对于确保 CVJ 的稳定的重要性（来自个人病例）

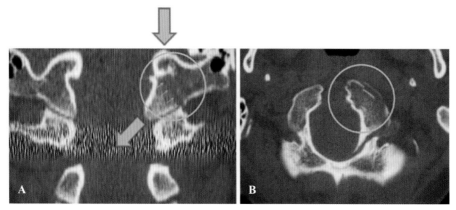

▲ 图 19-3　枕骨髁（左侧）骨折

根据 Anderson 和 Montesano 分型为 Ⅰ 型损伤（来自个人病例）

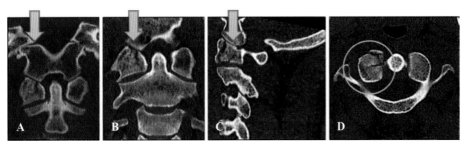

▲ 图 19-4　C_1 的单侧侧块由连续应力导致的单纯压缩骨折

根据 Gehweiler 分型为 IV 型损伤（来自个人病例）

2. C_1 侧块骨折

寰椎骨折是 CJV 继枢椎骨折后第二常见的骨性损伤，一般多由轴向压缩引起[32]。它们很少单独发生，且在约每 2 个病例中就有 1 个病例伴随 C_2 骨折。最常用的骨折分型是由 Gehweiler 等提出[16]，将骨折分为五种类型：前弓单纯骨折（I 型）、后弓单纯骨折（II 型）、前弓和后弓均骨折（III 型）、侧块骨折（IV 型）和横突骨折（V 型）（图 19-4）。

3. C_2 侧块骨折

单独的 C_2 侧块骨折很少见（图 19-5），通常伴随 C_2 更加复杂的椎体骨折。

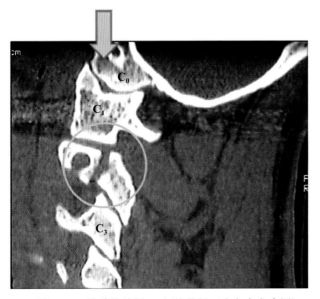

▲ 图 19-5　单独的单侧 C_2 侧块骨折（来自个人病例）

4. C_2 椎体骨折

C_2 椎体骨折是相对少见的（Barrey 和 Charles 等研究显示在 417 例 C_1～C_2 创伤中约占 7.2%[3]），Benzel 等的研究根据主要骨折线走行分为三型：冠状走行（I 型）、矢状走行（II 型）和横向走行（III 型）（图 19-6）。事实上，Benzel III 型和齿状突骨折 Anderson-D'Alonzo 分型的 III 型是同一骨折。

I 型（冠状）和 II 型（矢状）是由于连续的轴向压缩机制，III 型是由于过度屈曲或伸展损伤导致的。

（二）屈曲牵张型损伤（过度屈曲伸展）

屈曲牵张型损伤主要继发于突然的加速或突然的减速，脊柱主干保持原位而头部保持继续运动。因此损伤分为过度屈曲型和过度伸展型。根据旋转中心的位置，过度屈曲型损伤可导致单纯的屈曲分离或屈曲压缩损伤。过度伸展性损伤将会导致后柱的过度应力损伤，尤其是 C_1 和 C_2 的后弓部位，会被枕骨和下面的骨性结构压缩。

1. 颈枕脱位

颈枕脱位（occipital-cervical dislocation，OCD）也被称为颅颈脱位或分离[22, 23]。OCD 继发于垂直方向巨大牵引力对头颅的牵拉（图 19-7）。这种破坏性损伤通常是致命的。Traynelis 等[33] 根据主要应力位置将 OCD 分为三型：前部型（I 型）、垂直型（II 型）和后部型（III 型）。

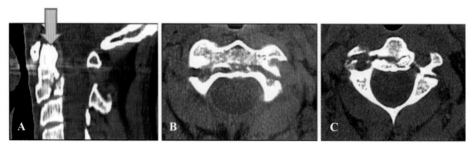

▲ 图 19-6　C_2 椎体冠状走行骨折（即 Benzel Ⅰ 型），继发于主要的轴向压缩应力（来自个人病例）

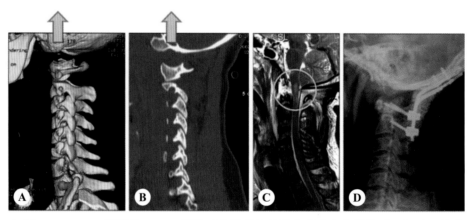

▲ 图 19-7　A～D. 完整的 C_0～C_1 脱位继发于单纯的垂直分离应力损伤（A 和 B）。注意到脊髓同时受损（C）。治疗方案为 C_0～C_2 的后路融合固定（D）（来自个人病例）

2. Jefferson 骨折

Jefferson 骨折于 1920 年首次有文献报道，由 C_1 的前弓和后弓骨折构成（图 19-8），对应 Gehweiler 分型的 Ⅲ 型骨折[16]。合并过度屈曲和过度伸展是 Jefferson 骨折的主要损伤机制，在过度伸展时 C_1 后弓被颅骨和 C_2 后柱压缩，在过度屈曲时 C_1 前弓被颅底骨和 C_2 椎体压缩[32]。

3. 寰枢椎脱位

在寰枢椎脱位病例中（图 19-9），必须存在巨大的能量将 C_1 从 C_2 分离。重要韧带的垂直部分是断裂的，同时水平部分仍然是完整的（如横韧带）。如果断裂部分出现在横韧带以下，则可以看到寰枢椎脱位，如果出现在横韧带以上，则会出现寰枕关节脱位。

4. Ⅱ型齿状突骨折

Ⅱ型齿状突骨折是上颈椎骨性损伤最常见的

类型[24]。它会导致寰枢椎不稳和前后移位，因此通常会累计神经系统结构[1]。Ⅱ型齿状突骨折通常由过度屈曲或过度牵张导致，且主要损伤机制决定了骨折移位方向（图 19-10）。当主要应力为过度屈曲时，将会看到典型的齿状突向前移位。与此相反，过度伸展应力作用将导致齿状突向后移位。目前最常用的分型是由 Anderson 和 Alonzo 提出：齿状突尖端骨折（Ⅰ型）、齿状突基底部骨折（Ⅱ型）和骨折线贯 C_2 椎体骨折（Ⅲ型）。

5. Hangman 骨折

Hangman 骨折也被称为 C_2 双侧椎弓根骨折或创伤后 C_2 椎体骨折脱位。过度伸展，同时多伴随轴向压缩应力会给 C_2 椎弓根施加剪切应力，导致双侧 C_2 椎弓根骨折，也被称作 Hangman 骨折（图 19-11）。Effendi 等[13]将其划分为三种类型：无移位骨折且没有成角畸形（Ⅰ型）、骨折移位超过

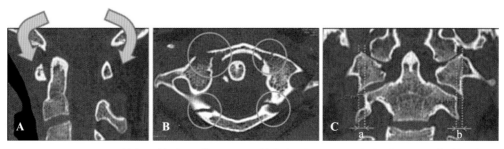

▲ 图 19-8 **Jefferson** 骨折，伴随 C_1 前弓和后弓的骨折（**A** 和 **B**）。根据"**Spence 法则**"，如果 **a+b ＞ 7mm**，则考虑寰椎的不稳定（**C**）（来自个人病例）

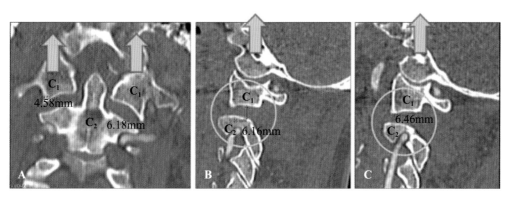

▲ 图 19-9 高能量分离损伤导致的寰枢椎脱位（来自个人病例）

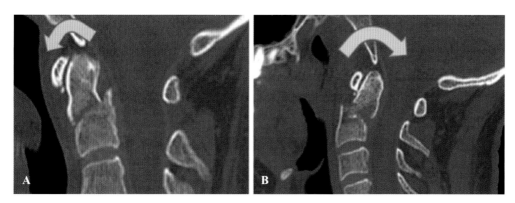

▲ 图 19-10 前下到后上方向Ⅱ型齿状突骨折，在过度屈曲应力作用下齿状突向前移位（**A**）；Ⅱ型齿状突骨折在过度伸展作用下向后移位（**B**）（来自个人病例）

3.5mm 和（或）成角超过 11°（Ⅱ型），以及骨折伴随单侧或双侧 $C_2 \sim C_3$ 关节突脱位（Ⅲ型）。

（三）横向移位

1. 颅枕脱位

不仅单纯的垂直方向牵张应力可以导致颅枕脱位（图 19-7），前方或后方的横向应力也可以导致颅枕脱位，分别对应 Traynelis Ⅰ型和Ⅲ型骨折

脱位。

2. 横韧带撕裂

在一般情况下，TL 主要限制 C_1 的向前平移运动，并代表了颅颈交界区最强韧带结构[14]。如果 TL 撕裂，将会导致 C_1 向前移位（最大至 12mm），具有损伤神经系统结构的风险（图 19-12）。

影像学检查（计算机断层扫描和磁共振成像）能够实现对寰椎横韧带 Dickman Ⅰ型和Ⅱ型的区

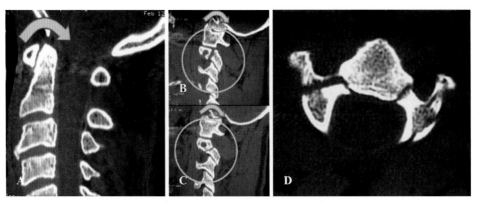

▲ 图 19-11　C_2 椎体双侧椎弓根骨折，**Effendi** I 型，继发于过度伸展损伤机制（来自个人病例）

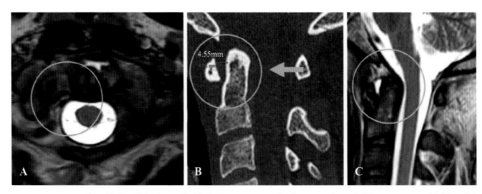

▲ 图 19-12　横韧带撕裂伴随 C_1 向前移位（ADI 异常增加），在正常情况下，TL 能够限制 C_1 前弓的平移（来自个人病例）

分鉴别[8]。I 型损伤对应韧带内部撕裂，TL 在 C_1 侧块内侧面的附着区域完整。II 型损伤特征是 C_1 侧块内侧缘横韧带附着点撕脱性骨折。

3. II 型齿状突骨折

大多数齿状突骨折由牵张、侧屈、轴向压缩和横向应力综合作用导致。骨折移位的严重程度代表了不稳定的严重程度（不是唯一参数）（图 19-13）。

（四）旋转

CVJ 的旋转应力会被位于第一线的翼状韧带和覆膜、关节囊、横韧带共同抵消。CVJ 旋转应力过大时，上述结构会被撕裂，导致旋转半脱位或脱位。此外，不对称损伤包括不对称的骨折或

韧带撕裂，同时提示损伤机制包括部分旋转应力。

1. C_1～C_2 关节囊韧带的撕裂

C_1～C_2 关节囊韧带的功能主要是控制轴向旋转。单独的 C_1～C_2 关节囊韧带损伤不足以引起 C_1～C_2 的不稳定。

2. 寰枢椎旋转半脱位

Charles Bell 在 1930 年报道了第一例寰枢椎旋转半脱位。在寰枢椎旋转半脱位病例中，重要的是确定半脱位是部分的 / 完全的，是可复性 / 难复性的[12, 18]。Fielding 和 Hawkins[15] 提出四种类型分类：C_1～C_2 旋转半脱位不伴 C_1 前部移位（I 型），C_1～C_2 旋转半脱位伴 C_1 前部移位 3～5mm（II 型），C_1～C_2 旋转半脱位伴 C_1 前部移位 > 5mm（III 型）和 C_1～C_2 旋转半脱位 C_1 后方移位

（Ⅳ型），见图 19-14。

损伤机制的关键信息

- 主要损伤应力为压缩、牵张、横向移位、旋转和它们的组合。
- 大多数创伤后损伤可以根据特定的损伤模式进行分类，即使它们通常由各向主要应力的组合构成。
- 压缩损伤主要影响骨性结构。
- 牵张和旋转损伤主要影响韧带结构。
- 不对称的损伤提示损伤存在部分旋转矢量。
- 主要损伤机制决定了观察到的创伤后损伤的性质和移位方向。

- 作为上颈椎最常见的损伤类型，Ⅱ型齿状突骨折的损伤机制通常是多机制组合和多方向应力共同导致。

四、鉴别不稳定损伤

损伤的稳定性是决定手术指征的决定性因素。确定韧带损伤后的不稳定性尤其具有挑战性。事实上，韧带损伤导致的不稳定不会自行愈合，通常需要手术融合固定。影像学分析是明确是否存在不稳定的基础，因为它可以显示不稳定的间接或直接征象。

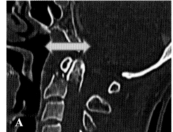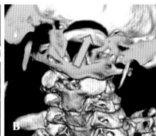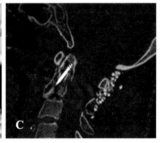

▲ 图 19-13　Ⅱ型齿状突骨折伴严重前后水平移位（A 和 B），骨折治疗由前路齿状突螺钉和后路 $C_1 \sim C_2$ 融合固定联合手术来改善创伤后 $C_1 \sim C_2$ 的不稳定（来自个人病例）

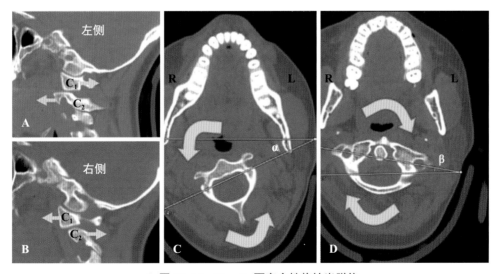

▲ 图 19-14　$C_1 \sim C_2$ 不完全性旋转半脱位

C_1 和 C_2 侧块仍保持部分联系（A 和 B），如果角 α+ 角 β ＞ 45°，应考虑明显的不稳定（C 和 D）（来自个人病例）。R. 右侧；L. 左侧

（一）间接征象

不稳定的损伤会导致枕骨和颈椎或 C_1 和 C_2 的异常移位或分离。与骨损伤相比，韧带损伤更难诊断和评估。下文描述的一些影像学测量结果（见下文）应当考虑对不稳定损伤的怀疑，并需要磁共振成像确认。异常位移间接反映软组织损伤，通常在多轴 CT 扫描和（或）动态 X 线片上可以观察到。

提示不稳定的间接征象。

- C_0 和 C_1 轴向旋转 > 8°。
- C_1 和 C_2 轴向旋转 > 45°。
- 颈椎过屈过伸位时齿状突和枕骨基底部（斜坡的尾端）移位 > 1mm。
- 枕骨髁和 C_1 侧块之间距离 > 2.5mm（提示寰枢椎脱位）。
- C_1 侧块和 C_2 侧块之间的横向平移 > 7mm（提示横韧带的撕裂）。
- 成人寰齿间隙（atlanto-dens interval，ADI）> 3mm，儿童 ADI > 5mm。
- 齿状突后方皮质到 C_1 后弓之间椎管有效容积（space available for the cord，SAC）< 13mm。
- 冠状位 CT 扫面显示 C_1 侧块和 C_2 侧块之间的距离不应该 > 2.6mm。

（二）直接征象

在 CVJ 诊断需要手术融合的不稳定性损伤最具特异性的检查是 MRI（图 19-15）。T_2 STIR 序列允许直接观察代表不稳定损伤的关节囊和（或）韧带撕裂。在 MRI（T_2 序列）观察到异常信号和（或）关节囊内血肿伴液体信号提示关节囊的损伤（图 19-16）。目前认为在评估韧带结构损伤中，MRI 比动态位 X 线片更安全，敏感性更高，特异性更强。

五、总结

对正常解剖结构、正常生物力学和正常生理运动范围的理解是识别 CVJ 不稳定损伤的关键。创伤后不稳定损伤是由特定的应力矢量引起的，这些应力矢量可能导致骨和（或）韧带稳定结构的失效。大多数损伤是由包括压缩、牵张、平移和旋转在内的基本主要应力矢量的组合所造成的。通过多层 CT 平扫（薄层）可以发现骨性损伤。在 CT 平扫中发现异常移位情况多考虑韧带损伤；然而，它们可以在磁共振成像（T_2 STIR 序列）上直接观察到。因此，在充分检查 CVJ 的创伤后损伤，这两种检查方式是相辅相成的。

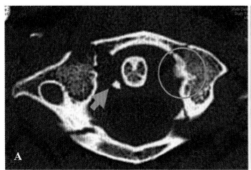
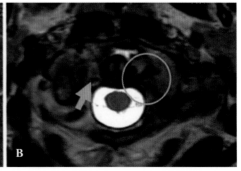

▲ 图 19-15　在 CT 扫描中，C_1 右侧侧块内侧存在撕裂的碎骨块（蓝箭），考虑横韧带（TL）撕裂；横断位 MRI 可以确认横韧带的撕裂（蓝箭）。左侧 TL 仍然是完整的（蓝圈）（来自个人病例）

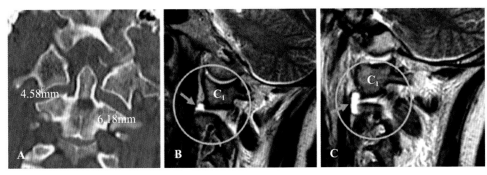

▲ 图 19-16　寰枢椎脱位伴 MRI 上（T_2 序列）$C_1 \sim C_2$ 双侧关节囊内液体信号（来自个人病例）

参 考 文 献

[1] Anderson PA, D'Alonzo RT. Fractures of the odontoid process of the axis. J Bone Joint Surg Am. 1974;56: 1663–74.

[2] Anderson PA, Montesano PX. Morphology and treatment of occipital condyles fractures. Spine. 1988;13:731–6.

[3] Barrey C, Charles YP, French Spine Surgery Society (SFCR). Symposium on $C_1 \sim C_2$, based on 417 $C_1 \sim C_2$ post-traumatic injuries. Presented at SFCR Annual Meeting. Lyon; 2016.

[4] Benzel EC, Hart BL, Ball PA, Baldwin NG, Orrison WW, Espinosa M. Fractures of the C_2 vertebral body. J Neurosurg. 1994;81:206–12.

[5] Bleys RL. Chapter 1: Anatomy of the cervical spine. In: Vialle LR, editor. Cervical spine trauma, AOspine Masters Series, vol. 5: Thieme Medical Publishers; 2015. p. 1–16.

[6] Bogduk N, Mercer S. Biomechanics of the cervical spine I: normal kinematics. Clin Biomech. 2000;15:633–48.

[7] Crisco JJ, Oda T, Panjabi MM, Bueff HU, Dvorak J, Grob D. Transections of the $C_1 \sim C_2$ joint capsular ligaments in the cadaveric spine. Spine. 1991;16:S474–9.

[8] Dickman CA, Greene KA, Sonntag VK. Injuries involving the tra nsvers atlantal ligament: classification and treatment guidelines based upon experience with 39 injuries. Neurosurgery. 1996;38:44–50.

[9] Dickman CA, Crawford NR. Chapter 3: Biomechanics of the craniovertebral junction. In: Dickman CA, Spetzler RF, Sonntag VK, editors. Surgery of the craniovertebral junction: Thieme Publisher; 1998. p. 59–80.

[10] Dickman CA, Greene KA, Sonntag VK. Chapter 8: Traumatic injuries of the craniovertebral junction. In:

Dickman CA, Spetzler RF, Sonntag VK, editors. Surgery of the craniovertebral junction: Thieme Publisher; 1998. p. 175–96.

[11] Dvorak J, Panjabi MM. Functional anatomy of the alar ligaments. Spine. 1987;12:183–9.

[12] Dvorak J. CT-functional diagnostics of the rotatory instability of upper cervical spine—part 1. An experimental study on cadavers. Spine. 1987;12:197–205.

[13] Effendi B, Roy D, Cornish B, Dussault RG, Laurin CA. Fractures of the ring of the axis. A classification based on the analysis of 131 cases. J Bone Joint Surg Br. 1981;63–B:319–27.

[14] Fielding JW, Cochran G, Lawsing J, Hohl M. Tears of the transverse ligament of the atlas. A clinical and biomechanical study. J Bone Joint Surg Am. 1974;56:1683–91.

[15] Fielding JW, Hawkins RJ. Atlantoaxial rotatory fixation. (Fixed rotatory subluxation of the atlanto-axial joint). J Bone Joint Surg Am. 1977;59:37–44.

[16] Gehweiler JA, Osborne RL, Becker RF. The radiology of vertebral trauma. Philadelphia: WB Saunders; 1980.

[17] German JW, Hart BL, Benzel EC. Nonoperative management of vertical C_2 body fractures. Neurosurgery. 2005;56:516–21.

[18] Gire JD, Roberto RF, Bobinski M, Klineberg EO, Durbin-Johnson B. The utility and accuracy of computed tomography in the diagnosis of occipitocervical dissociation. Spine J. 2013;13:510–9.

[19] Ghori A, Leonard D, Cha T. Chapter 2: Biomechanics of the cervical spine: from the normal state to the injury

state. In: Vialle LR, editor. Cervical spine trauma, AOspine Masters Series, vol. 5: Thieme Medical Publishers; 2015.

[20] Goel VK, Clark CR. Moment-relationships of the ligamentous occipito-atlanto-axial complex. J Biomech. 1988;21:673–80.

[21] Goel VK. Chapter 6: Biomechanics of the unstable craniovertebral junction. In: Goel A, Cacciola F, editors. The craniovertebral junction: Thieme Publishers; 2011. p. 39–47.

[22] Gonzalez LF, Fiorella D, Crawford NR. Vertical atlanto-axial distraction injuries: radiological criteria and clinical implications. J Neurosurg Spine. 2004;1(3):273–80.

[23] Gonzalez LF, Webb KM, Crawford NR, Sonntag VK. Chapter 32: Trauma to the craniovertebral junction. In: Goel A, Cacciola F, editors. The craniovertebral junction: Thieme Publishers; 2011. p. 338–56.

[24] Jackson RS, Banit DM, Rhyne AL, Darden BV. Upper cervical spine injuries. J Am Acad Orthop Surg. 2002;10(4):271–80.

[25] Louis R. Chirurgie du rachis (anatomie chirurgicale et voies d'abord), french. 2e édition. Springer; 1993.

[26] Panjabi MM, et al. Three dimensional movements of the upper cervical spine. Spine. 1988;13:726–30.

[27] Panjabi MM, Oxland TR, Parks EH. Quantitative anatomy of cervical spine ligaments. Part I. Upper cervical spine. J Spinal Disord. 1991;4(3):270–6.

[28] Panjabi MM. Posture affects motion coupling patterns of the upper cervical spine. J Orthop Res. 1993;11:525–36.

[29] Penning L. Normal movements of the cervical spine. AJR Am J Roentgenol. 1978;130:317–26.

[30] Puttlitz CM, Goel VK, Clark CR, traynelis VC, Scifert JL, grosland NM. Biomechanical rationale for the pathology of rheumatoid arthritis in the craniovertebral junction. Spine. 2000;25(13):1607–16.

[31] Schleicher P, Scholz M, Kandziora F. Chapter 5: Occipital condyle fractures and occipitocervical dissociation. In: Vialle LR, editor. Cervical spine trauma, AOspine Masters Series, vol. 5: Thieme Medical Publishers; 2015. p. 49–60.

[32] Scholz M, Schleicher P, Kandziora F. Chapter 6: Atlas injuries. In: Vialle LR, editor. Cervical spine trauma, AOspine Masters Series, vol. 5: Thieme Medical Publishers; 2015. p. 61–72.

[33] Traynelis VC, Marano GD, Dunker RO, Kaufman HH. Traumatic atlanto-occipital dislocation. Case report. J Neurosurg. 1986;65:863–70.

[34] Watier B. Étude expérimentale du rachis cervical: comportement mécanique in vitro et cinématique in vivo [thèse]. Paris: Ensam; 1997. p. 1–184.

[35] Watier B. Mechanical behavior of cervical spine: literature update. ITBM-RBM. 2006;27:92–106.

[36] Wen N. Contribution à l'étude expérimentale du comportement mécanique in vitro du rachis cervical [thèse]. Paris: Ensam; 1993. p. 1–234.

[37] White AA. Clinical biomechanics of the spine. 2nd ed. Philadelphia: Lippincott; 1990.

[38] Wolfla CE, Yoganandan N. Chapter 5: Biomechanics of the craniovertebral junction. In: Goel A, Cacciola F, editors. The craniovertebral junction: Thieme Publishers; 2011. p. 33–8.

第 20 章　CVJ 创伤分型和影像学评估
Classification and Radiological Assessment of CVJ Trauma

Juan Barges-Coll　John M. Duff　著

吴佳源　译　　贺宝荣　校

一、概述

颅颈交界区（craniovertebral junction，CVJ）创伤幸存者到达医院后要求综合的临床诊断和治疗管理。目前存在几种分类系统，它们通过结合临床和放射学数据来确定治疗方案。目前，韧带作为 CVJ 的主要稳定要素逐渐被大家接受认可。软组织成分的损伤的综合评估需要磁共振成像，这使评估 CVJ 创伤后稳定性的分类更加复杂[1]。

虽然 CVJ 骨折的总体发生率尚未完全阐明，CVJ 骨折大约占所有脊柱创伤的 2%～6% 和颈椎创伤的 20%。虽然传统的 X 线片或计算机断层扫描可以显示骨性结构的细节，并对骨折有很高的敏感性，但磁共振成像在评估韧带损伤引起的 CVJ 不稳定的存在或可能性方面发挥了非常重要的作用[2]。

大约 10%～20% 的脊柱创伤会导致脊髓损伤，尤其是在年轻人中。上颈椎创伤的临床检查可能会受限制，尤其是当患者伴有意识状态改变的头颅损伤时[3]。

CVJ 损伤在 CT 和 MRI 上有特定的表现模式。CVJ 区域高分辨率的横断位 T_2 磁共振影像可以充分评估韧带和周围软组织。包括体积序列的 MRI 技术可以获得较高的分辨率，实现对韧带的详细评估，尤其是对创伤的患者[4]。

本章将重点介绍 CVJ 创伤的分类以及不同影像学方法在创伤性 CVJ 损伤患者诊断中的互补作用。

CVJ 创伤的影像学分型的作用将在后文详细说明。磁共振成像在评估软组织损伤中的重要性，以及先进的成像技术如动态磁共振成像或 3D 模型打印应用的增加，将在创伤性脊柱损伤预测中发挥重要作用[5]。

二、寰枕关节脱位

不伴寰枕关节或寰枢关节脱位的颈枕区韧带损伤很少被提及。在寰枕区域通常涉及的最重要的软组织结构包括翼状韧带、寰枕关节囊、覆膜、头直肌和枕骨下肌[6]。

导致寰枕关节脱位（atlanto-occipital dislocation，AOD）需要非常大的分离应力。这通常是一种致命的损伤，许多患者（如果不是大多数）通常会由于急性心肺功能不全或心搏骤停而在现场死亡。由于在现场更有效和快速的干预治疗比如快速转运到急诊医疗中心，AOD 的幸存患者人数不断增加。在最初的创伤评估中经常会漏诊寰枕区域的损伤,因此在任何高能量损伤中都应该考虑该区域的损伤。

由于广泛的韧带撕裂,颅底和 C_1 之间所有轴向都存在明显的活动度。在幸存患者中,$C_0 \sim C_1$ 关节的明显脱位可以明确诊断。在更详细的影像学结果筛查中,任何可疑考虑 AOD 均需要适当的固定制动,然后快速行磁共振成像评估韧带损伤。放置和佩戴颈托存在一定风险。建议在急诊室安装轻度加压的 Halo 头架,随后进行影像学检查和后续的手术治疗。对于使用外部矫形器的患者进行 3T 场强的磁共振检查,可能由于较高的场强和频率导致外固定支架过热和伪影,会产生相对应的特殊问题。使用陶瓷尖针和压塑玻璃复合头架是唯一可以用于 3T 磁共振成像的外固定支架[7-9]。

AOD 根据 Traynelis 分型,按照枕骨髁相对寰椎侧块的投影位置分为前脱位、垂直脱位和后脱位三种类型。

(一)枕骨髁骨折(OCF)

枕骨髁骨折(occipital condyle fractures,OCF)患者通常伴随头部外伤,这增加了临床和神经系统查体的困难。神经系统功能完整的患者可能仅表现为颈项部疼痛和压痛,而其他患者可能有明显的神经系统功能损伤,近 20% 的 OCF 患者可能出现低位脑神经麻痹,有的患者甚至可以观察到明显的脑干损伤[10,11]。

OCF 的分类包括了损伤的机制和与损伤机制相关的潜在的不稳定性,由 Anderson 和 Montesano 在 1988 年提出[12](图 20-1)(表 20-1)。

目前颈椎指南推荐影像学检查为 CT 平扫,但对 OCF 是否需要 MRI 检查尚无建议。值得注意的是,MRI 敏感性的提高可能会导致外科医生将任何异常信号过度解释为病理性改变信号,因此建议谨慎行事。根据一些作者的观点,尽管 CT 扫描

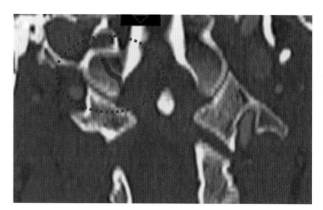

▲ 图 20-1　CT 扫描(冠状位)显示右侧 I 型骨折(红虚线圆)

在该病例中磁共振成像不是必需的,因为它不会影响治疗方案的选择

显示正常,MRI 仍能在 23.6% 的患者中发现额外的损伤[13]。

(二)C_1 骨折

寰椎骨折占颈椎急性损伤的 2%~10%,占所有脊柱损伤的 1%~2%[14]。C_1 骨折是由于创伤性轴向负荷造成的,通常伴随上颈椎的其他结构损伤。寰椎骨折可累及侧块和(或)椎板。涉及整个寰椎的单发骨折很少见,一般常见情况为两个部位骨折导致环状断裂[1]。

许多发育异常也会出现,可能会与创伤性损伤混淆,这恰好体现了进行完整的临床评估和放射学评估的重要性。在儿科患者中识别骨折更加困难,因为在患者满 1 岁之前 C_1 不能通过 X 线实现图像可视化,并且 C_1 环状融合发生在 5 岁之后。

Geoffrey Jefferson 是第一位早在 1919 年就报道了 C_1 骨折并详细分析的医生,该分析描述了轴向负荷对产生脊椎创伤性损伤的机制。近 100 年来,C_1 骨折的这种分型在日常临床中仍然广泛应用(图 20-2)(表 20-2)。虽然对最初的 Jefferson 分型进行了多次修订,但至今仍没有普遍认可的 C_1 骨折分类系统[1,15,16]。

表 20-1 CDF 的分型

	Ⅰ型	Ⅱ型	Ⅲ型
描述	继发于轴向应力的枕骨髁微小骨折，没有碎片进入枕骨大孔	骨折线延伸入枕骨髁底部。枕骨髁至少部分附着在颅骨的基底部	过度旋转和（或）侧向弯曲导致枕骨髁撕脱，骨折线延伸至颅骨基底部
韧带损伤	翼状韧带	翼状韧带 / 覆膜	翼状韧带、覆膜，齿突尖韧带（可能为双侧）
不稳定	否	否	是
CT	是	是	是
MRI	否	否	推荐 / 但不影响治疗方案

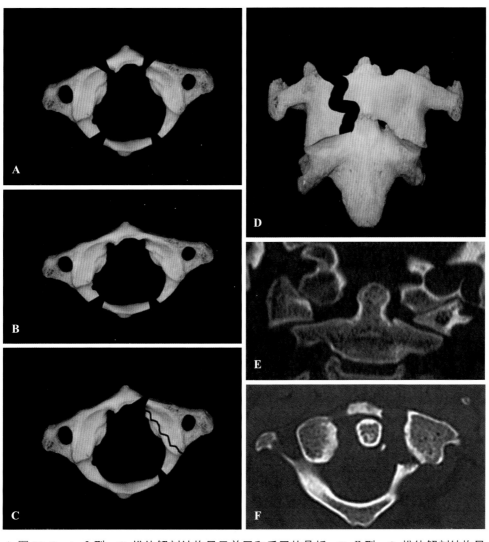

▲ 图 20-2　A. Ⅰ 型：C_1 椎体解剖结构显示前弓和后弓的骨折；B. Ⅱ 型：C_1 椎体解剖结构显示后弓的骨折；C. Ⅲ 型：C_1 椎体解剖结构显示侧块和前后弓的骨折，轴向（D）和冠状位视图（E 和 F）的 CT 平扫显示 Ⅲ 型 C_1 骨折

表 20-2 C₁ 骨折的分型

	I 型 图 20-2A	II 型 图 20-2B	III 型 图 20-2（C 至 F）	寰枕关节脱位
描述	单纯的 C₁ 前弓或后弓骨折	C₁ 前弓或后弓双侧骨折	侧块骨折	颅底韧带和侧块损伤
韧带损伤	否	否	可能	是
不稳定	否	否	可能	是
CT	是	是	是	是
MRI	否	否	是	推荐

外科医生会根据横韧带（transverse atlantal ligament，TAL）的完整性来决定患者是否需要手术固定。TAL 主要将 C₂ 的齿状突维持靠近在 C₁ 环附近，允许寰椎围绕齿状突的长轴进行旋转运动。其他韧带，包括关节囊韧带、翼状韧带、齿状突尖韧带、前纵韧带和覆膜，共同协助横韧带维持颈部的稳定性。Dickman 及其同事将横韧带损伤分为四种类型（图 20-2D 至 F）[16, 17]。目前经口 X 线片的诊断价值有限，磁共振成像可以很好地显示翼状韧带和横韧带（图 20-3）。

C₁ 前弓的剪切性骨折

C₁ 前弓剪切性骨折是特别罕见的骨折，这是由于颅颈交界区的过度伸展导致的。C₁ 的前弓通常存在双侧垂直骨折，骨折块向前位移，与齿状突保持关节吻合。此类型骨折被认为是稳定的，并且影像学检查方法的常见选择是 CT 平扫[18]。

（三）C₂ 骨折

C₂ 椎体由椎体部分、成对的椎弓根、侧块（上关节面）、齿状突、关节间峡部、下关节面、椎板和双裂的棘突组成[4]。

由于 C₂ 椎体的复杂性和它对治疗方案选择的挑战性，我们将把涉及齿状突的骨折、涉及 C₂ 椎体的骨折和涉及椎弓根的骨折或后两者的组合骨折分成单独的骨折类型来讨论[19]。

1. 齿状突骨折

齿状突骨折是相对常见的颈椎骨折，约占颈椎骨折的 10%，但缺少对该骨折治疗的深入研究。在文献中，对于有症状和无症状的齿状突假关节病的最佳治疗和自然病程没有明确的共识[20]。

齿状突骨折的分型与齿状突不稳定可能导致神经功能损伤而需要固定有关。现代影像学技术已经发展到可以更好地帮助确定创伤后损伤部位和确定是否需要固定[21]。

评估齿状突骨折至少存在五种分型[22, 19]（表 20-3）。最著名的分型是 Anderson 和 D'Alonzo 在 20 世纪 70 年代初提出的分型[23]，可追溯到 CT 之前的时代。它由 3 种基本类型组成（图 20-4A-G [19, 24]）。

Korres 分型是基于齿状突的解剖结构和生物力学特性，对评估确定是否需要手术治疗最有价值。在最新的分型中均建议进行 CT 平扫检查。到目前为止，在齿状突骨折患者中是否系统地使用磁共振成像评估还没有形成共识[22]。

2. C₂ Hangman 骨折

C₂ 的 hangman 骨折或 "Hangman 样" 骨折占所有涉及 CVJ 区域骨折的 12%～20%[19]。Hangman 骨折可由两种损伤机制之一导致，即过度伸展和轴向负荷导致峡部或椎弓根的骨折，或由于屈曲 / 牵张机制导致 C₂₋₃ 椎间盘、后纵韧带的破坏和峡部骨折。目前已经提出了多种分型系

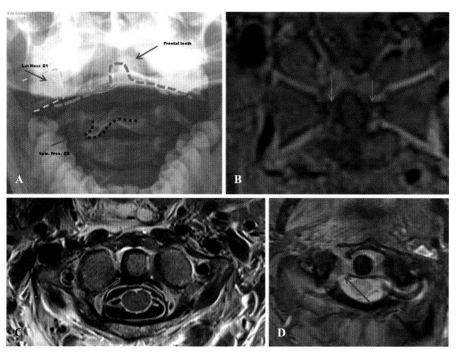

▲ 图 20-3　**A.** 经口 **X** 线片显示右侧侧块骨折，右侧侧块 **Spencer** 法则增大；**B.** 磁共振冠状位视图显示翼状韧带（蓝箭）；**C.** 横断位磁共振显示了完整的横韧带（蓝箭）；**D.** 横断位磁共振显示横韧带断裂（红箭）

表 20-3　齿状突骨折的分型

	Schatzker	Anderson-D'Alonzo	Althoff	Korres
描述	2 型 Ⅰ. 齿状突尖端骨折 Ⅱ. 齿状突基底部骨折	3 型 Ⅰ. 齿状突尖端骨折 Ⅱ. 齿状突颈部骨折 Ⅲ. 齿状突基底部骨折	4 型 Ⅰ. 齿状突尖端骨折 Ⅱ. 齿状突颈部骨折 Ⅲ. 齿状突基底部不完全骨折 Ⅳ. 齿状突基底部完全横行骨折	4 型 Ⅰ. 翼状韧带或尖韧带止点的撕脱骨折 Ⅱ. 最常见骨折齿状突基底部水平骨折 Ⅲ. 骨折延伸到 C_2 椎体 Ⅳ. 中立区域骨折
韧带损伤	Ⅱ 型	Ⅰ 型：翼状韧带或尖韧带或两者均 Ⅱ 型：横韧带 Ⅲ 型：无	Ⅱ 型可能	Ⅱ 型和Ⅲ型
手术治疗推荐	Ⅱ 型	Ⅱ 型	Ⅱ 型和可能的Ⅲ型	Ⅱ 型最不适合保守治疗
CT	是	是	是	是
MRI	不是必须但对于需要评估韧带损伤的病例推荐进行	不是必须但对于需要评估韧带损伤病例推荐进行	不是必须但对于需要评估韧带损伤病例推荐进行	不是必须但对于需要评估韧带损伤病例推荐进行

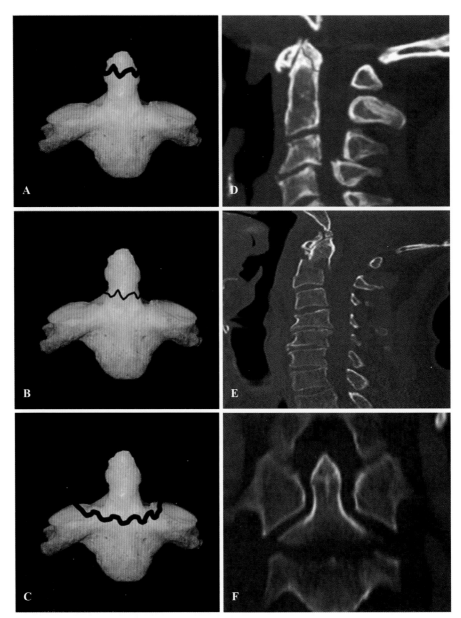

▲ 图 20-4　A 至 C. 齿状突 I 型、II 型和III型骨折的解剖重现；D 至 F. 齿状突 I 型、II 型和III型骨折的 CT 平扫影像

统 [25]，但 Effendi 于 1981 年提出的分型是临床实践中最常用分型 [26]。

3. C_2 椎体骨折

枢椎椎体骨折包括椎体的骨折，并且骨折线可能延伸到椎弓根，侧块或横突孔。根据骨折线的走行，C_2 椎体骨折分为 3 型，以及每组中包括不同亚型。

三、CVJ 创伤的影像学评估

目前处理颈椎损伤的实践建议对怀疑有颈椎损伤的患者进行 CT 扫描（1 级证据等级），并使用 MRI（3 级证据等级）。对于 CVJ 创伤患者使用 MRI 的最终决定取决于治疗医生的判断和习惯 [27]。目前关于该问题的已经发表的综述显示，因为单独的 CT 平扫可能低估损伤的严重程度，临床实践

表 20-4　C$_2$ Hangman 骨折分型

	Ⅰ型	ⅠA型	Ⅱ型	Ⅲ型 图 20-5
描述	双侧椎弓根峡部骨折，移位小于 3mm，无成角畸形，C$_{2\sim3}$椎间盘完整	ⅠA型．很小的移位和较小的成角或没有成角畸形	C$_{2\sim3}$椎间盘和后纵韧带撕裂，导致移位> 3mm 和明显的成角畸形	椎弓根峡部骨折合并 C$_{2\sim3}$小关节脱位
不稳定性	否	否	可能	是
CT	是	是	是	是
MRI	否	否	评价椎间盘撕裂时推荐	评价椎间盘撕裂时推荐

中出现倾向于使用 MRI 评估损伤的趋势[17, 28]。

CT 是评估颅颈区骨性关系非常敏感的方法，是评估 CVJ 损伤的金标准。它还可以通过高质量的重建算法对骨折进行三维可视化。

MRI 有时用于评估神经功能损伤或任何可疑的韧带损伤（特别是横韧带）的患者（图 20-3）。

目前仅用 X 线实现诊断目的的价值有限。经口 X 线片可以显示寰椎、齿状突和枢椎的侧块。它们对于评估齿状突和侧块的完整性是很有用的。有监护的过屈过伸侧位片能有助于识别枕骨～C$_1$和 C$_1$～C$_2$ 部位的不稳定（参见创伤性 C$_2$ 椎体 1 或 2 型骨折脱位）（图 20-5）。

四、总结

目前临床广泛使用的 CVJ 损伤的分型体系

主要是基于骨性损伤。然而，CVJ 的稳定性很大程度上依赖于韧带的完整性。近年来，对高能量创伤患者的筛查由 X 线转变为创伤诊断性脊柱 CT 平扫。高能量创伤后 CVJ 的创伤性损伤的发现应立即进行仔细检查损伤区域下端的伴随脊柱损伤。专家对 CT 平扫的解读可以避免进行 MRI 检查。然而，专家解释未直接与 MRI 影像进行直接比较，且不能满足所有的病例，所以在有选择的病例进行 MRI 检查可以用来排除韧带损伤或椎间盘撕裂，因此应该对"看不见的"韧带损伤保持较高的怀疑指数，对磁共振检查保持较低的门槛阈值。未来将会有更先进的成像技术提供更多的信息，将改进对创伤性 CVJ 损伤的治疗决策。

表 20-5　C$_2$ 椎体骨折分型

	Ⅰ型	Ⅱ型	Ⅲ型
描述	垂直骨折线	垂直和水平的骨折线	水平骨折线（齿状突骨折 Alonzo Ⅲ型）
不稳定性	否	是	是
CT	是	是	是
X 线	是（经口）	是（经口）	是（经口）
MRI	否	否	否

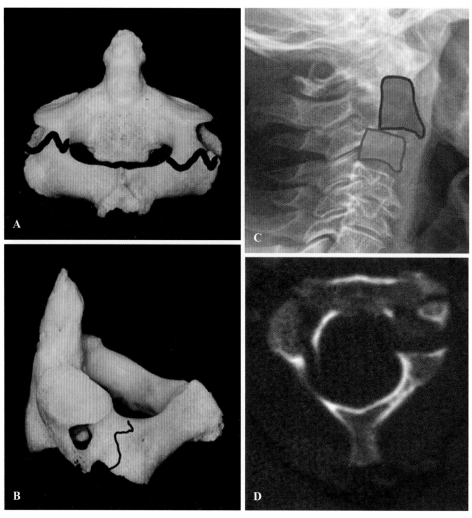

▲ 图 20-5 A 和 B. 解剖标本图示显示 Hangman 骨折；C 和 D. X 线和 CT 平扫显示 Hangman 骨折合并爆裂骨折

参考文献

[1] Mead LB 2nd, Millhouse PW, Krystal J, Vaccaro AR. C_1 fractures: a review of diagnoses, management options, and outcomes. Curr Rev Musculoskelet Med. 2016;9(3):255–62.

[2] Roy AK, Miller BA, Holland CM, Fountain AJ Jr, Pradilla G, Ahmad FU. Magnetic resonance imaging of traumatic injury to the craniovertebral junction: a case-based review. Neurosurg Focus. 2015;38(4):E3.

[3] Zhang Y, Cheng K, Dong J, Li Q, Tremp M, Zhu L. Incidence and features of vertebral fractures after scalp avulsion injuries. J Craniofac Surg. 2015;26(7):2217–20.

[4] Nidecker AE, Shen PY. Magnetic resonance imaging of the craniovertebral junction ligaments: normal anatomy and traumatic injury. J Neurol Surg B Skull Base. 2016;77(5):388–95.

[5] Xiong C, Daubs MD, Scott TP, Phan KH, Suzuki A, Ruangchainikom M, et al. Dynamic evaluation of the cervical spine and the spinal cord of symptomatic patients using a kinetic magnetic resonance imaging technique. Clin Spine Surg. 2017;30(8):E1149–55.

[6] Adams VI. Neck injuries: III. Ligamentous injuries of the craniocervical articulation without occipito-atlantal or atlanto-axial facet dislocation. A pathologic study of 21 traffic fatalities. J Forensic Sci. 1993;38(5):1097–104.

[7] Riascos R, Bonfante E, Cotes C, Guirguis M, Hakimelahi

R, West C. Imaging of atlanto-occipital and atlantoaxial traumatic injuries: what the radiologist needs to know. Radiographics. 2015;35(7):2121–34.

[8]   Yamada H, Yamanaka T. [Atlanto-axial and occipito-atlantal dislocation in Down's syndrome]. No To Hattatsu. 1987;19(4):309–14.

[9]   Diaz FL, Tweardy L, Shellock FG. Cervical external immobilization devices: evaluation of magnetic resonance imaging issues at 3.0 Tesla. Spine (Phila Pa 1976). 2010;35(4):411–5.

[10] Aulino JM, Tutt LK, Kaye JJ, Smith PW, Morris JA Jr. Occipital condyle fractures: clinical presentation and imaging findings in 76 patients. Emerg Radiol. 2005;11(6):342–7.

[11] Ueda S, Sasaki N, Fukuda M, Hoshimaru M. Surgical treatment for occipital condyle fracture, C_1 dislocation, and cerebellar contusion with hemorrhage after blunt head trauma. Case Rep Orthop. 2016;2016:8634831.

[12] Anderson PA, Montesano PX. Morphology and treatment of occipital condyle fractures. Spine (Phila Pa 1976). 1988;13(7):731–6.

[13] Maung AA, Johnson DC, Barre K, Peponis T, Mesar T, Velmahos GC, et al. Cervical spine MRI in patients with negative CT: a prospective, multicenter study of the Research Consortium of New England Centers for Trauma (ReCONECT). J Trauma Acute Care Surg. 2017;82(2):263–9.

[14] Sonntag VK, Hadley MN, Dickman CA, Browner CM. Atlas fractures: treatment and long-term results. Acta Neurochir Suppl (Wien). 1988;43:63–8.

[15] Joaquim AF, Ghizoni E, Tedeschi H, Lawrence B, Brodke DS, Vaccaro AR, et al. Upper cervical injuries—a rational approach to guide surgical management. J Spinal Cord Med. 2014;37(2):139–51.

[16] Findlay JM. Injuries involving the transverse atlantal ligament: classification and treatment guidelines based upon experience with 39 injuries. Neurosurgery. 1996;39(1):210.

[17] Dickman CA, Greene KA, Sonntag VK. Injuries involving the transverse atlantal ligament: classification and treatment guidelines based upon experience with 39 injuries. Neurosurgery. 1996;38(1):44–50.

[18] Ivancic PC. Plough fracture of the anterior arch of the atlas: a biomechanical investigation. Eur Spine J. 2014;23(11):2314–20.

[19] Robinson AL, Moller A, Robinson Y, Olerud C. C_2 Fracture subtypes, incidence, and treatment allocation change with age: a retrospective cohort study of 233 consecutive cases. Biomed Res Int. 2017;2017:8321680.

[20] Falavigna A, Righesso O, da Silva PG, Siri CR, Daniel JW, Esteves Veiga JC, et al. Management of type II odontoid fractures: experience from Latin American Spine Centers. World Neurosurg. 2017;98:673–81.

[21] Shammassian B, Wright CH, Wright J, Onwuzulike, Tomei KL. Successful delayed non-operative management of C_2 neurosynchrosis fractures in a pediatric patient: a case report and review of management strategies and considerations for treatment. Childs Nerv Syst. 2016; 32(1):163–8.

[22] Korres DS, Chytas DG, Markatos KN, Efstathopoulos NE, Nikolaou VS. The "challenging" fractures of the odontoid process: a review of the classification schemes. Eur J Orthop Surg Traumatol. 2017;27(4):469–75.

[23] Anderson LD, D'Alonzo RT. Fractures of the odontoid process of the axis. J Bone Joint Surg Am. 1974;56(8):1663–74.

[24] Sayama CM, Fassett DR, Apfelbaum RI. The utility of MRI in the evaluation of odontoid fractures. J Spinal Disord Tech. 2008;21(7):524–6.

[25] Hakalo J, Wronski J. Operative treatment of hangman's fractures of C_2. Posterior direct pars screw repair or anterior plate-cage stabilization? Neurol Neurochir Pol. 2008;42(1):28–36.

[26] Koller H, Acosta F, Forstner R, Zenner J, Resch H, Tauber M, et al. C_2–fractures: part II. A morphometrical analysis of computerized atlantoaxial motion, anatomical alignment and related clinical outcomes. Eur Spine J. 2009;18(8):1135–53.

[27] Como JJ, Diaz JJ, Dunham CM, Chiu WC, Duane TM, Capella JM, et al. Practice management guidelines for identification of cervical spine injuries following trauma: update from the eastern association for the surgery of trauma practice management guidelines committee. J Trauma. 2009;67(3):651–9.

[28] Martinez-Del-Campo E, Kalb S, Soriano-Baron H, Turner JD, Neal MT, Uschold T, et al. Computed tomography parameters for atlantooccipital dislocation in adult patients: the occipital condyle-C_1 interval. J Neurosurg Spine. 2016;24(4):535–45.

第 21 章　颅颈交界区创伤外科治疗方式的病例选择

Surgical Decision-Making in Cranio-Vertebral Junction Trauma: A Case Illustrated Chapter

Claudio Schonauer　Enrico Tessitore　Raffaele de Falco　Massimiliano Maione
Francesco Certo　Giuseppe Barbagallo　著
张志刚　译　　贺宝荣　校

概述

由于多种原因，CVJ（颅颈交界区）创伤对脊柱外科医生来说是一个挑战。第一，CVJ 生物力学是独一无二的，由于头部和椎体之间存在着很大的重量差异，使得这个过渡区域承受着很高的生物力学应力。第二，儿童和青少年时小关节的特定方位使患者更容易在受到创伤后继发脱位，特别是旋转力作用于颅颈交界区时。第三，几乎所有的枕骨都非常薄，这使得枕骨螺钉的钉道长度比脊柱的任何部分都要短。第四，在枕骨和颈椎之间存在陡峭的角度，使脊柱序列的稳定性具有挑战性。第五，在枕骨和 $C_1 \sim C_2$ 没有足够的空间进行植骨 [3, 7, 8, 14]。

由此可见，CVJ 损伤的一线治疗应是保守治疗。然而，在一些特定的临床及影像学情况下，有明确的适应证需要进行手术稳定。本章将阐述 CVJ 损伤患者的手术适应证和治疗策略。

病例 1

- 骨折类型：C_2 椎体骨折（各种骨折）。
- 术式：$C_2 \sim C_3$ 前路融合。

一名 56 岁的男性患者在车祸后因颈部严重疼痛而被转诊至急诊科。X 线、CT 和 MRI 证实了 C_2 处复杂的椎体骨折（复合型骨折）。神经系统检查正常，患者仅出现颈部僵硬。

考虑此处骨折不稳定，建议手术治疗。入院第 5 天，患者接受了 $C_2 \sim C_3$ 颈前路融合术。采用右侧下颌下入路，头部稍向对侧旋转并固定在 Mayfield 架上。为进入 C_2 椎体上段，需要结扎甲状腺上动脉，游离舌下神经，并小心保护。完全切除 $C_2 \sim C_3$ 椎间盘后，从髂骨上取自体骨植骨，放置颈椎钢板（Orion，Medtronic Sofamor Danek，Memphis，USA）。手术顺利，建议患者戴软围领 6 周，术后随访时临床及影像学结果满意（图 21-1）。

病例 2

- 骨折类型：C_2 Ⅱ型齿状突骨折。
- 术式：齿状突螺钉置入。

一名 38 岁的男性在车祸后被发现昏迷不醒，急送入急诊室。入院后患者很快恢复，神经系统检查没有发现任何问题。放射学检查显示为 Anderson-D'Alonzo[1] Ⅱ型齿状突骨折，并伴有多处肋骨骨折（第 4～9 肋骨，浮动胸壁）、血胸（已使用胸管引流）。右侧 C_6 椎板骨折也很明显（图 21-2A）。

伴随的胸部病变和对功能快速恢复的需要使手术成为第一选择。因为有利的骨折线（根据 Roy- Camille 分类 O-BAR）[12]；需要避免与俯卧位相关的胸受压，所以俯卧位可能对浮动胸壁有潜在危险。

手术在双透视引导下进行。采用标准的颈椎前路显露方法，在 C_5～C_6 水平进行皮肤切口。然后识别 C_2～C_3 椎间盘间隙的前部并准备入路点。然后沿着克氏针置入单颗齿状突螺钉。手术时间 60min，出血量 50ml。术后的过程很顺利，患者很快从手术中恢复。1 年随访 X 线如图 21-2B 所示。

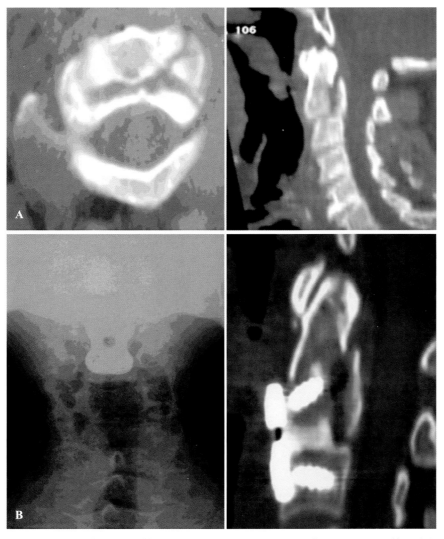

▲ 图 21-1　A. 病例 1，术前 CT 扫描显示枢椎体骨折；B. 病例 1，C_2～C_3 前路融合术后 CT 重建和 X 线

病例 3

- 骨折类型：迟发性 C_1～C_2 韧带不稳定。
- 术式：C_1～C_2 后路固定。

一名 73 岁的男性在一场车祸中发生颈部挥鞭伤，放射学检查未发现任何骨质损害后出院。出院 1 年后来门诊诉轻度四肢瘫和颈部疼痛。MRI 显示 C_1～C_2 脊髓病伴有 T_2 高信号和狭窄（图 21–3）。

动态片显示寰齿间距（atlanto-dental interval，ADI）增加，C_1～C_2 不稳定[3, 10]。患者接受 C_1～C_2 后路固定。术前 CT 血管造影显示左侧椎动脉高跨，因此在 C_1 侧块和 C_2 椎板植入螺钉以降低 VA 损伤的风险（图 21–3B）。

术后病程平稳，迅速康复。在术后 6 个月的随访中，患者表现出一定程度的神经症状改善（图 21–3C 至 E）。

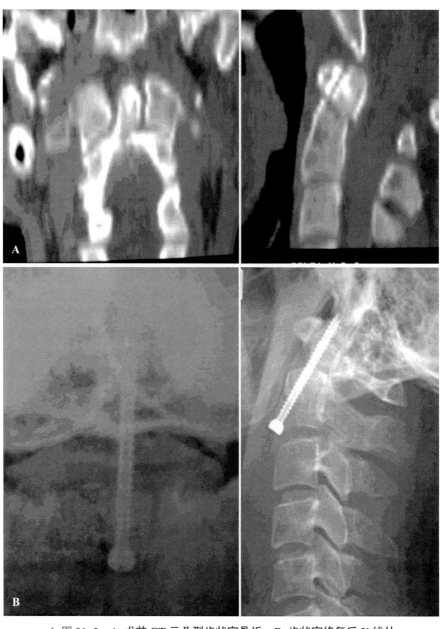

▲ 图 21–2　**A. 术前 CT 示 Ⅱ 型齿状突骨折；B. 齿状突修复后 X 线片**

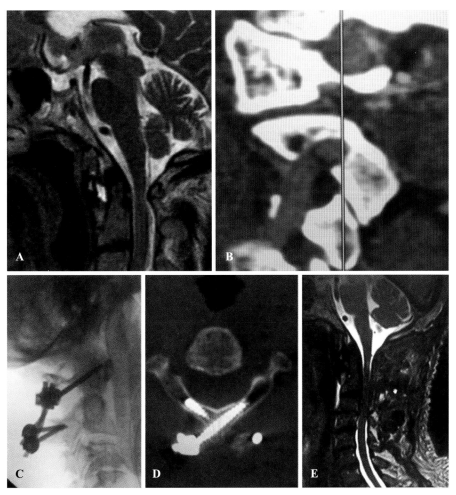

▲ 图 21-3　A. 术前 MRI T_2 像示 C_1 脊髓病；B. 术前 CT 造影提示椎动脉高跨；C 至 E. 术后 X 线片、CT 扫描、MRI 检查，由于椎动脉高跨，更倾向于椎板螺钉而不是 C_2 峡部 / 椎弓根螺钉

病例 4

- 骨折类型：不典型的 I 型 Hangman 骨折。
- 术式：峡部修补（Judet 螺钉）。

一名 37 岁的男子在头部过度伸展的游泳损伤后出现严重的颈部压痛和活动范围受限。他在完全清醒的情况下被送入急诊室，没有神经损伤。颅骨 - 脊椎连接处（craniovertebral junction，CVJ）的多平面重建计算机断层扫描（CT）显示创伤性 C_2 椎体前移，骨折线穿过两个 C_2 脊椎弓根并延伸至脊椎后壁。这种骨折被归类为非典型 I 型 Hangman 骨折（图 21-4 A 至 C）。

患者被转到神经外科。放射学评估包括颅椎结合部和颈椎的磁共振检查，以排除颈椎的任何软组织或韧带损伤（图 21-4）。

Hangman 骨折的最佳治疗方案是有争议的[12]。非刚性外固定的保守治疗被认为仅对不涉及 C_2 椎体后壁的 I 型（以及 II 型）骨折有效[11]。虽然前入路（经口咽或咽后）结合 C_2～C_3 椎体间融合术（有或无钢板）已被提议作为不稳定创伤性枢椎滑脱的手术选择，但是该技术存在较高的并发症发生率，而且有时不能保留旋转活动度[6, 11]。

Judet 将后路椎弓根 C_2 螺钉"直接"固定 Hangman 型骨折描述为一种运动（C_1～C_2）保留

技术。拉力螺钉有助于术中复位和固定 C_2 椎体骨折，而在患者俯卧位时通过头部牵引是无法实现的[9]。椎动脉损伤以及神经损伤是可能的，术前血管造影是研究椎动脉与 C_2 椎弓根关系的必要手段[5]。

虽然这种手术选择的最佳适应证似乎是 Hangman 骨折 Levine-Edwards 分型 IIa 型骨折[4, 5]，但在目前这种非典型 I 型骨折的情况下，可以采用 30mm 拉力螺钉直接经椎弓根固定 C_2。透视引导下 C_2 椎弓根内侧边缘的可视化辅助螺钉插入操作和手术。然而，也已经描述了根据 Judet 方法放置 C_2 椎弓根螺钉的 CT 引导技术和神经导航指导[2, 13]。

未观察到术中和（或）术后并发症。术后 CT 扫描显示骨折线完全复位（图 21-4E 和 F）。患者经历了完全的临床康复，颈部疼痛消失，以及早期活动和短暂的住院治疗。此外，根据长期随访评估的记录，恢复了最佳的颈部活动度，并实现了牢固的长期融合（图 21-4 G 和 H）（表 21-1）。

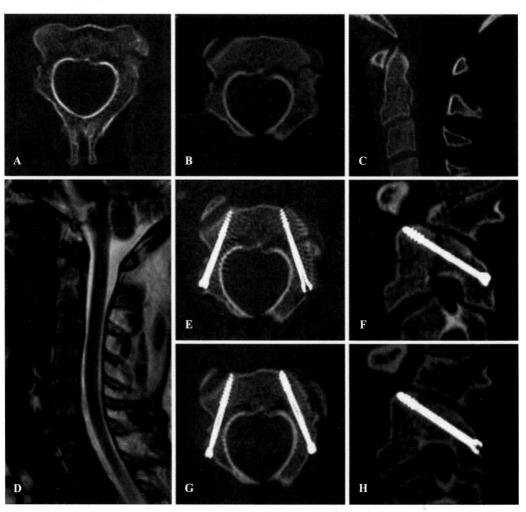

▲ 图 21-4　轴位（A 和 B）和矢状位（C）CT 扫描显示枢椎环线状骨折，累及 C_2 椎体后壁，椎体轻度脱位（＜3mm）；术前矢状位 T_2 加权 MRI 未显示脊柱损伤的证据（D）；术后即刻 CT 扫描确认螺钉位置正确（E 和 F）；术后 CT 扫描，6 个月后，显示骨折线处融合（G 和 H）

表 21-1　手术治疗的 CVJ 损伤的一般方法

位置：枕髁 损伤名称：Anderson 和 Montesano Ⅲ型 描述：翼状韧带止点处枕骨髁完全撕脱骨折，如果双侧撕脱则更糟 手术：枕颈融合	位置：C₂ 枢椎 损伤类型：Levine 和 Edwards Ⅱ型、Ⅲ型 描述：侧位平片示创伤性枢椎滑脱伴移位 手术：C₂₋₃ 椎间盘切除术和融合术，C₁～C₃ 后路融合术，直接 C₂ 峡部重建
位置：C₁ 寰椎 损伤名称：Jefferson Ⅲ型 描述：Spence 规则冠状断层扫描大于 6.9mm 手术：C₁～C₂ 后路融合	位置：C₁～C₂ 区 损伤类型：Ⅰ型 Dickman 和 Sonntag 韧带损伤 描述：横韧带损伤 手术：C₁～C₂ 后路融合术
位置：C₂ 枢椎 损伤名称：Anderson-D'Alonzo Ⅱ型 描述：齿状突底部骨折或与椎体连接处以上或齿状突移位＞6mm 手术：前路齿状突螺钉，C₁～C₂ 后路融合术	

此表链接了大多数需要手术矫正的 CVJ 损伤

参考文献

[1] Anderson PA, Montesano PX. Morphology and treatment of occipital condyle fractures. Spine. 1988;13:731–6.

[2] Arand M, Hartwig E, Kinzl L, et al. Spinal navigation in cervical fractures—a preliminary clinical study on Judet-osteosynthesis of the axis. Comput Aided Surg. 2001;6(3):170–5.

[3] Dickman CA, Sonntag VK. Injuries involving the transverse atlantal ligament: classification and treatment guidelines based upon experience with 39 injuries. Neurosurgery. 1997;40:886–7.

[4] Elliott MR, Kirkpatrick JS. Type IIa Hangman's fracture with pure distraction: not your typical type IIa fracture. Spine J. 2014;14(7):1360–1.

[5] ElMiligui Y, Koptan W, Emran I. Transpedicular screw fixation for type II Hangman's fracture: a motion preserving procedure. Eur Spine J. 2010;19(8):1299–305.

[6] Francis WR, Fielding JW, Hawkins RJ, et al. Traumatic spondylolisthesis of the axis. J Bone Joint Surg Br. 1981;63–B(3):313–8.

[7] Hadley MN. Guidelines for management of acute cervical injuries. Neurosurgery. 2002;50:S1–6.

[8] Joaquim AF, Patel AA. Craniocervical traumatic injuries. Global Spine J. 2011;1:37–42.

[9] Judet R, Roy-Camille R, Saillant G. Actualités de chirurgie orthopédique de l'Hospital Raymond-Poin caré. VIII. Fractures du rachis cervical. Paris: Masson; 1970. p. 174–95.

[10] Levine AM, Edwards CC. The management of traumatic spondylolisthesis of the axis. J Bone Joint Surg Am. 1985;67:217–26.

[11] Li XF, Dai LY, Lu H, et al. A systematic review of the management of hangman's fractures. Eur Spine J. 2006;15(3):257–69.

[12] Ryken TC, Hadley MN, Aarabi B, et al. Management of isolated fractures of the axis in adults. Neurosurgery. 2013;72(Suppl. 2):132–50.

[13] Taller S, Suchomel P, Lukas R, et al. CT-guided internal fixation of a hangman's fracture. Eur Spine J. 2000;9:393–7.

[14] Traynelis VC, Marano GD, Dunker RO, Kaufman HH. Traumatic atlanto-occipital dislocation. Case report. J Neurosurg. 1986;65:863–70.

第 22 章　齿状突后假瘤的治疗
Management of Retro-Odontoid Pseudotumor

Giuseppe M. V. Barbagallo　Massimiliano Maione　Francesco Certo　**著**

张志刚 **译**　贺宝荣 **校**

一、概述

这种病理状态最初被称为齿状突后假瘤[1]，但也被称为翳状瘤或假瘤[2]，由累及齿状突的非肿瘤性纤维软骨肿块和颅颈交界区周围结构组成[3, 4]。尽管围绕齿状突后假瘤的病因和病理生理学存在争议，但各种易感因素被认为与其发展有关，如炎症性疾病（类风湿关节炎[5]和银屑病性关节炎[6]），以及较少见的非炎症性疾病（创伤后齿状突假性关节病[7]、不稳定齿状突骨折[8]、齿状突小骨[9]、椎板成形术后后凸性颈椎不稳[10]）。手术治疗齿状突后假瘤可通过直接切除肿块，手术入路包括经鼻/口－咽入路[13, 14]或高颈外侧入路[15]，以及后路椎板切除后经硬膜外/经硬膜入路切除[16]。相反，C1椎板成形术[2]或后路减压加/不加寰枢椎/枕颈内固定[8, 12, 17-19]被认为是诱发自发性翳状瘤消退的原因。

本章的目的是提供手术技术和相关适应证的概述，以决定应该对齿状突后假瘤进行哪种类型的手术。在本节最后，将给出一个示例。

二、手术技术和适应证

齿状突后假瘤主要位于在齿状突和 C1 前弓之间或齿状突和横韧带之间。假瘤的进展导致椎管狭窄及进一步的神经症状。当出现神经功能障碍时提示我们需要进行脊髓减压[20]。另外，即使症状部分消失但影像学上仍显示神经受压，仍然可以行后路减压固定以使进展性的翳状瘤逐渐吸收[21, 22]。

（一）齿状突后假瘤直接切除

1. 经鼻/经口咽入路

当脊髓受压导致脊髓病和进行性神经功能损害时，需要行前路颈椎管减压和齿状突切除术，对于难复性寰枢椎后凸的病例也需要经口齿状突切除[23]。

几十年来，经口咽入路一直被为直接进入前上颈椎的有效外科技术[24]，在没有颈椎不稳的情况下，它被认为是切除齿状突后肿块的首选方法[13, 14]。据报道，无论是否使用内镜技术，术中和术后并发症，如腭咽闭合不全、高鼻音、吞咽障碍和颞下颌关节综合征，经常与经口入路相关[22]。内镜下经鼻斜入路可替代经口咽入路，在不增加手术并发症的情况下实现齿状突后假瘤切除和满意的减压[25]。

然而，如果同时需要后路减压，前路手术入

口不允许外科医生接近寰椎后弓[23]。此外，经鼻/经口咽入路不足以治疗与颅椎不稳相关的齿状突后血管翳，在这种情况下，后路融合术仍是必需的[25]。

2. 颈椎高外侧入路

虽然颈椎高外侧入路并不是常规切除齿状突后假瘤的方法，但当齿状突后肿块较大且向外侧延伸时，可以考虑采用此种方法。如果不伴随颈椎不稳定，仅从外侧入路切除即可，并且在脊髓症状快速进展的情况下，能同前路手术一样有效[15]。

该入路的主要风险是椎动脉损伤，因此术前的动脉解剖评估是必需的。基于骨切除的程度，术后可能会发生脊柱的不稳定，但外科医生可能认为在某些病例中，尤其是在前入路不理想的情况下（如出现吞咽困难的患者），这是一种有效的手术入路选择。

3. 后路硬膜外/经硬脊膜入路经椎板切除术

由于脊髓监测技术的进步，对脊柱外科专家来说，后颈椎手术已经成为可能，而且相当安全，可以绕过与前路（经口）和侧路相关的感染和血管并发症。在直接切除齿状突后假瘤的后路手术中，经 C_1 椎板切除术是最常用的后路硬膜外切除术。通常不需要椎体固定。此外，该技术的优点之一是，如果必要的话，可以在相同的入路中进行额外的融合手术。

由于假性肿瘤位于脊髓前部内侧，后路经硬膜入路（常用于颈胸椎间盘突出）也能更直接到达齿状突后部肿块。在 $C_1 \sim C_2$ 节段，硬脊膜与脊髓宽度的良好比例也有利于经硬脊膜入路。此外，经硬膜切除可以避免硬膜外出血和粘连等使硬膜外入路困难的情况。在手术过程中，小心操作脊髓和保存蛛网膜是手术的重要注意事项。

（二）齿状突后假瘤的诱发性自发消退

1. C_1 椎板切除术/椎板成形术

在类风湿关节炎中经常观察到齿状突后假瘤，在大多数情况下，它与寰枢椎半脱位有关[27]。但齿状突后血管翳不一定与颈椎不稳有关；事实上，由于前纵韧带骨化和邻近节段（$C_0 \sim C_1$，$C_2 \sim C_3$）强直引起的下颈椎融合可能偶尔会诱发假瘤的发生[28]。在这些情况下，后路固定会导致已经受到干扰的颈椎活动范围减小，因此应该避免[29]。因此，与替代的前路和侧方手术相比，后路减压手术被认为是治疗无寰枢椎不稳的假瘤的更简单、创伤更小、相对无风险的手术方法。

C_1 椎板切除术由于神经结构减压和没有额外的术后不稳定性而提供了令人满意的神经系统改善。此外，在许多情况下，它能够诱导齿状突后血管翳的消退，这可能是由于减压后血流的改善[29]。

对于伴有寰枢椎不稳定或轻微寰枢椎不稳定的颈血管翳相关脊髓病患者行 C_1 椎板成形术时，也报道了类似的临床和放射学结果。常见的齿状突后假瘤术后自行消退是由于 C_1 椎板成形术后脊髓的后移和硬膜搏动的恢复。如果假瘤伴有滑膜囊肿，这种方法似乎特别有效。此外，椎板成形术被认为是为了限制术后瘢痕组织压迫脊髓的风险，并预防椎板切除术后常见的脊柱后凸[2]。

2. 后路减压联合寰枢椎/枕颈固定手术策略

先前提出的手术策略不适用于涉及不稳定的齿状突后假性肿瘤。与寰枢椎不稳定相关的假瘤（包括由于继发于椎骨变化导致下颈椎运动减少而导致 $C_1 \sim C_2$ 水平的运动增加）通常采用后路 $C_1 \sim C_2$ 固定加/不加 C_1 椎板切除术治疗[21, 23]。因脊柱病或前纵韧带强直或骨化而出现齿状突后血管翳的患者也可以进行 $C_1 \sim C_2$ 固定手术[4]。

从生物力学的角度来看，最有效的策略是 $C_1 \sim C_2$ 经关节固定技术；它具有很高的稳定性和高的融合率[17, 19, 30]。然而，该手术与医源性椎动脉损伤[31]的风险相关。因此，采用 C_1 侧块至 C_2 椎弓根/峡部螺钉棒技术治疗齿状突后血管翳[32-34]；即使与经关节突固定[35]相比，它也有更显著的临床和放射学结果。或者，可以放置双侧交叉的 C_2 椎板螺钉，对于椎动脉高跨或 C_2 椎弓根/峡部较小的情况下更安全地进行固定[36]。即使没有寰枢椎不稳，经 $C_1 \sim C_2$ 固定治疗的患者也会出现假瘤的减少[4, 8, 21]。

为了治疗伴有下颈椎脱位或 $C_0 \sim C_1$ 融合的齿状突后血管翳，需要枕颈融合；此外，它也可用于由于颈椎广泛退行性改变而导致骨量差的病例。这种手术策略也可使血管翳缩小和脊髓减压[21, 23]。

除了后路内固定手术外，经常进行 C_1 椎板切除术，目的是在安全等待血管翳吸收的同时实现神经结构的早期减压，这一过程通常需要几个月[21]。

三、一例齿状突后假瘤

患者，男性，63 岁，有两年双侧颈部神经根综合征病史。颈部疼痛和电击样疼痛从肩部和上肢放射到手，在入院前 2 个月内迅速恶化。神经学检查显示严重痉挛性四肢瘫痪合并四肢反射亢进，双侧 Hoffman 征阳性，Nurick 评分 3 级。此外，还出现了急迫性尿失禁。

患者没有炎症性疾病，也没有创伤或肿瘤性疾病的报道。

为揭示这种情况的可能原因进行了相关神经放射学检查，颈椎 X 线片和 CT 多平面重建显示 $C_1 \sim C_2$ 不稳定伴下颈椎弥漫性特发性骨质增生（diffuse idiopathic skeletal hyperostosis，DISH）和 $C_5 \sim C_6$ 融合。磁共振成像（MRI）显示齿突后肿块压迫脊髓前侧继发脊髓病。齿状突后假瘤在 T_1 加权像上呈低信号，在 T_2 加权像上呈混杂信号（图 22-1A），增强扫描未见明显强化。

由于没有风湿性或银屑病关节炎的病史，影像学检查提示下颈椎颈椎病伴 $C_1 \sim C_2$ 不稳，因此选择后路手术。特别是在透视辅助下，患者接受 $C_1 \sim C_2$ Harms 螺钉固定，C_1 侧块，C_2 椎弓根多轴螺钉置入，双侧放置连接棒，还进行了 C_1 椎板切除减压，以实现即刻的脊髓减压。此外，通过 "key-hole" 方法在同一名患者中实现了 $C_5 \sim C_6$ 水平的局灶性减压。术后 X 线和 CT 显示神经减压，C_1 和 C_2 螺钉位置良好（图 22-1B 至 D）。据报道，术后几个月，神经系统逐渐改善，疼痛完全恢复，Nurick 评分从 3 级提高到 1 级，使患者能够重返日常活动（包括工作活动）。因此，该患者后续的随访中接受了 MRI 检查，MRI 显示渐进性齿状突后血管翳的吸收并逐渐消失（图 22-1E 至 G）。

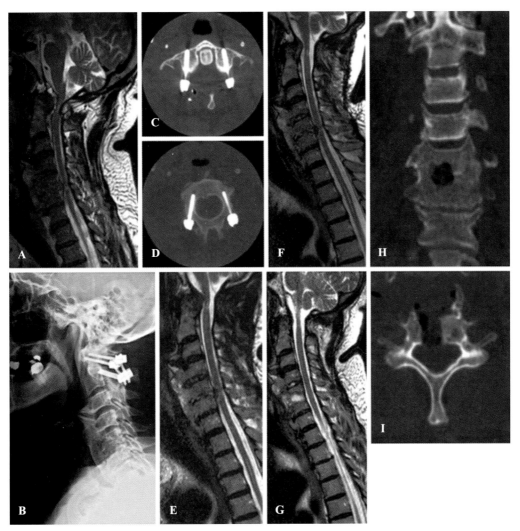

▲ 图 22-1　矢状 T_2 加权 MRI 显示，合并 DISH 的 $C_5\sim C_6$ 处间盘突出，并且由于一个巨大的齿状突后假肿瘤导致严重的脊髓压迫（A）；侧位 X 线片显示 $C_1\sim C_2$ 固定（B），轴向 CT 扫描显示固定位置正确（C 和 D）。术后，矢状位 T_2 加权 MRI 证实在 5 个月（E）、8 个月（F）和 13 个月（G）随访时血管翳吸收。冠状位（H）和轴位（I）CT 扫描可见去除 $C_5\sim C_6$ 处的病灶压迫 "key-hole" 入路

参 考 文 献

[1] Sze G, Brant-Zawadzki MN, Wilson CR, et al. Pseudotumor of the craniovertebral junction associated with chronic subluxation: MR imaging studies. Radiology. 1986;161:391–4.

[2] Suetsuna F, Narita H, Ono A, et al. Regression of retroodontoid pseudotumors following C_1 laminoplasty. J Neurosurg Spine. 2006;5:455–60.

[3] Larsson EM, Holtås S, Zygmunt S. Pre- and postoperative MR imaging of the craniocervical junction in rheumatoid arthritis. AJR Am J Roentgenol. 1989;152:561–6.

[4] Tanaka S, Nakada M, Hayashi Y, et al. Retro-odontoid pseudotumor without atlantoaxial subluxation. J Clin Neurosci. 2010;17:649–52.

[5] Grob D, Wursch R, Grauer W, et al. Atlantoaxial fusion and retrodental pannus in rheumatoid arthritis. Spine (Phila Pa 1976). 1997;22:1580–4.

[6] Lu K, Lee TC. Spontaneous regression of periodontoid pannus mass in psoriatic atlantoaxial subluxation. Case report. Spine (Phila Pa 1976). 1999;24:578–81.

[7] Yamashita Y, Takahashi M, Sakamoto Y, et al. Atlantoaxial

subluxation. Radiography and magnetic resonance imaging correlated to myelopathy. Acta Radiol. 1989;30:135–40.

[8] Young WF, Boyko O. Magnetic resonance imaging confirmation of resolution of periodontoid pannus formation following C_1/C_2 posterior transarticular screw fixation. J Clin Neurosci. 2002;9:434–6.

[9] Ogata T, Kawatani Y, Morino T, et al. Resolution of intraspinal retro-odontoid cyst associated with os odontoideum after posterior fixation. J Spinal Disord Tech. 2009;22(1):58–61.

[10] Matsumoto T, Takada S, Tsujimoto K, et al. Enlarging retro-odontoid pseudotumor after expanding cervical laminoplasty in the presence of kyphosis. Spine J. 2006;6(3):228–32.

[11] Maruyama H, Tanizawa T, Uchiyama S, et al. Magnetic resonance imaging of pseudotumors of the craniovertebral junction in long-term hemodialysis patients. Am J Nephrol. 1999;19:541–5.

[12] Lagares A, Arrese I, Pascual B, et al. Pannus resolution after occipitocervical fusion in a non-rheumatoid atlanto-axial instability. Eur Spine J. 2006;15:366–9.

[13] Crockard HA, Pozo JL, Ransford AO, et al. Transoral decompression and posterior fusion for rheumatoid atlanto-axial subluxation. J Bone Joint Surg Br. 1986;68:350–6.

[14] Moskovich R, Crockard H. Posttraumatic atlanto-axial subluxation and myelopathy. Efficacy of anterior decompression. Spine (Phila Pa 1976). 1990;15:442–7.

[15] Oohori Y, Seichi A, Kawaguchi H, et al. Retroodontoid pseudotumor resected by a high cervical lateral approach in a rheumatoid arthritis patient: a case report. J Orthop Sci. 2004;9:90–3.

[16] Fujiwara Y, Manabe H, Sumida T, et al. Microscopic posterior transdural resection of cervical retro-odontoid pseudotumors. J Spinal Disord Tech. 2015;28:363–9.

[17] Cihanek M, Fuentes S, Metellus P, et al. Disappearance of retro-odontoid pseudotumor after $C_1 \sim C_2$ transarticular fixation screw. Neurochirurgie. 2008;54(1):32–6.

[18] Finn MA, Bishop FS, Dailey AT. Surgical treatment of occipitocervical instability. Neurosurgery. 2008; 63(5):961–9.

[19] Jun BY. Complete reduction of retro-odontoid soft tissue mass in os odontoideum following the posterior $C_1 \sim C_2$ transarticular screw fixation. Spine (Phila Pa 1976).

1999;24:1961–4.

[20] Yurube T, Sumi M, Nishida K, et al. Progression of cervical spine instabilities in rheumatoid arthritis: a prospective cohort study of outpatients over 5 years. Spine (Phila Pa 1976). 2011;36(8):647–53.

[21] Barbagallo GMV, Certo F, Visocchi M, et al. Disappearance of degenerative, non-inflammatory, retro-odontoid pseudotumor following posterior $C_1 \sim C_2$ fixation: case series and review of the literature. Eur Spine J. 2013;22(Suppl 6):S879–88.

[22] Landi A, Marotta N, Morselli C, et al. Pannus regression after posterior decompression and occipito-cervical fixation in occipito-atlanto-axial instability due to rheumatoid arthritis: case report and literature review. Clin Neurol Neurosurg. 2013;115(2):111–6.

[23] Kandziora F, Mittlmeier T, Kerschbaumer F. Stage-related surgery for cervical spine instability in rheumatoid arthritis. Eur Spine J. 1999;8:371–81.

[24] Spetzler RF, Hadley MN, Sonntag VK. The transoral approach to the anterior superior cervical spine. A review of 29 cases. Acta Neurochir Suppl (Wien). 1988;43: 69–74.

[25] Wu JC, Huang WC, Cheng H, et al. Endoscopic transnasal transclival odontoidectomy: a new approach to decompression: technical case report. Neurosurgery. 2008;63(1 Suppl 1):ONSE92–4.

[26] Abdullah KG, Schlenk RS, Krishnaney A, et al. Direct lateral approach to pathology at the craniocervical junction: a technical note. Neurosurgery. 2012;70(2 Suppl Operative):202–8.

[27] Pettersson H, Larsson EM, Holtas S, et al. MR imaging of the cervical spine in rheumatoid arthritis. Am J Neuroradiol. 1988;9:573–7.

[28] Chikuda H, Seichi A, Takeshita K, et al. Radiographic analysis of the cervical spine in patients with retro-odontoid pseudotumors. Spine (Phila Pa 1976). 2009;34:E110–4.

[29] Kakutani K, Doita M, Yoshikawa M, et al. C_1 laminectomy for retro-odontoid pseudotumor without atlantoaxial subluxation: review of seven consecutive cases. Eur Spine J. 2013;22(5):1119–26.

[30] Magerl F, Seeman PS. Stable posterior fusion of the atlas and axis by transarticular screw fixation. In: Kehr P, Weidner A, editors. Cervical spine. Wien: Springer; 1987.

p. 322–7.

[31] Vergara P, Bal JS, Hickman Casey AT, et al. C_1~C_2 posterior fixation: are four screws better than two? Neurosurgery. 2011;71(1 Suppl Operative):86–95.

[32] Goel A, Laheri V. Re: Harms J, Melcher P. Posterior C_1~C_2 fusion with polyaxial screw and rod fixation. (Spine. 2001;26:2467–71). Spine (Phila Pa 1976). 2002;27(14):1589–90.

[33] Harms J, Melcher RP. Posterior C_1~C_2 fusion with polyaxial screw and rod fixation. Spine (Phila Pa 1976). 2001;26(22):2467–71.

[34] Takami T, Goto T, Tsuyuguchi N, et al. Posterior $C_{1~2}$ Fixation with cancellous screw and rod system for retro-odontoid pseudotumor associated with chronic atlantoaxial subluxation. Technical note. Neurol Med Chir (Tokyo). 2007;47(4):189–93; discussion 193–4.

[35] Lee SH, Kim ES, Sung JK, et al. Clinical and radiological comparison of treatment of atlantoaxial instability by posterior C_1~C_2 transarticular screw fixation or C_1 lateral mass-C_2 pedicle screw fixation. J Clin Neurosci. 2010;17:886–92.

[36] Wright NM. Posterior C_2 fixation using bilateral, crossing C_2 laminar screws: case series and technical note. J Spinal Disord Tech. 2004;17(2):158–62.

第23章　CVJ肿瘤的分类和放射学评估
Classification and Radiological Assessment of CVJ Tumors

Christian F. Freyschlag　Claudius Thomé　**著**
张志刚　**译**　　贺宝荣　**校**

一、分类

颈颈交界区（craniovertebral junction，CVJ）的肿瘤可分为原发性或继发性（转移性）疾病，或就其局限性而言可分为硬膜内或硬膜外病变。另外，根据其起源细胞，它们被分为良性或恶性病变。

参与骨骼形成和破坏的四种细胞类型是成骨细胞、破骨细胞、软骨细胞和成纤维细胞。由这些细胞产生的肿瘤可以通过骨化的活跃程度来鉴别。涉及的肿瘤包括骨瘤、成骨细胞瘤和骨肉瘤。成软骨细胞瘤的特征是软骨的生成；纤维母细胞瘤通常表现出胶原蛋白的产生。肿瘤也可以来自支持组织，如血管瘤、动脉瘤性骨囊肿和血管周细胞瘤（血管）或骨髓（浆细胞瘤，骨髓瘤和尤因肉瘤）以及脊索的残余物（脊索瘤）。

二、硬膜外良性肿瘤

（一）成骨性

由于两种常见的CVJ良性骨源性肿瘤在组织学上是相同的，因此采用肿瘤大小用于鉴别骨样

骨瘤和骨母细胞瘤。

1. 骨样骨瘤

骨样骨瘤是一种小于1.5cm的小的、良性、非进行性病变。它占所有原发性良性骨肿瘤的11%[2-4]，25%的骨样骨瘤位于脊柱。通常男性患者的骨样骨瘤发病率是女性的5倍，主要发生在20~30岁。典型的骨样骨瘤患者表现为局部疼痛，严重时可导致斜颈。由于它们体积小，神经损伤不大可能发生。病变内产生花生四烯酸，导致疼痛性的骨溶解，是疼痛的主要来源。一般这种疼痛对阿司匹林有反应。治疗包括完全手术切除病灶[6]，复发率可达4.5%[5,7]。

骨样骨瘤的诊断可以基于CT扫描，表现为致密的硬化缘和直径<1.5cm的中央透亮结节。此外，SPECT骨扫描显示骨样骨瘤有很高的示踪剂摄取，而缺乏示踪剂摄取的报道从未见过[8]。

2. 骨母细胞瘤

骨母细胞瘤占所有原发性骨肿瘤的3%。好发于脊柱，40%的报道病例位于脊柱[9]，10%~40%的病例位于颈椎[2,4,10]。与组织学上相似的骨样骨瘤不同，骨母细胞瘤生长相当迅速，并可发生恶性转化。外科治疗的选择是整块切除。然而，在CVJ成骨细胞瘤中，仅可能实现部分切除[11]。成

218

骨细胞瘤的总复发率约为 10%，不完全切除会导致很高的复发概率[7, 12-14]。

在影像学与骨样骨瘤类似，在透光病灶周围有致密的硬化边缘，直径大于 1.5cm，磁共振成像显示明显的骨和骨外强化。

（二）成软骨性

这些肿瘤来自于终板表面或骺端生长留下的残余软骨组织[16]。

1. 骨软骨瘤

骨软骨瘤可发生单发和多发病变（骨软骨瘤病）。6% 的病例累及脊柱[2, 17]，其中一半发生在颈椎[4]。多发性病变通常是家族性的常染色体显性遗传。病变通常有软骨组织"覆盖"，这是压迫症状的主要原因。由于骨软骨瘤非常缓慢的扩张性生长，手术决策必须仔细权衡风险和收益。

2. 内生软骨瘤

内生软骨瘤是一种极其罕见的疾病，通常见于手足骨[20]。只有不到 20 例脊柱受累的报道。它们由透明软骨结节组成，通常被骨包围[21]。很少需要手术切除[22]。内生软骨瘤可与常染色体显性马富奇综合征[22] 相关，表现为多发内生软骨瘤和多发血管瘤。

（三）血管性

1. 血管瘤

血管瘤以女性为主，是最常见的良性椎体肿瘤[3, 20]，常在常规脊柱影像学中发现。椎外软组织扩张导致脊髓受压时可出现症状。极少情况下，硬膜外出血会损害神经结构。如果血管瘤的广泛生长危及椎体稳定性，也会出现症状[23, 24]。对于疼痛模糊的患者，手术治疗的适应证具有挑战性，然而，当由于压迫而出现神经症状时，则需要相当直接的治疗决定。

诊断包括 MRI 和 CT 检查，CT 上表现为波尔卡点征，MRI 上表现为 T_1 高信号和增强强化。

2. 动脉瘤样骨囊肿

动脉瘤样骨囊肿是病因不明的良性扩张性病变[2]，含有大量充血通道[26]。80% 的患者年龄小于 20 岁。动脉瘤样骨囊肿 20%～30% 累及脊柱（典型的后部结构），其中约 40% 累及椎体。

它们在磁共振成像上表现为液 - 液平面和薄薄的外周 / 间隔强化。这些病变可能导致疼痛和神经损害，需要治疗[12]。标准的外科治疗取决于病变大小[27]，其中包括刮除、植骨、内固定，以及整块或广泛切除[28]。目前提倡通过栓塞或地诺单抗进行非手术治疗。

（四）纤维组织肿瘤

非骨化性纤维瘤或纤维性皮质病变常见于未成熟股骨。脊柱纤维性肿瘤很少见，但好发于上颈椎。这些病变的扩张性最小，多数无明显症状。X 线平片显示病灶边界清晰。

（五）脂肪细胞肿瘤

1. 脂肪瘤

脊髓脂肪瘤占所有原发性脊柱肿瘤的 1%，40% 位于硬膜外[29]，但硬膜内表现更为常见[30]。肿瘤没有特征性的放射学表现，必要时应切除[2, 31]。

2. 血管脂肪瘤

血管脂肪瘤由典型的脊髓脂肪瘤组成，并伴有明显的血管成分。肿瘤可累及椎体和背部结构。如果肿瘤有相当大的硬膜外成分，可导致神经压迫引起症状。

两种脂肪细胞瘤在 MRI 和 CT 上均显示脂肪密度。

（六）混杂型

1. 嗜酸性肉芽肿

嗜酸性肉芽肿在原发性脊柱肿瘤[2]中占不到4%，但高达15%的病例累及脊髓[20, 32]。虽然它们的生长方式是自限性的，但它们在局部可膨胀性生长，具备破坏性。尽管它们的临床表现不定，但一般考虑保守治疗[12, 36]。

2. 孤立性浆细胞瘤

孤立性浆细胞瘤是一种 B 细胞淋巴细胞性肿瘤，只有极少数病例仅出现在骨骼[37]。患者因局部疼痛或脊髓受压而就诊。

影像显示一个囊性病变，其囊性成分在 CT 上很容易辨认。治疗的选择为放射治疗[38]，但即使在 C_1 和 C_2 水平，椎体成形术也可能是合理的。

三、恶性肿瘤

（一）成骨性

骨肉瘤

骨肉瘤在少于 5% 的[3]病例中表现为脊柱受累。这种侵袭性恶性病变最常见的主诉是局部疼痛。然而，许多患者在确诊前已经发展到压迫脊髓或神经根，导致神经功能障碍。由于其性质恶劣，骨肉瘤常累及脊柱前柱[4]。组织学上，这些肿瘤显示恶性成骨细胞，呈编织状，有广泛的血管间质。

影像学包括 CT 和 MRI，表现为破坏性病变，通常呈现硬膜外生长。由于 10%～20% 的骨肉瘤在发病时已经转移至肺部，因此还需要额外的胸部 CT 检查。

治疗上包括积极的外科整块切除[39]，然后放化疗。如果考虑新辅助治疗，术前成像需考虑手术计划[40]。

（二）成软骨性

软骨肉瘤

软骨肉瘤通常是四肢病变。影响脊柱的不到7%，在 40—60 岁发病率最高[41]。一半的患者在他们的病情被诊断之前就会有神经损害[42]。放射学表现与恶性和高度血管化肿瘤是一致的[3]。术前 CT 和 MR 成像对于治疗计划和确定软组织和骨骼受累情况至关重要。典型的 CT 表现为溶解病变，伴有部分钙化的软组织肿块。在高度血管化的病变中，术前应考虑血管造影以进行栓塞，这在外科治疗中可发挥重要作用[43, 44]。即使是低级别的病变也有很高的复发可能性[41]。

治疗包括侵袭性（整块）切除和放射治疗[42]，尽管这些病变被认为是抗辐射的，而质子束照射的使用提供了额外的治疗选择[45]。切除必须包括骨和软组织，在不能获得根治性切除的情况下，重复的减瘤手术可能会有所帮助[46]。

（三）血管性

1. 血管外皮细胞瘤

血管外皮细胞瘤来源于外周细胞，有通过血源性传播的倾向[47]。先前发表的研究发现转移扩散率为 15%～56%[48]。据报道，这些罕见的恶性血管肿瘤中只有少数涉及脊柱[47]。X 线表现为软组织肿块，当侵及骨时，主要为溶骨性变化，并可能模仿血管瘤呈蜂窝状外观。血管造影显示致密、边界清楚的强化区域，早期有引流静脉和分流。血管外皮细胞瘤是由供给肿瘤的动脉形成的血管蒂，血管从动脉蒂向肿瘤周围分支包绕形成的。CT 显示密度与肌肉相似，但增强明显。CTA 显示供血血管粗大。MRI 表现为明显增强的软组织肿块，T_2WI 通常为高信号，伴有明显的流空[48]。治疗的方法为只要可行即行广泛的手术切除[48]，

10 年生存率约为 70%。

2. 血管肉瘤 / 血管内皮瘤

血管肉瘤 / 血管内皮瘤与血管外皮细胞瘤密切相关，来源于血管内皮细胞。脊柱血管肉瘤可形成溶骨性病变并伴有皮质破坏和骨外肿块。手术切除（伴或不伴栓塞）被认为是首选的治疗方法[49, 50]，血管内皮瘤的 5 年生存率为 25%，患者很少能存活 5 年。放射治疗提倡使用质子束照射[51]。

（四）未知来源肿瘤

1. 巨细胞瘤

骨巨细胞瘤（giant cell tumor，GCT）约占所有骨肿瘤的 4%，相对来说并不常见[52]。最常见的是 10—40 岁的女性，好发于长骨干骺端[53]。但在脊柱中也被发现发生于颈、胸、腰椎，并均匀分布。患者主要表现为持续数月的背部疼痛。X 线平片和 CT 表现为狭窄的过渡区，而侵袭性巨细胞肿瘤表现为较宽的过渡区。大多数肿瘤周围没有硬化（80%～85%），皮质过度变薄、扩张或缺损。骨膜反应仅在 10%～30% 的病例中可见，并有可能发现病理性骨折。MRI 表现为典型的信号特征，T_1 呈中低实性成分，周边低信号。实体部分增强，有助于区分 GCT 与动脉瘤性骨囊肿。在 T_2 序列上，由于含铁血黄素或纤维化，呈现不均匀的高信号和低信号区域。由于肿瘤存在局部侵袭性，倾向于早期手术切除[12, 55]，使患者的复发率最低。不幸的是，许多 GCT 在发病时已进展太多。次全切除的复发率高达 40%。近年来，已提倡使用核因子 κB 配体（receptor activator of nuclear factor κB ligand，RANKL）抑制药的受体激活药地诺单抗进行新辅助治疗和药物治疗。

2. 尤因肉瘤

尤因肉瘤可发生于所有骨骼，但在非骶椎的

脊柱区比较罕见（占所有病例的 3.5%～15%）。这些肿瘤通常发生在 10—20 岁的儿童和青少年中（95% 在 4—25 岁）[57]。较好发于男性（男：女为 1.5：1）。脊椎尤因肉瘤通常代表转移性病变。它们通常在影像上有侵袭性的外观[3]，但具有不同的影像特征包括 Codman 三角、毛刺（日出）或厚厚的骨膜反应，甚至有骨膨胀或囊性成分。软组织钙化并不常见，只有不到 10% 的病例出现。MRI 显示 T_1 呈低至中等信号，T_1 不均匀增强，T_2 呈不均匀高信号。治疗包括闭合穿刺活检以明确尤因肉瘤的诊断，然后是新辅助化疗，然后是根治性（整块）手术切除。脊柱尤文肉瘤的预后仍然不佳[58]。

（五）其他类别

脊索瘤

脊索瘤被认为是一种组织学上的良性肿瘤，具有较高的复发率和局部侵袭性，有导致远处转移的可能性。它们是罕见的恶性肿瘤，占颅内肿瘤的 1%，占所有原发性骨肿瘤的 4%[44]。它们起源于原始脊索的胚胎残留物（最早的胎儿轴骨，从 Rathke 囊延伸到尾骨）。由于脊索瘤发生在骨中，它们通常位于硬膜外，导致局部骨质破坏。虽然它们具有局部侵袭性，但一般较少转移。脊索瘤可发生在任何年龄，但通常见于成人（30—70 岁）。位于蝶枕区的脊索瘤最常发生在 20—40 岁的患者，而骶尾部脊索瘤通常见于稍大一些的年龄组（高峰在 50 岁左右）。它们是生长缓慢的肿瘤，通常由于肿块对周围结构（脑干、脑神经、鼻咽、脊髓）造成挤压或大肿块（如骶尾部脊索瘤）本身而出现症状。脊索瘤的转移扩散见于 7%～14% 的患者，转移部位包括淋巴结、肺、骨、脑或腹部内脏，主要来自巨大肿瘤。真正恶性的脊索瘤偶尔会有典型的脊索瘤和未分化区域，常提示纤维肉瘤。总体而言，预后不佳。

斜坡位置的脊索瘤占病例的30%～35%，肿块一般在中线向后突出，压迫脑桥，这种特有的外观被称为"拇指征"。

椎体脊索瘤很少见，但却是成人脊柱最常见的恶性肿瘤。它们最常累及颈椎（特别是C_2），其次是腰椎。它们通常横跨椎间盘间隙，累及多个椎节段。它们可延伸至硬膜外间隙压迫脊髓，或沿神经根扩大到神经孔。

MRI和CT扫描在肿瘤评估中具有互补作用。CT评估需要评估骨受累或破坏的程度，并发现病变内钙化的模式。MRI提供了良好的颅后窝（特别是脑干）[39]、蝶鞍、海绵状窦和颅中窝的三维分析。与CT相比，MRI对钙化、颅底骨溶解和脑神经孔的精确累及程度较差[3]。

一般在可行的情况下，手术切除一直是一线治疗方法[60]，复发病例可采用放射治疗。最理想的情况是整块切除，但由于肿瘤在硬膜外和环周的侵占，大部分病例不能实现整块切除。一些人主张对选定的患者联合放疗和完全或次全手术切除[3, 61]。复发（包括术中播散）是常见的[62]。由于这些肿瘤的局部侵袭性，预后通常较差，10年生存率约为40%[63]。

四、继发性肿瘤

颅颈交界区的转移性病变表明系统性癌症的严重进展。然而，考虑到外科技术和放射肿瘤学的最新进展，脊柱转移瘤的治疗仍然存在争议。所有实体癌都有可能转移到脊柱。

影像学表现取决于初步诊断。CT主要表现溶骨性病变并伴有骨质破坏（包括骨皮质）。MRI通常表现为增强强化，在转移性黑色素瘤的病例中，可以使用加权成像来显示黑色素瘤的边缘。

治疗包括切除或减压[64]（伴或不伴固定）[65]。在没有神经压迫的情况下，放射治疗是一种治疗选择，且建议手术后放疗。虽然斜坡和枕部的转移病灶很少见，但C_1特别是C_2经常发生转移，由于该部位运动度大，且位于交界区，稳定性经常受到损害。

五、硬膜脑肿瘤

（一）神经上皮肿瘤

星形细胞瘤和室管膜瘤可发生在颈脊髓上部。一般来说，约50%的星形细胞瘤见于颈脊髓[66]。星形细胞瘤起源于脊髓实质，通常位于脊髓内偏心位置，边缘界限不清。约40%肿瘤可见瘤周水肿，约20%可见瘤内囊肿，15%可见瘤周囊。MRI特征包括T_1等信号到低信号，T_2高信号，增强MRI（Gd）T_1示大部分增强，通常呈斑状。一般出血不常见，这与室管膜瘤不同[66]。

室管膜瘤占所有脊髓内肿瘤的60%[67]，主要见于颈髓。与正常脊髓相比，CT可显示非特异性椎管增宽，病变为等密度至轻度高密度。MRI是评估可疑脊髓肿瘤的首选检查方法，特征包括脊髓增宽（由于室管膜瘤是由排列在中央管内的室管膜细胞形成的，它们往往占据脊髓的中央部分，并导致对称的脊髓扩张）。虽然没有包膜但其边界清楚，约在22%的病例中可发现肿瘤囊肿[67]。非肿瘤性囊肿占62%。9%～50%的病例会发生脊髓空洞症。与颅内室管膜瘤相比，钙化并不常见。这些病变需要通过背侧（椎板切除/椎板成形术）入路进行显微外科手术，如果发生在CVJ仍无任何特殊要求。

（二）神经鞘瘤

神经鞘瘤来源于神经根[68]，是最常见的硬膜内髓外脊髓肿瘤，占病变的 30%[69]。神经鞘瘤最常见于颈椎和腰椎，且远多于胸椎。特别是在神经纤维瘤病中，但在散发病例中，由于 CVJ 区域的解剖结构复杂，它们对 CVJ 构成特殊的挑战。

在影像学上，常表现为 T_1 低信号，T_2 高信号的实性、边界清楚的病变，增强强化。由于出血和脂肪变性，信号强度可能不均质。

神经鞘瘤在大多数情况下与神经纤维瘤没有区别。一般情况下，神经鞘瘤为圆形病变，这通常与周围的骨骼重塑有关。在 CVJ 区域，这些肿瘤一般从神经孔中突出，形成哑铃状肿块。尽管神经纤维瘤和神经鞘瘤看起来相同，但神经鞘瘤经常伴有出血、内在血管改变（血栓形成、窦样扩张）、囊肿形成和脂肪变性，而这些在神经纤维瘤中很少见。典型特征包括：T_1 像 75% 为等信号，25% 为低信号，T_2 像 95% 为高信号，且常混有混合信号。T_1 增强上几乎 100% 增强[69].

（三）脑膜瘤

枕颈交界区脑膜瘤[71]起源于斜坡下部和枢椎上缘，侧方从颈静脉结节外侧至 C_2 椎板上部[72]。

颅颈交界区肿瘤中 70% 为良性脑膜瘤[73]。手术的首要目标是完全切除，通常由后路手术来完成。然而，由于它们与关键血管结构、脑干和脑神经关系密切，可能很难完全切除[73]。由于很难达到 Simpso 1 级切除，复发风险很高。绝大多数的脊髓脑膜瘤位于髓外[74]。

有趣的是，脊膜瘤也并不是沿着椎管均匀分布的：颈椎占 15%，胸椎占 80%，腰骶椎不常见。脑膜瘤通常位于胸廓的后外侧和颈部的前部。大多数的脑膜瘤是孤立性病变（98%），而多发性脑膜瘤常与 NF2 相关。CT 上表现为等密度或中高密度肿块，有时可见到骨质增生，但不像颅内脑膜瘤那么常见，可能存在钙化[74]。MRI 上它们通常界限清楚，以宽阔的基地附着在硬脑膜上，称为硬脑膜尾征[74]。它们的信号特征与典型的颅内脑膜瘤相似。T_1 上为等信号至略低信号，或可能具有异质结构，T_2 呈等信号至轻度高信号，增强显示中度均匀强化。有时密集钙化的脑膜瘤在 T_1 和 T_2 上呈低信号，增强上仅显示轻度强化[74]。脊膜瘤的银杏叶征是鉴别脊膜瘤和神经鞘瘤的一种有用的 MRI 征象。增强后轴位 T_1 像上，叶代表扭曲的脊髓，被脊膜瘤挤压到脊髓膜的一侧，茎则为不强化的条纹，代表着齿状韧带的拉伸[75]（表 23–1）。

表 23–1　CVJ 肿瘤的分类

分　类			发生率	影　像	治　疗	预　后
硬膜外	原发性良性	成骨性	骨样骨瘤	占原发性良性骨性病变 11%，25% 的骨样骨瘤位于脊柱	CT：高密度，硬化边缘，包绕透明病灶（＜1.5cm）；SPECT 骨扫描：高示踪剂摄取	病灶切除	复发率：5%
			成骨细胞瘤	占原发性骨肿瘤 3%，40% 的成骨细胞瘤位于脊柱	同骨样骨瘤，病灶＞1.5cm	病灶切除（整块）	复发率：10%

（续表）

分 类				发生率	影 像	治 疗	预 后
硬膜外	原发性良性	成软骨性	骨软骨瘤	脊柱受累占全部病例的 6%；50% 的病例发生在颈椎	CT：软骨帽状肿瘤；SPECT 骨扫描：摄取增高	有症状的患者需切除	无
			内生软骨瘤	非常罕见，仅有 10 例脊柱内生软骨瘤的病例报道		很少需要切除	马富奇综合征患者恶性率高
		血管性	血管瘤	经常	T_1 和 T_2：高信号，脂肪样；抑脂像上消失	减压和（或）切除；考虑术前栓塞术	成功切除后 < 5% 复发
			动脉瘤样骨囊肿	20%～30% 的动脉瘤性骨囊肿累及脊柱	磁共振成像上液–液平面与薄层外周/间隔强化	刮除、移植、内固定、整块切除	
			纤维组织	罕见	X 线片上边界清晰	有症状时进行活检，减压或切除后观察	无
		脂肪细胞性	脂肪瘤	占脊柱肿瘤 1%	无放射性特征	必要时需要切除	无
			血管脂肪瘤	罕见	两种脂肪细胞肿瘤在 MRI 和 CT 上均显示出脂肪密度		
		混杂性	嗜酸性肉芽肿	占脊柱肿瘤 < 5%	T_1：典型低信号；T_2：等信号至高信号；STIR：高信号；T_1 增强（Gd）：通常显示对比度增强	保守	无
			孤立性浆细胞瘤	脊柱上仅报道几例	溶骨性，CT 上易观察	放疗	无
	恶性	成骨性	骨肉瘤	占病例的 5%	影像学包括 CT 和 MRI，显示破坏性病变，通常表现为硬膜外生长	广泛切除，化疗	
		成软骨性	软骨肉瘤	占脊柱肿瘤 < 7%	CT 示溶性病变伴钙化软组织肿块。对于高度血管化，术前应考虑血管造影术	广泛切除，化疗	
		血管性	血管外皮细胞瘤		CT 显示密度与肌肉相似，但增强明显。CTA 显示供血血管较大。MRI 显示一个明显增强的软组织肿块，T_2WI 通常为高信号，伴有明显的流空现象	切除	10 年生存率接近 70%
			血管肉瘤	罕见	与血管外皮细胞瘤相似：溶骨性病变伴皮质破坏和骨外肿块		
		未知来源肿瘤	巨细胞瘤	约占所有骨肿瘤的 4%	MRI：T_1 呈低至中等实性成分，周边为低信号。实性成分增强，有助于鉴别 GCT 与动脉瘤性骨囊肿。在 T_2 序列上，由于含铁血黄素或纤维化，信号呈不均匀的高信号伴低信号区域	广泛切除	切除术后复发可达 40%
			尤因肉瘤		MRI 显示 T_1 呈低至中等信号，增强显示 T_1 呈不均匀强化增强，T_2 呈不均匀高信号	新辅助化疗后切除（可行时整块切除）	差

（续表）

分　类			发生率	影　像	治　疗	预　后
硬膜外	恶性	其他类别	脊索瘤	颅内肿瘤的 1%，所有骨肿瘤的 4%	CT：评估骨骼受累或破坏，并检测钙化类型；MRI：精确评估颅底受累情况	手术及放疗	10 年生存率接近 40%
	继发性		转移性				
硬膜内	神经上皮来源			星形细胞瘤和室管膜瘤	罕见，50% 的星形细胞瘤位于颈椎	T_1：等信号至低信号；T_2：高信号，Gd 增强示 T_1 绝大部分强化，通常为斑片状强化	切除或活组织检查，恶性或次全切除者行放射治疗
	神经鞘瘤				占髓外硬膜内脊髓肿瘤的 30%	T_1 低信号，T_2 高信号，增强强化	切除
	脑膜瘤				70% 的颅颈交界区肿瘤为脑膜瘤	通常边界清楚，并附着在硬脑膜上，基底较宽，称为硬脑膜尾征	切除

参考文献

[1] Stark RJ, Henson RA, Evans SJ. Spinal metastases. A retrospective survey from a general hospital. Brain. 1982;105:189–213.

[2] Thakur NA, Daniels AH, Schiller J, Valdes MA, Czerwein JK, Schiller A, et al. Benign tumors of the spine. J Am Acad Orthop Surg. 2012;20:715–24.

[3] Canete AN, Bloem HL, Kroon HM. Primary bone tumors of the spine. Radiologia. 2016;58(Suppl 1):68–80.

[4] Orguc S, Arkun R. Primary tumors of the spine. Semin Musculoskelet Radiol. 2014;18:280–99.

[5] Capanna R, Boriani S, Mabit C, Donati D, Savini R. [Osteoid osteoma of the spine. The experience of the rizzoli institute]. Rev Chir Orthop Reparatrice Appar Mot. 1991;77:545–50.

[6] Ahmad T, Hussain MF, Hameed AA, Manzar N, Lakdawala RH. Conservative surgery for osteoid osteoma of the lumbar vertebrae. Surg Neurol Int. 2014;5:24.

[7] Kadhim M, Binitie O, O'Toole P, Grigoriou E, De Mattos CB, Dormans JP. Surgical resection of osteoid osteoma and osteoblastoma of the spine. J Pediatr Orthop B. 2017;26:362–9.

[8] Morley N, Omar I. Imaging evaluation of musculoskeletal tumors. Cancer Treat Res. 2014;162:9–29.

[9] Redmond J 3rd, Friedl KE, Cornett P, Stone M, O'Rourke T, George CB. Clinical usefulness of an algorithm for the early diagnosis of spinal metastatic disease. J Clin Oncol. 1988;6:154–7.

[10] Galgano MA, Goulart CR, Iwenofu H, Chin LS, Lavelle W, Mendel E. Osteoblastomas of the spine: a comprehensive review. Neurosurg Focus. 2016;41:E4.

[11] Czigleczki G, Nagy Z, Papp Z, Padanyi C, Banczerowski P. Management strategy of osteoblastomas localized in the occipitocervical junction. World Neurosurg. 2017;97:505–12.

[12] Kaloostian PE, Gokaslan ZL. Surgical management of primary tumors of the cervical spine: surgical considerations and avoidance of complications. Neurol Res. 2014;36:557–65.

[13] Versteeg AL, Dea N, Boriani S, Varga PP, Luzzati A, Fehlings MG, et al. Surgical management of spinal osteoblastomas. J Neurosurg Spine. 2017;27:321–7.

[14] Jiang L, Liu XG, Wang C, Yang SM, Liu C, Wei F, et al. Surgical treatment options for aggressive osteoblastoma in the mobile spine. Eur Spine J. 2015;24:1778–85.

[15] Patnaik S, Jyotsnarani Y, Uppin SG, Susarla R. Imaging features of primary tumors of the spine: a pictorial essay.

Indian J Radiol Imaging. 2016;26:279–89.

[16] Glasser D, Cammisa F, Lane J. Benign cartilage tumors of the spine. In: Sundaresan N, editor. Tumors of the spine: diagnosis and clinical management. Philadelphia: WB Saunders; 1990. p. 146–8.

[17] Albrecht S, Crutchfield JS, SeGall GK. On spinal osteochondromas. J Neurosurg. 1992;77:247–52.

[18] Fukushi R, Emori M, Iesato N, Kano M, Yamashita T. Osteochondroma causing cervical spinal cord compression. Skelet Radiol. 2017;46:1125–30.

[19] Hansberry DR, Gupta R, Prabhu AV, Agarwal N, Cox M, Joneja U, et al. Thoracic spinal osteochondroma: a rare presentation of spinal cord compression. Clin Imaging. 2017;45:18–21.

[20] Ropper AE, Cahill KS, Hanna JW, McCarthy EF, Gokaslan ZL, Chi JH. Primary vertebral tumors: a review of epidemiologic, histological, and imaging findings, part I: benign tumors. Neurosurgery. 2011;69:1171–80.

[21] Guo J, Gao JZ, Guo LJ, Yin ZX, He EX. Large enchondroma of the thoracic spine: a rare case report and review of the literature. BMC Musculoskelet Disord. 2017;18:155.

[22] McCarthy CM, Blecher H, Reich S. A case of myelopathy because of enchondromas from Maffucci syndrome with successful surgical treatment. Spine J. 2015;15:e15–9.

[23] Bouali S, Maatar N, Bouhoula A, Abderrahmen K, Kallel J, Jemel H. Intradural extramedullary capillary hemangioma in the upper cervical spine: first report. World Neurosurg. 2016;92:587. e581–7.

[24] Nakahara M, Nishida K, Kumamoto S, Hijikata Y, Harada K. A case report of spondylectomy with circumference reconstruction for aggressive vertebral hemangioma covering the whole cervical spine (c4) with progressive spinal disorder. Eur Spine J. 2017;26:69–74.

[25] Gaudino S, Martucci M, Colantonio R, Lozupone E, Visconti E, Leone A, et al. A systematic approach to vertebral hemangioma. Skelet Radiol. 2015;44:25–36.

[26] Vergel De Dios AM, Bond JR, Shives TC, McLeod RA, Unni KK. Aneurysmal bone cyst. A clinicopathologic study of 238 cases. Cancer. 1992;69:2921–31.

[27] Pavanello M, Melloni I, Fiaschi P, Consales A, Piatelli G, Ravegnani M, et al. A rare case of osteoblastoma associated to aneurysmal bone cyst of the spine. Case report. Br J Neurosurg. 2016;30:106–9.

[28] Rajasekaran S, Aiyer SN, Shetty AP, Kanna R, Maheswaran A. Aneurysmal bone cyst of c2 treated with novel anterior reconstruction and stabilization. Eur Spine J. 2019;28(2):270–8.

[29] Cavusoglu M, Ciliz DS, Duran S, Elverici E. Intramedullary lipoma of the cervico-thoracic spinal cord. JBR-BTR. 2014;97:346–8.

[30] Petit D, Menei P, Fournier HD. An unusual and spectacular case of spindle cell lipoma of the posterior neck invading the spinal cervical canal and posterior cranial fossa. J Neurosurg Spine. 2011;15:502–6.

[31] Tomasian A, Wallace AN, Jennings JW. Benign spine lesions: advances in techniques for minimally invasive percutaneous treatment. AJNR Am J Neuroradiol. 2017;38:852–61.

[32] Song Y, Geng W, Guo T, Gao Y, Zhang Y, Li S, et al. The outcome of eosinophilic granuloma involving unilateral atlantoaxial joint: a case report and literature review. Medicine (Baltimore). 2017;96:e7197.

[33] Stephens BH, Wright NM. Reconstruction of the c-1 lateral mass with a titanium expandable cage after resection of eosinophilic granuloma in an adult patient. J Neurosurg Spine. 2017;26:252–6.

[34] Hu S, Hu CH, Hu XY, Wang XM, Dai H, Fang XM, et al. MRI features of spinal epidural angiolipomas. Korean J Radiol. 2013;14:810–7.

[35] Turgut M. Four cases of spinal epidural angiolipoma. J Clin Neurosci. 2018;48:243–4.

[36] Wang B, Yang Z, Yang J, Wang G, Xu Y, Liu P. Spinal angiolipoma: experience of twelve patients and literature. Neurol India. 2014;62:367–70.

[37] Miranda AD, Rivero-Garvia M, Mayorga-Buiza MJ, Pancucci G, Valencia-Anguita J, Marquez-Rivas J. Plasmocytoma of c1 in a child. Case report. Childs Nerv Syst. 2015;31:325–8.

[38] Hans FJ, Geibprassert S, Krings T, Weis J, Deckert M, Ludolph A, et al. Solitary plasmacytoma presenting as an intramedullary mass of the cervical cord. J Neurol Surg A Cent Eur Neurosurg. 2013;74(Suppl 1):e13–7.

[39] D'Andrea K, Dreyer J, Fahim DK. Utility of preoperative magnetic resonance imaging coregistered with intraoperative computed tomographic scan for the resection of complex tumors of the spine. World Neurosurg. 2015;84:1804–15.

[40] Clarke MJ, Price DL, Cloft HJ, Segura LG, Hill CA, Browning MB, et al. En bloc resection of a c-1 lateral mass osteosarcoma: technical note. J Neurosurg Pediatr. 2016;18:46–52.

[41] Matsumoto Y, Takahashi Y, Harimaya K, Nakagawa T, Kawaguchi K, Okada S, et al. Dedifferentiated chondrosarcoma of the cervical spine: a case report. World J Surg Oncol. 2013;11:32.

[42] Yang X, Wu Z, Xiao J, Feng D, Huang Q, Zheng W, et al. Chondrosarcomas of the cervical and cervicothoracic spine: surgical management and long-term clinical outcome. J Spinal Disord Tech. 2012;25:1–9.

[43] Van Gompel JJ, Janus JR. Chordoma and chondrosarcoma. Otolaryngol Clin North Am. 2015;48:501–14.

[44] Almefty K, Pravdenkova S, Colli BO, Al-Mefty O, Gokden M. Chordoma and chondrosarcoma: similar, but quite different, skull base tumors. Cancer. 2007;110:2457–67.

[45] Stieb S, Snider JW 3rd, Placidi L, Kliebsch U, Lomax AJ, Schneider RA, et al. Long-term clinical safety of high-dose proton radiation therapy delivered with pencil beam scanning technique for extracranial chordomas and chondrosarcomas in adult patients: clinical evidence of spinal cord tolerance. Int J Radiat Oncol Biol Phys. 2018;100(1):218–25.

[46] Chen B, Yang Y, Chen L, Zhou F, Yang H. Unilateral lateral mass fixation of cervical spinal low-grade chondrosarcoma with intralesional resection: a case report. Oncol Lett. 2014;7:1515–8.

[47] Cole CD, Schmidt MH. Hemangiopericytomas of the spine: case report and review of the literature. Rare Tumors. 2009;1:e43.

[48] Ramdasi RV, Nadkarni TD, Goel NA. Hemangiopericytoma of the cervical spine. J Craniovertebr Junction Spine. 2014;5:95–8.

[49] Mattei TA, Teles AR, Mendel E. Modern surgical techniques for management of soft tissue sarcomas involving the spine: outcomes and complications. J Surg Oncol. 2015;111:580–6.

[50] Nacar OA, Ulu MO, Pekmezci M, Deviren V, Ames C. Successful treatment of a very rare angiosarcoma involving the lumbar spine via en-bloc resection and radiotherapy: case report. Turk Neurosurg. 2014;24:140–5.

[51] Trifiletti D, Amdur RJ, Dagan R, Indelicato DJ, Mendenhall WM, Kirwan JM, et al. Radiotherapy following gross total resection of adult soft tissue sarcoma of the head and neck. Pract Radiat Oncol. 2012;2:e121–8.

[52] Dang L, Liu X, Dang G, Jiang L, Wei F, Yu M, et al. Primary tumors of the spine: a review of clinical features in 438 patients. J Neurooncol. 2015;121:513–20.

[53] Zhou Z, Wang X, Wu Z, Huang W, Xiao J. Epidemiological characteristics of primary spinal osseous tumors in eastern China. World J Surg Oncol. 2017;15:73.

[54] Maldonado-Romero LV, Sifuentes-Giraldo WA, Martinez-Rodrigo MA, de la Puente-Bujidos C. Giant cell tumor of the spine: a rare cause of cervical pain. Reumatol Clin. 2017;13:58–9.

[55] Patil S, Shah KC, Bhojraj SY, Nene AM. Recurrent spinal giant cell tumors: a study of risk factors and recurrence patterns. Asian Spine J. 2016;10:129–35.

[56] Ilaslan H, Sundaram M, Unni KK, Dekutoski MB. Primary Ewing's sarcoma of the vertebral column. Skelet Radiol. 2004;33:506–13.

[57] Ozturk E, Mutlu H, Sonmez G, Vardar Aker F, Cinar Basekim C, Kizilkaya E. Spinal epidural extraskeletal Ewing sarcoma. J Neuroradiol. 2007;34:63–7.

[58] Bostelmann R, Leimert M, Steiger HJ, Gierga K, Petridis AK. The importance of surgery as part of multimodal therapy in rapid progressive primary extraosseous Ewing sarcoma of the cervical intra- and epidural space. Clin Pract. 2016;6:897.

[59] Awuor V, Stewart CE, Camma A, Renner J, Tongson JM. Rare case of an extraosseous cervical chordoma with both intradural and extensive extraspinal involvement. Surg Neurol Int. 2017;8:250.

[60] Suchomel P, Barsa P. Single stage total endolesional c2 spondylectomy for chordoma. Eur Spine J. 2013;22:1453–6.

[61] Pham M, Awad M. Outcomes following surgical management of cervical chordoma: a review of published case reports and case series. Asian J Neurosurg. 2017;12:389–97.

[62] Tenny SO, Ehlers LD, Robbins JW, Gillis CC. Marginal en bloc resection of $C_2 \sim C_3$ chordoma with bilateral vertebral artery preservation and mesh cage reconstruction with review of previously published cases.

World Neurosurg. 2017;108:993.e1–7.

[63] Aguiar Junior S, Andrade WP, Baiocchi G, Guimaraes GC, Cunha IW, Estrada DA, et al. Natural history and surgical treatment of chordoma: a retrospective cohort study. Sao Paulo Med J. 2014;132:297–302.

[64] Park SJ, Lee CS, Chung SS. Surgical results of metastatic spinal cord compression (MSCC) from non-small cell lung cancer (NSCLC): analysis of functional outcome, survival time, and complication. Spine J. 2016;16:322–8.

[65] Tang Y, Qu J, Wu J, Liu H, Chu T, Xiao J, et al. Effect of surgery on quality of life of patients with spinal metastasis from non-small-cell lung cancer. J Bone Joint Surg Am. 2016;98:396–402.

[66] Koeller KK, Rosenblum RS, Morrison AL. Neoplasms of the spinal cord and filum terminale: radiologic-pathologic correlation. Radiographics. 2000;20:1721–49.

[67] Smith AB, Soderlund KA, Rushing EJ, Smirniotopolous JG. Radiologic-pathologic correlation of pediatric and adolescent spinal neoplasms: part 1, intramedullary spinal neoplasms. AJR Am J Roentgenol. 2012;198:34–43.

[68] Kratimenos GP, Crockard HA. The far lateral approach for ventrally placed foramen magnum and upper cervical spine tumours. Br J Neurosurg. 1993;7:129–40.

[69] Cavalcanti DD, Martirosyan NL, Verma K, Safavi-Abbasi S, Porter RW, Theodore N, et al. Surgical management and outcome of schwannomas in the craniocervical region. J Neurosurg. 2011;114:1257–67.

[70] Wang Z, Chen H, Huang Q, Zhang Z, Yang J, Wu H. Facial and lower cranial nerve function preservation in lateral approach for craniocervical schwannomas. Eur Arch Otorhinolaryngol. 2015;272:2207–12.

[71] Arnautovic KI, Al-Mefty O, Husain M. Ventral foramen magnum meninigiomas. J Neurosurg. 2000;92:71–80.

[72] Yasuoka S, Okazaki H, Daube JR, MacCarty CS. Foramen magnum tumors. Analysis of 57 cases of benign extramedullary tumors. J Neurosurg. 1978;49:828–38.

[73] Duhrsen L, Emami P, Matschke J, Abboud T, Westphal M, Regelsberger J. Meninigiomas of the craniocervical junction—a distinctive subgroup of meningiomas. PLoS One. 2016;11:e0153405.

[74] Hwang WL, Marciscano AE, Niemierko A, Kim DW, Stemmer-Rachamimov AO, Curry WT, et al. Imaging and extent of surgical resection predict risk of meningioma recurrence better than who histopathological grade. Neuro Oncol. 2016;18:863–72.

[75] Yamaguchi S, Takeda M, Takahashi T, Yamahata H, Mitsuhara T, Niiro T, et al. Ginkgo leaf sign: a highly predictive imaging feature of spinal meningioma. J Neurosurg Spine. 2015;23(5):642–6.

第 24 章　CVJ 原发性骨肿瘤和转移性肿瘤
Primary Osseous and Metastatic Neoplasms of the CVJ

Jared Fridley　Adetokunbo Oyelese　Ziya Gokaslan　著

王　彪　译　　贺宝荣　校

一、概述

颅颈交界区（craniovertebral junction，CVJ）具有复杂的局部解剖和独特的生物力学，其区域肿瘤手术面临着重大技术挑战。在尝试切除该区域的肿瘤和进行脊柱重建之前，了解 CVJ 独特的骨结构（包括下斜坡、枕髁、寰椎和枢椎）及其周围的神经血管结构（如脑干、椎动脉和下脑神经）至关重要。除考虑有关解剖结构外，手术还必须考虑肿瘤病理，因为这可能会影响手术策略。CVJ 可出现多种类型的肿瘤，如转移瘤、头颈部肿瘤的局部延伸、神经系统组织源性肿瘤和原发性骨肿瘤。在本章中，我们将重点介绍脊柱转移瘤和原发性骨肿瘤的表现、流行病学、分类和治疗。

二、描述

疼痛是 CVJ 肿瘤患者最常见的表现症状。它可能是局部颈部疼痛或机械性疼痛。局部颈部疼痛常被描述为疼痛或僵硬，通常在夜间加重。疼痛可以被阿司匹林显著缓解是骨样骨瘤的典型特征。机械性颈部疼痛指疼痛随着颈椎

的屈伸而加重。此外，颈部的旋转运动也可加重颈部疼痛，这在下颈椎肿瘤中不常见 [1]。C_2 神经根压迫所致的枕神经痛常见于直接的肿瘤压迫或寰枢轴关节退变引起的局部炎症或骨性压迫。

脊髓病的症状和体征在 CVJ 肿瘤中并不常见，因为椎管在此水平上较大。如果存在，要么是肿瘤已很大，通过枕骨大孔延伸至颅骨，要么是侵蚀了骨结构，导致寰枢椎半脱位和随后的脊髓压迫。神经功能缺损往往预示着恶性疾病和更差的整体预后 [2]。由于脑干受压或肿瘤累及下脑神经，可见下脑神经缺损。副神经因其长的环路而成为最常见的受累神经。这可能表现为斜方肌 / 胸锁乳突肌无力或斜颈。

三、流行病学和分类

（一）转移

据估计，2016 年美国有近 170 万人被诊断出患有癌症。骨是体内最常见的转移部位，脊柱是的最常受累骨结构。近 40% 的癌症患者在尸检时有脊柱转移瘤的病理证据 [4]。据估计，5%～10%

的脊柱转移瘤患者会出现症状并需要治疗[5]。就诊时的平均年龄约为 60 岁。胸椎是最常见的受累脊柱节段，其次是腰椎，最后是颈椎。累及 CVJ 仅占脊柱转移瘤的 0.5%[6]。脊柱转移瘤的常见原发灶为乳腺癌（35%）、非小细胞肺癌（15%）和前列腺癌（10%）[6]。

多发性骨髓瘤是一种血液恶性肿瘤，常转移至脊柱。患者通常表现为颈部疼痛，疼痛呈局灶性或机械性。颈椎转移常常是该病的首发表现。骨髓瘤病变为溶解性，且 CT 成像通常显示病理性骨折。在 CVJ，齿状突骨折最常见，且通常不稳定，需要在最终治疗前使用外部矫形器。多发性骨髓瘤具有放疗敏感性，即使存在不稳定骨折，放射治疗也已被证明是缓解疼痛的有效治疗方法[7]。因此，放疗被视为一线治疗，仅极少需要手术。对于 CVJ 明显不稳定或对放疗无反应的持续性颈部疼痛患者，可选择后路枕颈内固定治疗。

（二）原发性骨肿瘤

与脊柱转移瘤不同，原发性脊柱骨肿瘤非常罕见，仅占所有脊柱肿瘤的 4.6%[2]。每年发生的骨肿瘤近 3300 例，其中只有大约 10% 累及脊柱[3]。多发性骨髓瘤是最常见的原发性脊柱肿瘤，其次为血管瘤、嗜酸性肉芽肿、动脉瘤样骨囊肿、骨母细胞瘤 / 骨样骨瘤、软骨肉瘤、骨巨细胞瘤、软骨瘤、骨肉瘤和脊索瘤[8]。与转移性肿瘤一样，胸椎最常受累，其次是腰椎、骶骨，然后是颈椎。在 CVJ，脊索瘤是最常见的原发性脊柱肿瘤，其次是骨样骨瘤 / 骨母细胞瘤、骨软骨瘤、多发性骨髓瘤、动脉瘤样骨囊肿、巨细胞瘤和尤因肉瘤[9]。详细内容请参阅第 23 章。

四、诊断检查

（一）影像学检查

对怀疑患有 CVJ 肿瘤的患者应进行全面影像学检查。磁共振成像（magnetic resonance imaging，MRI）和 CT 均有助于肿瘤评估。在轴状面、矢状面和冠状面上平扫及增强的脑和脊柱 MRI 有助于确定肿瘤与神经组织和邻近软组织结构的关系。CT 用于评估骨肿瘤的程度，以及肿瘤是溶骨性的还是成骨性的。必须使用平扫及增强的 CT 对胸部、腹部和骨盆进行成像，以评估有无转移。氟 -18 氟脱氧 - 葡萄糖正电子发射断层扫描（fluorine-18 fluorodeoxyglucose positron emission tomography，FDG-PET）和锝 -99m 亚甲基二磷酸盐（methylene diphosphonate，MDP）骨显像扫描可用于鉴别源于恶性原发性脊柱肿瘤的骨转移瘤[10]。

根据影像学表现可缩小 CVJ 原发性骨肿瘤的鉴别诊断范围[11]。在成骨性肿瘤（如骨样骨瘤或骨母细胞瘤）的病例中，CT 表现出特征性的通常位于后方的未成熟骨病灶被硬化骨包围。这些病变在增强 MRI 上往往增强，T_2 序列常显示椎板和椎弓根内水肿，并向椎体延伸。骨肉瘤具有相似的特征，但病灶往往更广泛。骨软骨瘤是 CVJ 常见的良性病变，特别是在 C_2，并且与下方的椎体具有特征性的皮质和骨髓连续性[11]。软骨母细胞瘤和软骨肉瘤通常表现为广泛的骨质破坏，通常伴有软组织浸润。血管瘤在 CT 上呈典型的蜂窝状，T_1 和 T_2 高信号。CVJ 脊索瘤在 MRI T_1 像上呈等信号至低信号，在 T_2 像呈高信号，通过对比剂增强，在 CT 成像上显示骨质侵蚀（图 24-1）。

由于 CVJ 的解剖结构复杂，通常不建议通过后路经皮活检获取肿瘤组织。切开或切除活检通常是诊断的首选策略。如果 C_1 或 C_2 的后部有一

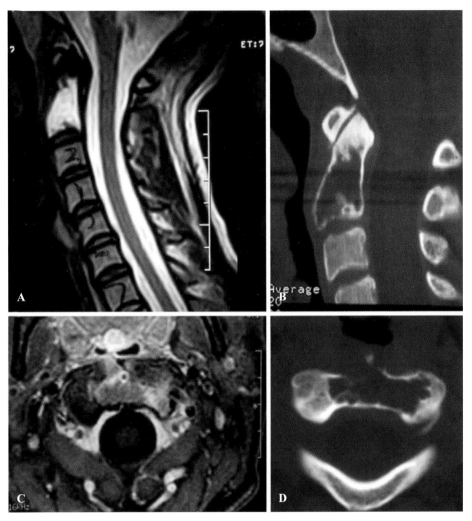

▲ 图 24-1　C₂ 脊索瘤的 MRI 和 CT 表现

A. 术前 T₂ 加权 MRI 矢状序列显示 C₂ 椎体内高信号肿块，与脊索瘤一致；B. CT 矢状面重建显示肿瘤造成骨侵蚀；C. T₁ 加权轴位造影显示显示 C₂ 椎体内肿瘤增强；D. CT 轴位图像显示 C₂ 椎体内破坏性肿瘤，未累及后部（经资深作者 Z.G 许可转载）

个小的软骨肿块，如疑似骨样骨瘤，开放切除活检可能是最合理的选择。由于存在肿瘤沿活检道播散的风险，禁止进行前路经口活检。

建议通过 CT 血管造影或常规血管造影进行血管成像，以评估椎动脉的走行及其与肿瘤的关系。确定椎动脉的通畅性和优势在手术计划中很有用，因为通常必须牺牲其中一条血管。在椎动脉栓塞前对小脑后下动脉侧支血流和充盈情况进行血管造影评估有助于确定梗死的风险。对于优势椎动脉受累情况，建议对受累椎动脉进行球囊闭塞试验。血管造影术中肿瘤染色提示富血管化，在这种情况下，术前颗粒或凝胶栓塞可以有效地减少失血和手术时间。

（二）实验室检查

除了影像学，实验室检查可以添加有助于诊断 CVJ 肿瘤（尤其是转移性病变）的信息。例如，血清前列腺特异性抗原（prostate specific antigen，PSA）或癌胚抗原（carcinoembryonic antigen，CEA）的变化可分别提示前列腺或胃肠道原发性肿瘤。

在多发性骨髓瘤的情况下，可能会出现血细胞比容或血小板计数异常。此外，血清蛋白电泳（serum protein electrophoresis，SPEP）或尿蛋白电泳（urine protein electrophoresis，UPEP）可能有助于寻找提示多发性骨髓瘤的单克隆抗体。

五、治疗策略

CVJ 肿瘤的治疗可能因患者病史 / 身体状况、可疑的肿瘤病理、肿瘤位置、相邻结构的受累和脊柱不稳的存在而显著不同。第一个决策分支点是诊断性检查的数据是否表明有转移或原发性脊柱肿瘤。如果怀疑有转移性肿瘤，那么问题就变成了手术或放疗是否应该是主要治疗方法。脊柱转移瘤治疗的目标仍然是姑息性的，重点是提高患者的生活质量。这与许多原发性骨脊柱肿瘤的治疗不同，在这些肿瘤中，患者可能根据病理情况存活很长时间。我们现在讨论转移性和原发性肿瘤的放射治疗和手术选择。

（一）放射治疗

对于没有神经压迫或脊柱不稳定证据的疑似转移性肿瘤患者，放射治疗是可行的一线治疗方法。通常 10 次以上的剂量为 300cGy 的外照射放射治疗是缓解 CVJ 转移瘤患者疼痛的有效方法。在 Bilsky 等对 33 例 CVJ 转移瘤患者的研究中，23 例无影像学不稳定证据（寰枢椎半脱位＜ 5mm，齿状突成角＜ 11°）的患者接受了外照射的初步治疗[12]。超过 90% 的患者颈部疼痛得到显著缓解或消失。23 例患者中只有 2 例最终通过手术治疗。

最近，脊柱放疗外科（spinal radiosurgery，SRS）被证实对 CVJ 转移瘤有效，无论是在颈部疼痛缓解方面还是局部控制方面[13, 14]。在 Azad 等的一个系列研究中，不同组织学类型的 25 名患者接受了 SRS 治疗，其中最常见的是乳腺癌和肺癌[13]。没有 SINS 评分＞ 12 的患者。在平均 18 个月的随访中，17 例术前疼痛患者中有 8 例颈部疼痛得到缓解或改善。在末次随访中，19 名患者中有 16 人的肿瘤没有改变或缩小。25 例患者中只有 2 例最终需要手术治疗。考虑到本系列研究的规模较小以及研究设计的固有局限性，SRS 治疗 CVJ 转移瘤需要更多的研究。

对于原发性脊柱肿瘤，放射治疗的作用具有组织学特异性，其使用对于良性侵袭性和恶性原发性肿瘤受到限制。这些肿瘤中的大多数不仅具有抗放疗性，而且由于放疗对脊髓、脑干和神经根有损害风险，CVJ 的放疗剂量也被限制。这给这些肿瘤的治疗带来了问题，因为治疗它们所需的剂量通常相当高。对于脊索瘤，在 40～60Gy 剂量下放射治疗的 5 年局部控制率仅为 10%～40%[10]。其他类型的放射治疗，如质子放射治疗，最近已被证明是一种有希望的术后治疗选择[10]。与脊索瘤相似，传统的 EBRT 治疗骨肉瘤[15]和软骨肉瘤效果不佳，但目前已有研究采用高剂量质子放射治疗或联合治疗[16]。尤因肉瘤是独特的，辅助常规放疗已被证明不仅对手术后患者有效，而且联合化疗对非手术患者也有效[17]。

（二）手术治疗

如前所述，CVJ 肿瘤的手术治疗在很大程度上是取决于其潜在的病理学。脊柱转移瘤手术治疗的目标是姑息性的，患者通常是死于全身性疾病，而不是脊柱病变。这与原发性脊柱肿瘤形成对比，在原发性脊柱肿瘤中，通常没有全身性疾病，通过积极治疗，患者的生存期可以显著延长[17]。

1. 转移性肿瘤

由于在 CVJ 椎管容积较大，转移性肿瘤硬膜外压迫脊髓或脑干并不常见。在许多情况下，无脊髓压迫的硬膜外疾病可通过放射治疗。然而，如果患者因硬膜外肿瘤压迫而出现髓性体征，则需行手术减压。CVJ 脊髓背侧减压术包括对 C_1 和（或）C_2 进行简单的椎板切除术，然后进行直接肿瘤切除。与大多数转移性脊柱肿瘤一样，挑战来自腹侧脊髓压迫。虽然 CVJ 腹侧占位的前入路和后入路都是可行的，但必须考虑到如经口或高位咽后前入路的高并发症率 [18]。必须牢记的是，随着放疗外科和 EBRT 的出现，术后放疗可用于治疗残留肿瘤，这种策略被称为"分离手术" [19]。换句话说，如果可能，首选 CVJ 后入路或后外侧入路对转移性硬膜外肿瘤所致的神经压迫进行减压。在 C_1 和 C_2，先进行椎板切除术，然后识别 $C_1 \sim C_2$ 关节突关节和 C_2 神经根。由于 C_2 神经根是一种混合感觉神经根，牺牲其中一个或两个 C_2 神经根是可以接受的，术后枕神经痛的病例罕见。在许多情况下，硬膜外肿瘤导致硬膜囊移位，从而形成一条便于接近肿瘤的通道。后路手术的主要问题是椎动脉损伤。术前影像学对椎动脉走行的研究对于减少损伤风险至关重要。椎动脉在 C_2 横向走行，并转向内侧越过 C_1 椎板。如果椎动脉被肿瘤包裹，术后可以合理保留部分病变，并对该区域进行放射治疗。

对于有临床或影像学证据表明寰枢椎不稳与转移性疾病或医源性损伤有关的患者，建议行后路手术固定。CVJ 不稳定的临床证据虽然没有明确定义，但 CVJ 不稳可被认为是患者在无疼痛、神经功能缺损或脊柱畸形的情况下在生理负荷下无法发挥功能 [20]。我们认为，寰枢椎半脱位、齿状突成角、旋转半脱位或枕寰 / 寰枢关节突复合体破坏的放射学证据是不稳定的指征。对于有机械性颈部疼痛但无不稳定影像学证据的患者，我们通常建议后路器械固定。枕颈内固定融合术优于寰枢椎稳定术，即使是孤立的 C_1 或 C_2 转移瘤，

这主要是因为转移瘤的病程不可预测，肿瘤累及邻近区域可能导致内固定失败，因此需要额外手术（图 24-2）。在 Fourney 等的系列研究中 [21]，19 例 CVJ 转移瘤患者的枕颈内固定融合术显著改善了颈部疼痛，且手术并发症发病率极低。我们对所有患者进行了后外侧关节融合术，以帮助减轻未来潜在的内固定问题，但鉴于许多转移性肿瘤患者的预期寿命有限，尚不清楚这种针对性的方法是否有益。

2. 原发性肿瘤

与转移性脊柱肿瘤不同，原发性脊柱肿瘤的治疗目标是提高患者的整体生存率，并有选择性地治愈患者。然而，CVJ 的独特解剖结构使这一目标极具挑战性，有时甚至是不可能的，因为患者并发症的风险与邻近神经血管结构的损伤有关。与次全切除相比，肿瘤整块切除被定义为切除肿瘤及其周围健康的组织 [22]。研究显示，肿瘤整块切除可改善多种不同原发性脊柱肿瘤的中位生存期 [23-26]。

与胸椎、腰椎和下颈椎不同，目前尚无 CVJ 特定的手术分类系统来确定 CVJ 肿瘤的最佳手术入路。但采用 Weinstein、Boriani、Biagimi 分期系统和 Enneking 系统的原则对手术有所帮助 [22]。将 C_1 和 C_2 分为多个放射状区域有助于确定截骨部位和肿瘤切除术中必须考虑的邻近神经血管结构。手术可分为两个阶段。第一阶段包括将肿瘤与正常脊柱和未受累的邻近神经分离。C_1 和 C_2 是环状结构，因此肿瘤的骨切除包括至少两次截骨术，将肿瘤与周围的脊柱断开。椎管内的肿瘤必须与潜在的神经分离。手术的第二阶段是肿瘤取出。根据肿瘤位置不同，可能需要一种或多种腹侧和（或）背侧入路。

位于 C_1 或 C_2 后方的肿瘤，如骨样骨瘤或骨软骨瘤，可通过中线颈椎后入路轻松切除。单纯

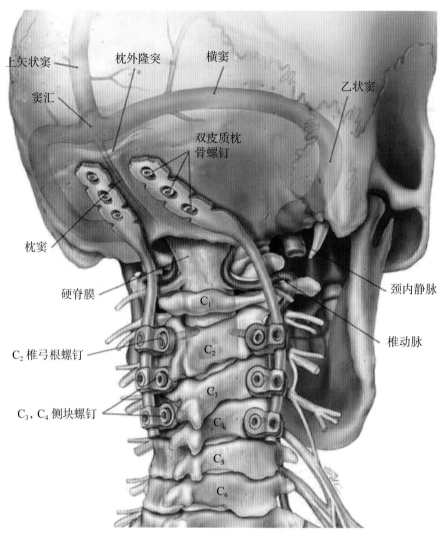

上矢状窦　　　枕外隆突　　　横窦　　　　　　乙状窦

窦汇

双皮质枕骨螺钉

枕窦

硬脊膜　　　　　　　　　　　　　　　　　颈内静脉

C_1

C_2 椎弓根螺钉　　　　　　　　　　　　　椎动脉

C_2

C_3、C_4 侧块螺钉

C_3

C_4

C_5

C_6

▲ 图 24-2　枕颈融合术示意图

引自 Fourney DR，York JE，Cohen ZR，Suki D，Rhines LD，Gokaslan ZL. Management of atlantoaxial metastases with posterior occipitocervical stabilization. Journal of Neurosurgery：Spine. 2003 Mar；98（2）：165-70

椎板切除术即可以将肿瘤整块切除，无须内固定。小关节面或侧块肿瘤需要额外内固定术。颈椎的轴向载荷通过小关节和侧块传递。力从枕骨孔通过 C_1 和 C_2 的侧块传递至颈椎及下方脊柱。如果在肿瘤切除过程中内固定不阻碍手术视野，我们倾向于在肿瘤切除前放置后路内固定。如果 C_1～C_2 关节突有肿瘤累及，须暴露 C_2 神经根。肿瘤累及颈神经根往往需要牺牲颈神经根。牺牲 C_1 或 C_2 神经根的临床后果不大。横切 C_2 神经根会导致约 11% 的患者出现枕骨头皮麻木，通常随着时间的

推移此症状会消失，仅很少患者会出现明显的感觉异常[27]。下方脊神经根受累需要格外注意，因为牺牲这些神经根可导致临床上显著的运动无力和残疾。

当切除 CVJ 的侧块关节时，侧块融合器重建是一种可行的方法（图 24-3）[28]。采用融合器重建颈椎外侧柱可有助于预防假关节形成或内固定失败。使融合器从枕骨或头端侧块向尾端侧块延伸十分重要，这可以降低融合器移位的风险。放置融合器之前，将自体骨或异体骨填充其中，以

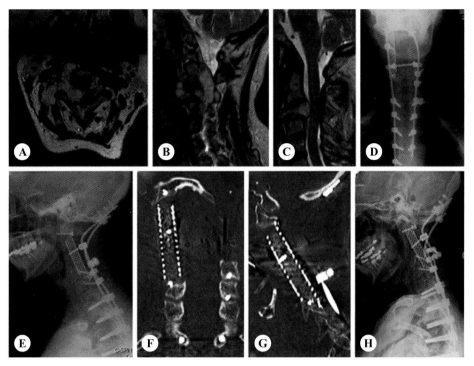

▲ 图 24-3　颈椎侧块重建病例说明

A 至 C. 术前 T_2 加权 MRI 示活检证实的软骨肉瘤。A. C_4 神经根水平轴位 MRI 示肿瘤起源于 C_3 椎体并向外侧延伸。B. 侧块矢状面 MRI 示肿瘤从 C_2 延伸到 C_4。C. 中线矢状面 MRI 示肿瘤引起的 C_3 病理性压迫和椎管狭窄。D 至 G. 术前前后位。侧位片显示钛笼从 $C_1 \sim C_6$ 侧块延伸（D 和 E）。冠状位（F）和矢状位（G）CT 扫描可进一步到观察钛笼的放置。H. 术后 1 年，患者出现颈部疼痛，并出现新的颈部畸形和右侧钛棒上方断裂［引自 Clarke MJ，Zadnik PL，Groves ML，Sciubba DM，Witham TF，Bydon A，Gokaslan ZL，Wolinsky JP. Fusion following lateral mass reconstruction in the cervical spine. Journal of Neurosurgery：Spine. 2015Feb；22（2）：139-50］

利于实现坚固的关节融合。

由于椎动脉的解剖复杂，如果肿瘤累及椎动脉，应仔细考虑椎动脉的处理；如果被损伤，应仔细考虑可能出现严重的并发症。椎动脉自 C_3 横突孔穿出后，经 C_2 横突孔向头侧走行，然后经 C_1 向上外侧，并穿过 C_1 动脉沟，在颈髓 – 延髓交界处穿过硬脑膜，随后与对侧椎动脉汇合。大约 50% 的人左椎动脉占优势，25% 的人是右椎动脉占优势，25% 是两侧椎动脉相当。优势侧的确定通常可根据术前影像学研究中的测量的血管直径来确定，但不能准确预测椎动脉损伤后导致卒中的风险。常规的血管造影球囊试验用闭塞刺激手段（如诱发性低血压）可用于确定牺牲椎动脉的

临床后果。如果可以闭塞，则在肿瘤上方和下方进行弹簧圈栓塞。另外，在术中瞬时夹闭椎动脉，并监测运动诱发电位和感觉诱发电位也可以提供同样有用的信息。在结扎和横切椎动脉之前，必须暴露肿瘤头端和尾端的血管段并进行封堵。

发生在 C_2 或下斜坡的肿瘤需要采用腹侧或腹外侧入路进行整体或分段肿瘤切除。如果试图整体切除这些肿瘤，则需要后路实施松解截骨术和枕颈后路内固定术，然后采用腹侧入路切除肿瘤。经口入路是到达下斜坡、C_1 前弓、C_2 椎体和 $C_{2\sim3}$ 椎间盘间隙的最直接途径。腭或下颌骨的补充切开会产生额外的头端和尾端的暴露[29]。这些手术因通过口咽黏膜进入而有相当大的并发症风险，

包括腭咽闭合不全、吞咽困难、咽痛、咽部伤口裂开、脑脊液漏和脑膜炎。通过咽黏膜腹侧入路的另一个风险是肿瘤可能沿手术区域播散，尤其是脊索瘤等原发性肿瘤。

有一些替代方法可以降低经口入路的风险，包括高位经颈入路和内镜辅助入路。高位经颈入路可进入 C_1 至 C_3 的腹侧或腹外侧肿瘤[30]。由于工作通道狭窄，可视化可能会受到限制，而且可能很难看到斜坡的前方。当肿瘤向下侧延伸时，下颌下切口可以进一步向颈椎尾端延伸。肿瘤切除后重建前柱通常采用置入钛笼或支撑移植物。虽然高位经颈入路一般耐受良好，但存在暴露相关的风险，如舌下神经、面动脉、面静脉和椎动脉的损伤。

在颅底手术和垂体手术中使用的内镜检查和图像引导的方法已被纳入 CVJ 肿瘤的治疗。在经口进入 CVJ 的过程中，增加内镜辅助可改善肿瘤在头 – 尾端和侧方的进入和切除。成角内镜具有照明和可视化功能，可观察腭至舌之间对应的区域。这样就不需要切开下颌骨、上颚或舌。内镜也可用于经鼻入路至 CVJ[29]。该技术使用图像引导和直接内镜可视化相结合。像标准的经鼻垂体肿瘤切除术一样，打开蝶窦喙部，将蝶窦底钻平。内镜沿斜坡尾部倾斜，打开鼻咽黏膜作为一个皮瓣。这样可以进入下斜坡、前 C_1 弓和 C_2 齿突。对于原发性肿瘤切除，如果可能的话，应确定并保持健康的组织切缘。然后使用直器械和成角器械联合切除肿瘤。切除完成后，将鼻咽黏膜皮瓣放回原位。图像引导内镜下切除术已被作为 CVJ 的标准经颈入路[30]。与经黏膜入路技术相比，该技术是标准的经颈暴露，并发症率低。

参 考 文 献

[1] Daniel M, Sciubba CAM, Gokaslan ZL, Wolinsky J-P. Primary osseous and metastatic neoplasms of the craniovertebral junction. In: Bambakidis NC, editor. Surgery of the craniovertebral junction. 2nd ed. New York: Thieme; 2012. p. 560.

[2] Kelley SP, Ashford RU, Rao AS, Dickson RA. Primary bone tumours of the spine: a 42–year survey from the Leeds Regional Bone Tumour Registry. Eur Spine J. 2007;16(3):405–9.

[3] Society AC. Cancer facts and figures 2016. 2016. https://old.cancer.org/acs/groups/content/@ research/documents/document/acspc-047079.pdf.

[4] Wong DA, Fornasier VL, MacNab I. Spinal metastases: the obvious, the occult, and the impostors. Spine (Phila Pa 1976). 1990;15(1):1–4.

[5] Sundaresan N, Boriani S, Rothman A, Holtzman R. Tumors of the osseous spine. J Neurooncol. 2004;69(1–3):273–90.

[6] Moulding HD, Bilsky MH. Metastases to the craniovertebral junction. Neurosurgery. 2010;66(Suppl 3):A113–A8.

[7] Rao G, Ha CS, Chakrabarti I, Feiz-Erfan I, Mendel E, Rhines LD. Multiple myeloma of the cervical spine: treatment strategies for pain and spinal instability. J Neurosurg Spine. 2006;5(2):140–5.

[8] Chi JH, Bydon A, Hsieh P, Witham T, Wolinsky JP, Gokaslan ZL. Epidemiology and demographics for primary vertebral tumors. Neurosurg Clin N Am. 2008;19(1):1–4.

[9] George B, Archilli M, Cornelius JF. Bone tumors at the cranio-cervical junction. Surgical management and results from a series of 41 cases. Acta Neurochir (Wien). 2006;148(7):741–9; discussion 9.

[10] Franzius C, Sciuk J, Daldrup-Link HE, Jurgens H, Schober O. FDG-PET for detection of osseous metastases from malignant primary bone tumours: comparison with bone scintigraphy. Eur J Nucl Med. 2000;27(9):1305–11.

[11] Rodallec MH, Feydy A, Larousserie F, Anract P, Campagna R, Babinet A, et al. Diagnostic imaging of solitary tumors of the spine: what to do and say.

Radiographics. 2008;28(4):1019–41.

[12] Bilsky MH, Shannon FJ, Sheppard S, Prabhu V, Boland PJ. Diagnosis and management of a metastatic tumor in the atlantoaxial spine. Spine (Phila Pa 1976). 2002;27(10):1062–9.

[13] Azad TD, Esparza R, Chaudhary N, Chang SD. Stereotactic radiosurgery for metastasis to the craniovertebral junction preserves spine stability and offers symptomatic relief. J Neurosurg Spine. 2016;24(2):241–7.

[14] Tuchman A, Yu C, Chang EL, Kim PE, Rusch MC, Apuzzo ML. Radiosurgery for metastatic disease at the craniocervical junction. World Neurosurg. 2014;82(6):1331–6.

[15] Imai R, Kamada T, Tsuji H, Tsujii H, Tsuburai Y, Tatezaki S, et al. Cervical spine osteosarcoma treated with carbon-ion radiotherapy. Lancet Oncol. 2006;7(12):1034–5.

[16] DeLaney TF, Liebsch NJ, Pedlow FX, Adams J, Weyman EA, Yeap BY, et al. Long-term results of Phase II study of high dose photon/proton radiotherapy in the management of spine chordomas, chondrosarcomas, and other sarcomas. J Surg Oncol. 2014;110(2):115–22.

[17] Ozturk AK, Gokaslan ZL, Wolinsky JP. Surgical treatment of sarcomas of the spine. Curr Treat Options Oncol. 2014;15(3):482–92.

[18] Jones DC, Hayter JP, Vaughan ED, Findlay GF. Oropharyngeal morbidity following transoral approaches to the upper cervical spine. Int J Oral Maxillofac Surg. 1998;27(4):295–8.

[19] Laufer I, Iorgulescu JB, Chapman T, Lis E, Shi W, Zhang Z, et al. Local disease control for spinal metastases following "separation surgery" and adjuvant hypofractionated or high-dose single-fraction stereotactic radiosurgery: outcome analysis in 186 patients. J Neurosurg Spine. 2013;18(3):207–14.

[20] White AA 3rd, Panjabi MM. The clinical biomechanics of the occipitoatlantoaxial complex. Orthop Clin North Am. 1978;9(4):867–78.

[21] Fourney DR, York JE, Cohen ZR, Suki D, Rhines LD, Gokaslan ZL. Management of atlantoaxial metastases with posterior occipitocervical stabilization. J Neurosurg. 2003;98(2 Suppl):165–70.

[22] Boriani S, Weinstein JN, Biagini R. Primary bone tumors of the spine. Terminology and surgical staging. Spine (Phila Pa 1976). 1997;22(9):1036–44.

[23] York JE, Berk RH, Fuller GN, Rao JS, Abi-Said D, Wildrick DM, et al. Chondrosarcoma of the spine: 1954 to 1997. J Neurosurg. 1999;90(1 Suppl):73–8.

[24] York JE, Kaczaraj A, Abi-Said D, Fuller GN, Skibber JM, Janjan NA, et al. Sacral chordoma: 40–year experience at a major cancer center. Neurosurgery. 1999;44(1):74–9; discussion 9–80.

[25] Talac R, Yaszemski MJ, Currier BL, Fuchs B, Dekutoski MB, Kim CW, et al. Relationship between surgical margins and local recurrence in sarcomas of the spine. Clin Orthop Relat Res. 2002;397:127–32.

[26] Yamazaki T, McLoughlin GS, Patel S, Rhines LD, Fourney DR. Feasibility and safety of en bloc resection for primary spine tumors: a systematic review by the Spine Oncology Study Group. Spine (Phila Pa 1976). 2009;34(22 Suppl):S31–8.

[27] Elliott RE, Kang MM, Smith ML, Frempong-Boadu A. C_2 nerve root sectioning in posterior atlantoaxial instrumented fusions: a structured review of literature. World Neurosurg. 2012;78(6):697–708.

[28] Clarke MJ, Zadnik PL, Groves ML, Sciubba DM, Witham TF, Bydon A, et al. Fusion following lateral mass reconstruction in the cervical spine. J Neurosurg Spine. 2015;22(2):139–50.

[29] Singh H, Harrop J, Schiffmacher P, Rosen M, Evans J. Ventral surgical approaches to craniovertebral junction chordomas. Neurosurgery. 2010;66(3 Suppl):96–103.

[30] Hsu W, Kosztowski TA, Zaidi HA, Gokaslan ZL, Wolinsky JP. Image-guided, endoscopic, transcervical resection of cervical chordoma. J Neurosurg Spine. 2010;12(4):431–5.

第 25 章 颈髓延髓交界处髓内肿瘤
Intramedullary Tumors of the Cervicomedullary Junction

Alessandro Landi　Giacoma M. F. Brunetto　Fabrizio Gregori　Roberto Delfini　**著**

王彪 **译**　贺宝荣 **校**

一、概述

颈髓延髓交界处髓内肿瘤（cervicomedullary tumors，CMT）是一种发病率低、恶性程度多样的异质性肿瘤。

CMT 位于颈椎和脑干交界处，最初被认为是脑干神经胶质肿瘤的一个特殊亚群。这些肿瘤通常被认为是手术无法触及的病变，因为其神经系统并发症风险较高，且预后不良[1]。

1987 年，Epstein 和 Winsoff 试图找到脑干神经胶质瘤的分类标准，并首次确定了此类肿瘤的五个亚型：弥漫性神经胶质瘤、局限性神经胶质瘤、外生性神经胶质瘤、囊性神经胶质瘤和颈髓神经胶质瘤[1]。虽然他们的分类是胚胎性的，但也是将一种特定类型归于 CMT 的先驱。

虽然最初描述的结果来自儿科记录（脑干胶质瘤在儿童阶段的发病率为 10%，在成人阶段为 2%），但最近的出版物显示在成人人群中也有高发病率[1]。最典型的是低级别胶质瘤，其生长速度慢，在组织学上被认为是"良性"的，有无痛的临床表现，有进行性和缓慢发作的神经系统症状。

在解剖学上，颈髓延髓交界处有丰富的结构：心肺调节区（孤束核和网状结构），以及混合运动和感觉神经核及其核下部分。皮质脊髓束、脊髓丘脑束和后柱构成了该区域复杂的解剖，并继续向脊髓延伸。

CMT 包括累及延髓、上颈部或同时累及延髓和上颈部的肿瘤。根据一项最有支持性假说，这些肿瘤起源于颈髓上部，并向延髓延伸。

这些肿瘤（主要是星状细胞瘤）在生长过程中具有沿着神经结构（包括白质和核）向延髓移位的能力，并在脑桥和延髓之间白质束交叉的连接处中断[1]。这种生长模式可能解释了为什么这类肿瘤的解剖在延髓 – 颈髓区延伸，而不累及脑桥的邻近组织，但生长会向背侧"压迫"进入枕大池或第四脑室。观察到的组织病理学分类支持这一假说：如果与侵袭性和浸润性更强的肿瘤相比，这一假说与单纯髓内脊髓组织类型明显相吻合。

二、流行病学

髓内肿瘤占成人硬膜内肿瘤的 20%～30%，占儿童硬膜内肿瘤的 50% 以上。

胶质瘤占髓内肿瘤的 80%：60%～70% 为星形细胞瘤，其余 30%～40% 为室管膜瘤。星状细胞瘤多见于儿童，而室管膜瘤多见于成人[2]。

第三类以血管母细胞瘤为代表，占 2%～15% [2]。髓内转移瘤约占 2%，主要为肺或乳腺原发性肿瘤，常发现于尸检中 [2]。其他肿瘤如脂肪瘤（1%）或其他性质的肿瘤（间质瘤、生殖细胞瘤、皮样瘤、表皮样瘤和造血瘤）在该区域极为罕见。

三、临床症状

在大多数情况下，CMT 为低恶性肿瘤，多发于儿童人群。其临床表现可能各不相同，但在诊断前常伴有较长的临床症状史。

CMT 的主要临床表现可分为下脑神经功能障碍和髓质损伤两类。下脑神经功能障碍（运动和感觉功能）的特征为吞咽和言语功能障碍。髓质损伤的特征为轻偏瘫或四肢瘫以及与皮质脊髓束（上运动神经元）损伤相关的其他症状。累及脊髓丘脑束会导致温觉和痛觉的降低。后柱受累的特征为本体感觉障碍和步态障碍（共济失调）。肿瘤累及自主神经系统可能引起交感神经和副交感神经损伤。严重的脊髓损伤可导致呼吸障碍、括约肌功能障碍和性功能障碍等内脏功能损害。感觉异常或感觉迟钝可以是单侧，通常出现在远端，并且只在第二阶段，这可能是由于它们在近端向对侧延伸。

髓质症状的发作通常是无痛性的，几个月或几年后会出现慢性的运动功能障碍，随后会出现脑神经损伤症状。脊髓性疼痛通常在神经系统症状出现之前或之后出现。在散发性病例（年轻患者和巨大 CMT）中，无神经功能障碍的颈部痛可能是唯一的症状。研究发现，通常在卧位和夜间加重的疼痛可由硬脑膜的扩张和刺激引起。

临床上以下肢运动功能障碍最为常见（78.1%）。其他临床情况包括枕下疼痛（68.8%）、感觉丧失（56.3%）、括约肌和肠道受累（28.1%）、呼吸功能

障碍（46.9%）、呕吐（46.9%）、吞咽困难（43.8%）、鼻反流（43.8%）和头痛（34.4%）。脑神经损伤的分布：第 IX、第 X 脑神经损伤（心脏和呼吸不稳定，43.8%），第 XI 脑神经损伤（胸锁乳突肌和斜方肌无力萎缩，31.3%），第 XII 脑神经损伤（同侧舌麻痹萎缩，21.9%）。31.3% 的患者表现出累及脊髓后束的相关症状。

脑积水在 CMT 病例中占 1%～8%。这可能与肿瘤决定的蛛网膜下腔脑脊液流动受阻或肿瘤自身产生的脑脊液蛋白浓度增加导致的脑脊液再吸收有关。由黄色脑脊液中蛋白质增加引起的脑脊液流阻塞称为 Froin 综合征。CMT 也常出现呼吸功能障碍（46.9%）。

对于选择性位于延髓下段的肿瘤，其临床特征：同侧躯干中、下部触觉敏感性丧失（压迫薄状核）；同侧躯干中部和上部触觉敏感性丧失（楔状核受压）；潜在的心脏和呼吸不稳和睡眠呼吸暂停（孤束核和迷走神经运动背核受压）称为原发性肺泡低通气；同侧半舌运动无力（第 XII 脑神经核受压）。

对于位于延髓腹侧和外侧的肿瘤，其临床发病特点：同侧半舌运动无力（第 XII 脑神经核受压）、吞咽反射丧失（周围核受压）、对侧身体（躯干和四肢）因脊髓丘脑束受压而丧失热感觉和痛觉、对侧身体（躯干和四肢）因内侧受压而丧失触觉。

CMT 的临床表现与其生长速度、位置及其纵向延伸有关。影响症状的其他因素：年龄、脊柱椎间盘退行性疾病、椎管大小以及是否存在其他并发症 [1, 2]。

四、影像学检测

选择 MRI 为代表研究，MRI 能够根据形态学、信号强度变化、是有或无对比增强以及解剖位置

和范围来确定特定的肿瘤情况。MRI 有助于鉴别诊断，并可确定是否存在脊髓 - 肿瘤界面、相关囊肿或脊髓空洞症。以神经胶质瘤（室管膜瘤和星形细胞瘤）为例，两种病变均用钆增强，在多个椎体节段上表现出梭形图像；两者在 T_1 加权像均呈低信号或等信号，在 T_2 加权像均呈高信号。

室管膜瘤更可能伴有相关的血液副产物和大的卫星状囊肿，并倾向于位于脊髓中央，呈对称扩张和弥漫性不均匀增强。它们通常会占据整个脊髓，并产生增强的边缘。相比之下，星状细胞瘤倾向于偏心位置，表现出外生性扩张，呈非增强、异质性增强或仅表现出增强结节。

血管母细胞瘤是血管丰富的肿瘤，周围有明显的水肿。它们常与脊髓空洞症相关，且最常见为散发，30% 的血管母细胞瘤患者表现出 Von Hippel-Lindau 综合征。MRI 上可见囊壁性结节，在 T_1 加权像呈等信号，在 T_2 加权像呈高信号，并有均匀的对比增强。

海绵状血管瘤是由不同演化阶段的交织血管或不同大小的含有血液的小室构成的分叶状肿块；在 CT 扫描中，30%～50% 的病例呈阴性，或者表现为边界清楚的圆形高密度病变，通常 < 3cm。T_1 加权序列根据出血阶段显示不同的方面：最常见的表现是"爆米花球"外观的混合高、低信号含血小室；较少见的是，急性出血或呈混合信号的网状"桑葚样"病变伴和呈完全低信号的含铁血黄素环。海绵状血管瘤是血管造影显示的隐匿性血管畸形，病变内血流缓慢，无动静脉分流。

转移瘤是包裹良好的肿块，通常表现为囊性改变或病灶内出血。转移瘤最有可能偏心性地位于脊髓内，并使脊髓实质扩张，这在以前可以在脊髓造影上看到，在 MRI 上也有清楚的显示。转移灶最可能为 T_1 等信号和 T_2 高信号。水肿程度可能与肿瘤大小不成比例，表现为广泛的 T_2 高信号，

平均比病变增强部分大 3.6 倍 [2-4]。

五、术前计划

准确的术前计划是必需的。有时，明确血管的位置可能非常重要，包括椎动脉和静脉结构。即使髓内肿瘤很罕见，但部分切除枕骨髁会影响颅颈交

界处的稳定性。因此，术前进行侧位动态 X 线检查十分重要。术前应通过吞咽、发音和呼吸的系统检查来证实功能障碍或累及下脑神经（第 IX、第 X、第 XI、第 XII 脑神经）的临床或放射学假设。肿瘤的侧向扩张是一个决定性因素，但如果肿瘤延伸至中线，神经血管结构的解剖就变得更加重要。肿瘤的大小与肿瘤生长的方向和范围相结合，共同决定了必要的手术入路，以及该手术入路的实用性，以及结合更多的手术入路是否更有利。进行手术前必须考虑颅椎连接处的稳定性和骨切除的预计水平，以便在需要时有一个完善的重建计划 [5]。

六、高级神经影像：DTI

形态学 MRI 技术仅提供解剖信息，而一些特定序列如弥散加权成像（diffusion-weighted imaging，DWI）、弥散张量成像（diffusion tensor imaging，DTI）和各向异性分数（fractional anisotropy，FA）可用于描述、检测和绘制脊髓病变的范围。

DTI 和纤维追踪（fiber tracking，FT）用于描述肿瘤和检测其分支。如果您知道星状细胞瘤、室管膜瘤和转移瘤的 FA 值相似，而血管母细胞瘤的 FA 值不同，也可以设想组织学诊断；特别是在转移瘤中 FA 值最低，在成血管细胞瘤中 FA 值最高。FT 可显示被肿瘤破坏或移位的纤维。这对于

术前评估高浸润性肿瘤并确定其切缘很重要。此外，神经导航的使用有两种不同的方式：①了解必须切除的固有脊柱病变的范围；②有助于估计手术期间的肿瘤切除范围。为了诊断和神经导航，应将基于 DTI 的纤维追踪技术应用于髓内高位星状细胞瘤的临床常规管理中，以实现更安全的病理诊断和肿瘤切除[6, 7]。

七、治疗

（一）手术入路

切除颅颈交界区硬膜内和髓内肿瘤最常用的手术入路有以下三种。

- 枕下后正中入路。
- 枕下外侧：远外侧或后外侧入路。
- 单纯颈椎入路伴椎板切除术或椎板切开术（伴或不伴枕下小椎板切除术）。

枕下后正中入路采用正中双侧枕下开颅术。靶病变位于齿状韧带后方。

外侧或后外侧（远外侧）入路采用枕下外侧开颅术，沿前后外侧方向解剖肌皮层。

后外侧入路用于位于齿状韧带前方的肿瘤。其主要优点是：可控制椎动脉的硬膜外走行，无须牵拉脑干或脑神经即可进入连接处的前外侧，以及对更外侧走行的混合神经进行最佳手术控制。在两种枕下入路中，为了获得合适的头 - 尾显露和更好的手术操作角度，通过打开枕骨大孔和切除 C_1 后弓来完成手术入路是必要的。

手术入路的选择取决于肿瘤在颅端和尾端方向的解剖位置（球部病变采用枕下入路，颈部髓内病变采用颈段入路，球部和颈部肿瘤采用上述入路联合）。手术入路也与肿瘤在神经轴的后位或前位以及中位或外侧位置有关：采用后外侧入路

（可能进行枕骨髁突钻孔）可触及前外侧和外侧肿瘤。对于正中和后部肿瘤，最常考虑的入路是枕下正中入路，切除 C_1 后弓，最终与颈椎后路入路相连。

（二）枕下后正中入路

该入路更合适的手术体位是俯卧位（协和式飞机位）、侧斜位和坐位。对于所有年龄超过 2 岁的患者，所有体位都需要使用 Mayfield 头部固定器进行头部固定。排除颈椎不稳和枕骨大孔小脑扁桃体疝后，还需要特别小心地进行颈部屈曲。

自枕外隆突上方 1～2cm 处开始至 C_4 沿后中线切开皮肤。如果肿瘤位于侧方，可采用"曲棍球棒"切口，以扩大暴露范围和扩大开颅范围。通过切口上半部两侧的筋膜仔细解剖皮肤和皮下组织，目的是为重建创造足够的筋膜补片。然后使用自动静态牵拉器继续解剖，目的是保留枕神经和动脉。肌肉解剖必须沿中线进行：在暴露更深的肌肉层时，偏离中线将导致肌肉出血。下一步是筋膜的 Y 形切开术。交替使用双极电灼术和骨膜剥离术，将肌肉从骨中剥离。一旦两侧发现乳突静脉，则停止侧位显露。从棘突、C_1 后弓和 C_2 椎板剥离肌肉。枕下开颅术在横窦下方，距中线约 3cm 处，两侧各开一个钻孔。对于老年患者，可在窦汇下方进行第三个钻孔。用神经剥离子分离钻孔附近的硬脑膜，用高速钻头或开颅器去除骨瓣。横窦和乙状窦代表开颅手术的上、外侧界限。在下方，开颅术应始终包括枕骨大孔的后边缘，以避免在牵拉过程中潜在的触及骨边缘的小脑撕裂伤。枕骨大孔区域更大的开口可减少术后血肿或小脑肿胀引起疝的潜在风险。中线对应的骨骼最后分离，因为它是由一个深而血管化的隆脊形成的。必须小心地从硬脑膜表面分离该隆脊，在枕骨正中窦和环状窦附近、枕骨大孔附

近要格外小心。所有骨缘应用骨蜡覆盖，避免空气进入腔隙。由于椎动脉位于椎板的上缘，C_1 后弓的解剖必须在头尾方向进行。使用骨钳或成角的 Kerrison 骨钳切除 C_1 后弓。在一些颅颈交界区（cranio vertebral junction，CVJ）髓内肿瘤伴尾侧延伸的病例中，将椎板切除术延伸至 C_2 和 C_3 可能是有用的。

进入第四脑室的辅助手术入路

当髓内肿瘤沿颅向第四脑室生长时，有必要计划第二步手术操作，以达到肿瘤的上极。最常用的进入第四脑室的方法是：膜帆入路和经蚓部入路。在膜帆入路中，小脑延髓内裂（位于小脑扁桃体和延髓后表面之间的蛛网膜间隙）是开始解剖以到达第四脑室的解剖标志。

膜帆切口可分为三个部分：第一部分是打开脉络膜，并从第四脑室最低处靠近 Magendie 孔下方开始，向上延伸至脉络膜与下髓膜交界处。一旦打开脉络膜，第四脑室就会暴露出来。第二部分是打开下髓膜，可以暴露整个第四脑室，也暴露同侧上外侧隐窝（必须特别注意保留常与下髓膜交叉的小脑延髓裂静脉）。在小脑扁桃体和延髓之间进行的第三部分切口（在形成外侧隐窝后壁最尾端的部分）可以更广泛地暴露外侧隐窝和 Luschka 孔 [8]。

另外的手术通道是经蚓部入路，在枕下通过中线切开蚓部下段 [9-11]。

切开的具体情况很少被描述，但是一些作者建议尽可能限制蚓部的切口，以最大程度减少与小脑纤维分裂有关的临床症状 [12]。与之相反，另一些作者延长了经蚓部切口，切口包括其最下部分，并向上延伸至小脑顶，保留前上髓膜的下缘 [13]。从功能上看，从小脑上脚交叉的纤维在髓上膜（一种介于小脑上脚之间的细微白质）下深度交叉。第一个蚓部切口只暴露下面的结节；一

旦它与脉络膜和下髓膜一起切开，就可以进入第四脑室。牵拉蚓部下半部分在两蚓部边缘之间可以提供 1～2cm 的手术操作空间。随着牵拉小脑扁桃体和蚓部外侧，可以观察到小脑扁桃体左右的小脑后下动脉。所获得的两动脉之间的手术通道必须保留侧支血管。在大多数情况下，小脑延髓裂静脉可以在其水平方向上经蚓部正中切口沿脉络膜和下髓膜被充分地观察到。许多作者证明，经蚓部入路无法轻易暴露隐窝的最外侧部分以及 Luschka 孔。这些结构只能通过切除蚓部外侧突和进一步牵拉小脑扁桃体极（Luschka 孔）才能达到 [14]。

（三）远外侧或后外侧入路

后外侧入路又称枕下外侧入路、"基础"远外侧入路或后髁远外侧入路。远外侧入路，首次由 Seeger 描述，是暴露 CVJ 前方和前外侧硬膜内肿瘤的有效途径。基础远外侧入路不包括枕骨髁切除术，但根据肿瘤的位置和扩张，手术通道可以随着骨切除而扩大。患者为坐位或改良公园长椅位。皮肤切口从乳突开始，继续向上，然后在项上线以下到达中线，在直接到 C_4。与直线切口相比，马蹄形切口或"曲棍球棍"切口能更好地显露肌肉层以及神经和血管结构。行骨膜下剥离术，观察枕骨鳞部、枕骨大孔后缘以及肿瘤同一侧的 C_1 和 C_2 后弓。肌肉通常与头皮呈整体抬高，以暴露形成枕下三角的肌肉。必要时可延长切口，暴露乳突及 C_1 和 C_2 横突。打开枕下三角，可见椎动脉周围的静脉丛从寰枕关节后方经过，并行走于 C_1 后弓上方。C_2 神经根出现在寰椎后弓和椎板之间。即使枕下入路不需要解剖每一层肌肉，但肌肉的选择性识别对早期有效识别血管、神经和骨结构的十分重要。其他一些重要的解剖标志包括头外侧直肌，可用于识别颈静脉孔和肩胛提肌，

从而可识别穿过 C_1 和 C_2 横突孔的椎动脉，以及与面神经相关的二腹肌后腹。一般来说，这种阐述是片面的[5]。进行手术时必须暴露和控制椎动脉，以确保控制血管，但也不一定需要进行动脉转位。在解剖 C_1 外侧肿块时必须非常小心，以避免对椎动脉及其分支造成损伤。考虑到同侧横突孔，在骨膜下解剖后从中线开始向对侧切除寰椎后弓。骨切除包括枕下外侧开颅术（包括枕骨大孔边缘）。可以在 Kerrison 咬骨钳的帮助下移除后缘的剩余骨。从颅底开始向髁突窝咬除多余的骨。最有用的远外侧入路是经髁入路[15]。髁突切除为斜坡下部和髓前区提供了更为外侧的入路。在髓内肿瘤的手术入路中，椎动脉转位、髁突切除和颈静脉结节切除似乎不是必需的[5, 16]。

（四）延髓：深部肿瘤和延髓安全进入区

如果肿瘤位于延髓深处，而脑膜表面没有受损，神经组织的功能性迫使外科医生计划一个尽可能安全的延髓切开术。

1. 延髓背侧尾端和头端的手术入路

进入延髓背侧的首选入路是枕下正中入路。薄束和楔束被认为是接近延髓背侧尾端的主要解剖标志。Bricolo 描述了延髓背侧的三个"安全进入区"。

它们是位于闩以下平面的后正中沟，位于薄束和楔束之间的后中间沟和位于内侧楔束核与外侧三叉神经核和三叉神经 – 脊髓束之间的后外侧沟。如果肿瘤也在脑桥（海绵体瘤）中扩张，则可通过脑桥安全进入区（闩面和面下三角区）触及累及延髓背侧尾端部分第四脑室的肿瘤。任何手术操作都必须保留区域，以防止迷走神经和舌下三角区的损伤造成吞咽困难和心肺功能障碍。位于更外侧的汇集第Ⅸ、第Ⅹ、第Ⅺ脑神经的疑核损伤可导致腭、咽和喉麻痹[17-19]。

2. 延髓腹侧的手术入路

远外侧入路是进入延髓腹外侧区的首选手术入路。两个橄榄体被认为是延髓腹侧的主要解剖标志。本区域的两种主要入路包括前外侧入路和后橄榄体入路。该入路外侧受皮质脊髓束限制，外侧受橄榄体限制，深部受内侧丘限制。后橄榄体入路在两个橄榄体之间的前方和小脑下脚进行。橄榄体的单侧损伤不会产生具有临床意义的损伤症状[17-19]。

（五）延髓：浅表性和外生性肿瘤

当呈浅表生长的延髓肿瘤引起延髓表面宏观上可观变形时（如变色区域或呈大块状区域），就需要一种不同的手术入路。在这种情况下，外科医生对该区域进行直接的神经生理刺激并通过神经导航或超声得到确认后，可以在褪色 / 变色区行延髓切开术。对于具有外生性成分的肿瘤，在枕大池区域切除可能更容易，但在保留肿瘤粘连累及的第四脑室壁时将会非常困难。通常决定进行不完全切除，使少量肿瘤残余黏附于第四脑室壁表面，以保留功能（室管膜瘤是黏附率最高的肿瘤）。

（六）颈椎后正中入路

头颈部髓内肿瘤通过行椎板切除术及随后的硬膜切开探查术切除。手术在全身麻醉下进行，患者采用俯卧位。通常切口在肿瘤位置上方延伸一个水平，在肿瘤位置下方延伸个水平。骨性切口可通过标准椎板切除术或很少用椎板截骨再植术进行。应避免对四个或更多相邻节段进行广泛的椎板切除术，

以最大限度地减少后凸畸形（鹅颈畸形）的风险。一些作者主张对脊柱行微创入路的可能性，甚至对髓内肿瘤也是如此。椎板成形术是一种可

以选择的方案，如单侧椎板切除术或椎板截骨再植术。根据我科的经验，骨性结构的微创入路迫使外科医生对髓样组织进行更多的操作。为了避免这种情况并防止髓样组织肿胀，我们首选行双侧椎板切除术，仅在极少数病例中行椎板截骨再植术椎板成形术（儿童）。对于那些头端颈段肿瘤（C_1）延伸至枕骨大孔或明显累及球延髓的患者，在行椎板切除术的同时，需要行小的正中枕骨下颅骨切除术/开颅术，以更好地控制肿瘤的顶端[2]。目前，术中控制可通过脊髓神经导航或超声进行。两种技术（MRI和超声检查）联合应用的优势在硬脑膜和蛛网膜切开后也很明显。脑脊液引流是导致准确性降低的"移位"现象的原因，而超声检查可对这种异常进行实时可视化和校正。在手术过程中，必须使用手术显微镜和神经生理学监测。使用解剖刀在中线沿头尾方向行硬膜切开术，应特别注意不要损伤蛛网膜或血管。

八、肿瘤切除和神经生理监测

大多数髓内肿瘤行后侧切除：通常行正中后侧脊髓切开术或延髓切开术。即使脊髓外侧缘可能表现为肿瘤浸润，但不居中的脊髓切开术也可能导致后柱和血管损伤。超声检查可识别髓质的改变，并提供横轴和纵轴的有用信息，并可识别齿状韧带。后正中隔和双侧小背神经根进入区可作为实施正确正中切口的参考。脊髓切开术以肿瘤体积最大的部分（大体积区）为中心，然后延伸至病变的整个长度。通常使用蛛网膜刀切开。放置软脑膜缝线以实现轻微的反向牵拉，并避免对神经组织造成损伤。在室管膜瘤的病例中，尾端或头端囊肿都存在，其中头端囊肿的发生率较低。必须烧灼肿瘤的传入血管，以动员和切除基于同一血管的周围实质肿瘤。对于小肿瘤，一旦

确定了正确的解剖方案，就可以采用"由外而内"的技术进行"整体"切除。在大多数情况下，特别是对于非常大的浸润性肿瘤，可能优先选择使用超声吸引器进行囊内减瘤，直到识别出脊髓组织边缘（"由内而外"的技术）。应尽可能减少内部切除，以避免因肿瘤表面碎裂和劈裂面丢失而进行零碎切除。

血管母细胞瘤通常位于脊髓或延髓的背侧或背外侧膜表面，仅偶尔需要进行脊髓切开术/延髓切开术。它们是一种由许多浅表血管供养的封闭良好的血管团。其最佳切除方法与控制其肿瘤血管有关。劈裂面很容易被识别。切除这类肿瘤的目标是进行整体切除，以保留引流静脉。腹侧解剖是最困难和最具挑战性的：肿瘤占据的体积使脊髓－肿瘤界面最佳可视化存在障碍，尽管有韧带牵引，但解剖往往具有挑战性[20, 21]。

目前，由于采用了术中神经生理监测，如运动诱发电位（motor evoked potential，MEP）、体感诱发电位（somato-sensitive evoked potential，SSEP）、肌电图（electromyography，EMG）和脑神经监测，这些肿瘤的手术切除效率更高。

自行脊髓切开术以来，SSEP检查就是确定中线的基础。在因肿瘤存在而导致解剖改变的情况下，可能难以识别正中缝。利用背侧定位技术，可以识别生理中线。肌肉和硬膜外（D波）MEP的引入被认为是髓内肿瘤手术的金标准。神经监测的基本作用是中断手术解剖，避免神经系统损伤。同时，它保证了更安全和更彻底的切除。MEP改变时要求外科医生中断手术操作，用温生理盐水（可稀释细胞外钾离子，清洗代谢产物和其他刺激性产物）冲洗神经组织，使用罂粟碱并产生中度诱发的高血压（罂粟碱和高血压可防止缺血性损害）。D波衰减的截止值为50%。D波保持在50%以上被评估为下肢自主控制长期保持的

预测因素。肌肉 MEP 的丧失和 D 波高度的保留，这是一种短暂的术后运动障碍。这种情况被描述为"预警"，这是一个可逆的阶段，外科医生可以在永久性损伤发生之前修改手术策略和操作。当 MEP 的参考值存在且 D 波从开始就不存在时，这是观察到的一种复杂的情况。约 30% 的患者出现这种情况，称为"D 波去同步化"。许多作者已经注意到，与脊髓空洞症相关的髓内肿瘤接受放射治疗后，会出现 D 波去同步化。手术的彻底性受许多因素的影响（肿瘤的组织学、劈裂面的存在与否、大小、解剖定位），但术中电位的改变是影响外科医生保留小块肿瘤碎片的主要因素 [22, 23]。

九、讨论和结果

Elsberg 和 Beer 在 1911 年描述了第一次成功切除髓内肿瘤的手术 [20, 24]。自第一次手术一个世纪后，病理学知识有了很大进步：Guidetti 和他的同事描述了 1951—1978 年间治疗的一组髓内胶质瘤的长期随访，分析了与外科技术进步相关的预后改善方面的差异。由于技术的进步，作者在 1967—1978 年的第二批手术经验中就发现总切除率增加，功能预后和恢复更好，且无术中死亡 [20, 25]。

最早描述内源性脑干肿瘤和 CVJ 肿瘤的论文发表于 1980 年，这要感谢一些作者如 Epstein、McCleary 和 Wisoff 的贡献 [26, 27]。他们描述了治疗该亚组患者的手术经验的首次结果，并分析了其主要特征。对前述 35 例脑干胶质瘤和 20 例 CVJ 髓内肿瘤两系列的分析显示，手术是一种可持续和有效的治疗选择，较差的结果主要与肿瘤的侵袭性有关。CVJ 髓内肿瘤表现为一个多样化的肿瘤学类别，第一个研究系列显示为典型脊柱组织类型和典型脑干肿瘤交替出现的不同病理特征性融合体。起源于脑干顶部的肿瘤通常表现为较高

恶性的肿瘤。此外，尾部（延髓）肿瘤与脊髓典型的低恶性肿瘤（胶质瘤）极为相似 [27-30]。

以颈部疼痛和（或）锥体束损伤相关症状为临床表现的患者可能更典型地表现为颈髓中的实性肿瘤，并伴有囊性成分延伸至脑干。最后一类肿瘤的外观和表现类似于髓样星状细胞瘤，通常与附着于肿瘤头端或尾端的大量囊性成分有关 [26, 28-34]。

即使在命名上，我们也能认识到这种差异，从而区分颅 - 脊髓和脊髓 - 颅肿瘤。第一组为主要在颅区扩张的肿瘤；第二组为主要在脊髓腔室扩张的肿瘤。很可能肿瘤更多的代表性部分定义了肿瘤实质的起源区域。

一些作者认为，这些肿瘤的空间生长遵循一种被定义为"限制性"的特征性生长模式，并暗示其具有惰性生长特性 [35-37]。这些肿瘤有能力沿着白质束途径生长，因此，当肿瘤在锥体交叉或后索附近生长时，在枕大池中或在第四脑室中向背侧方向外生性生长时，会被锥体束和内侧丘系中断。

这些肿瘤通常沿着软脑膜结构呈环形模式生长，并被引向白质束区域：因此，肿瘤扩张至脑桥延髓交界处以外的情况很少见 [37, 38]。

这种限制性生长模式通常会形成良好的肿瘤界面，使肿瘤可以被"更容易"的切除 [39, 40]。正如 Daumas-Duport（在一种特定的区域中）所提及的，许多 CVJ "低恶性肿瘤"的生物学行为似乎与称为神经上皮胚胎发育不良肿瘤的类型相似 [35, 41]。良性肿瘤与长期的术前症状史和良好的神经系统预后有关。在这一亚组肿瘤中，次全切除术后复发的趋势似乎很小。

有证据表明，CVJ 髓内肿瘤的另一个典型特征是全切除手术治疗是一种可行且有效的治疗策略。手术阻止了大多数星状细胞瘤或低恶性肿瘤

的生物学生长，具有重要的治疗价值[26]。

对于生长在延髓（脑桥和中脑）上方的脑干星状细胞瘤，仅在有限和偶发的病例中实现了完全切除。恶性程度高的肿瘤与不同的生长阶段相关：尽管进行了全切除，但早期复发、向神经结构的浸润行为和有限的生存期将它们归于为预后不良的亚组，与CVJ的大多数肿瘤不相似。以低级别胶质瘤和星状细胞瘤为主，尽管这些肿瘤组织类型的特征众所周知，但文献未对手术时机和替代治疗策略给出指导。这些肿瘤通常对放疗和化疗几乎没有反应，因此采用最大限度地减少肿瘤细胞的手术治疗仍然是首选的治疗方法。对辅助治疗的几乎没有反应被归因于与最具代表性的恶性肿瘤组织相关的低增殖指数。

当邻近组织占位效应引起的神经功能恶化进展明显时，普遍认为手术治疗是限制神经功能损伤或完全丧失的唯一策略。手术切除仍然是获得用于组织学检查的病理组织、优化神经功能恢复和根除肿瘤的最佳治疗选择[20]。

目前尚无关于手术适应证的规范指南，只有科学界共享的推荐意见。对于这一特定的肿瘤亚群（无症状患者），最被认可的指征是使用系统性MRI扫描控制进行放射学监测（等待观察）[20]。Aghakhani在一项关于髓内室管膜瘤的研究中，比较了一组有症状患者和一组无症状患者的术后结果[20, 42]。结果表明，手术操作与一定程度的神经系统并发症相关，两组患者之间无显著差异（两组术后神经系统并发症率均为10%）。考虑到并非不存在与手术相关的神经功能损害风险[32, 42-51]，作者强调，对于无症状患者，手术仅是一种治疗选择[20]。

诊断前症状发作缓慢的患者通常与进行性神经功能改善和长期生存有关。Weiner及其同事报道了一组诊断前24周的临床病程[35]。在肿瘤生长缓慢和肿瘤分级较低的患者中，即使切除为次全切除，临床结局仍是有利的[26]。另一方面，快速生长肿瘤和急性发作症状的神经系统状况与达到的切除级别无关，且预后不良。5年随访中无进展生存期（PFS）缩短与过去15周内出现症状有关（Weiner报道症状持续时间<15周的患者有46%出现PFS，而>15周的患者有72%）。能够影响神经状况和总体生存率的第二个因素是组织病理学诊断的肿瘤分级[26]。接受治疗的高级别胶质瘤患者的生存期并未达到6～9个月。而低级别肿瘤的5年生存率为89%[35]。

大多数研究表明，术前神经功能状态是影响患者术后神经功能状态的最重要因素[32, 35, 44, 49, 50, 52, 53]。为了维持良好的神经系统状态和避免严重恶化，通常建议尽早行髓内肿瘤切除术。恶性星状细胞瘤（WHO 3级和4级）是唯一一种早期手术与神经系统保护或存活率无相关性的髓内肿瘤。综上所述，由于术前神经功能状态仍然是对术后神经功能状态影响最大的预测因素，因此必须对所有进展性神经功能损害患者进行手术切除[20]。髓内肿瘤手术切除的指导原则传统上是基于识别肿瘤和邻近实质表面之间的界面，即解剖平面（plane of dissection，POD）。室管膜瘤和血管母细胞瘤等良性肿瘤常表现出清晰的解剖平面，这便于切除[54-56]。该平面的存在有利于研究者进行肿瘤的整体完全切除[54, 55, 57]。恶性髓内肿瘤的手术治疗仍有争议[58, 59]。对于星状细胞瘤等浸润性肿瘤，由于缺乏解剖平面，外科医生经常进行次全切除或简单的活检，以避免可能导致神经功能损害的过度操作[54, 60]。Garcés-Ambrossi及其同事报道了100多例患者的手术经验；在大多数病例中，他们获得了整体全切除，但良好的结果与肿瘤的大小和POD的存在有关。作者注意到随访期间的临床症状的改善与术后早期症状改善的患者存在 POD 相关[40]。肿瘤全切术通常与良好的预后相关，多见于低级别肿瘤，如室管膜瘤[61, 62]和血管母细胞瘤[40, 63, 64]。对单一小块肿瘤病例分析表明，总切除量与肿瘤大小无关；此外，许多作者认为，具有良好可识别 POD 的小肿瘤允许进行完全切除和整体切除。一个可识别的 POD 的存在是安全和积极外科手术切除的重要方面。许多作者，如 Schwartz 和 McCormick[65]，强调了这一因素，并建议采用更广泛的脊髓切开术，以尽量减少减瘤操作，并进行积极的止血以有效地识别不同的平面[40, 61, 66]。

绝大多数关于髓内肿瘤的文献证实，POD 的存在与否与组织学有关[52, 66-68]，Garcés-Ambrossi 证实同一组织类型存在广泛的个体差异，POD 的存在是评估切除实体的主要考虑因素。任何组织类型的肿瘤都可能呈现出显著差异，POD 存在或不存在。POD 的存在与恶性程度无关，仅是评估肿瘤生物学行为和复发率的积极预后因素[40]。

在 Karikari 研究中，组织病理学对 POD 的存在和切除等级具有预测价值[54]。Karikari 在 96.4% 的病例中获得了完全切除，且在所有病例中均发现了明显的 POD。约 50% 的复发患者没有明确的 POD。血管母细胞瘤和其他肿瘤的结果相似。星状细胞瘤均没有明显的 POD，因此没有对此类肿瘤进行任何完全切除的报道[54]。这些数据似乎与 Garcés-Ambrossi 报道的数据形成对比，后者报道毛细胞型星状细胞瘤，Ⅱ级星状细胞瘤和恶性星状细胞瘤的完全切除率分别为 25%、40% 和 44%。不同系列研究结果的极大差异使得髓内星状细胞瘤的治疗建议难以制订[40]。例如，McGirt 在他的研究中报道，髓内星状细胞瘤的完全切除可能与统计学意义上的生存率增加无关，而手术侵袭性与运动功能损害有关[54, 58]。Minehan 的回顾性研究中也描述了星状细胞瘤手术相关短生存期方面

的不良预后结果，强调了最佳治疗方法的不确定性[69]。因此，没有明确 POD 的星状细胞瘤手术切除应由患者意愿、外科医生经验以及术中运动诱发电位和体感诱发电位的变化等因素决定。此外，对于术中有 POD 证据的良性肿瘤，由于其对复发率有显著影响，应尝试进行完全切除[54]。

另外，有趣的方面是早期和晚期随访中的神经系统状态。据 Garcés-Ambrossi 报道，1/3 的患者出现神经系统恶化，其中一半患者在接下来的一个月内恢复正常。因此，大多数接受治疗的术前神经功能障碍有所改善的患者，随访期间其神经功能保持稳定改善[40]。

在大多数系列文献中，估计髓内肿瘤切除术后神经功能恶化约为 20%[52, 67, 70]。与急性恶化相关的唯一独立因素是高龄和手术操作期间不利的 MEP 改变[54, 71-73]。

在 Garcés-Ambrossi 系列研究中，约有一半术后神经功能恶化的患者在术后 30 天左右恢复到术前神经功能[40]。

许多作者报道术后 6 周有 60% 的患者运动障碍得到改善[40, 64, 74]。

许多作者认为髓内肿瘤手术的主要目的是维持术前的神经状态[44, 65, 75]，并建议在神经系统恶化前进行手术，但另外一些作者主张，很多患者在术后神经系统可以得到改善并维持这一结果数年[40, 44, 50, 52, 66, 76-79]。

一些作者认为，影响神经系统预后的最强预测因素是术前神经系统状态和肿瘤组织学类型[54]。

徐及其同事报道在长期随访中术后神经系统改善率为 77.6%[70]。这一结果似乎与 Karikari 的结果不一致，KariKari 报道室管膜肿瘤 20% 神经功能得到改善，69% 维持术前相同的状态，10.9% 恶化。星状细胞瘤的结果更糟：仅 4.8% 的患者神经功能得到改善，47.6% 保持稳定，47% 恶化。

在星状细胞瘤的评估中，神经功能损害可能与多因素病因相关：有时是由于过于激进的手术（术后早期出现损伤症状），但更常见的是由于复发，导致长期神经功能恶化[54]。

在随访期间，解剖位置通常与不同的神经系统状况相关[50, 52, 54, 55]。分析极易变化且依赖于组织学的 PFS 可能得出不同的结论。许多研究分析 PFS 复发率为 34%～54%[43, 66, 79]，一些作者认为辅助治疗和放疗联合治疗似乎并不与生存率独立相关[40, 80–82]。

在大多数文献中，组织学是 PFS 最重要的预测因素[66, 79]。Garcés-Ambrossi 的研究提出了一个有趣的观点。该研究报道了各组织学类型肿瘤中增加的 PFS，认为明确的 POD 对 PFS 具有一定的调节作用，值甚至高于肿瘤组织学的作用。在 48 个月时，室管膜瘤存活率为 86% vs. 50%（无POD），血管母细胞瘤存活率为 93% vs. 0%（无POD），在 24 个月时，Ⅱ级星状细胞瘤存活率为 100% vs. 43%（无 POD）；在 6 个月时，高级别星状细胞瘤的存活率为 50% vs.25%（无 POD）[40]。

对于血管母细胞瘤和室管膜瘤，PFS 与全切术之间的关联也被描述过，这可能是因为术后炎症会消除和中和显微镜下的残留物[83, 84]。在星状细胞瘤的评估中，这种相同的关联并不十分明确[40, 43, 78, 85, 86]。

十、我们的结果 / 机构研究结果

我科通过 1990—2016 年切除 28 例肿瘤的结果，描述了我们自己在 CVJ 髓内肿瘤的手术方面的经验。所有患者都接受了手术治疗，并尝试行进行全切术。我们的系列研究包括 78.5% 的低度恶性或良性肿瘤和 21.5% 的高度恶性肿瘤。其中 18% 低度恶性星状细胞瘤，14% 血管母细胞瘤，11% 低度恶性室管膜瘤，36% 海绵状血管瘤，18% 高度恶性星形细胞瘤，3% 高度恶性室管膜瘤。

本回顾性研究分析了累及延髓（43%）、颈髓头端部分（从 C_1 至 C_4 且累及枕骨大孔区，25%）和颈髓（32%）的肿瘤。分析低度恶性肿瘤的生长模式显示出固定模式；根据我们的经验，这些肿瘤并没有超出脑桥－延髓交界处的界限，在 25% 的病例中肿瘤在颅内延伸至第四脑室。

症状出现的时间很长，平均为诊断前 22.8 周。该系列研究中约 64% 的患者表现出超过 6 周的缓慢进行性症状。长期临床病史似乎与更好的长期预后无关（具有统计学意义）。约 89% 的患者主诉感觉或运动障碍及锥体束受累，43% 有脑神经损伤（第Ⅸ、第Ⅹ、第Ⅺ、第Ⅻ脑神经），11% 有呼吸和心脏功能障碍，21% 有疼痛症状，14% 有脑积水相关症状。

所有接受手术的患者均有症状。在 61% 的患者中，我们采用枕下正中入路切除了 C_1 后弓（主要为后部正中肿瘤）；在 35.5% 的枕下正中入路中，延伸至第四脑室的部分采用了辅助手术路径：2 例蚓部入路，4 例膜帆入路。18% 的患者接受了后外侧入路（主要为前或前外侧的肿瘤）并切除 C_1 后弓。

在 21% 的患者中，颈椎后正中入路椎板切除术（83%）或椎板截骨再植术（17%）并联合较小的枕骨下颅骨切除术，以更好地控制枕骨大孔区（髓内颈部肿瘤）。自引入神经生理学检查以来，所有患者在可控的 SSEP、MEP、EMG 监测下以及脑神经的监测下均接受了手术治疗。

在我们的系列研究中，54% 的患者获得了完全切除，14% 的患者获得了次全切（＞90%），其余 32% 获得了部分切除（50%～90%）。在 71% 的患者中，POD 被明确识别。POD 的存在显著的增加了肿瘤完全切除的可能，具有统计学意义

（P=0.0004），并在随访期间明显改善神经系统状态的预后（$P < 0.0001$KPS，P=0.0004MC）。在我们的系列研究中，POD 的存在与组织学类型在统计学没有相关性。组织学类型对完全切除的影响有统计学意义（$P < 0.0001$）：100% 的海绵状瘤和 75% 的血管母细胞瘤获得了完全切除；100% 的高级别星状细胞瘤可以实现次全切除。

所有低级别星状细胞瘤（78% 的低级别胶质瘤和室管膜瘤为完全切除或次全切）最大限度的减瘤术具有高度可变性。

肿瘤的总切除量对于更好的长期预后具有统计学意义：73% 的患者在后期随访期间 KPS > 70（P=0.0012）或 MC I 级（P=0.031）。

该结果证实，在神经生理监测无术中改变的情况下，肿瘤切除的目标应为完全切除。根据我们的经验，完全切除术与进一步的神经功能损害无关。

早期神经系统术后并发症率为 25%：7% 有新发脑神经损伤，11% 有感觉和运动功能损伤加重，7% 有新发心脏和呼吸功能障碍。上述并发症与手术相关风险相符。

尽管这个解剖区域存有差异，但手术仍可保证术前症状的稳定。

在 5.6 年随访期间（范围为 11 天至 14 年），以更准确的方式评估了神经系统状态，采用 Karnofsky 评分（KPS）和 McCormick 分级（MC）评估功能状态。

54% 的患者术前 KPS > 70，46% 的患者术前 KPS ≤ 70（32% MC I 级，61% MC II 级，7% MC III 级）。随访结束时，79% 的患者 KPS > 70，而只有 21% 的患者 KPS ≤ 70（75% MC I 级，17% MC II 级，8% MC III 级）。

21% 高级别胶质瘤患者会出现晚期临床恶化，即迟发性并发症；84% 的高级别胶质瘤出现神经功能损害的临床恶化与疾病进展有关。总生存率与组织学相关：低度恶性或良性肿瘤的总生存率为 7 年，高度恶性胶质瘤的总生存率为 11.7 个月。

明确的 POD（$P < 0.0001$）、完全切除或次全切的可能性（P=0.0012）、KPS > 70 或 MC I 级的术前功能状态（P=0.0012）、组织学类型（血管母细胞瘤、低级别胶质瘤、海绵状瘤）、术中神经监测和先进的影像学检查（P=0.05）以及无迟发性并发症（$P < 0.0001$）与末次随访时的更好预后（KPS > 70 和 MC I 级）相关，具有统计学意义。

在随访期间维持最佳功能状态是 OS 和 PFS 预后的一个积极因素。末次随访时，约 94% KPS > 70/MC I 级的患者存活，且并发症出现率很低。

十一、总结

CVJ 髓内肿瘤是脊髓和脑干之间过渡区少见的肿瘤，多年来很少有文献报道。

这些肿瘤在组织学上多数为良性，生长缓慢，且在诊断前临床症状呈典型的长期发作；它们被认为可以行根治性手术切除。它们有一个限制性的生长模式，倾向于沿着白质生长。手术治疗的目标是在神经生理学监测的帮助下，达到最大限度的减瘤和最小的术后神经损伤风险。

该组患者与单纯髓内肿瘤有许多相似之处。尽管解剖区域具有差异，但在肿瘤和实质之间有明确的 POD 时，就可行肿瘤完全切除。在没有 POD 的情况下，建议行最大限度的次全切，以保留神经功能。这些肿瘤均为惰性肿瘤，即使未行完全切除复发 / 再生长率也很低。

获得完全切除与较好的晚期预后相关（使用 KPS 和 McCormick 进行评估）。手术并非没有风险。这些肿瘤不是高级别肿瘤，没有不良的生物学特性和不良的生长模式，其特征是功能预后良好。

通过对末次随访时 KPS 和 MC 的评估，可以得出良好的预后通常与以下因素相关：特定的组织学类型（血管母细胞瘤、低级别胶质瘤 / 室管膜瘤和海绵状瘤）、POD 的存在、完全切除或次全切的实现、良好的术前神经功能状况、术中神经监测和先进的影像学检查和无晚期并发症。最佳功能预后是提高总体生存率和良好 PFS 的相关因素（图 25–1）。

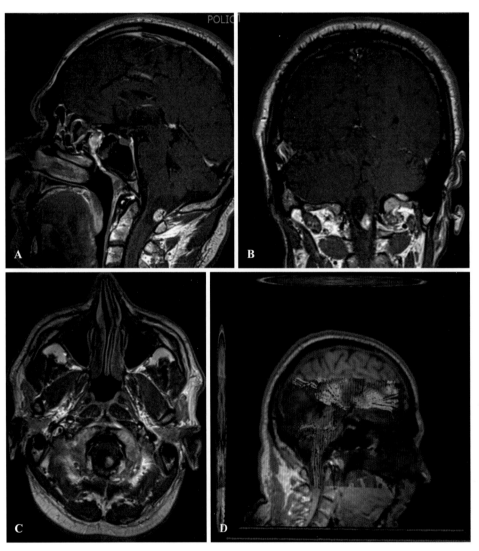

▲ 图 25–1　术前 MRI

A 至 C. 矢状位扫描（A）、冠状位扫描（B）、轴状位扫描（C），钆增强 T_1 加权序列示 1 名青年男性（34 岁）颈髓毛细胞星状细胞瘤；D 至 E. 术前 MRI 以纤维追踪重建的矢状扫描（T_2 加权序列），颈髓毛细胞星形细胞瘤（34 岁青年男性）代替了前白质。F 至 H. 术后 MRI 矢状面扫描（F），冠状面扫描（G）和轴状位扫描（H）示，钆增强 T_1 加权序列示 1 名青年男性（34 岁）颈髓毛细胞星形细胞瘤被完全切除。I 至 L. 钆增强 T_1 加权序列矢状位扫描（I）和轴状位扫描（J）、T_2 加权序列矢状位扫描（K）和轴状位扫描（L），成年女性（56 岁）髓样血管母细胞瘤术前 MRI 表现。M 至 P. T_2 加权序列矢状位扫描（M）和轴状位扫描（N），钆增强 T_1 加权序列矢状面扫描（O）和轴状位扫描（P），成年女性（56 岁）髓样血管母细胞瘤完全切除术后 MRI 表现

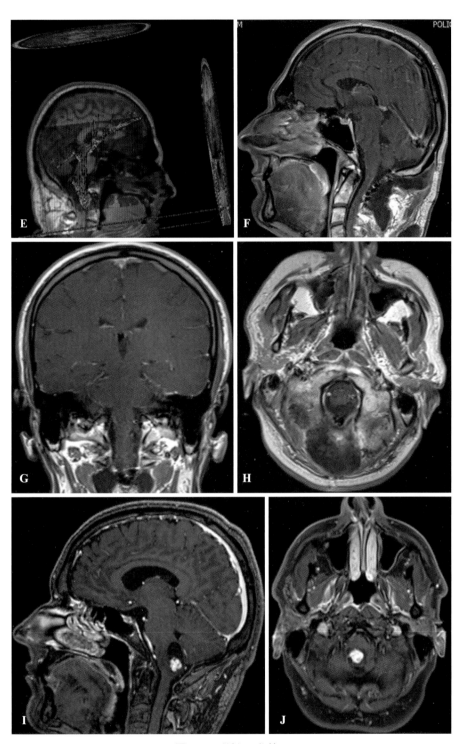

▲ 图 25-1（续）　术前 MRI

A 至 C. 矢状位扫描（A）、冠状位扫描（B）、轴状位扫描（C），钆增强 T₁ 加权序列示 1 名青年
男性（34 岁）颈髓毛细胞星状细胞瘤；D 至 E. 术前 MRI 以纤维追踪重建的矢状扫描（T₂ 加权
序列），颈髓毛细胞星形细胞瘤（34 岁青年男性）代替了前白质。F 至 H. 术后 MRI 矢状面扫描
（F），冠状面扫描（G）和轴状位扫描（H）示，钆增强 T₁ 加权序列示 1 名青年男性（34 岁）颈
髓毛细胞星形细胞瘤被完全切除。I 至 L. 钆增强 T₁ 加权序列矢状位扫描（I）和轴状位扫描（J）、
T₂ 加权序列矢状位扫描（K）和轴状位扫描（L），成年女性（56 岁）髓样血管母细胞瘤术前
MRI 表现。M 至 P. T₂ 加权序列矢状位扫描（M）和轴状位扫描（N），钆增强 T₁ 加权序列矢状
面扫描（O）和轴状位扫描（P），成年女性（56 岁）髓样血管母细胞瘤完全切除术后 MRI 表现

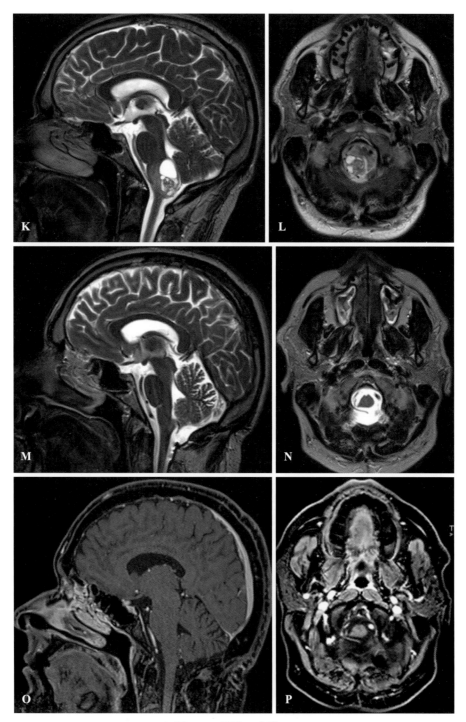

▲ 图 25-1（续） 术前 MRI

A 至 C. 矢状位扫描（A）、冠状位扫描（B）、轴状位扫描（C），钆增强 T_1 加权序列示 1 名青年男性（34 岁）颈髓毛细胞星状细胞瘤；D 至 E. 术前 MRI 以纤维追踪重建的矢状扫描（T_2 加权序列），颈髓毛细胞星形细胞瘤（34 岁青年男性）代替了前白质。F 至 H. 术后 MRI 矢状面扫描（F），冠状面扫描（G）和轴状位扫描（H）示，钆增强 T_1 加权序列示 1 名青年男性（34 岁）颈髓毛细胞星形细胞瘤被完全切除。I 至 L. 钆增强 T_1 加权序列矢状位扫描（I）和轴状位扫描（J）、T_2 加权序列矢状位扫描（K）和轴状位扫描（L），成年女性（56 岁）髓样血管母细胞瘤术前 MRI 表现。M 至 P. T_2 加权序列矢状位扫描（M）和轴状位扫描（N），钆增强 T_1 加权序列矢状面扫描（O）和轴状位扫描（P），成年女性（56 岁）髓样血管母细胞瘤完全切除术后 MRI 表现

参考文献

[1] Nair AP, Mehrotra A, Das KK, Srivastava AK, Sahu RN, Kumar R. Clinico-radiological profile and nuances in the management of cervicomedullary junction intramedullary tumors. Asian J Neurosurg. 2014;9(1):21–8.

[2] Samartzis D, Gillis CC, Shih P, O'Toole JE, Fessler RG. Intramedullary spinal cord tumors: part I-epidemiology, pathophysiology, and diagnosis. Global Spine J. 2015;5(5):425–35.

[3] Krishnaney A, Modic MT. Chapter 18: Radiology of the spine. In: Winn HR, MD Copyright © 2011, 2004, 1996, 1990, 1982, 1973 by Saunders, an imprint of Elsevier Inc. Youmans neurological surgery. 6th ed. ISBN: 978–1–4160–5316–3.

[4] Diagnostic imaging brain Anne G. Osborn text—Copyright Anne G. Osborn MD 2004 Composition by Amirsys Inc, Salt Lake City, Utah Printed by Friesens, Altona, Manitoba, Canada ISBN: 0–7216–2905–9.

[5] Karam YR, Menezes AH, Traynelis VC. Posterolateral approaches to the craniovertebral junction. Neurosurgery. 2010;66(Suppl 3):A135–40.

[6] Setzer M, Murtagh RD, Murtagh FR, Eleraky M, Jain S, Marquardt G, Seifert V, Vrionis FD. Diffusion tensor imaging tractography in patients with intramedullary tumors: comparison with intraoperative findings and value for prediction of tumor resectability. J Neurosurg Spine. 2010;13(3):371–80.

[7] Landi A, Palmarini V, D'Elia A, Marotta N, Salvati M, Santoro A, Delfini R. Magnetic resonance diffusion tensor imaging and fiber-tracking diffusion tensor tractography in the management of spinal astrocytomas. World J Clin Cases. 2016;4(1):1–4.

[8] Matsushima T, Inoue T, Inamura T, Natori Y, Ikezaki K, Fukui M. Transcerebellomedullary fissure approach with special reference to methods of dissecting the fissure. J Neurosurg. 2001;94(2):257–64.

[9] Cohen AR, editor. Surgical disorders of the fourth ventricle. Cambridge: Blackwell Science; 1996. p. 147–60.

[10] Kempe LG. Operative neurosurgery, vol. 2. New York: Springer; 1970. p. 1–13.

[11] Kempe LG. Operative neurosurgery, vol. 2. New York: Springer; 1970. p. 14–33.

[12] Sekhar LN. Midline and paramedian posterior fossa approaches to cerebellar and brainstem lesions. In: Sekhar LN, de Oliveira E, editors. Cranial microsurgery: approaches and techniques. New York: Thieme; 1999. p. 378–99.

[13] Tanriover N, Ulm AJ, Rhoton AL Jr, Yasuda A. Comparison of the transvermian and telovelar approaches to the fourth ventricle. J Neurosurg. 2004;101(3):484–98.

[14] Dandy WE. The brain. Practice of surgery. Hagerstown. In: Lewis D, editor. WF Prior; 1966. p. 452–8.

[15] Kawashima M, Tanriover N, Rhoton AL Jr, Ulm AJ, Matsushima T. Comparison of the far lateral and extreme lateral variants of the atlanto-occipital transarticular approach to anterior extradural lesions of the craniovertebral junction. Neurosurgery. 2003;53(3):662–74; discussion 674–5.

[16] Wen HT, Rhoton AL Jr, Katsuta T, de Oliveira E. Microsurgical anatomy of the transcondylar, supracondylar, and paracondylar extensions of the far-lateral approach. J Neurosurg. 1997;87:555–85.

[17] Kyoshima K, Kobayashi S, Hirohiko GMO, Kuroyanagi T. A study of safe entry zones via the floor of the fourth ventricle for brain-stem lesions. J Neurosurg. 1993;78:987–93.

[18] Cantore G, Missori P, Santoro A. Cavernous angiomas of the brain stem. Intra-axial anatomical pitfalls and surgical strategies. Surg Neurol. 1999;52(1):84–93; discussion 93–4.

[19] Bricolo A, Turazzi S. Surgery for gliomas and other mass lesions of the brainstem. Adv Tech Stand Neurosurg. 1995;22:261–341.

[20] Harrop JS, Ganju A, Groff M, Bilsky M. Primary intramedullary tumors of the spinal cord. Spine (Phila Pa 1976). 2009;34(22 Suppl):S69–77.

[21] Samartzis D, Gillis CC, Shih P, O'Toole JE, Fessler RG. Intramedullary spinal cord tumors: part II—management options and outcomes. Global Spine J. 2016;6(2):176–85.

[22] Sala F, Bricolo A, Faccioli F, Lanteri P, Gerosa M. Surgery for intramedullary spinal cord tumors: the role of intraoperative (neurophysiological) monitoring. Eur Spine J. 2007;16(Suppl 2):S130–9. Review.

[23] Kothbauer KF. Intraoperative neurophysiologic monitoring for intramedullary spinal-cord tumor surgery. Neurophysiol Clin. 2007;37(6):407–14.

[24] Elsberg CA, Beer E. The operability of intramedullary tumors of the spinal cord. A report of two operations with remarks upon the extrusion of intraspinal tumors. Am J Med Sci. 1911;142:636–47.

[25] Guidetti B, Mercuri S, Vagnozzi R. Long-term results of the surgical treatment of 129 intramedullary spinal gliomas. J Neurosurg. 1981;54(3):323–30.

[26] Epstein F, Wisoff J. Intra-axial tumors of the cervicomedullary junction. J Neurosurg. 1987;67(4): 483–7.

[27] Epstein F, McCleary EL. Intrinsic brain-stem tumors of childhood: surgical indications. J Neurosurg. 1986;64(1):11–5.

[28] Epstein F, Epstein N. Intramedullary tumors of the spinal cord. In: American Association of Neurological Surgeons, editor. Pediatric neurosurgery. Surgery of the developing nervous system. New York: Grune & Stratton; 1982. p. 529–39.

[29] Epstein F, Epstein N. Surgical management of extensive intramedullary spinal cord astrocytomas in children. In: American Society for Pediatric Neurosurgery, editor. Concepts in pediatric neurosurgery 2. Basel: Karger; 1982. p. 29–44.

[30] Epstein F, Epstein N. Surgical management of holocord intramedullary spinal cord astrocytomas in children. Report of three cases. J Neurosurg. 1981;54(6):829–32.

[31] Epstein F. Surgical treatment of extensive spinal cord astrocytomas of childhood. In: Raimondi AJ, editor. Concepts in pediatric neurosurgery 3. Basel: Karger; 1983. p. 157–69.

[32] Epstein F, Epstein N. Surgical treatment of spinal cord astrocytomas of childhood. A series of 19 patients. J Neurosurg. 1982;57(5):685–9.

[33] Epstein F, Wisoff J. Spinal cord astrocytomas of childhood: surgical considerations. In: Long DM, editor. Current therapy in neurological surgery, 1985–1986. Philadelphia: BC Decker; 1984. p. 159–61.

[34] Raghavendra BN, Epstein F, McCleary L. Intramedullary spinal cord tumors in children: localization by intraoperative sonography. AJNR Am J Neuroradiol. 1984;5(4):395–7.

[35] Weiner HL, Freed D, Woo HH, Rezai AR, Kim R, Epstein FJ. Intra-axial tumors of the cervicomedullary junction: surgical results and long-term outcome. Pediatr Neurosurg. 1997;27(1):12–8.

[36] Abbott R, Ragheb J, Epstein FJ. Brainstem tumors: surgical indications. In: Cheek WR, Marlin AE, McLone DG, Reigel DH, Walker ML, editors. Pediatric neurosurgery: surgery of the developing nervous system. 3rd ed. Philadelphia: Saunders; 1994. p. 374–82.

[37] Epstein FJ, Farmer JP. Brain-stem glioma growth patterns. J Neurosurg. 1993;78(3):408–12.

[38] Squires LA, Constantini S, Miller DC, Epstein F. Diffuse infiltrating astrocytoma of the cervicomedullary region: clinicopathologic entity. Pediatr Neurosurg. 1997;27(3):153–9.

[39] McAbee JH, Modica J, Thompson CJ, Broniscer A, Orr B, Choudhri AF, Boop FA, Klimo P Jr. Cervicomedullary tumors in children. J Neurosurg Pediatr. 2015;16(4): 357–66.

[40] Garcés-Ambrossi GL, McGirt MJ, Mehta VA, Sciubba DM, Witham TF, Bydon A, Wolinksy JP, Jallo GI, Gokaslan ZL. Factors associated with progression-free survival and long-term neurological outcome after resection of intramedullary spinal cord tumors: analysis of 101 consecutive cases. J Neurosurg Spine. 2009;11(5):591–9.

[41] Daumas-Duport C. Patterns of tumor growth and problems associated with histological typing of low-grade gliomas. In: Apuzzo MLJ, editor. Benign cerebral glioma, vol. 1. Washington: American Association of Neurological Surgeons Publications; 1995. p. 125–47.

[42] Aghakhani N, David P, Parker F, Lacroix C, Benoudiba F, Tadie M. Intramedullary spinal ependymomas: analysis of a consecutive series of 82 adult cases with particular attention to patients with no preoperative neurological deficit. Neurosurgery. 2008;62(6):1279–85; discussion 1285–6.

[43] Cooper PR. Outcome after operative treatment of intramedullary spinal cord tumors in adults: intermediate and long-term results in 51 patients. Neurosurgery. 1989;25(6):855–9.

[44] Epstein FJ, Farmer JP, Freed D. Adult intramedullary spinal cord ependymomas: the result of surgery in 38 patients. J Neurosurg. 1993;79(2):204–9.

[45] Ferrante L, Mastronardi L, Celli P, Lunardi P, Acqui M, Fortuna A. Intramedullary spinal cord ependymomas—a study of 45 cases with long-term follow-up. Acta Neurochir (Wien). 1992;119(1–4):74–9.

[46] Garcia DM. Primary spinal cord tumors treated with surgery and postoperative irradiation. Int J Radiat Oncol Biol Phys. 1985;11(11):1933–9.

[47] Jallo GI, Danish S, Velasquez L, Epstein F. Intramedullary low-grade astrocytomas: long-term outcome following radical surgery. J Neurooncol. 2001;53(1):61–6.

[48] Jallo GI, Freed D, Epstein F. Intramedullary spinal cord tumors in children. Childs Nerv Syst. 2003;19(9):641–9.

[49] Samii M, Klekamp J. Surgical results of 100 intramedullary tumors in relation to accompanying syringomyelia. Neurosurgery. 1994;35(5):865–73; discussion 873.

[50] Sandalcioglu IE, Gasser T, Asgari S, Lazorisak A, Engelhorn T, Egelhof T, Stolke D, Wiedemayer H. Functional outcome after surgical treatment of intramedullary spinal cord tumors: experience with 78 patients. Spinal Cord. 2005;43(1):34–41.

[51] Shrivastava RK, Epstein FJ, Perin NI, Post KD, Jallo GI. Intramedullary spinal cord tumors in patients older than 50years of age: management and outcome analysis. J Neurosurg Spine. 2005;2(3):249–55.

[52] Cristante L, Herrmann HD. Surgical management of intramedullary spinal cord tumors: functional outcome and sources of morbidity. Neurosurgery. 1994;35(1):69–74; discussion 74–6.

[53] Innocenzi G, Raco A, Cantore G, Raimondi AJ. Intramedullary astrocytomas and ependymomas in the pediatric age group: a retrospective study. Childs Nerv Syst. 1996;12(12):776–80.

[54] Karikari IO, Nimjee SM, Hodges TR, Cutrell E, Hughes BD, Powers CJ, Mehta AI, Hardin C, Bagley CA, Isaacs RE, Haglund MM, Friedman AH. Impact of tumor histology on resectability and neurological outcome in primary intramedullary spinal cord tumors: a single-center experience with 102 patients. Neurosurgery. 2011;68(1):188–97; discussion 197.

[55] Hoshimaru M, Koyama T, Hashimoto N, Kikuchi H. Results of microsurgical treatment for intramedullary spinal cord ependymomas: analysis of 36 cases. Neurosurgery. 1999;44(2):264–9.

[56] Merchant TE, Kiehna EN, Thompson SJ, Heideman R, Sanford RA, Kun LE. Pediatric low-grade and ependymal spinal cord tumors. Pediatr Neurosurg. 2000;32(1):30–6.

[57] Kochbati L, Nasr C, Frikha H, Gargouri W, Benna F, Besbes M, Daoud J, Bouaouina N, Ben Abdallah M, Maalej M. Primary intramedullary ependymomas: retrospective study of 16 cases. Cancer Radiother. 2003;7(1):17–21.

[58] McGirt MJ, Goldstein IM, Chaichana KL, Tobias ME, Kothbauer KF, Jallo GI. Extent of surgical resection of malignant astrocytomas of the spinal cord: outcome analysis of 35 patients. Neurosurgery. 2008;63(1):55–60; discussion 60–1.

[59] Kane PJ, el-Mahdy W, Singh A, Powell MP, Crockard HA. Spinal intradural tumors: part II– intramedullary. Br J Neurosurg. 1999;13(6):558–63.

[60] Constantini S, Miller DC, Allen JC, Rorke LB, Freed D, Epstein FJ. Radical excision of intramedullary spinal cord tumors: surgical morbidity and longterm follow-up evaluation in 164 children and young adults. J Neurosurg. 2000;93(2 Suppl):183–93.

[61] Hanbali F, Fourney DR, Marmor E, Suki D, Rhines LD, Weinberg JS, McCutcheon IE, Gokaslan AL, et al. Neurosurgery. 2002;51(5):1162–72; discussion 1172–4.

[62] McCormick PC, Torres R, Post KD, Stein BM. Intramedullary ependymoma of the spinal cord. J Neurosurg. 1990;72(4):523–32.

[63] Cristante L, Herrmann HD. Surgical management of intramedullary hemangioblastoma of the spinal cord. Acta Neurochir (Wien). 1999;141(4):333–9; discussion 339–40.

[64] Lonser RR, Weil RJ, Wanebo JE, DeVroom HL, Oldfield EH. Surgical management of spinal cord hemangioblastomas in patients with von Hippel-Lindau disease. J Neurosurg. 2003;98(1):106–16.

[65] Schwartz TH, McCormick PC. Intramedullary ependymomas: clinical presentation, surgical treatment strategies and prognosis. J Neurooncol. 2000;47(3):211–8.

[66] Constantini S, Miller DC, Allen JC, Freed D, Ozek MM, Rorke LB, et al. Radical excision of intramedullary spinal cord tumors: surgical morbidity and long-term follow-up evaluation in 164 children and young adults. J Neurosurg. 2000;93:183–93.

[67] Brotchi J, Dewitte O, Levivier M, Balérieaux D, Vandesteene A, Raftopoulos C, Flament-Durand J, Noterman J. A survey of 65 tumors within the spinal cord: surgical results and the importance of preoperative magnetic resonance imaging. Neurosurgery. 1991;29(5):651–6; discussion 656–7.

[68] Epstein FJ, Farmer JP, Freed D. Adult intramedullary astrocytomas of the spinal cord. J Neurosurg. 1992; 77(3):355–9.

[69] Minehan KJ, Brown PD, Scheithauer BW, Krauss WE, Wright MP. Prognosis and treatment of spinal cord astrocytoma. Int J Radiat Oncol Biol Phys. 2009;73(3):727–33.

[70] Xu QW, Bao WM, Mao RL, Yang GY. Aggressive surgery for intramedullary tumor of cervical spinal cord. Surg Neurol. 1996;46(4):322–8.

[71] Constantini S, Houten J, Miller DC, Freed D, Ozek MM, Rorke LB, Allen JC, Epstein FJ. Intramedullary spinal cord tumors in children under the age of 3 years. J Neurosurg. 1996;85(5):1036–43.

[72] Kelleher MO, Tan G, Sarjeant R, Fehlings MG. Predictive value of intraoperative neurophysiological monitoring during cervical spine surgery: a prospective analysis of 1055 consecutive patients. J Neurosurg Spine. 2008;8(3):215–21.

[73] Kothbauer K, Deletis V, Epstein FJ. Intraoperative spinal cord monitoring for intramedullary surgery: an essential adjunct. Pediatr Neurosurg. 1997;26(5):247–54.

[74] Goh KY, Velasquez L, Epstein FJ. Pediatric intramedullary spinal cord tumors: is surgery alone enough? Pediatr Neurosurg. 1997;27(1):34–9.

[75] Roonprapunt C, Houten JK. Spinal cord astrocytomas: presentation, management, and outcome. Neurosurg Clin N Am. 2006;17(1):29–36.

[76] Chang UK, Choe WJ, Chung SK, Chung CK, Kim HJ. Surgical outcome and prognostic factors of spinal intramedullary ependymomas in adults. J Neurooncol. 2002;57(2):133–9.

[77] Cooper PR, Epstein F. Radical resection of intramedullary spinal cord tumors in adults. Recent experience in 29 patients. J Neurosurg. 1985;63(4):492–9.

[78] Innocenzi G, Salvati M, Cervoni L, Delfini R, Cantore G. Prognostic factors in intramedullary astrocytomas. Clin Neurol Neurosurg. 1997;99(1):1–5.

[79] Raco A, Esposito V, Lenzi J, Piccirilli M, Delfini R, Cantore G. Long-term follow-up of intramedullary spinal cord tumors: a series of 202 cases. Neurosurgery. 2005;56(5):972–81.

[80] Bouffet E, Pierre-Kahn A, Marchal JC, Jouvet A, Kalifa C, Choux M, Dhellemmes P, Guérin J, Tremoulet M, Mottolese C. Prognostic factors in pediatric spinal cord astrocytoma. Cancer. 1998;83(11):2391–9.

[81] Eyre HJ, Crowley JJ, Townsend JJ, Eltringham JR, Morantz RA, Schulman SF, Quagliana JM, al-Sarraf M. A randomized trial of radiotherapy versus radiotherapy plus CCNU for incompletely resected low-grade gliomas: a Southwest Oncology Group study. J Neurosurg. 1993;78(6):909–14.

[82] Fisher BJ, Bauman GS, Leighton CE, Liard A, Zomosa G, Menei P, et al. Low-grade gliomas in children: tumor volume response to radiation. Neurosurg Focus. 1998;4(4):E5.

[83] Jarnagin WR, Zager JS, Klimstra D, Delman KA, Malhotra S, Ebright M, Little S, DeRubertis B, Stanziale SF, Hezel M, Federoff H, Fong Y. Neoadjuvant treatment of hepatic malignancy: an oncolytic herpes simplex virus expressing IL-12 effectively treats the parent tumor and protects against recurrence-after resection. Cancer Gene Ther. 2003;10(3):215–23.

[84] Koebel CM, Vermi W, Swann JB, Zerafa N, Rodig SJ, Old LJ, Smyth MJ, Schreiber RD. Adaptive immunity maintains occult cancer in an equilibrium state. Nature. 2007;450(7171):903–7.

[85] Minehan KJ, Shaw EG, Scheithauer BW, Davis DL, Onofrio BM. Spinal cord astrocytoma: pathological and treatment considerations. J Neurosurg. 1995;83(4):590–5.

[86] Sandler HM, Papadopoulos SM, Thornton AF Jr, Ross DA. Spinal cord astrocytomas: results of therapy. Neurosurgery. 1992;30(4):490–3.

第 26 章　经鼻内镜前路治疗枕骨大孔区病变
The Anterior (Endoscopic Endonasal) Approach and Outcomes for Foramen Magnum Tumors

Nathan T. Zwagerman　Juan C. Fernandez-Miranda　Eric W. Wang　Carl H. Snyderman　Paul A. Gardner　著

杨俊松　译　　贺宝荣　校

一、概述

颅颈交界区脊髓腹侧的肿瘤发病率低，以枕骨大孔区综合征最为多见。除延髓及颈段脊髓受压导致的疼痛外，患者多表现为肢体无力，先后累及单侧上肢、同侧下肢，对侧下肢及对侧上肢。由于该起病隐匿，与 Chiari 畸形相似，患者早期症状仅为枕颈部疼痛。此外，该病进展缓慢，临床症状以肢体无力、脑神经功能障碍为主，临床极易漏诊。其治疗决策主要受致压因素的病理改变决定。对于偶发的、微小病灶，若患者无明显神经症状可保守治疗，而病灶较大或存在明显神经症状时往往需要手术干预。鉴于病灶毗邻脑神经，颈部大血管，脑干 / 颈髓，传统的手术方法需对上述结构进行充分的显露及必要的牵拉。而入路的选择是基于手术的目的以及病灶的位置共同决定。位于脑神经内侧和鼻腭线上方的病变，经鼻内镜无疑最具有优势。在本章中，我们将介绍一例枕骨大孔区综合征的患者，结合文献综述就其鉴别诊断展开讨论。此外，详细介绍经鼻内镜前路治疗枕骨大孔区病变手术入路的具体步骤。

二、典型病例

51 岁女性，主诉为颈部疼痛伴双上肢麻木数月余。近期上述症状有所进展，并逐渐出现步态不稳及行走困难。影像学检查如图 26-1 所示。患者无手术史，既往其余病史不详。体格检查证实患者双侧上肢无力，四肢均有明显的髓性症状，伴有步态不稳，双侧 Hoffman 征及踝阵挛阳性。言语功能正常，患者无吞咽困难等脑神经异常症状。鉴于患者的症状进行性加重并伴有明显的影像学异常表现，患者被诊断为脑膜瘤并建议行手术治疗。

（一）鉴别诊断

虽然枕骨大孔区病变的鉴别诊断较多，但基于病史及影像学检查可进一步明确诊断。脑膜瘤是颅颈交界区最常见的病变，约占所有病种的 78%[1]。其他常见的鉴别诊断包括脊索瘤（通常由枕骨大孔延伸至齿状突后方）、神经鞘瘤、表皮样瘤、软骨瘤、软骨肉瘤、浆细胞瘤和转移性肿瘤。此外，非肿瘤的占位性病变也需纳入鉴别诊断的范畴，包括椎动脉延长扩张症、动脉瘤、齿状突

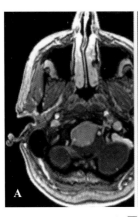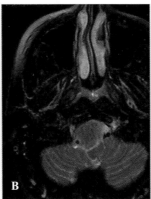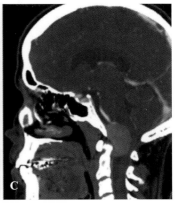

▲ 图 26-1　枕骨大孔脑膜瘤典型病例术前影像

A. MRI T_1 轴位平扫像提示延髓及颈段脊髓受压明显，瘤体侵及右侧椎动脉；B. MRI T_2 轴位平扫像提示瘤体周围延髓信号改变；C. CT 血管造影矢状面重建图提示瘤体位于枕骨大孔区

后方血管翳及滑膜囊肿（表 26-1）。

表 26-1　枕骨大孔区综合征的鉴别诊断

肿瘤性病变	非肿瘤性病变
<ul><li>脑膜瘤</li><li>脊索瘤</li><li>神经鞘瘤</li><li>表皮样瘤</li><li>软骨瘤</li><li>软骨肉瘤</li><li>浆细胞瘤</li><li>转移性肿瘤</li></ul>	<ul><li>齿状突后方血管翳</li><li>椎动脉延长扩张症</li><li>动脉瘤</li><li>滑膜囊肿</li></ul>

完善相关辅助检查进行鉴别诊断，基于不同病变的影像特征个性化制订治疗决策至关重要。在切除齿状突后方血管翳时，应注意保留瘤体后方的硬脊膜，在切除脑膜瘤时应细致显露、逐层剥离、注意血管的结扎，防止术后并发症的发生。在切除脊索瘤时需尽可能的彻底切除，避免瘤体的残留。

（二）手术

经鼻内镜下（endoscopic endonasal approach，EEA）手术切除是治疗枕骨大孔区占位性疾病的首选入路。术前应准确定位椎动脉及脑神经的位置。术前应在体感诱发电位监测下完成体位的摆放，患者头部取中立位，颈部适当偏左。术中可在导航辅助下完成术中定位及瘤体的显露，同时注意监测双侧第Ⅸ～Ⅻ脑神经及听觉诱发电位。在耳鼻咽喉科的辅助下离断鼻中隔，将鼻中隔与鼻底黏膜推向一侧，增大手术视野。用钻头打磨上颌骨表面的骨嵴直至抵达后方硬腭，以便于完成寰枢椎后方的减压。打开蝶窦，切除隔膜，逐层去除部分鼻咽黏膜、颊咽筋膜和头直肌，显露寰椎及枢椎齿状突基底部。通过咽鼓管定位颈内动脉的位置，以双侧颈内动脉（internal carotid arteries，ICA）为边界，向外侧推移，尽可能多地切除头直肌。在蝶窦底部钻孔，逐步向下扩大骨切除面积，两侧以枕骨裂孔和蝶骨岩斜为界，下端抵达舌下神经管近端。去除斜坡部分骨面以显露瘤体包膜，即硬脊膜，逐步向下显露值寰椎前弓的上份以及齿突尖，为避免术后失稳应注意保留齿状突邻近横韧带等韧带组织。

当瘤体的包膜充分显露后，结扎表面的血管，充分止血，并注意包绕在瘤体内部的椎动脉，警惕医源性椎动脉损伤。从瘤体的中部纵行切开包膜，在显微镜下采用"分步切除"技术切除瘤体。由于瘤体质韧，可采用加长超声吸引器来吸出部分瘤体，建立包膜下操作的空间。随后通过锐性剥离，在蛛网膜浅层分离并切除包绕在椎动脉及脑干附近的瘤体。为了避免医源性椎动脉损伤的发生，可在椎动脉附近保留部分瘤体。当确认瘤体切除满意后，缝合修补缺损区。

（三）术区的修补与缝合

可从同侧大腿切取部分阔筋膜及浅筋膜脂肪修补斜坡区的缺损。第一层重建可将硬膜内胶原基质固定在硬脊膜后方裂隙，以便于椎动脉与神经的进出。随后，将阔筋膜置于硬脊膜与鼻咽软组织之间，以防脑脊液鼻漏的发生。同时将自体脂肪填充于鼻咽部后方腔隙中，使鼻咽的表面平滑，便于后续鼻中隔皮瓣的固定，完成蝶窦至寰椎缺损区域的重建。我们的经验是将筋膜底部与鼻咽组织严密缝合，以便于获得良好的水密性。鼻腔填塞物通常放置 5～7 天，以便于提供结构性支撑，促进伤口愈合。可考虑使用鼻夹板来降低术后的瘢痕。借鉴以往前颅或后颅缺损的处理经

验 [2]，腰大池置管引流时间为 72h，以防术后脑脊液漏的发生。

（四）术后管理

患者恢复良好，术后第 1 天拔出气管导管，无脑神经损伤的发生，仅诉有轻微的头痛。术后第 2 天，从重症监护室转回病房。术后第 4 天移除腰大池置管，第 6 天取出鼻腔内填塞物。患者的吞咽功能及双上肢肌力正常。在完成物理治疗后并去除伤口敷料后便出院。术后 6 个月随访时，颈部疼痛消失，步态也较术前有所改善。术后影像学未见明显肿瘤残留（图 26-2）。

三、讨论

对于枕骨大孔区病变的治疗，后正中入路为经典的手术入路，但术中对脊髓神经的牵拉会增加手术相关并发症的发生率 [1]。与之相比，经后

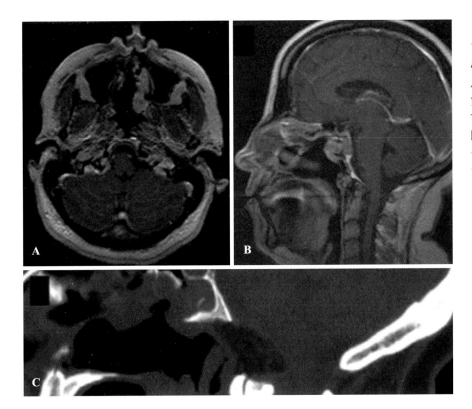

◀ 图 26-2　枕骨大孔脑膜瘤术后图像

A. MR T1 轴位造影像显示脑干压迫完全解除，椎动脉通畅；B. 磁共振 T1 矢状面造影像提示瘤体完全切除，脑干腹侧的压迫解除；C. CT 平扫描显示脂肪补片位置满意，位于骨性缺损区

外侧入路切除枕骨大孔区腹侧肿瘤更加安全有效，但是该入路同样受低位脑神经的限制，手术操作空间有限[3, 4]。在众多前入路手术中，经口入路最早被报道，但该入路存在脑脊液漏、切口感染率高和术后失稳等并发症[5, 6]。此外，术中对软腭切开与牵拉可导致一半的患者出现腭咽功能不全[7]。经鼻内镜入路前入路治疗枕骨大孔区病变是近年出现的入路[8–13]。一项 34 例患者的研究证实经鼻内镜前路齿状突切除是安全的[14]。这也侧面反映经鼻内镜入路前入路对处理颅颈交界区病变是安全、可行的。鼻腭线为术前规划提供了简便可行的方法，此入路可用于评估肿瘤切除的下界[15]。多项生物力学研究表明，切除 50%～75% 的枕骨髁会出现枕颈关节失稳[16, 17]。这与 Kooshkabadi 的一项回顾性研究 75% 的枕骨髁切除[18]是术后颅颈交界区失稳的临界点。Wang 等最近的一篇尸体解剖研究表明只需磨除枕骨髁内侧的 1/5，便可顺利建立通道枕骨大孔的通道[11]。

目前关于经鼻内镜前路治疗颅颈交界区和枕骨大孔区病变的病例报道较少。34 例接受经鼻内镜前路齿状突切除术的患者，避免了腭咽功能不全等经口手术相关并发症。5 例接受了前路经鼻内镜手术治疗的枕骨大孔肿瘤患者，在平均 18 个月的随访中未见枕颈失稳的发生，但在临床疗效上与远侧入路无明显差异。受限于手术技术以及枕骨大孔区病变本身的发病率，虽然目前尚无采用经鼻内镜前路治疗枕骨大孔区腹侧硬膜内病变的

大宗研究，但 Wang 等的个案报道已初步证实了[11]该入路是安全且有效的，后续需进一步研究来评估经鼻内镜前路的安全性及有效性。即使如此，与其他入路相比，前路经鼻内镜更便于切除肿瘤，降低脊髓神经牵拉损伤及腭咽功能不全等并发症。

该入路的主要缺陷在于处理脊索瘤、嗅沟脑膜瘤等枕骨大孔区肿瘤时，30% 的患者会出现脑脊液漏[19, 20]。因此，对于前路经鼻内镜，术后缺损区的有效重建是手术成败的关键。现有的缺损修补技术包括阔筋膜移植、胶原基质或自体脂肪的填充，带血管蒂鼻中隔皮瓣移植是最佳的修补术式[21]。我们的经验是首先采用胶原基质进行多层闭合，随后用自体脂肪填充于鼻咽黏膜后方腔隙并在表层覆以阔筋膜，以防脑疝的发生[22]。最后在阔筋膜的表层行鼻中隔皮瓣移植。此外，修补术后常规行腰大池引流对于预防术后脑脊液漏的发生也具有一定的价值。2018 年的随机对照研究证实，对于颅前窝缺损的患者，行腰大池引流可将脑脊液漏的发生率由 32% 下降到 9%[2]。

四、总结

前路经鼻内镜手术，对于治疗枕骨大孔区腹侧病变，入路直接，无须牵拉脑干 / 脊髓或脑神经，临床应用前景广阔。多项研究已证实该入路的可行性。但仍需更多的研究进一步分析肿瘤远期的复发率及并发症来评估该入路的有效性。

参考文献

[1] Meyer FB, Ebersold MJ, Reese DF. Benign tumors of the foramen magnum. J Neurosurg. 1984;61(1):136–42.

[2] Zwagerman NT, Wang EW, Shin SS, Chang YF, Fernandez-Miranda JC, Snyderman CH, Gardner PA. Does lumbar drainage reduce postoperative cerebrospinal fluid leak after endoscopic endonasal skull base surgery? A prospective, randomized controlled trial. J Neurosurg. 2018;1:1–7. [Epub ahead of print].

[3] George B, Lot G. Anterolateral and posterolateral approaches to the foramen magnum: technical description

and experience from 97 cases. Skull Base Surg. 1995;5(1):9–19.

[4] Heros RC. Lateral suboccipital approach for vertebral and vertebrobasilar artery lesions. J Neurosurg. 1986; 64(4):559–62.

[5] Mummaneni PV, Haid RW. Transoral odontoidectomy. Neurosurgery. 2005;56(5):1045–50; discussion 1045–1050.

[6] Crockard HA, Sen CN. The transoral approach for the management of intradural lesions at the craniovertebral junction: review of 7 cases. Neurosurgery. 1991;28(1):88–97; discussion 97–98.

[7] Kingdom TT, Nockels RP, Kaplan MJ. Transoral-transpharyngeal approach to the cranio-vertebral junction. Otolaryngol Head Neck Surg. 1995;113(4):393–400.

[8] Morera VA, Fernandez-Miranda JC, Prevedello DM, et al. "Far-medial" expanded endonasal approach to the inferior third of the clivus: the transcondylar and transjugular tubercle approaches. Neurosurgery. 2010;66(6 Suppl Operative):211–9; discussion 219–220.

[9] Kassam AB, Gardner P, Snyderman C, Mintz A, Carrau R. Expanded endonasal approach: fully endoscopic, completely transnasal approach to the middle third of the clivus, petrous bone, middle cranial fossa, and infratemporal fossa. Neurosurg Focus. 2005;19(1):E6.

[10] Frank G, Sciarretta V, Calbucci F, Farneti G, Mazzatenta D, Pasquini E. The endoscopic transnasal transsphenoidal approach for the treatment of cranial base chordomas and chondrosarcomas. Neurosurgery. 2006;59(1 Suppl 1):ONS50–7; discussion ONS50–57.

[11] Wang W-H, Abhinav K, Wang E, Snyderman C, Gardner PA, Fernandez-Miranda JC. Endoscopic endonasal transclival transcondylar approach for foramen magnum meningiomas. Surgical anatomy and technical note. Oper Neurosurg. 2016;12(2):153–62.

[12] Kassam A, Snyderman CH, Mintz A, Gardner P, Carrau RL. Expanded endonasal approach: the rostrocaudal axis. Part II. Posterior clinoids to the foramen magnum. Neurosurg Focus. 2005;19(1):E4.

[13] Fernandez-Miranda JC, Morera VA, Snyderman CH, Gardner P. Endoscopic endonasal transclival approach to the jugular tubercle. Neurosurgery. 2012;71(1 Suppl Operative):146–58; discussion 158–159.

[14] Zwagerman NT, Tormenti MJ, Tempel ZJ, et al. Endoscopic endonasal resection of the odontoid process: clinical outcomes in 34 adults. J Neurosurg. 2018;128(3):923–31.

[15] de Almeida JR, Zanation AM, Snyderman CH, et al. Defining the nasopalatine line: the limit for endonasal surgery of the spine. Laryngoscope. 2009;119(2):239–44.

[16] Little AS, Perez-Orribo L, Rodriguez-Martinez NG, et al. Biomechanical evaluation of the craniovertebral junction after inferior-third clivectomy and intradural exposure of the foramen magnum: implications for endoscopic endonasal approaches to the cranial base. J Neurosurg Spine. 2013;18(4):327–32.

[17] Vishteh AG, Crawford NR, Melton MS, Spetzler RF, Sonntag VK, Dickman CA. Stability of the craniovertebral junction after unilateral occipital condyle resection: a biomechanical study. J Neurosurg. 1999;90(1 Suppl):91–8.

[18] Kooshkabadi A, Choi PA, Koutourousiou M, et al. Atlanto-occipital instability following endoscopic endonasal approach for lower clival lesions: experience with 212 cases. Neurosurgery. 2015;77(6):888–97; discussion 897.

[19] Koutourousiou M, Gardner PA, Tormenti MJ, et al. Endoscopic endonasal approach for resection of cranial base chordomas: outcomes and learning curve. Neurosurgery. 2012;71(3):614–25.

[20] Koutourousiou M, Fernandez-Miranda JC, Wang EW, Snyderman CH, Gardner PA. Endoscopic endonasal surgery for olfactory groove meningiomas: outcomes and limitations in 50 patients. Neurosurg Focus. 2014;37(4):E8.

[21] Hadad G, Bassagasteguy L, Carrau RL, et al. A novel reconstructive technique after endoscopic expanded endonasal approaches: vascular pedicle nasoseptal flap. Laryngoscope. 2006;116(10):1882–6.

[22] Koutourousiou M, Filho FV, Costacou T, et al. Pontine encephalocele and abnormalities of the posterior fossa following transclival endoscopic endonasal surgery. J Neurosurg. 2014;121(2):359–66.

第 27 章 枕骨大孔区肿瘤的后方入路及预后

Foramen Magnum Tumours: Posterior Approaches and Outcome

Karl Schaller 著

杨俊松 译 贺宝荣 校

枕骨大孔区肿瘤较为罕见，可分为硬膜内肿瘤及硬膜外肿瘤。前者主要包括脑膜瘤、神经鞘膜瘤或神经纤维瘤，其中大部分为枕骨大孔脑膜瘤（foramen magnum meningiomas，FMM）。后者主要包括脊索瘤、软骨肉瘤或转移性肿瘤，以斜坡下部脊索瘤最为常见。由于该区域肿瘤的大小不一，手术入路也存在较大差异。主要包括前方经鼻入路、侧方经髁入路、乙状窦后入路以及经典的标准后正中入路[1-11]。

FMM 起源于枕骨大孔的硬脑膜，在颅内脑膜瘤的占比不到 3%[12]。在流行病学上，它与其他部位的脑膜瘤差异不大，均好发于 50 岁以上的人群，以女性多见。与其他区域的硬膜内或硬膜外肿瘤相似，虽然瘤体毗邻颅颈交界区的重要血管神经，由于肿瘤生长缓慢，当出现症状或临床确诊时瘤体多已生长较大。

FMM 多起源于枕骨大孔前侧或前外侧，位于齿状韧带的前方。与其他颅内肿瘤相似，瘤体与椎动脉 V_3 和 V_4 节段、第Ⅸ～Ⅻ脑神经、小脑后下动脉（posterior inferior cerebellar artery，PICA）和脑干之间的关系直接影响着手术决策与入路规划。虽然现阶段 FMM 的诊疗技术已日趋成熟，但 FMM 解剖上的复杂毗邻关系性使得其治疗面临极大的挑战，存在诸多不确定性。

一、症状

FMM 的症状主要包括自发性的枕部和枕下区疼痛，头部屈伸和旋转活动受限[2, 5, 7, 9-11]。患者神经症状较轻，仅表现为轻中度的下位脑神经功能障碍，表现为长期吞咽困难、声音嘶哑或伸舌偏斜。由于 FMM 多见于老年患者，因此多数患者将上述症状视为衰老的正常表现，因此极易被漏诊。此外，部分患者可出现单侧或双侧的锥体束征，表现为肌肉痉挛和共济失调[2, 5, 7, 9-11]。

二、诊断

除了全面的体格检查和影像检查，食管镜、气管镜以及吞咽状态下的 X 线片及 MRI，对于 FMM 的诊断是不可或缺的。尤其是 MRI 应涵盖颅脑及颈段脊髓，避免漏诊及误诊。例如存在单侧或双侧锥体束症状的老年患者，既往有脑血管意外或脊髓型颈椎病（cervical spondylotic myelopathy，CSM）病史会影响手术决策。对于体积较大的 FMM，瘤体可能累及乙状窦。因此 MRI 扫描除常规序列外，还应行 MR 静脉造影，明确瘤体与枕静脉窦的关系，避免枕静脉窦撕裂这一开颅手术和硬脑膜切开术后早期主要手术并发症的出现。此外，颅颈交界区的高分辨率 CT 也是不可或缺的，这有助于评估 FMM 的钙化程度，了解枕骨髁部、C_1 横突与颈静脉结节的解剖关系，以免术中磨除骨质时破坏寰枕关节导致医源性局部失稳的出现。

由于 MRI 对于椎动脉 V_3 段和 V_4 段成像效果不佳，难以明确瘤体与此区域椎动脉的关系，因此术前的 CTA 对于手术决策至关重要，当瘤体侵及椎动脉时，应做好术中修补椎动脉的必要准备。

三、分型

在现有的 FMM（Lit）的分型中 [3, 9, 13]，巴黎 Bernard George 小组基于瘤体位置，硬膜受累位置，椎动脉受累程度三要素建立的分型认可度较高。肿瘤位置主要指瘤体位于硬膜内侧、前侧、侧方或后侧，硬膜受累位置是指瘤体局限于硬膜下还是突出硬膜位于硬膜外 [3]，进一步细分为前侧或后外侧。椎动脉受累程度是指瘤体位于椎动脉的上方、下方还是完全包绕椎动脉。

四、术前规划

在笔者看来，对位于后方的 FMM 推荐后方中线入路，当瘤体位于前外侧或后外侧时，术中患者体位争议较大，主要包括半卧位、仰卧位或公园长椅位，入路选择方面多采用远外侧入路、经髁旁入路或部分磨除寰枕关节和颈静脉结节 [1, 2, 12, 14 - 17]。在上述众多入路中，绝大多数 FMM 可通过后方中线入路完成肿瘤的切除 [12, 15, 18, 19]。

五、后正中或旁正中入路的技术要点

后正中入路 FMM 的主要要点如下所示。

1. 外科医生应在术中准备足够的止血材料（如明胶泡沫 ™、Tachosil™、Surgiflo™、动脉夹）。

2. 如果 FMM 体积较大或合并脊髓型颈椎病，在体位摆放前应行必要的神经电生理监护，包括以正中神经等神经支配的双上肢及胫神经等神经支配的双下肢感觉及运动诱发电位。

3. 俯卧位，颈部屈曲（协和式飞机体位）。

4. 以体表可触及的枕外隆凸及 C_2 棘突作为体表投影参照点，做一纵向切口，起于枕外隆凸尖，通常下方截止到止于 C_2 棘突，因肿瘤大小不一，切口可做必要的延长。

5. 剥离枕后部肌肉后，可将可折弯的自动牵开器置于术区，将两侧的肌肉撑开，为避免撑开器干扰术者的操作，应将撑开的手柄朝向头侧。根据尾侧显露的范围，决定是否需对向放置另一个撑开器，以及下界止于 C_1 后弓还是 C_2 椎体。当脊索瘤等硬膜外肿瘤侵及枕骨大孔时，尾侧的显露对于瘤体的切除是必要的。

6. 止血，放置脑棉，冲洗术区。

7. 对于后方中线入路，颅后窝的显露相对较困难，且极易迷失方向，因此精细的显露极其重要。应在术前确定肿瘤的上界，在其投影处的颅骨表面平行钻取两个孔，左右两孔应尽可能靠外。应注意钻孔的深度，避免钻孔过深突破枕骨内板，导致颅内静脉窦的破裂。必要时应准备好足够的止血材料和硬脊膜钛夹。在骨孔插入钝头的撑开器，便于牵开枕后部两侧的肌肉。

8. 将增厚的寰枕后膜与枕骨分离。

9. 硬脑膜的切口应与椎动脉入颅处保留 2～3mm 的间隔，以预留必要的空间术后缝合修补硬脊膜，减少术后脑脊液瘘的发生。

10. 由于瘤体的生长，可顶压邻近的脑神经，导致脑神经拉长变细。若打开硬脑膜后，直视下可确认肿瘤，在切开瘤体包膜时，应行电刺激，避免医源性脑神经损伤的发生。

11. 如果可能的话，应沿着肿瘤包膜剥离，确认包膜的蒂部。如果蒂部为白色纤维，应再次行电刺激确认蒂部是否是脑神经或齿状韧带。在瘤体的前外侧用双极对肿瘤进行断流。

12. 在大多数既往无手术或放疗史的硬膜内肿瘤中，组织层次较清晰，可沿着包膜和重要的血管神经结构（如脑神经或脑干）之间剥离，完整摘除肿瘤。对于体积较大的肿瘤，可通过分块切除，降低瘤荷，在通过包膜下剥离切除残余的瘤体。对于复发性肿瘤，由于局部粘连较重，肿瘤的切除更具挑战。为避免肿瘤彻底切除时灾难性神经损伤的发生，可适当保留部分粘连在脑神经或脑干表层的肿瘤组织。

13. 在大多数情况下，应在手术最后离断瘤体在硬膜的附着处。如果瘤体位于腹侧的斜坡，在瘤体切除后无须行硬脑膜成形术。如果瘤体位于外侧或后侧，可采用生物补片行硬膜成形术。在成形完成后，建议用 Tachosil™ 等生物蛋白胶覆盖修补区域的硬脑膜。

六、后方旁正中入路的显露要点

皮肤切口应置于后方中线与颈椎侧缘之间的中线上。逐层切开皮下和深筋膜，剥离椎旁肌，头侧显露枕骨大孔水平，两侧显露至枕骨大孔及寰枕关节的外缘。

七、临床疗效

后正中入路作为 FMM 治疗的经典入路，已有长达数十年的历史，用于切除各种大小的脑膜瘤、钙化或非钙化肿瘤，以及前外侧和前方局限性 FMM。远外侧入路一方面通过磨除部分寰枕

关节直接显露瘤体，另一方面避免术中牵拉脑干或脑神经导致的灾难性神经损伤并发症。相关临床研究也证实远外侧入路的确可获得更好的临床疗效。然而仍有来自不同中心的部分学者对此持保留意见，他们发现采用后正中入路治疗 FMM，其并发症的发生率仅为 5%～10%，死亡率＜5%[4, 9-11, 13, 15, 20-22]。这一数值与远外侧入路并无显著差异。因此有学者认为，不同入路下治疗 FMM，其并发症发生率与术者的经验关系更为直接。一旦术者熟练掌握后正中或远外侧入路，其并发症发生率是相当的。这一观点的提出者多是支持后正中入路的学者，因为后正中入路在取得同等临床疗效的前提下，可显著缩短手术时间。虽然研究证实两种入路的复发率都很低[15, 20, 21, 23]，但是后正中入路无须破坏寰枕关节，对局部稳定性的破坏较轻，避免了枕颈融合术相关的并发症（图 27-1 至图 27-8）。

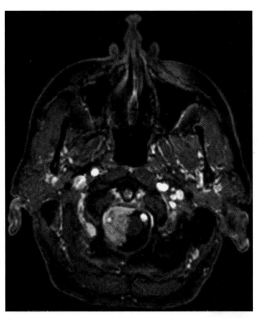

▲ 图 27-1 局限性 FMM，77 岁女性患者，肿瘤位于枕骨大孔区右侧，右侧椎动脉（非优势动脉）完全闭塞
增强 MRI 的 T_1 加权轴位像可用于明确瘤体与该区域内的神经血管结构的毗邻关系。由于瘤体偏于右侧且超过椎管横径的 50%，采用后正中入路，在切除寰椎后弓及部分切除枢椎椎板，应尽可能偏向右侧

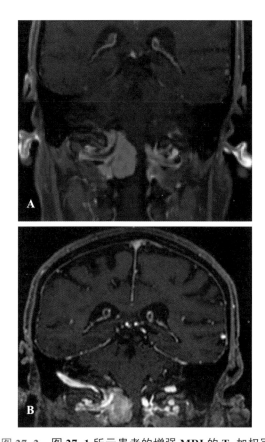

▲ 图 27-2　图 27-1 所示患者的增强 MRI 的 T₁ 加权冠状面像可见瘤体偏于右侧，完全包绕同侧椎动脉

此外，瘤体的硬膜附着处以及静脉窦均得到了理想的成像，而这部分影像资料对入路规划以及血管损伤风险的预测均有直接的关系

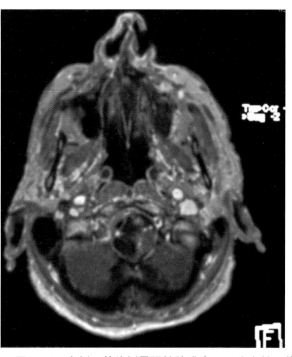

▲ 图 27-4　右侧、前外侧局限性脑膜瘤，67 岁女性既往有精神病，主诉为进行性行走困难，患者存在脑膜瘤，瘤体偏于右侧，位于枕骨大孔的前外侧，钙化较重

增强 MRI 的 T₁ 加权轴向像上，瘤体为低信号，顶压后方脑干，椎动脉部分受累。该例患者采用后正中切口，切口上界为枕骨大孔后方，下界为枢椎棘突。通过磨除部分枕骨后方的骨质及寰椎后弓扩大枕骨大孔后份，进一步 Y 型切开硬脑膜，为避免术中椎动脉损伤，术中次全切除瘤体，保留了部分附着在椎动脉表面的瘤体

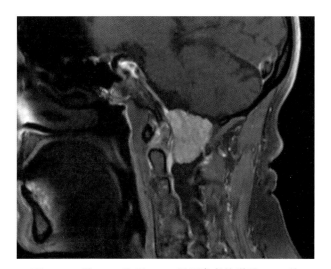

▲ 图 27-3　图 27-1 和图 27-2 所示患者的增强 MRI 的 T₁ 加权右侧旁矢状面图对确定肿瘤的头尾两端的边界，制订术前规划（例如，显露的下界是切除寰椎后弓还是抵达枢椎椎板）具有重要的价值

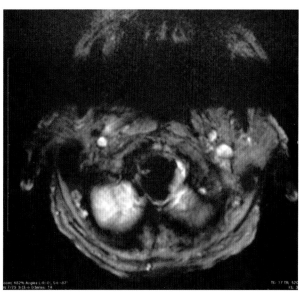

▲ 图 27-5　图 27-4 中患者常规 MRI 的 T₂ 加权轴像可清晰显示钙化脑膜瘤的边界

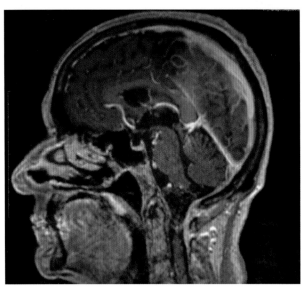

▲ 图 27-6 图 27-4 患者的增强 MRI 的 T_1 加权矢状像提示肿瘤顶压后方的延髓

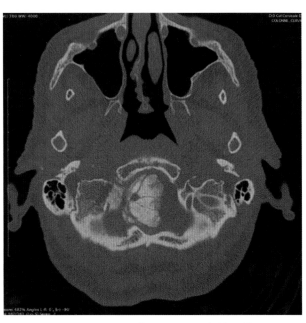

▲ 图 27-7 图 27-4 所示患者的 CT 平扫像，枕骨大孔可见明显的骨性占位，起于枕骨大孔右侧并延伸至左侧

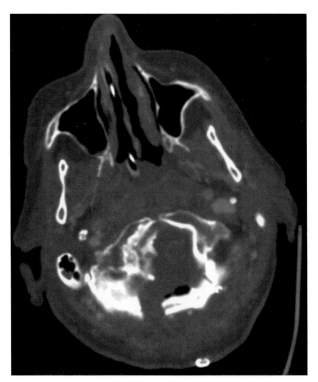

▲ 图 27-8 图 27-4 患者术后的 CT 平扫图

钙化脑膜瘤经次全切除后，虽然硬脑膜和椎动脉周围仍残存部分骨质，但后方脑干的减压较为理想

266

参考文献

[1] Bruneau M, George B. Foramen magnum meningiomas: detailed surgical approaches and technical aspects at Lariboisière hospital and review of the literature. Neurosurg Rev. 2008;31:19–33.

[2] Dobrowolski S, Ebner F, Lepski G, Tatagiba M. Foramen magnum meningioma: the midline suboccipital subtonsillar approach. Clin Neurol Neurosurg. 2016;145:28–34.

[3] Bruneau M, George B. Classification system of foramen magnum meningiomas. J Craniovertebr Junction Spine. 2010;1(1):10–7.

[4] Dahme R, Koussa S, Samaha E. C_1 arch regeneration, tight cisterna magna, and cervical syringomyelia following foramen magnum surgery. Surg Neurol. 2009;72:83–6.

[5] Meyer FB, Ebersold MJ, Reese D. Benign tumors of the foramen magnum. J Neurosurg. 1984;61:136–42.

[6] Mostofi K. Foramen magnum meningioma: some anatomical and surgical remarks through five cases. Asian Spine J. 2015;9(1):54–8.

[7] Pamir MN, Kilic T, Özduman K, Türe U. Experience of a single institution treating foramen magnum meningiomas. J Clin Neurosci. 2004;11(8):863–7.

[8] Porras CL. Meningioma in the foramen magnum in a boy aged 8 years. J Neurosurg. 1963;20:167–8.

[9] Roberti F, Sekhar L, Kalavakonda C, Wright DC. Posterior fossa meningiomas: surgical experience in 161 cases. Surg Neurol. 2001;56:8–21.

[10] Talachi A, Biroli A, Soda C, Masotto B, Bricolo A. Surgical management of ventral and ventrolateral foramen magnum meningiomas: report on a 64–case series and review of the literature. Neurosurg Rev. 2012;35:359–68.

[11] Wu Z, Hao S, Zhang J, Zhang L, Jia G, Tang J, Xiao X, Wang L, Wang Z. Foramen magnum meningiomas: experiences in 114 patients at a single institute over 15 years. Surg Neurol. 2009;72:376–82.

[12] Della Puppa A, Rustemi O, Scienza R. The suboccipital midline approach to foramen magnum meningiomas. Acta Neurochir. 2015;157:869–73.

[13] Li D, Wu Z, Ren C, Hao S-Y, Wang L, Xiao X-R, Tang J, Wang Y-G, Meng G-L, Zhang L-W, Zhang J-T. Foramen magnum meningiomas: surgical results and risks predicting poor outcomes based on a modified classification. J Neurosurg. 2016;13:1–16.

[14] Bertalanffy H, Benes L, Becker R, Aboul-Enein H, Sure U. Surgery of intradural tumors at the foramen magnum level. Oper Tech Neurosurg. 2002;5(1):11–24.

[15] Goel A, Desai K, Muzumdar D. Surgery on anterior foramen magnum meningiomas using a conventional posterior suboccipital approach: a report on an experience with 17 cases. Neurosurgery. 2001;49:102–7.

[16] Moscovici S, Umansky F, Spektor S. "Lazy" far-lateral approach to the anterior foramen magnum and lower clivus. Neurosurg Focus. 2015;38(4):E14.

[17] Samii M, Klekamp J, Gustavo C. Surgical results for meningiomas of the craniocervical junction. Neurosurgery. 1996;39(6):1086–95.

[18] Kandenwein JA, Richter H-P, Antoniadis G. Foramen magnum meningiomas—experience with the posterior suboccipital approach. Br J Neurosurg. 2009;23(1):33–9.

[19] Sohn S, Chung CK. Conventional posterior approach without far lateral approach for ventral foramen magnum meningiomas. J Korean Neurosurg Soc. 2013;54:373–8.

[20] Bassiouni H, Ntoukas V, Asgari S, Sandalcioglu EI, Stolke D, Seifert V. Foramen magnum meningiomas: clinical outcome after microsurgical resection via a posterolateral retrocondylar approach. Neurosurgery. 2006;59:1177–87.

[21] Samii M, Gerganov VM. Surgery of extra-axial tumors of the cerebral base. Neurosurgery. 2008;62(SHC Suppl 3):SHC1153–68.

[22] Sanabria EA, Ehara K, Tamaki N. Surgical experience with skull base approaches for foramen magnum meningioma. Neurol Med Chir (Tokyo). 2002;42:472–80.

[23] George B, Lot G, Boissonnet H. Meningioma of the foramen magnum: a series of 40 cases. Surg Neurol. 1997;47:371–9.

第28章 涉及颅颈交界区椎动脉的手术
Surgery Involving the Vertebral Artery at the Cranio-vertebral Junction

Michael Bruneau　Bernard George　著

杨俊松　译　　贺宝荣　校

一、概述

椎动脉区域的操作多涉及其第三段（V_3），即 C_2 和枕骨大孔（foramen magnum，FM）之间的部分，此部分区域可用于治疗大部分颅颈交界区疾病，尤其是自身管腔闭塞或外源性管腔狭窄（Bow Hunter 综合征，即旋转性椎动脉闭塞综合征）导致的椎动脉闭塞性疾病。此外，还可用枕骨大孔、颅颈交界区、颈静脉孔等区域肿瘤的治疗[1-8]。除了必要的手术技术外，如何显露椎动脉是技术的难点。因此本章节，将首先介绍椎动脉的显露步骤，也将相关的手术技巧一并阐述。

为了更好地理解，请读者阅读之前的章节：椎动脉 V_3 段的解剖。

二、椎动脉显露

颅颈交界区椎动脉的显露通常采用后外侧入路和前外侧入路两种入路[2, 9]。与早期的命名方式不同[10]，后续学者也将这两种入路命名为侧方入路和远外侧入路[11-20]。

（一）后外侧入路

后外侧入路（图 28-1A）是经典后正中入路技术的延伸。大多数术者患者采取俯卧位，部分术者更倾向于侧卧位或坐位。弧形皮肤切口，首先做正中切口从枕骨突出处向下延伸至 $C_4 \sim C_5$，再往上偏向枕骨上嵴朝向乳突。有些外科医生更喜欢采用斜直或 S 形切口。弧形皮肤切口的优点是从大家熟悉的中线开始暴露；然后从枕骨上嵴分离出肌肉并向下向外牵拉。与标准中线入路一样，通过骨膜下剥离暴露枕骨、寰椎后弓（posterior arches of atlas，PAA）、C_2 棘突和椎板。在显露寰椎后弓时应从下缘开始逐步转向外侧。应注意寰椎后弓的上界就是椎动脉沟的下界，在椎动脉沟的末端寰椎后弓会明显增厚（图 28-1B）。骨膜下剥离有利于保护椎动脉及静脉丛，对降低术中失血是极其重要的。此外对于与椎动脉周围的静脉丛存在交通支的髁后静脉或 C_2 神经根周围的静脉丛，可采用双极电凝止血，后髁静脉可适用 Surgicel® 和骨蜡封堵止血。

对于椎动脉穿出寰椎横突孔至经过枕骨大孔入颅这一节段的椎动脉，后外侧入路显露安全有

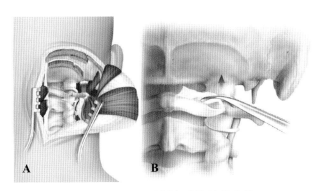

▲ 图 28-1　后外侧入路的技术步骤

A. 患者体位，皮肤切口，显露椎动脉；B. 骨膜下的剥离（摘自椎动脉邻近的解剖和手术 [引自 Pathology and Surgery around the vertebral Artery. George B，Bruneau M，Spetzler RF（eds），Springer 2011]

效。但是，对于寰枢椎之间垂直走行这一节段的椎动脉显露较为困难。

（二）前外侧入路

1. 椎动脉垂直段及水平走行段的显露

颅颈交界区前外侧入路（图 28-2A）与下颈椎椎动脉 V_2 段的显露基本相似，可充分地显露颈内静脉（internal jugular vein，IJV）内侧与胸锁乳突肌外缘（sterno-mastoid muscle，SM）之间的区域。

患者取仰卧位，颈部适当后伸，转向对侧。当寰椎前弓转向对侧时，横突孔正好投射在正前方。

沿胸锁乳突肌内侧缘至乳突尖做一斜行切口，沿枕骨上嵴转向外侧，朝向枕外隆突延伸切口。离断枕骨后方与及乳突表面的胸锁乳突肌肌腱止点，并将其与颈内静脉一并并向外下方牵拉，将二腹肌往上牵拉后可显露颅底。应注意第 XI 脑神经位于颈内静脉内侧与胸锁乳突肌外侧之间的脂肪组织内。在显露过程中，应游离第 XI 脑神经并将其向内下方牵拉。在胸锁乳突肌外侧及颈内静脉内侧的间隙内切开二腹肌。在乳突下方约 15mm 处可触及寰椎的横突。寰椎横突通过肩胛提肌、

斜肌和直肌）与枕骨和 C_2 相连，将上述肌肉离断后可显露椎动脉位于 C_1 和 C_2 之间的垂直走行段和椎动脉沟中的水平走行段。在显露椎动脉的过程中，为避免椎动脉应严格骨膜下剥离。在肌肉切除过程中除穿过寰枢关节 C_2 神经根前支外，没有其他的解剖标志。在后外侧入路中，可通过骨膜下显露寰椎后弓。在显露过程中应首先显露其后下缘，再显露其上缘的椎动脉沟，沿着椎动脉沟剥离可显露椎动脉，直至椎动脉入颅。通常情况下，椎动脉水平走行与斜行走行段的夹角处是部分肌肉的止点。有一个肌肉分支起源于水平和斜 VA 节段之间的角。

2. 寰椎横突孔的切开与椎动脉的转位

当需要打开寰椎横突孔并将孔内的椎动脉转位时，应注意保留寰椎内层的骨膜（图 28-2B）。用光滑的骨剥分离横突孔内层骨质与骨膜以便于插入 Kerrison 咬骨钳，通过 Kerrison 咬除椎动脉后方覆盖的部分骨质，并去除横突孔内层的骨质。尽可能松解椎动脉周围的鞘膜组织，适当游离后可将横突孔内的椎动脉移位至寰椎后弓前方。此步骤中尤其应注意横突孔打开的范围及骨创面的光滑程度，若横突孔打开过小或创面存有骨刺，在椎动脉转位的过程中可能出现椎动脉的撕裂。

（三）向头尾两端延伸

如有必要，可通过向下沿着胸锁乳突肌内缘延长手术切口，采用前外侧入路探查颈段的椎动脉。并逐层探查椎动脉在胸锁乳突肌及颈内静脉之间走行的部分。

C_2 与 C_3 之间的椎动脉的走行较为复杂，在枢椎横突以及椎体的基底部形成两个两个迂曲。椎动脉在形成第一个迂曲，穿出枢椎横突孔后垂直向上并在寰椎上方沿着寰椎后弓上方水平走行，在椎体的基底部形成第二个迂曲，依次穿过

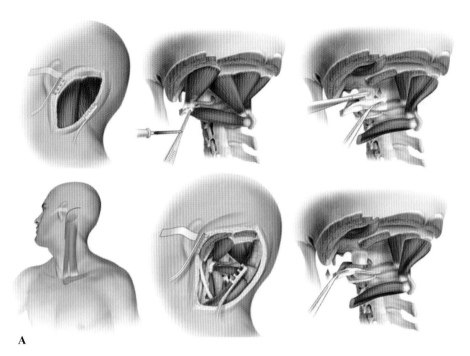

图 28-2　**A.** 前外侧入路。患者体位及皮肤切口；椎动脉的显露，剥离浅层肌肉；椎动脉的显露，剥离深层肌肉；C_1 横突附着的肌肉。**B.** 椎动脉暴露和转位。沿寰椎后弓骨膜下剥离；在 C_1 以上的椎动脉 V_3 段；寰椎横突孔内骨膜下剥离；通过切除横突孔的后份打开寰椎横突孔；椎动脉上方的韧带覆盖枕骨髁；打开椎动脉横突孔后可通过牵拉行椎动脉转位

引 自 Pathology and Surgery around the Vertebral Artery. George B, Bruneau M, Spetzler RF（eds），Springer 2011

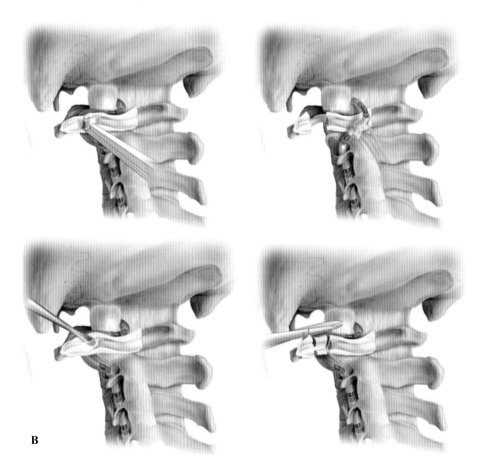

$C_3 \sim C_6$ 的横突孔垂直向下走行。如需打开下颈段的横突孔显露椎动脉，应借鉴寰椎段椎动脉骨膜下剥离的显露方法。如需向头尾两端进一步探查，打开枕骨可探查 V_4 段椎动脉（硬膜内段），向下可显露胸锁乳突肌及颈静脉结节探查末段的椎动脉。

三、椎动脉显露技术的应用

（一）椎动脉血管重建

寰枢椎椎动脉的血管重建多见于水平走行段，通过隐静脉植入与颈内动脉、颈外动脉、颈总动脉、锁骨下动脉一起形成旁路。在 30 年前，就有学者采用这种椎 – 基底动脉系统的分流术治疗颈部血管多发性的狭窄或闭塞。也有部分学者尝试在分流术后通过局部栓塞来处理颈部的椎动脉瘤和动静脉畸形。然而随着血管介入技术的发展，椎 – 基底动脉系统的分流术已不再是上述疾病的首选治疗方式。但对于肿瘤侵及椎动脉优势侧且肿瘤完全切除可能无法保留椎动脉时，椎 – 基底动脉系统的分流术仍具有一定的价值（图 28-3）。由于椎动脉位于鞘膜内，因此显露椎动脉必须完全打开表面覆盖的鞘膜。如遇到静脉丛破裂出血，可采用双极电凝止血。通常情况下，在寰椎横突孔内的腔隙使用双极射频或吻合血管是足够的，当操作空间有限时，可通过横突孔的切开进一步增大操作的空间。

（二）外源性椎动脉狭窄 Bow Hunter 综合征

虽然 Bow Hunter 综合征较为少见，及时的诊断及治疗是必要的。它的病理生理机制是患者在同样的姿势下，头颈旋转或伸展导致椎动脉 V_3 段椎动脉的间歇性闭塞或狭窄。随着影像检查技术的发展，具有侵入性的血管造影术不再是首选的检查手段，侵入性更低的多普勒超声检查和 CTA 更为推荐。

血管的闭塞除了姿势性因素外，骨性或软组织的增生也可导致椎动脉的狭窄。垂直段（C_1-C_2）或水平段（C_1 以上）周围肥大的肌腱是狭窄的原因之一。骨性的狭窄多见于颅颈交界区，包括枕骨髁或寰椎侧块的增生骨块或 Klippel-Feil 畸形合并寰枢椎融合，去除这部分骨质也是十分必要的。

前外侧入路常除了完成部分的骨性减压外，还可常用于 C_1 与 C_2 横突孔的切开以及离断 C_2 神经根。部分学者采用寰枢椎融合术来治疗颈部活动导致的椎动脉狭窄，但这种术式牺牲了头部旋转功能，对患者生活质量影响较大[5, 7, 21]。

（三）枕骨大孔肿瘤

枕骨大孔肿瘤，尤其是最常见的脑膜瘤，多选用后外侧入路。枕骨大孔脑膜瘤的分类依据主要包括肿瘤侵袭的层次，与硬脑膜、椎动脉的毗邻关系（图 28-4）。随着肿瘤的位置，磨除骨质范围也存在差异，对于附着于中线两侧的肿瘤，磨除的骨质应适当靠外，而附着于硬膜囊与齿状韧带之间的肿瘤去除的骨质较少。采用上述后外侧入路（见上文），在枕髁或寰枢椎侧块远端钻孔是没有用的。

在硬脑膜与椎动脉均受累的情况下，切除肿瘤时在椎动脉周围保留部分硬脑膜更为安全（见解剖学部分）。后外侧入路可用于切除任何枕骨大孔区硬膜内肿瘤（图 28-5），也可用于治疗部分枕颈交界区骨界限性的硬膜外肿瘤。

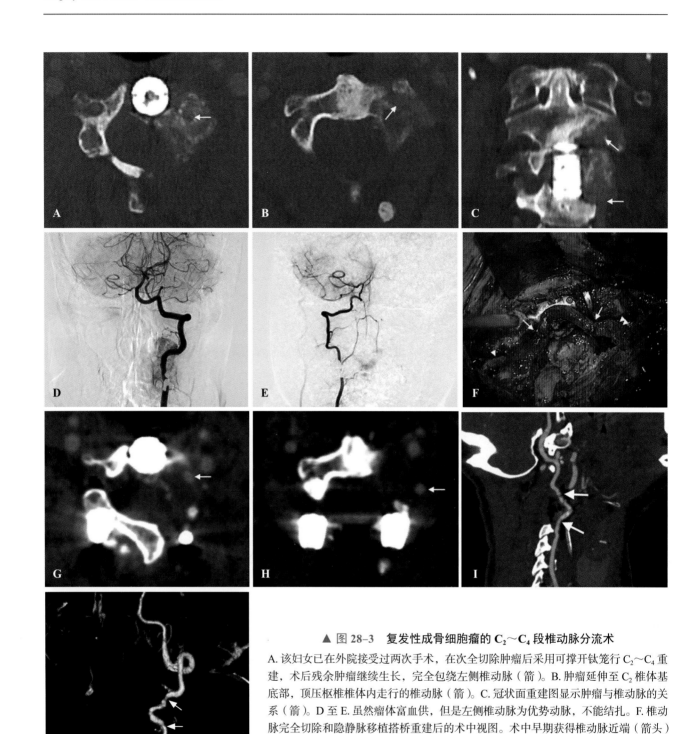

▲ 图 28-3 复发性成骨细胞瘤的 $C_2 \sim C_4$ 段椎动脉分流术

A. 该妇女已在外院接受过两次手术，在次全切除肿瘤后采用可撑开钛笼行 $C_2 \sim C_4$ 重建，术后残余肿瘤继续生长，完全包绕左侧椎动脉（箭）。B. 肿瘤延伸至 C_2 椎体基底部，顶压枢椎椎体内走行的椎动脉（箭）。C. 冠状面重建图显示肿瘤与椎动脉的关系（箭）。D 至 E. 虽然瘤体富血供，但是左侧椎动脉为优势动脉，不能结扎。F. 椎动脉完全切除和隐静脉移植搭桥重建后的术中视图。术中早期获得椎动脉近端（箭头）和远端（双箭头）控制点；在旁路过程中，临时夹子被放置在这个水平。G 至 J. 术后血管 CT 检查确认肿瘤完全切除和旁路通畅（箭）（经 ULB Erasme 医院许可转载）

（四）颅颈交界区肿瘤

累及颅颈交界区的肿瘤最好采用前外侧入路治疗（图 28-6 和图 28-7）。首先在术前应在影像工作站上定位肿瘤的位置并明确所需磨除骨质的范围，以此可提升磨除骨质的精准度并降低术后枕颈部失稳的可能。多数情况下，枕颈部失稳的发生主要由于瘤体导致的骨质破坏有关，并非钻磨除骨质导致的医源性不稳。如果术前就有明确的枕颈部失稳征象，则应在做好枕颈融合的准

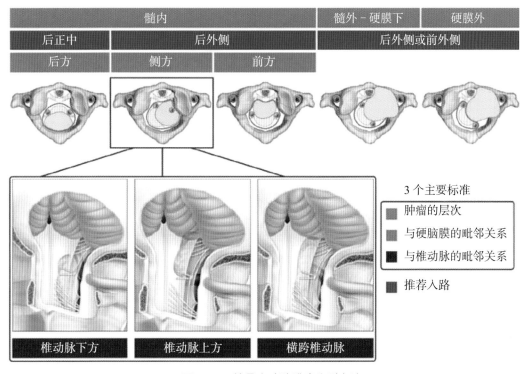

▲ 图 28-4　枕骨大孔脑膜瘤分型方法

该分型可用于重要神经血管组织的损伤风险的预测及术前手术入路的规划。枕骨大孔脑膜瘤首先根据瘤体的层次进行分类：髓内肿瘤、髓外 - 硬膜下肿瘤和硬膜外肿瘤。髓内的脑膜瘤按其与硬脊膜与椎动脉的关系进行划分，分别确定肿瘤在水平方向和垂直方向的位置。若瘤体位于延髓腹侧，则归为中央型；若瘤体位于延髓腹侧与齿状韧带之间，可分为侧方型；若瘤体位于延髓背侧，则视为后方型。根据其与椎动脉的关系，瘤体可位于可椎动脉上方、下方或横跨上下两侧。如果瘤体位于椎动脉上方或跨过椎动脉，下段脑神经的位置不是恒定的，但当瘤体位于椎动脉下方时，下段的脑神经可因瘤体的推挤像后上方移位［引自 Pathology and Surgery around the Vertebral Artery. George B，Bruneau M，Spetzler RF（eds），Springer2011］

备，必要时需在植骨后，行内固定重建。其次应注意肿瘤两侧的椎动脉。如果椎动脉被瘤体包绕，则必须确认瘤体的大小，通过球囊闭塞试验，确定是否为优势侧动脉。

（五）颈静脉孔肿瘤

颈静脉孔肿瘤主要包括副神经节瘤（血管球瘤）、神经鞘瘤和脑膜瘤[3, 22]。

尤其对于血管球瘤，椎动脉是肿瘤切除前需首先考量的要素。通过后下入路可显露颈静脉孔无须在颞骨岩部钻孔。后下入路也被称为髁旁入路，是前外侧入路技术的延伸。

第一步暴露椎动脉，以及必要的血管神经结构，如颈内和颈外动脉，第Ⅸ、Ⅹ、Ⅺ、Ⅻ脑神经及交感神经链。第二步在乙状窦后方开口，切除乳突，暴露乙状窦末段。多数情况下在颈内静脉上方与乳突的下方仍有部分骨质覆盖颈静脉孔。由于瘤体生长，周围的骨质已经变薄，甚至可导致乙状窦阻塞，因此打开颈静脉孔较为容易。对于局限在颈静脉孔内的肿瘤，以神经鞘膜瘤多见，采用上述方法可有效切除肿瘤。但是对于突破颈静脉孔侵袭颞骨岩部的肿瘤，则必须通过磨骨来显露肿瘤。

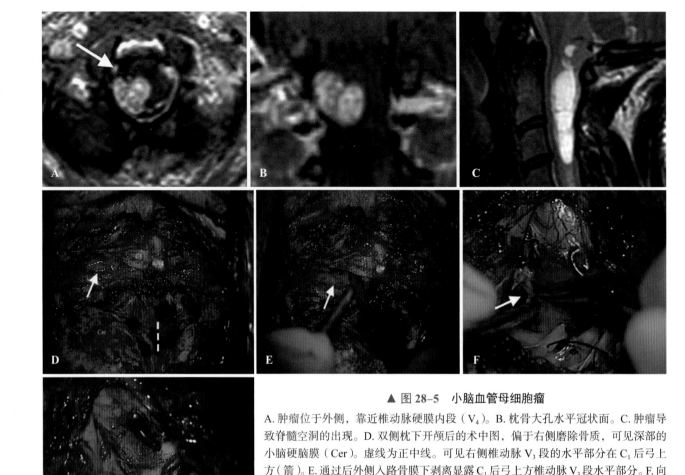

▲ 图 28-5 小脑血管母细胞瘤

A. 肿瘤位于外侧，靠近椎动脉硬膜内段（V_4）。B. 枕骨大孔水平冠状面。C. 肿瘤导致脊髓空洞的出现。D. 双侧枕下开颅后的术中图，偏于右侧磨除骨质，可见深部的小脑硬脑膜（Cer）。虚线为正中线。可见右侧椎动脉 V_3 段的水平部分在 C_1 后弓上方（箭）。E. 通过后外侧入路骨膜下剥离显露 C_1 后弓上方椎动脉 V_3 段水平部分。F. 向外侧切除 C_1 后弓直至 C_1 外侧壁可完整显露椎动脉的 V_3 段，然后向外侧牵拉硬脑膜。这样的做法可更加安全地暴露肿瘤，以便于肿瘤的整块切除并降低术中椎动脉破裂的风险。在手术开始时可显露椎动脉颅内段（箭）和下位脑神经。G. 观察完全切除肿瘤后，患者的神经功能未见明显变化（经 ULB Erasme 医院许可转载）

四、椎动脉显露的风险

基于我们超过 1700 例患者的手术经验，其中超过 400 例颅颈交界区椎动脉 V_3 段，没有椎动脉损伤的发生，显露颈段到枕骨大孔区的椎动脉技术是成熟的，其死亡率和并发症率总体不高。3 例诉有胸锁乳突肌疼痛与僵直，可能与术中牵拉过重有关，在术后 3 个月该症状后消失。

五、总结

颅颈交界区椎动脉的 V_3 段可安全、有效地显露，后外侧入路可用于处理枕骨大孔区髓内肿瘤，前外侧入路更便于椎动脉的血管重建，解除外源性机械性压迫，切除颅颈交界区及颈静脉孔肿瘤。根据我们的经验，完整切除上述肿瘤是可行的，总体的并发症率较低。

经过系统培训后，椎动脉的暴露易于掌握，显露的要点在于保留椎动脉周围鞘膜及其静脉丛。通常情况下，显露椎动脉磨除部分枕颈交界区骨质，不会导致术后失稳的发生，无须在颞骨岩部钻孔，即可安全彻底地完成肿瘤的切除。此外，沿着椎动脉的走行剥离，可进一步显露下颈段及颅后窝。

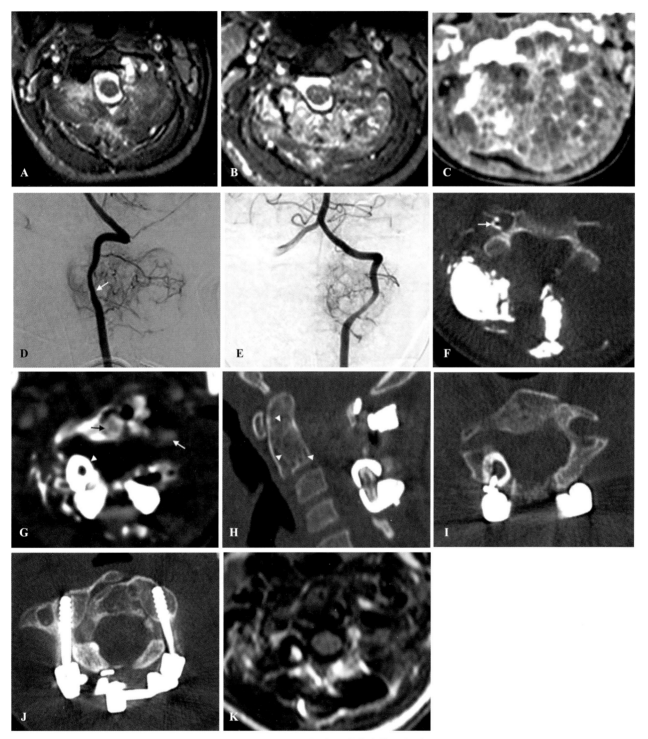

▲ 图 28-6　6 岁女孩，动脉瘤样骨囊肿

A 和 B. 术前 MRI 显示肿瘤累及 C_2 椎体后部及 $C_2 \sim C_3$ 左侧椎间孔。C. 肿瘤迅速，6 周后瘤体已压迫脊髓，但患者神经功能正常。D 和 E. 肿瘤压迫左侧椎动脉（箭），椎动脉通过多个交通支为肿瘤供血。F. 术前经皮栓塞肿瘤血管，直至发现栓塞剂流至右侧椎动脉（箭）。G. 患者经左侧的侧路手术后，再采用后入路切除肿瘤。术后 CTA 显示左侧椎动脉通畅（白箭），C_2 齿突内（黑箭），右侧 C_1 后弓和 C_3 椎板之间（箭头）均可见植骨块。H. 6 个月后复查，C_2 植骨块完全融合（箭头）。I. C_2 水平 CT 轴位像可显示后方植骨块及椎板钩。J. 由于患儿侧块关节较小，术后重建使用 C_1 侧块螺钉和 $C_3 \sim C_4$ 椎板钩。K. 术后 6 个月复查 MRI 确认肿瘤完全切除（经 ULB Erasme 医院许可转载）

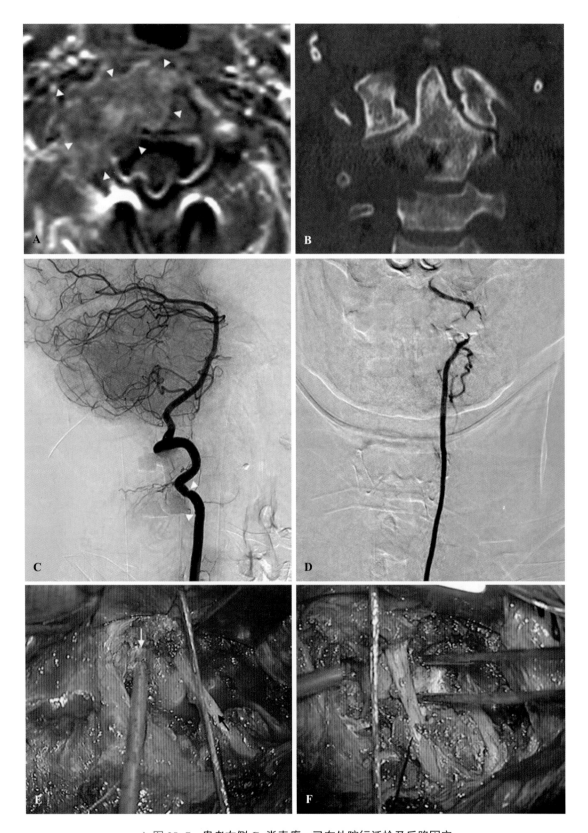

▲ 图 28-7 患者右侧 C₂ 脊索瘤，已在外院行活检及后路固定

A. 肿瘤 (箭头) 侵及 C₂ 椎体、C₂~C₃ 关节突关节及椎间孔。B. 冠状面 CT 重建瘤体侵及 C₃ 右侧钩椎关节。C. 右侧椎动脉为优势动脉，在瘤体卡压处可见血管迂曲 (箭头)。D. 对侧椎动脉发育不良。E. 经右侧外侧入路切除肿瘤，注意保护副神经 (黑箭)。在椎动脉的显露过程中应首先显露 C₁ 横突孔走行段 (箭)，其次显露到 C₃ 水平。F. 钳子所示 C₂ 椎体内走行的椎动脉。

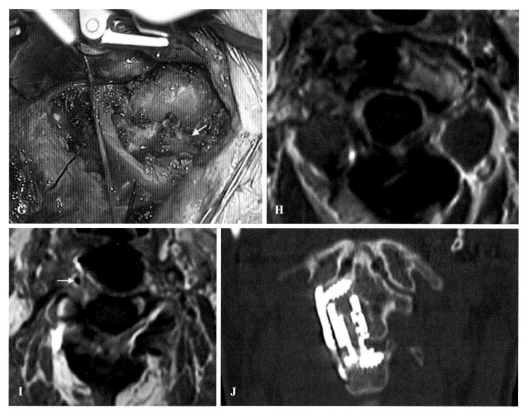

▲ 图 28-7　患者右侧 C_2 脊索瘤，已在外院行活检及后路固定

G. 扩大肿瘤的切除范围直至邻近的正常骨质，可见骨膜鞘内的椎动脉(箭)。H 和 I. MRI 证实肿瘤完全切除，切除后可见右侧椎动脉（箭）。J. 采用可撑开钛笼填补骨缺损，并用 2 枚螺钉钢板固定（经 ULB Erasme 医院许可转载）

参 考 文 献

[1] Bruneau M, George B. Foramen magnum meningiomas: detailed surgical approaches and technical aspects at Lariboisière hospital and review of the literature. Neurosurg Rev. 2008;31:19– 32; discussion 32–3. https://doi.org/10.1007/s10143–007–0097–1.

[2] Bruneau M, George B. Surgical approaches to the V3 segment of the vertebral artery. In: George B, Bruneau M, Spetzler RF, editors. Pathology and surgery around the vertebral artery. Paris: Springer; 2011. p. 329–60.

[3] Bruneau M, George B. The juxtacondylar approach to the jugular foramen. Neurosurgery. 2008;62:75–8; discussion 80–1. https://doi.org/10.1227/01.neu.0000317375.38067.55.

[4] Bruneau M, Cornelius JF, George B. Antero-lateral approach to the V3 segment of the vertebral artery.

Neurosurgery. 2006;58:ONS29–35; discussion ONS29–35

[5] Morimoto T, Nakase H, Sakaki T, Matsuyama T. Extrinsic compression Bow hunter's stroke. In: George B, Bruneau M, Spetzler RF, editors. Pathology and surgery around the vertebral artery. Paris: Springer; 2011. p. 473–87.

[6] Bassiouni H, Ntoukas V, Asgari S, et al. Foramen magnum meningiomas: clinical outcome after microsurgical resection via a posterolateral suboccipital retrocondylar approach. Neurosurgery. 2006;59:1177–85; discussion 1185–7. https://doi.org/10.1227/01.NEU.0000245629.77968.37.

[7] Matsuyama T, Morimoto T, Sakaki T. Comparison of $C_{1\sim2}$ posterior fusion and decompression of the vertebral artery in the treatment of Bow hunter's stroke. J Neurosurg. 1997;86:619–23. https://doi.org/10.3171/

jns.1997.86.4.0619.

[8]   Yang T, Tariq F, Duong HT, Sekhar LN. Bypass using V2–V3 segment of the vertebral artery as donor or recipient: technical nuances and results. World Neurosurg. 2014;82:1164–70. https:// doi.org/10.1016/ j.wneu.2014.02.034.

[9]   Bruneau M, George B. Chapter 26: Surgical technique for the resection of tumors in relation with the V3 and V4 segments of the vertebral artery. In: George B, Bruneau M, Spetzler RF, editors. Pathology and surgery around the vertebral artery. Paris: Springer; 2011. p. 362–405.

[10] George B, Lot G. Anterolateral and posterolateral approaches to the foramen magnum: technical description and experience from 97 cases. Skull Base Surg. 1995;5:9–19.

[11] Nanda A, Vincent DA, Vannemreddy PS, et al. Far-lateral approach to intradural lesions of the foramen magnum without resection of the occipital condyle. J Neurosurg. 2002;96:302–9. https://doi.org/10.3171/ jns.2002.96.2.0302.

[12] Lanzino G, Paolini S, Spetzler RF. Far-lateral approach to the craniocervical junction. Neurosurgery. 2005;57:367–71; discussion 367–71

[13] Sharma BS, Gupta SK, Khosla VK, et al. Midline and far lateral approaches to foramen magnum lesions. Neurol India. 1999;47:268–71.

[14] Spektor S, Anderson GJ, McMenomey SO, et al. Quantitative description of the far-lateral transcondylar transtubercular approach to the foramen magnum and clivus. J Neurosurg. 2000;92:824–31. https://doi.

[15] Kratimenos GP, Crockard HA. The far lateral approach for ventrally placed foramen magnum and upper cervical spine tumours. Br J Neurosurg. 1993;7:129–40.

[16] Rhoton AL. The far-lateral approach and its transcondylar, supracondylar, and paracondylar extensions. Neurosurgery. 2000;47:S195–209.

[17] Babu RP, Sekhar LN, Wright DC. Extreme lateral transcondylar approach: technical improvements and lessons learned. J Neurosurg. 1994;81:49–59. https://doi.org/10. 3171/ jns.1994.81.1.0049.

[18] Sen CN, Sekhar LN. An extreme lateral approach to intradural lesions of the cervical spine and foramen magnum. Neurosurgery. 1990;27:197–204.

[19] Salas E, Sekhar LN, Ziyal IM, et al. Variations of the extreme-lateral craniocervical approach: anatomical study and clinical analysis of 69 patients. J Neurosurg. 1999;90:206–19.

[20] Acikbas SC, Tuncer R, Demirez I, et al. The effect of condylectomy on extreme lateral transcondylar approach to the anterior foramen magnum. Acta Neurochir. 1997;139:546–50.

[21] Morimoto T, Kaido T, Uchiyama Y, et al. Rotational obstruction of nondominant vertebral artery and ischemia. Case report. J Neurosurg. 1996;85:507–9. https://doi.org/10.3171/ jns.1996.85.3.0507.

[22] Bruneau M, Makiese O, Cornelius JF, et al. Chapter 44: The juxtacondylar approach to the jugular foramen. In: George B, Bruneau M, Spetzler RF, editors. Pathology and surgery around the vertebral artery. Paris: Springer; 20110. p. 641–68.

org/10.3171/jns.2000.92.5.0824.

第29章 颅颈交界区动脉瘤和动静脉畸形的治疗

Management of Aneurysms and AVMs at the Cranio-vertebral Junction

Paolo Di Russo　Erez Nossek　Amir R. Dehdashti **著**

江　澈　白红民 **译**　　马向阳 **校**

一、动脉瘤

后循环动脉瘤占颅内动脉瘤的 5%～10%。其中，最常见的是基底动脉分叉部动脉瘤（约占50%）、椎动脉 – 小脑后下动脉（vertebral artery-posterior inferior cerebellar artery，VA-PICA）动脉瘤（约占 10%）。

后循环颅内动脉瘤自发现以来就被认为难以治疗。它们常常位置深在，紧邻脑干，介于多条脑神经之间。这给血管神经外科医生的手术带来了挑战。此外，这些动脉瘤的破裂风险高于前循环动脉瘤。

颅颈交界区动脉瘤位于颅后窝下 1/3，通常发生在 VA 和 PICA。囊性和夹层动脉瘤均有可能。这些动脉瘤可分两类：VA-PICA 动脉瘤和 PICA远端动脉瘤。

VA- 基底动脉动脉瘤（或椎基底交界处动脉瘤）位置更靠近颅内，而离 CVJ 较远。

（一）VA-PICA 囊性动脉瘤

1. 介绍

位于 CVJ 的最常见的动脉瘤是 VA-PICA 动脉瘤，在不同研究中占颅内动脉瘤的比例从 0.5% 至3%～4% 不等。它们可为囊性或梭形 / 夹层动脉瘤。

在血管内介入技术开展之前，神经外科专家认为入路相对直接，VA-PICA 动脉瘤多通过手术治疗。PICA 位于桥小脑角池，对此区域的神经血管解剖熟悉的神经外科医生能辨别 VA-PICA 交汇处，轻柔地分离动脉瘤颈部和顶部并夹闭。

随着介入技术的发展和进步，通过手术方式夹闭此处动脉瘤的病例越来越少。但是，由于PICA 通常直径细小，一些 PICA 动脉瘤体积较小或为宽颈，优选治疗方案常是手术夹闭。一些研究表明，介入治疗难以达到较高的完全闭塞率（报道中的复发率为 20%～30%），这使得夹闭手术仍然是治疗这些病灶的一个重要选择。此外，对于复杂病灶，如大型或巨大动脉瘤，或者病灶累及穿支血管或重要的动脉分支，可能更适合采用手术治疗。

2. 临床表现

VA-PICA 动脉瘤患者通常表现为蛛网膜下腔出血（subarachnoid hemorrhage，SAH），常由于脑室内出血（intraventricular hemorrhage，IVH），Fisher 评分较高，并可能继发急性脑积水。另一方面，这些病灶也可以未破裂动脉瘤的形式被偶然发现，或者表现为脑神经或脑干压迫症状。VA-PICA 动脉瘤与大脑中动脉（middle cerebral artery，MCA）动脉瘤有一定关联，有可能在多发动脉瘤患者被中被偶然发现。

3. 神经影像评估

在计算机断层扫描（computedtomography，CT）显示 SAH 后，数字减影血管成像（digitalsubtraction angiography，DSA）仍然是诊断颅内动脉瘤的金标准。DSA 可显示动脉瘤的所有细节，如形状、大小、部位等。然而，创伤更小的检查如计算机断层扫描血管成像（computed tomography angiography，CTA）不仅能识别动脉瘤，还能更好地显示动脉瘤与重要骨性标志的关系，便于设计颅骨和硬膜打开时需要向头尾侧扩展的区域，这些区域包括枕骨大孔缘、枕髁和颈静脉结节。部分病例需要对磨除部分枕髁或颈静脉结节才能增加手术暴露。

4. VA-PICA 交汇处和 PICA 的解剖

PICA 是椎动脉最大的分支，是走行多变而曲折的小脑动脉。在 90% 的病例中，PICA 起源于 CVJ 上方 1cm 以内、VA–基底动脉交界处下方 1cm 以内。它通常起源于硬膜内，从 VA（V_4 段）的后侧或外侧发出，在下橄榄的前方，沿后内侧向小脑延髓裂延伸。在到达小脑延髓裂之前，其在枕大池的外侧部走行，并与后组脑神经相遇。在此节段，PICA 先经过延髓前外侧（延髓前段），与舌下神经根（Ⅻ）紧邻。而后，在延髓后外侧蜿蜒走行（延髓外侧段），绕过舌咽神经（Ⅸ）、迷走神经（Ⅹ）和副神经（Ⅺ）。绕过后组脑神经后，PICA 进入小脑延髓裂，围绕同侧小脑扁桃体形成尾袢（扁桃体延髓段）。然后，该动脉上升，非常接近第四脑室顶部（扁桃体上段），围绕扁桃体上极再次成袢。最后，该动脉离开小脑蚓与小脑扁桃体之间的脑沟，二分叉发出皮层支（皮层段），供应小脑蚓部和小脑半球的下枕面。穿支血管是供应脑干的重要小动脉，常从 PICA 的前三段发出。

PICA 的起源变异可发生于 VA 走行的任何部位，从 V_4（VA 硬膜内段）起始段至毗邻椎–基底动脉交界处。当存在动脉瘤时，须采用不同的手术入路。PICA 的起源偶尔也会低于枕骨大孔，在更罕见的情况下可位于 VA 的硬膜外段。这一解剖变异可在术前通过 DSA 和 CTA 进行分析。

5. 动脉瘤的解剖特点

所谓的 PICA 动脉瘤实际上是真正的 VA 动脉瘤，因为 PICA 通常自瘤颈或靠近瘤颈处发出。按照瘤颈起源于 PICA 起点的远端（颅侧），动脉瘤可分为 PICA 前或 PICA 后两类。PICA 后的动脉瘤报道更多。因此，在多数情况下，动脉瘤为宽颈，累及 PICA 起始段。动脉瘤顶可指向颅侧或尾侧，也可向内指向脑干或向外远离脑干。多数情况下，瘤顶指向颅侧。VA-PICA 动脉瘤的平均大小一般为 5～8mm，巨大动脉瘤很少报道。

6. 术前管理

根据患者的意识水平和神经检查排除后组脑神经功能障碍或其他症状。若存在蛛网膜下腔出血，在接受 CTA 检查后，多数患者需接受脑室外引流术（external ventricular drainage，EVD）。然后，患者转移到神经外科重症监护室（neurosurgical intensive care unit，NICU），根据动脉瘤的血管解剖和该患者的具体情况，决定采用夹闭或栓塞治疗。若选择手术夹闭，治疗的时机取决于患者的整体情况。我们的策略是在 SAH 24h 内进行手术，以降低早期再出血率和不良预后的风险。

7. 手术入路

VA-PICA 动脉瘤手术需遵循动脉瘤手术的基本原则。在处理这些动脉瘤时，早期获得近端控制、直视瘤颈，以及分离蛛网膜以获得舒适的操作空间都是要点。不同的手术入路需符合这一目的。入路的选择取决于 PICA（和动脉瘤）在 VA 上的起点，以及术者的习惯。

(1) 后 – 外侧入路

在 CVJ 附近的手术中，远外侧经髁入路是我们治疗 PICA 动脉瘤的优选入路。该入路可早期识别 VA 的硬膜外段（V_3）并良好暴露脑干和上颈髓的前外侧。传统的远外侧入路包括枕骨大孔外侧的枕下开颅、C_1 半椎板切除，以及磨除部分（10%～30%）内侧枕骨髁。有时会根据病灶部位对远外侧入路进行适当扩展，而有时一些大型肿瘤（如枕骨大孔脑膜瘤）本身就增加了操作空间，相反在血管病变中，不同程度的骨性结构磨除可获得更好的手术操作空间，可能有助于动脉瘤的分离和夹闭，或为必要的临时夹闭提供空间，或为血管解剖变异的病例进行手术。例如，当曲折的 VA 在中线附近发出 PICA 时，可进一步磨除枕骨髁的后 1/3（超过 30%）。此外，若 PICA 的发出点较高、接近椎 – 基底动脉交界处时，可在磨除颈静脉结节（经结节入路）。由于 VA 在 CVJ 处脑膜的穿入点位于枕骨髁水平，C_1 半椎板切除增加了操作空间，且便于安全地识别 VA 或进行必要的移动 VA。当 PICA 的起点接近 VA 进入硬膜的位置时，C_1 半椎板切除就更加重要。除非当 PICA 的起点位于 VA 的很高处（可通过术前 CTA 和 DSA 识别），一般不需要暴露横 – 乙状窦交界区。

采用 3/4 俯卧位（公园椅位），头向前屈，转向地面（约 30°～45°），向对侧倾斜（约 20°），头高于心脏水平以上。在切皮前，神经生理监测后组脑神经、体感和运动诱发电位。以乳突尖、C_1 结节和颧弓作为解剖标志，在乳突根部后两指处做一个略弧形的皮肤切口。切口末端弯向中线，在分离时可辨识 C_2 棘突。C_1 结节是可触及的可

靠标志，可用于设计皮肤切口（位于其后方二指）和分离肌肉时辨认 VA。公园椅位头部扭转时，C_2 棘突有助于更好地识别中线。用电刀一并分离后外侧肌肉，在上项线下方、上斜肌和头后大直肌（rectus capitis posterior major，RCPMj）附着的下项线处留一小块肌肉。这两块肌肉和下斜肌构成枕下三角，其深部可见椎动脉（V_3 段）。上斜肌和 RCPMj 通常需用小骨膜剥离子钝性分离，才能进行包括打开枕骨大孔在内的开颅操作。剥离下斜肌可暴露下方的 C_1 椎板。将所有肌肉从骨膜下分离后，可见硬膜外的椎动脉，C_1 半椎板切除后，进行低位枕下外侧开颅术（下至枕骨大孔，外侧至乙状窦和颈静脉球）。随后，磨除内侧和后方的枕髁，即可见平坦的颅底外侧表面。通常磨除 10%～30% 骨质就足够。当有肿瘤推移或 VA 用作搭桥的血管时，才需要移动或转位 VA。

硬膜平行皮肤切口打开，上至骨窗上缘的 CVJ，下至骨窗边缘（取决于 C_1 半椎板切除程度）。切口略呈弧形自上向下延伸，靠近骨窗的外侧缘（枕髁和颈静脉结节），最后略向内弯，向下越过枕骨大孔，达骨窗最远端颅颈的交界区。谨慎操作，不要损伤 VA 的穿入硬膜点，因此在切开硬膜前要注意辨认 VA。打开硬膜后，轻柔地分离蛛网膜，释放脑脊液（cerebral-spinal fluid，CSF），就可完整地看到脑干 – 上颈髓的外侧解剖结构。仅悬吊硬膜的外侧缘，见后组脑神经、V_4 和 PICA 位于小脑延髓池外侧，根据神经血管的解剖，很容易辨识 VA-PICA 交汇处。必要时可在枕骨大孔和 C_1 水平切除齿状韧带以减少对脑干的牵拉，其呈白色纤维结构，可与后组脑神经区分开。此时可见 VA 的硬膜内段并上溯至 PICA 起点，同时也可见动脉瘤，在不用牵开器的情况下完成整个手术。

(2) 乙状窦后入路

乙状窦后入路可根据桥小脑角的神经血管病

变特点做适当调整。经乙状窦后入路开颅夹闭 VA-PICA 动脉瘤已有报道。由于手术通道本就狭窄，而这一入路进一步缩小了在脑神经之间进行舒适操作的空间。这导致手术视野和操控性降低，必须牵拉小脑，脑神经损伤风险升高。因此我们认为，乙状窦后入路不能用于这些动脉瘤的治疗。

(3) 神经内镜扩大经鼻入路

在过去 10 年间，经鼻内镜颅底手术进步显著。因此，颅底手术专家开始报道单纯采用神经内镜扩大经鼻入路（endoscopic endonasal approaches，EEA）夹闭后循环动脉瘤的案例。采用经斜坡入路夹闭 VA-PICA 破裂动脉瘤的报道极少，仅有一例成功。这些小样本的报道说明 EEA 在治疗这类动脉瘤存在不足，较高的 CSF 漏发生率，更小的手术操控性（尤其是在外侧方向），以及无法有效处理术中破裂都是严重缺陷。基于这些原因，虽然资深专家（A.D.）在采用 EEA 治疗方面有很多经验，我们仍不推荐采用 EEA 夹闭 CVJ 动脉瘤或切除此处的 AVM。

8. 夹闭技术

目前已报道了不同的夹闭技术。手术的目的是完全将动脉瘤与血管阻断，而确保不影响正常的血流。PICA 远端观察不佳或选错动脉瘤夹型号都可能影响 PICA 血流。

PICA 是手术区最靠前的结构，因此手术深度很明显。此外，后组脑神经（第Ⅸ、第Ⅹ、第Ⅺ、第Ⅻ脑神经）的阻挡增加了手术的复杂程度。第Ⅻ脑神经从延髓的前外侧沟发出，经过 PICA，向外侧指向舌下神经管。然而，绝大多数动脉瘤起自 VA 的后侧或外侧，舌下神经在术野中可位于与 VA-PICA 动脉瘤相同的平面，因此，第Ⅻ脑神经有时位于动脉瘤的外侧，有时位于视野的前方深处，被动脉瘤遮挡。相反，第Ⅺ脑神经根则自下 – 上走行，通过枕骨大孔到达第Ⅸ、第Ⅹ、第Ⅺ脑神经根处，进入颈静脉孔。该神经根可贴附上脊髓和延髓，或更外侧的蛛网膜池，挡住颈部的视野。在这些情况下，需要轻柔地向内或向外分离以便暴露动脉瘤颈并夹闭。大多数情况下，第Ⅸ、第Ⅹ、第Ⅺ脑神经的根丝在 VA-PICA 交界处的颅侧。仅当 PICA 起点较高或动脉瘤为大型时，瘤顶的上表面可存在这些神经。尽管如此，对后组脑神经的操控应尽可能小，以降低术后相关并发症。

这些解剖细节提示，最佳夹闭方式应该在夹闭瘤颈的同时不伤及脑神经和 PICA 的起点。鉴于此，常要使用跨血管夹。首先，跨血管夹可绕过 PICA 和（或）后组脑神经（多数情况是副神经脊髓根），平行于 VA 放置（图 29-1）。第二个瘤夹通常为直夹，可置于第一个瘤夹上，完成动脉瘤夹闭。但是，如果解剖上可达，也可直接选用一个直夹或小气囊（ballonet）夹，而不一定是跨血管夹。此外，术前需仔细评估瘤顶的朝向，多数 PICA 动脉瘤沿 VA 方向朝向上方，这时，使用跨血管夹的双夹策略十分重要。大型动脉瘤患者常表现为脊髓或后组脑神经受压的表现，因此，夹闭后需切开或缩小动脉瘤顶，达到减压的目的。在分离和夹闭 VA-PICA 动脉瘤时，需格外小心避免损伤或闭塞从 PICA 前三段发出的穿支动脉，还要特别注意瘤夹的位置，不可损伤位于瘤顶后的舌下神经根丝。

9. 并发症和结局

即使细心地显微外科操作，同时术中神经生理监测，手术导致的后组脑神经麻痹（lower cranial nerves palsies，LCNP）并不少见。术后 LCNP 的发生率约 20%～40%。LCNP 可导致吞咽障碍和吸入性肺炎。大多数情况下，LCNP 是部分的和短暂的，可在 3～9 个月后完全恢复。永久性 LCNP 的发生率约 10%。这些患者表现为持续的吞

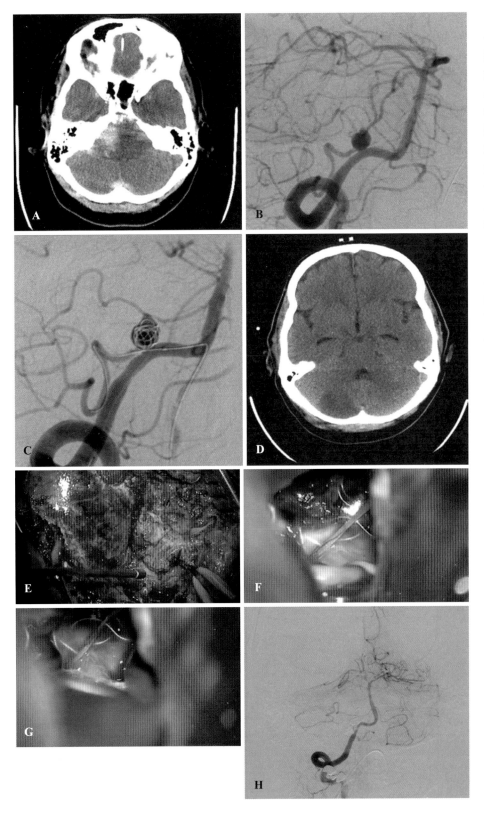

◀ 图 29-1　A. CT 显示蛛网膜下腔出血（subarachnoid hemorrhage，SAH）伴右侧桥小脑角（cerebellopontine angle，CPA）血肿；B. 数字减影血管造影（digital subtracted angiogram，DSA）显示一个大型（1.1cm）的右 VA-PICA 动脉瘤；C.DSA 证实在初次球囊辅助栓塞治疗后，瘤顶部分栓塞；D. 术后 CT 显示介入术中栓子导致的中度 PICA 区域梗塞；E 和 F. 术中图片显示经远外侧入路暴露的动脉瘤；G. 使用开窗瘤夹夹闭动脉瘤，将 PICA 保留于开窗内部；H. 术后 DSA 证实动脉瘤完全夹闭，PICA 通畅

咽障碍、声音嘶哑，需要长期气管切开。

术后出现延髓背外侧综合征（Wallenberg 综合征）常由于术中闭塞穿支动脉或损伤 PICA 的扁桃体上段，会造成永久性的神经功能障碍，如轻度或重度偏瘫、共济失调和吞咽困难。

后循环破裂动脉瘤易发生脑积水，VA-PICA 动脉瘤更常见，占 20%～30% 的病例。这可能是由于出血点距离 Luschka 孔很近（多见于 VA 近端动脉瘤），导致第四脑室积血（约 80% 的破裂 VA-PICA 动脉瘤会发生）。这些患者常需要行脑室-腹腔分流术。

病情较重的 SAH 患者即使存活，也常发生病情恶化和永久性 LCNP（术前也常发生），ICU 住院期延长和生活质量差，1 年死亡率为 20%～30%。

（二）PICA 远端囊性动脉瘤

PICA 远端动脉瘤是指不累及 VA-PICA 起点的动脉瘤。其发病率低于 VA-PICA 动脉瘤（发病率为 0.2%～1.4%），可源于 PICA 的任何一段，但在扁桃体上段更多见。血流动力因素常是动脉瘤的发生原因。事实上，当颅后窝存在动静脉畸形（arteriovenous malformation，AVM），在畸形巢前和后都可发生动脉瘤，且并不罕见，当对侧 PICA 缺如时，并发动脉瘤也不罕见。PICA 不同节段的解剖已在前面描述过。

根据 PICA 的行径和扭曲程度，以及动脉瘤的位置，可定位这些动脉瘤并采用不同的手术入路进入 CVJ。出自 PICA 前两段的动脉瘤位于小脑延髓池，需要同 VA-PICA 动脉瘤一样从更外侧暴露（远外侧）。位于 PICA 后三段的动脉瘤位于 Reil 沟内的旁正中区域。Reil 沟是两侧小脑扁桃体之间的一个狭小空间，连接枕大池和第四脑室。该处动脉瘤优选枕下正中入路。由于这些动脉瘤邻近小脑扁桃体，也可表现为小脑内血肿。而更远

端的动脉瘤位于小脑表面，大多数远离 CVJ。

远外侧入路是治疗起源于延髓前段和外侧段的动脉瘤的最佳手术选择，如前文叙述的 VA-PICA 动脉瘤。由于这些动脉瘤位于更内侧，多数情况下只需磨除少许枕髁。在夹闭动脉瘤前，可在 PICA 的近端放置临时夹。对小脑扁桃体上段或皮层段的动脉瘤，可采用包括枕骨大孔在内的标准枕下正中开颅术。在分离小脑延髓和蚓垂扁桃体裂后，根据动脉瘤位置，可牵引一侧或双侧小脑扁桃体。对于扁桃体延髓段动脉瘤或需要暴露 PICA 近端和全程时，联合外侧和内侧枕下开颅术通常能使术者获得足够空间来对近端血管进行控制和夹闭。同时，在这些病例中，为了获得夹闭操作的空间，根据动脉瘤的位置和大小形态，可酌情牵拉小脑扁桃体，或必要时切除部分扁桃体。这种动脉瘤并非必须行 C_1 半椎板切除术以获得更大的操作空间。

远位 PICA 动脉瘤通常比后组脑神经更表浅，或相对远离这些神经，因此，相对于 VA-PICA 动脉瘤而言，导致的后组脑神经并发症更少。

（三）VA 和 VA-PICA、远位 PICA 非囊性动脉瘤

位于 VA-PICA 交界处或远位 PICA 的夹层和梭形动脉瘤较常见。这些动脉瘤发生率高于其他部位，约占所有 VA-PICA 和 PICA 动脉瘤的 1/3。它们常累及 CVJ 区一长段 VA，有时包括 PICA 起点。它们通常表现为缺血性症状（夹层和梭形动脉瘤）或 SAH（夹层动脉瘤）。近端 VA 夹层动脉瘤通常采用介入栓塞，尽可能不影响 PICA 的起点。若计划牺牲 PICA，需考虑进行血管重建。由于 PICA 梭形动脉瘤无法夹闭，且保留 PICA（特别是前三段）十分重要，搭桥手术是优选方案。搭桥手术将在其他章讲述。

二、动静脉畸形

脑动静脉畸形（arteriovenous malformations，AVM）在整体人群中的患病率估计接近 10/10 万人。它们在治疗上较复杂，手术是主要方式。

脑干深部 AVM 罕见（占所有 AVM 的 2%～3%），治疗上更困难。Spetzler-Martin 分级对这一部位的病灶并无帮助。手术有较高的脑干损伤并发症率，因此，这些 AVM 很少通过手术治疗。放射外科治疗和栓塞也并非没有并发症。因此，过去提倡采用影像学随访这些患者。但是，与幕上 AVM 相比，这个部位的 AVM 更凶险，年出血率为 15%～20%。因此，即使有较高的并发症发生率，依然应该尝试采用一种或多种方式治疗此处的 AVM。

在本文中，我们认为由椎动脉和小脑后下动脉供血、畸形巢位于延髓前方或外侧的 AVM 与 CVJ 有关。由于颈 – 延髓交界处的 AVM 有相同的血管解剖（供血动脉和引流静脉），在讨论部分我们也将其一并纳入。

（一）延髓前方、外侧和颈 – 延髓交界处 AVM

1. 介绍

根据畸形巢的部位，近年来脑干动静脉畸形被分为六型：中脑前型和中脑后型、脑桥前型和脑桥外侧型、延髓前型和延髓外侧型。CVJ 周围 AVM 是指畸形巢位于延髓前、外侧和颈髓交界处。它们占脑干 AVM 的 4%～30%。延髓外侧型 AVM 更常见。

2. 临床表现和神经影像评估

位于 CVJ 的 AVM 通常表现为蛛网膜下腔出血（subarachnoid hemorrhage，SAH），伴或不伴有 CT 上可见的脑实质内出血（intraparenchymal hemorrhage，IPH）。急性出血，可出现头痛、恶性、呕吐，随后患者通常出现严重的危及生命的症状，如意识减退和脑神经功能障碍。约 80% 的患者表现为 SAH。其他颈 – 延髓 AVM 向脊髓静脉引流，可能表现为进展性颈椎病。

必须行 CTA（CT 血管成像）和诊断性血管造影来决定这类 AVM 的治疗方案。

行磁共振成像（magnetic resonance imaging，MRI）检查可显示延髓表面的畸形巢的准确解剖位置，并明确在颈 – 延髓交界处的病灶边界，借此可进行术前计划。MRI 是区分实质性 AVM 和软脑膜 AVM 的关键检查。软脑膜 AVM 在 T_1 和 T_2 成像上是一个信号流空灶，在延髓池前或外侧内呈外生性生长；实质性 AVM 的信号相同，但被脑干组织包裹。

3. 局部血管解剖

VA 在 C_1 椎板上的动脉沟内从外侧向内侧、尾端向头端走行，然后在 CVJ 下方不到 1cm 处穿透硬膜。VA 在枕骨大孔区域发出一些硬膜内分支：PICA（已在这一章讲述），脊髓前和脊髓后动脉。硬膜外分支（脑膜动脉）将在本章的后面讲述。

脊髓后动脉可从硬膜内或硬膜外的 VA 发出，通常埋藏于相同的 VA 硬膜环（在 V_3～V_4 交界处）。它是一个先上升后下降的分支，向延髓和脊髓背侧供血。

脊髓前腹侧动脉是 VA 最后的（最靠颅端）分支，硬膜内起点接近 VA– 基底动脉交界。它们会合进入沿 CVJ 下降穿过枕骨大孔的脊髓前动脉，向延髓和脊髓的腹外侧供血。

枕骨大孔区域的静脉引流是一些硬膜内静脉，通过桥静脉与硬膜窦相连。延髓和上位颈髓的静脉在 CVJ 吻合，汇入纵行的丛状管腔。这些静脉进入延髓和上位颈髓的纵沟，并获得与之相同的名字：脊髓前内侧和脊髓后内侧静脉、延髓前内侧和延髓后内侧静脉、脊髓前外侧和后外侧静脉、延髓前外侧和后外侧静脉。横行静脉（延髓横静脉和脊髓横静脉）连接纵行血管。小脑延髓裂静脉也参与此区域的引流。

4. AVM 的解剖特点

延髓前 AVM 位于桥延沟下方，在前外侧沟和舌下神经根丝之间。它通常由 VA 的神经根髓动脉的分支（常为双侧）和脊髓前动脉供血，经延髓前内侧静脉引流。延髓外侧 AVM 总是位于桥延沟下方，前外沟的外侧，LCN（第Ⅸ、第Ⅹ、第Ⅺ、第Ⅻ脑神经）根丝之间。供血动脉为一侧 VA 的分支（脊髓外侧动脉和神经根髓动脉分支）和同侧 PICA。通过延髓外侧静脉、延髓前内侧静脉和脑桥横静脉引流。累及颈髓交界处下方的 AVM 也通过脊髓前静脉引流。

脑干 AVM 的畸形巢可有两种不同类型。软脑膜 AVM 的畸形巢呈外生性，从脑干表面的软脑膜表面向脑池生长。实质性 AVM 埋藏于脑干内部，累及软脑膜。在延髓外侧 AVM 中，软脑膜畸形巢更多见，表现为向小脑延髓池生长。

5. 术前管理

延髓或颈－延髓交界处的破裂 AVM 的患者绝大部分表现为意识水平降低，经口气管插管常可有效控制和稳定血压及其他生命体征。尽可能在插管前进行神经系统查体，评估有无后组脑神经损伤或其他症状。当 CT 显示脑室内出血或脑积水，可在侧脑室额角行脑室外引流（external ventricular drainage，EVD）。

由于病灶的复杂性，常需要多学科会诊。事实上，AVM 的形态、部位以及最重要的发病形式（破裂 vs. 未破裂）均明显影响治疗决策。手术、放射外科手术、介入治疗都很重要，可采用一种或多种方式。

当这些病例需要手术时，我们会延迟至出血后 10～14 天进行手术，术前小心评估，完善所有必需的检查。只有当脑干被实质性血肿压迫时，才需急诊手术。

6. 手术入路

这些 AVM 绝大多数位于延髓外侧，我们优选远外侧入路。延髓前 AVM 罕见，也可采用相同入路。手术过程与本章之前描述的方法相同。经髁入路以及联合经结节入路常是增加操作空间和中线前的视线所必需的，也是控制从前面发出的供血动脉所必需的。术中采用吲哚菁绿（indocyanine green，ICG）血管造影有助于更好地显示 AVM 的特点。

7. 切除技术

与其他部位的脑 AVM（幕上或小脑 AVM）不同，手术切除脑干 AVM 的经验很有限。如前所述，由于对脑干的牵拉和直接手术损伤，手术有较高的并发症，因此，因此应首选创伤较小的治疗策略。其中，放射外科手术是相对较好的选择，不同报道中它的闭塞率为 40%～60%。但是，表浅病灶，尤其是已经破裂的 AVM，若无其他创伤更小的治疗方法可供选择，亦可采用显微手术切除。

打开硬膜后，ICG 血管造影可更好地显示 AVM 的解剖结构。广泛分离小脑延髓池内的蛛网膜可很容易将后组脑神经之间的供血动脉识别出来。然后，切断或夹闭供血动脉，而保留路过的动脉和静脉。可清晰看见红色引流静脉变为深蓝色，然后用 ICG-VA 来确认血流的改变。在分离过程中，应尽量减少对 LCN 的骚扰，避免术后后组脑神经麻痹。随后，探查畸形巢，区分实质性和软脑膜 AVM。

当畸形巢在延髓外侧池呈外生性生长（软脑膜 AVM），可在不进入脑干的情况下广泛电凝并分离畸形巢，同幕上或小脑 AVM 一样切除畸形巢。但是，当畸形巢深埋于脑干实质内时（实质性 AVM），手术的难度更大。如果根据 AVM 的破裂情况及 AVM 的血管构筑情况来做出手术决策，则采用同样的技术通过最近的软脑膜表面切除。但如果术中神经监测逐渐改变，则建议采用最小或部分切除畸形巢以降低术后神经功能障碍。在这种情况下，可采用所谓的"原位闭塞"技术，仅分离周围软脑膜，不切除或最小切除畸形巢，以避免袭扰脑干。若脑干有出血，这就提供了进入畸形巢的通道，降低了进一步的切除的风险。脑干残留的畸形巢可随访观察或进一步治疗（放射外科或栓塞），我们对这些治疗个人经验不多，需仔细评估多模式治疗或随访观察的效果和并发症。

8. 并发症和结果

脑干 AVM 的手术并发症相对较高（不同报道中约 25%），死亡率也较高（5%～6%）。通常，急性起病后术前就出现严重的症状，严重影响患者的生活质量。此外，术后偏瘫、出血、脑神经麻痹也会加重患者的病程和生活质量。延髓外侧（脑桥外侧）AVM 的预后最好，可能是因为手术入路较易。

在不同报道中 AVM 闭塞率达到 60%～80%，取决于是否切除 AVM 或完全闭塞所有的供血动脉。多模式治疗（介入＋手术治疗后，若存在残留畸形巢，进一步行放射外科手术）有可能增加 AVM 的闭塞率。但在制订较复杂的治疗计划前，也需考虑多模式治疗的累积风险。

三、硬脑膜动静脉瘘

硬脑膜动静脉瘘（dural arteriovenous fistulas，DAF）包括脑和脊髓的病灶，是硬膜外动脉和硬膜内静脉的病理性血管连通，之间没有畸形巢，可与静脉窦连通（窦型，Borden Ⅰ和Ⅱ型）或不连通（窦外型，Borden Ⅲ型）。

DAVF 表现为向皮层静脉的逆向引流（retrograde venous drainage，RVD），大多数病例需要治疗。目前，主要的治疗方法为介入治疗（经动脉或经静脉栓塞）和手术治疗（当介入不可行时），在神经外科团队和介入放射团队的不同报道中，两者有不同的闭塞率和并发症发生率。

（一）颅椎交界处的硬脑膜动静脉瘘

1. 介绍

CVJ 部位的硬脑膜 AV 瘘罕见，占所有 DAVF 的 2%。文献中对 CVJ 硬脑膜 AV 瘘的命名混乱，被分为硬脑膜 AV 瘘和硬脊膜 AV 瘘。根据动脉和静脉在硬膜内的连接部位，进一步可分为：枕骨大孔 DAVF、舌下神经管 DAVF、颈静脉孔 DAVF、边缘窦 DAVF。这些亚型在治疗策略上有一些异同。

2. 临床表现和神经影像评估

CVJ 处的 DAVF 可表现为急性或慢性脊髓病或伴有 SAH，很少表现为脑干水肿相关的功能障碍。导致不同临床症状的原因在于 RVD 而非 AV 的连接位置。RVD 向上进入颅内静脉的 DAVF 常合并静脉曲张，出现 SAH。而 RVD 向下的病灶可导致脊髓静脉高压和脊髓功能障碍。舌下神经管 DAVF 可与海绵窦和眶静脉沟通，会出现眼部症状（结膜水肿、复视），常伴有持续性耳鸣，并进行性发作。

对表现为急性发病的患者可先行 CT 检查，诊断有无 SAH，若 CTA 未见动脉瘤，提示血管畸形可能。CTA 和 MRI 有助于对 DAVF 瘘口进行准确定位。若患者表现为突然加重的神经症状（如颈椎病），MRI 示颈髓静脉怒张或脊髓高信号提示

DAVF，并需进一步检查。在这两种情况下，必须行 DSA 检查明确有无 DAVF。

3. 局部血管解剖

在穿入硬膜前，VA-V$_3$ 段发出脑膜前后分支，向斜坡和枕骨大孔区的硬膜供血，也向颅后窝表面的硬膜和小脑幕供血。此外，来自颈外动脉系统（咽升动脉和枕动脉）的脑膜动脉也参与此区域的血管，它们彼此之间及与 VA 脑膜支常有吻合。咽升动脉两支中的一支穿过舌下神经管（hypoglossal canal，HC），另一支穿过颈静脉孔（jugular foramen，JF）。枕动脉也可发出脑膜支。

颈内静脉（internal jugular vein，IJV）及其分支构成脑在 CVJ 的重要引流系统。IJV 起自颈静脉孔，向尾侧下降至颈部后外侧。椎动脉静脉丛环绕 VA，通过后髁导静脉（posterior condylar emissary vein）与乙状窦（sigmoid sinus，SS）连通。舌下神经管（hypoglossal canal，HC）的静脉丛连接边缘窦，后者环绕枕骨大孔。HC 的静脉丛通过髁前静脉（anterior condylar vein，ACV）与其他血管连通，如 IJV、PCV、颈内动脉静脉丛、边缘窦、岩下窦和海绵窦。此外，边缘窦（marginal sinus，MS）与颅底其他重要静脉结构相连接，如基底窦（前）、枕窦（后）、椎动脉静脉丛和颈深静脉（下）。

4. DAVF 的解剖特点

DAVF 的三个主要组成部分是：硬脑膜动脉、硬膜内瘘口和引流静脉。

在大多数病例中，硬脑膜分支来自椎动脉、咽升动脉或枕动脉，它们参与 CVJ 处的 DAVF。

瘘口可位于颈 - 延髓交界处硬膜的后侧或外侧（或前外侧）面（累及或不累及边缘窦），可在枕骨大孔水平，或者更低一点接近 C$_1$ 椎体，或在其他特殊位置，如舌下神经管和颈静脉孔。

静脉向上升引流的 DAVF 可通过延髓的纵行静脉引流，终止于大的硬膜窦，如边缘窦、岩上窦、岩下窦、海绵窦及横 - 乙状窦。引流静脉多会出现静脉曲张。血管造影可发现 DAVF 合并 CV 连接处的药丸状动静脉瘘（图 29-2）。

相反，向下降静脉引流的 DAVF 通过颈髓的纵行静脉通道，导致脊髓静脉高压。

HC-DAVF 通常由咽升动脉的神经 - 脑膜支或枕动脉的横 - 乙状窦支供血。瘘口位于 ACV 水平。此区域有广泛的静脉吻合，RVD 可以不同方式汇入海绵窦和眶静脉，或汇入 IJV。

JF-DAVF 由咽升动脉其他分支供血，瘘口在靠近 JF 的硬膜内，通过上升（向岩下窦和海绵窦）或下降（向颈深静脉）的延髓外侧静脉引流（图 29-3）。

5. 术前处理

表现为 SAH 的患者接受与破裂 VA-PICA 动脉瘤和 CVJ AVM 相同的术前检查。

根据破裂状态或有无脊髓病，决定采用介入闭塞或手术闭塞动静脉瘘。

我们介入栓塞的入路倾向于经动脉栓塞，很少经静脉栓塞（我们团队没有此经验）。

但是，有时很难到达瘘口或完全栓塞瘘口，残留血流流经 RVD，还需手术切除动静脉瘘。

6. 手术入路

CVJ 处的 DAVF 因位于硬膜的外侧或后外侧缘，通常采用后外侧或远外侧入路，详细的操作过程已在此章描述。对于枕骨大孔 DAVF，为了更好地暴露颈 - 延髓连接处硬膜区域，需要行 C$_1$ 半椎板切除术。舌下神经管的 DAVF 需要采用经髁入路。如果需要磨除超过 1/3 的枕髁以暴露瘘口，可能需要进行枕 - 颈融合来避免发生颅 - 颈失稳。对位于颈静脉孔附近的 AV 瘘，须采用经颈静脉结节的髁上入路。

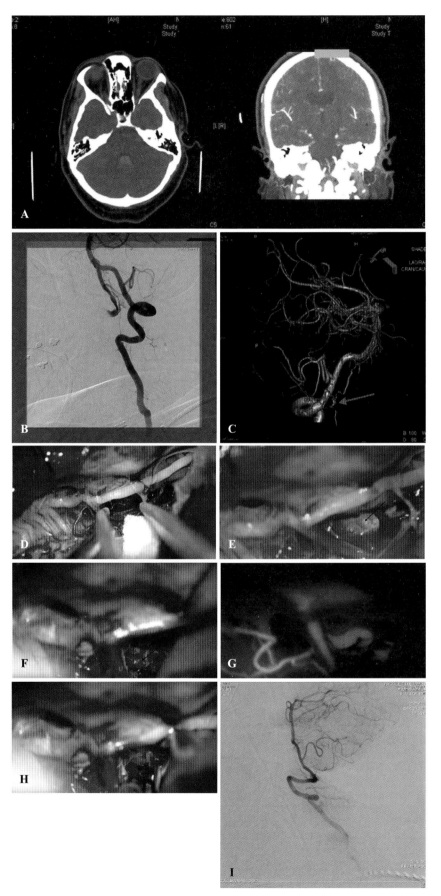

◀ 图 29-2 **A.** CT 和 CTA 示第四脑室内出血；**B.**DSA 显示在 CVJ 处的 DAVF 由 VA 脑膜支供血，引流至延髓周围的动脉化静脉；**C.** 红箭示软脑膜 AV 瘘，伴瘘口处动脉瘤样扩张；**D 和 E.** 左侧远外侧经髁经结节入路的术中图片；**F.** 暴露并切除动脉瘤，阻断软脑膜 AV 瘘；**G.** 术中 ICG 荧光造影可见 DAVF；**H.** 夹闭 CVJ 处 DAVF 的瘘口；**I.** 术中 DSA 证实瘘口完全闭塞

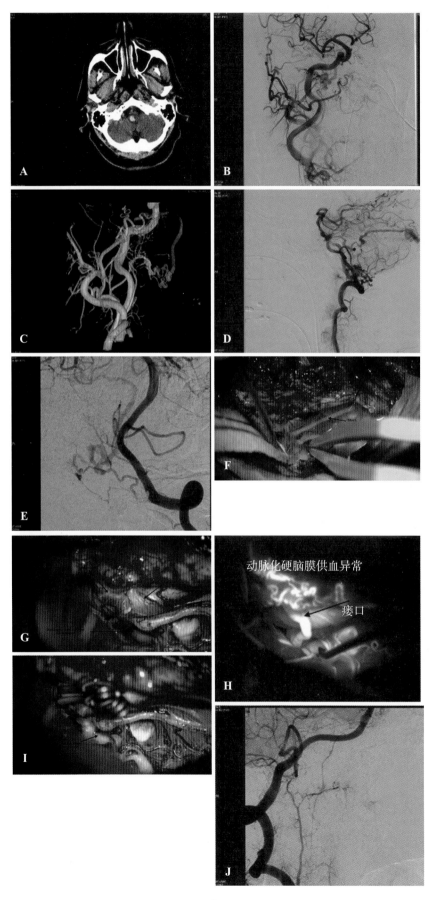

◀ 图 29-3　A. CT 显示右侧延髓出血；B 和 C. DSA 识别右颈静脉孔的 DAVF，由颈外动脉（右枕动脉、咽升动脉和脑膜中动脉）分支和椎动脉脑膜支（C_1 和 C_3 齿状弓）供血；D 和 E. 介入治疗后 9 个月的 CT 证实残留瘘口，出现新的供血动脉；F 和 G. 术中分离病灶，通过远外侧经髁入路在颈静脉孔水平以下暴露；H 和 I. 术中所见及 ICG 血管造影证实瘘口被切断；J. 术后 DSA 证实无残余分流或异常软膜静脉引流

7. 闭塞技术

显微手术治疗 CVJ 部位 DAVF 的主要优点是闭塞率较高，报道的闭塞率约 98%，而单纯栓塞闭塞率为 60%。此外，若发自 VA、枕动脉和咽升动脉的多条分支动脉供血会使介入治疗更加困难，疗效更差。即使初次栓塞效果良好，在随访时也很有可能出现新的供血动脉。对于由单支咽升动脉供血的动静脉瘘，由于有滋养血管，若经动脉栓塞，出现后组脑神经（lower cranial nerves，LCN）麻痹的概率较高。相反，累及边缘窦的 DAVF 非常适合经静脉栓塞，由于存在与边缘窦的广泛静脉连接，可采用多种路径到达病灶。HC-DAVF 通常采用手术治疗，但也可采用经静脉栓塞，闭塞瘘口的效果与手术相似，因神经管内的压迫作用，可导致一过性或永久性舌下神经麻痹。

对于其他部位的 DAVF，显微手术结扎或电凝瘘口的引流静脉来闭塞 CVJ 处的动静脉瘘，在瘘口处切断动脉和静脉之间的连通是治疗硬脑膜动静脉瘘的最有效方法。

在硬膜表面常可见源自 VA 或枕动脉的粗大脑膜动脉，咽升动脉的分支很少见，这是由于其起点深藏于骨性结构。打开硬膜并广泛分离蛛网膜后，可见到一条或多条粗大蜿蜒的静脉，它们与 VA 的入硬膜点关系紧密（枕骨大孔 DAVF）或更偏向外侧（HC 或 JF 硬脑膜动静脉瘘）。静脉的颜色通常为红色。然后，通过 ICG-VA 造影显示静脉内的动脉血流模式，证实瘘口的准确位置。在引流静脉出硬膜的起点处将其电凝或夹闭，然后切断，红色静脉迅速变为蓝色。最后，我们再次通过 ICG-VA 造影来确认异常分流被完全阻断。对于血管分流复杂的病灶（多支供血动脉或引流静脉），在临时夹闭供血动脉或引流静脉时采用 ICG-VA 造影也有助于随后电凝瘘口。

8. 并发症和结局

如前所述，在此区域的手术可能发生不同并发症，如 LCNP、CVJ 不稳、运动 / 感觉缺陷及脑积水。此部位病灶中，DAVF 预后一般要好于破裂动脉瘤和动静脉畸形，也就是说即使在症状性 DAVF 或病灶破裂的情况下，患者的术前情况和术后并发症通常也不会很严重。表现为 SAH 或硬膜下血肿（CVJ 处 DAVF 一般较轻微）的患者中，75% 可获得良好恢复。然而，表现为重症进展性脊髓病的患者经过治疗反而预后更差，中度残疾率超过 50%。事实上，长期静脉高压可导致脊髓永久性损伤。对于 HC-DAVF，如果为了暴露瘘口而磨除超过 1/3 的枕髁，术后可能会出现颅 – 颈部的失稳，需要进行枕 – 颈融合。

（二）病例图示

病例 1：PICA 破裂动脉瘤

55 岁女性，右侧 PICA 大型（1.1cm）破裂动脉瘤，动脉瘤基底累及 PICA，行球囊辅助栓塞治疗（图 29-1A 和 B），术中次全栓塞后（图 29-1C），PICA 内出现栓子，手术被迫中止。虽然有中度的 PICA 区域梗死，患者仍在初次治疗后康复（图 29-1D）。血管痉挛期过后，手术夹闭动脉瘤。术中显示通过远外侧开颅暴露动脉瘤（图 29-1E 和 F）。采用开窗瘤夹夹闭动脉瘤，PICA 在开窗视野内（图 29-1G）。术后血管造影证实动脉瘤完全夹闭，PICA 通畅（虽然管径缩小）（图 29-1H）。临时的气管切开，3 个月后恢复至 mRS 得分 1 分。

病例 2：CV 连接处 DAVF 合并软脑膜动静脉瘘

37 岁女性，突发头痛，CT 示第四脑室内出血（图 29-2A）。CTA 和血管造影显示 CV 连接处 DAVF，由椎动脉脑膜支供血，向延髓周围的动脉化静脉引流（图 29-2B）。在瘘口处还有一个软脑膜动静脉瘘，伴动脉瘤（图 29-2C）。由于患者较年轻，介入方式无法到达瘘口，遂采用左侧远外侧经髁经结节入路，暴露动脉瘤和瘘口（图 29-2D 和 E）。切除动脉瘤，阻断软脑膜动静脉瘘（图 29-2F），并夹闭 DAVF（图 29-2H）。术中血管造影证实瘘口完全闭塞（图 29-2I）。

病例 3：颈静脉孔破裂 DAVF

72 岁男性，右侧延髓出血（图 29-3A），右颈静脉孔区 DAVF。瘘口由颈外动脉（右枕动脉、咽升动脉和脑膜中动脉）（图 29-3B）和椎动脉脑膜支（C_1 和 C_3 齿状弓）（图 29-3C）供血。经不同供血动脉分两步栓塞，但仍有少部分残留，9 个月后新出现对侧小脑镰的血供（图 29-3D 和 E）。远外侧经髁入路手术（图 29-3F 和 G），颈静脉孔下辨识瘘口，ICG 血管造影证实，切断瘘口（图 29-3H 和 I）。术后血管造影证实无残余分流或异常软膜皮层静脉引流（图 29-3J）。

第30章　颅颈交界区颅后窝血供重建

Posterior Fossa Revascularization Options at the Cranio-vertebral Junction

Erez Nossek　Amir R. Dehdashti　著

薛盖茨　陈　状　译　　白红民　校

一、搭桥技术

PICA-PICA 搭桥（侧 – 侧吻合，端 – 端吻合，重新移植）。

（一）背景

如果需要牺牲小脑后下动脉（posterior inferior cerebellar artery，PICA）时，特别是前三段（延髓前段、延髓外侧段和延髓扁桃体段），就需要考虑进行 PICA 的血供重建。即使有 PICA-PICA 端 – 端或侧 – 侧搭桥的替代方法，如枕动脉（occipital artery，OA）–PICA 搭桥或椎动脉 –PICA 搭桥（移植血管使用桡动脉），但只要 PICA 足够长可以行端 – 端搭桥，或者供体 PICA 足够粗大，且蛛网膜松解后双侧 PICA 尾袢之间的距离≤ 5～6mm，端 – 端或侧 – 侧的 PICA-PICA 搭桥仍是最佳的选择。

（二）小脑后下动脉原位搭桥选择

PICA 分为五个部分：①延髓前段，PICA 起自椎动脉，向后延伸至下橄榄核隆起，在舌下神经附近通过；②延髓外侧段，从下橄榄核到后组脑神经的出髓处；③延髓扁桃体段，从后组脑神经到尾袢；④髓帆扁桃体段，从尾袢到头袢；⑤皮层段，供应到小脑蚓部和半球。因为前三段，少数情况下第四段的近端部分，可能有供应脑干的重要穿支血管，牺牲它们可能引起脑缺血。因此，如果病变位于髓帆扁桃体段的近端，且治疗可能牺牲相应血管，如分离椎动脉 –PICA 动脉瘤过程中，应考虑血供重建策略。尽管存在其他替代方法，如 OA-PICA 搭桥术和椎动脉 –PICA 搭桥术（移植血管使用桡动脉），但 PICA-PICA 的侧 – 侧吻合搭桥更为合适。因为搭桥闭塞的风险较低，同时避免了获取枕动脉或其他类型的移植血管所导致的烦琐步骤。

PICA 延髓扁桃体和髓帆扁桃体节段交界处的动脉切开侧壁上可能存在微小的脑干穿支。这些穿支应在动脉切开前分别夹闭和保护，应避免损伤。还要注意一些关键细节，包括使用临时血管夹的类型、动脉切开的准确位置、使用的缝线和针的类型以及缝线的长度。

如果供体 PICA 直径＜ 1mm，或者蛛网膜粘连松解后两个 PICA 尾环之间的距离＞ 5mm，则 PICA-PICA 侧 – 侧吻合搭桥是不合适的。如果流量探头测量的供体 PICA 的血流量明显较低，则应考虑另一种血供重建替代方案。OA-PICA 搭桥应始终作为替代方案，并且术中应全面评估 OA 的通畅性和解剖结构。

（三）操作过程

术前一天晚上给予阿司匹林 325mg。全身麻醉，监测患者的运动、感觉和脑干诱发电位，并置于俯卧位（或者适合远外侧入路的公园椅位）。用手持式多普勒识别 PICA 病变侧枕动脉的走行并在皮肤上标记，以便需要 OA-PICA 搭桥时备用。从项线向下至 C_2 棘突做正中切口。暴露下枕骨和 C_1 椎板的骨膜下层。椭圆形枕下开颅（4cm×3cm，暴露枕骨大孔），切除 C_1 椎板。Y 形剪开硬脑膜，暴露小脑 – 延髓裂。

显微镜下分离扁桃体延髓裂的蛛网膜，轻轻牵开小脑扁桃体，在延髓闩部下方分离两侧 PICA。将 PICA 延髓扁桃体和髓帆扁桃体节段从蛛网膜中游离出来，对合进行侧 – 侧搭桥。尾袢是延髓扁桃体段和髓帆扁桃体段之间的过渡，是搭桥的唯一合适位置。使用流量探头可测量 PICA 基线血流量。两个 5mm 迷你夹夹闭 PICA 近端，两个 3mm 直型或微弯夹夹闭远端血管。两个 PICA 的尾袢均最好有约 1cm 长，夹子之间的穿支血管应尽量少。选择更容易活动的尾袢部分进行吻合。此时，使用 3000IU 肝素。关键是分别在血管的 10 点钟和 2 点钟处切开动脉，长度完全相同，为 4～6mm（至少是较大 PICA 直径的两倍）。用亚甲蓝标记动脉切开线，使用微型勾刀（APEX Inc.）或 27 号针头切开动脉壁，显微剪延长切口。缝线和针的选择至关重要，爱惜良（Ethilon 缝线）10-0 尼龙单丝缝线和 V75-3 缝针的尺寸和针曲率适用于该旁路搭桥。动脉切开长度至少 5 cm。第一个结非常重要，两条动脉切开的顶端（远端）

第一针缝合，从一根的顶点由外向内穿出，然后从另一根的顶点由内向外穿出。在动脉切开方向的后方打结，针穿过结的下方，以保持其在管腔外，进行后壁连续缝合，同样一侧先由外向内，另外一侧再由内向外，一直缝合到后壁的近端，最后一针由内向外穿出后拉紧缝线，以保持线结在动脉切开腔外。然后，前壁以同样方式缝合。在微钩的辅助下拉紧缝线，最后一针在初始结前自行打结。用肝素盐水冲洗管腔，加一针间断缝合，缝合上（或前）壁同第一个结之间的开口。

准备血供重建时，将一小块明胶海绵置于动脉切开部位的后壁，以防在难以观察的区域出现缓慢的渗血。临时阻断时间约为 45min。先取下 PICA 上的远端夹，再取下近端夹，实现再循环。采用连续缝合技术，渗漏的概率很小。作者使用血流探头多普勒测量吻合前后 PICA 的血流。如果 PICA 血流明显下降，或旁路明显堵塞，重新打开吻合口进行检查。进行 ICG 荧光血管造影以确认旁路通畅，同时将受体 PICA 的近段予以夹闭，注意有向受体 PICA 近端逆流的血流。

关颅方法与枕下正中开颅的标准关颅方法类似。术后进行高质量的 CTA 或血管造影，以确认旁路通畅。术后口服阿司匹林 325mg/d，至少持续 1 年。

PICA-PICA 侧 – 侧搭桥的替代方案是端 – 端搭桥。有趣的是，如果去除病变节段，PICA 仍有足够的长度来进行端 – 端吻合，这将是最佳搭桥选择。这种搭桥有局限性：①PICA 没有冗余；②在动脉瘤节段水平存在关键的脑干穿支，使得无法牺牲此段动脉；③病变节段较长使得 PICA 的两个末端对合较为困难，④不适用于 PICA 第一段的动脉瘤。

技术细节主要是端 – 端搭桥的细节。我们通常从下壁开始，将两端对合在一起，然后在 180°

的位置上间断缝合。间断或连续缝合两侧。10-0
或 9-0 BV100-3 缝线适合此类搭桥。

在 PICA 长度足够的情况下，另一种选择是
在椎动脉上重新移植远端 PICA 的近端部分。在我
们的实践中，这并不是一种常见的情况，但是外
科医生应该考虑这种替代方案用于一些非常冗长

的 PICA，直接重新移植至椎动脉似乎是合理的。
此外，使用桡动脉、枕动脉等移植物将 PICA 近
端和远端连接在一起（在非冗长 PICA 中，其中
病变节段可以切除而不牺牲穿支）可以被认为是
PICA 血供重建的另一种罕见但可选择的替代方法
（图 30-1）。

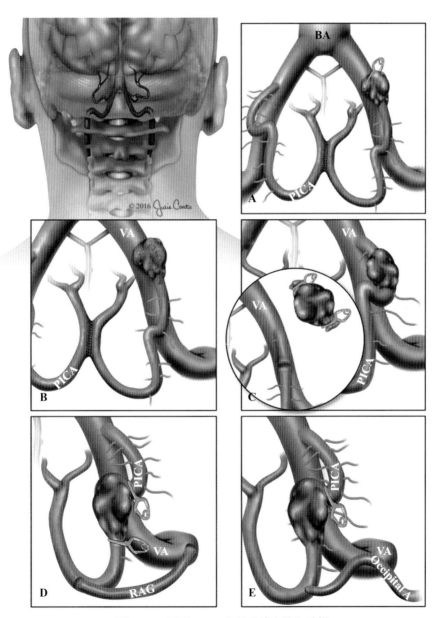

▲ 图 30-1　不同 PICA 血供重建方法和选择

A. 侧 - 侧吻合和近端夹闭治疗发育不良的 PICA 动脉瘤；B. 侧 - 侧吻合和近端弹簧圈栓
塞治疗发育不良的 PICA 动脉瘤；C. 动脉瘤节段没有重要的穿支，行端 - 端吻合和动脉瘤
节段切除；D. 动脉瘤节段没有穿支动脉，使用桡动脉行 VA-PICA 搭桥，并行动脉瘤夹闭；
E. 动脉瘤节段有穿支动脉，行 OA-PICA 搭桥和动脉瘤近端夹闭

二、枕动脉至小脑后下动脉

(一)背景

如果必须牺牲 PICA 近端三段时，我们就要计划进行搭桥术。首选是 PICA-PICA 原位搭桥，因为其通畅率较高，并且不需要颅外供体血管。当 PICA-PICA 端－端吻合不可行，或对侧供体 PICA 不可用时（如两个 PICA 之间的距离在 5mm 以上或对侧 PICA 发育不良或缺失），就需要进行 OA-PICA 搭桥术。只有当 OA-PICA 计划失败或由于供体的质量或尺寸较差而不可行时，我们才把桡动脉作为第三种选择（VA-PICA 搭桥术）。

在搭桥术前进行完整的脑血管造影。OA 的直径至少应为 0.8mm，PICA 的直径应相似。术前血管造影充分评估 OA 以便成功取到供体动脉。术前当晚，甚至术前 3～5 天给予阿司匹林（325mg/d）。

OA 的痉挛和闭塞率较高（13%），因此必须有备选方案，如 PICA-PICA 搭桥，或者使用桡动脉或大隐静脉 VA-PICA 搭桥。OA 的分离可能具有挑战性，尤其是在其移行节段。我们倾向于使用手术显微镜和多次微型多普勒进行监测，避免血管损伤。应处理血管外膜而不是血管壁本身，这将降低痉挛和管腔内血栓形成的风险。

关于 PICA 本身，理想情况下，应选择延髓扁桃体段且无穿支动脉位置进行吻合。如果在 PICA 动脉切开部位的背部有小的微穿支动脉，则必须临时阻断并完整保留。

(二)枕动脉

枕动脉（occipital artery，OA）起源于颈外动脉的后部，沿二腹肌内侧面走行，在乳突沟下，OA 向后内侧旋转。在枕骨外隆突附近，OA 向上走行，形成一个或两个主要终末干。OA 出二腹肌后腹后，可分为三个节段：肌内段、移行段和皮下段。OA 的肌内段，从二腹肌沟至头夹肌（splenius capitis muscle，SPC）上缘，在 SPC 和头半棘肌（semispinalis capitis Muscle，SSC）之间走行于一层脂肪结缔组织中。移行段从 SPC 上缘至上项线（superior nuchal line，SNL），向浅表穿过胸锁乳突肌（sternocleidomastoid，SCM）肌腱和帽状腱膜，此段 OA 穿过多层垂直重叠的组织。皮下段位于 SNL 上方，帽状腱膜的浅层。

(三)操作过程

取俯卧位，Sugita 头架固定，在不影响气道的情况下屈曲头部，头钉固定点不能影响曲棍球棒切口，使用手持式多普勒标记 OA 的走行，设计曲棍球棒切口。

浅表皮肤切开后使用显微镜进行供体血管解剖。OA 的皮下段从帽状筋膜外剥离，移行段从多个肌层中剥离，肌内段进一步分离至乳突沟。沿 OA 留下一个外膜周围袖套，以避免血管痉挛。OA 的较大肌支通常位于近端，应进行电凝切断，术前血管造影可提前了解该血管，切勿与主干混淆。OA 近端应解剖至其进入乳突沟处的肌床。尽管 Atez 等在尸体研究中发现 58mm 长的 OA 就适合 OA-PICA 搭桥；我们建议还是解剖至到达吻合口 10～12cm，避免吻合口的张力。此时，将解剖的 OA 留在原位，然后进行开颅和受体动脉的准备。

行枕下卵圆形开颅（4cm×3cm，暴露枕骨大孔）或远外侧入路，如磨除内侧枕骨髁的 20%（如果有必要控制近端 PICA 或椎动脉），然后行 C$_1$ 椎板切除。显微镜下在枕骨大孔上直切口打开硬膜，

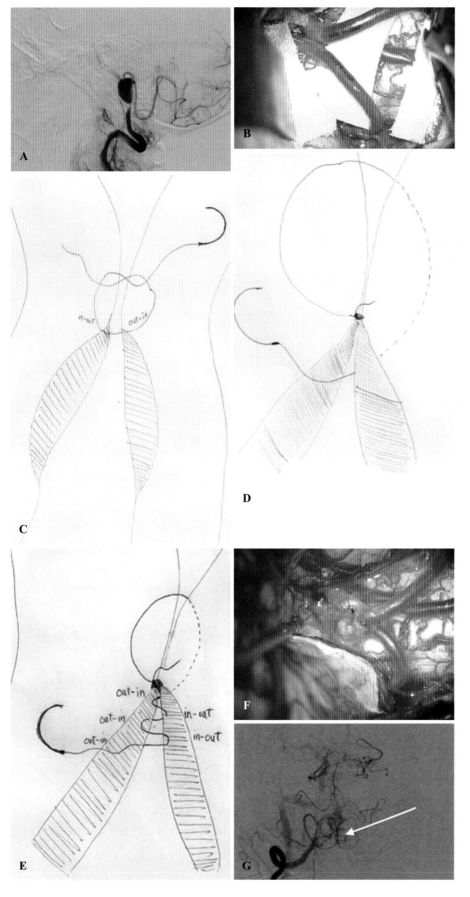

◀ 图 30-2　**PICA 侧 – 侧搭桥**

A. PICA 第一节段破裂的夹层动脉瘤，不适合直接行血管重建；B. 枕下正中开颅暴露双侧 PICA。注意动脉切开线的位置以及双侧动脉相同的管径和延伸方向；C 至 E. 侧 – 侧搭桥关键部分的图示。第一个线结将两个远端连接在一起，缝线穿过血管后方，保持线结在管腔外，然后在吻合深层连续缝合（外 – 内，内 – 外，如图所示）。在搭桥的深层近端，缝线应为"内 – 外"，并在管腔外打结。然后，按照操作过程连续缝合吻合的浅层；F. 完成 PICA-PICA 侧 – 侧搭桥；G. 术后血管造影确认搭桥通畅（箭）

然后向小脑半球外侧和上方弯曲。暴露 PICA 尾环及其更近的阶段（延髓前侧和外侧段）（图 30-2）。切开扁桃体延髓裂的蛛网膜，轻柔牵开小脑扁桃体，显露吻合部位。

OA-PICA 吻合的合适部位（PICA 尾袢的中部）用蓝色墨水标记，并放置橡胶背景。用流量探头测量 PICA 基线流量。返回到 OA，测量其解剖到的近端至吻合部位的长度，并与最大解剖长度相比较。在 OA 远端适当的位置斜形切开，评估其血流，并与 PICA 的血流进行比较。OA 的准备包括并清除最后 2cm 的外膜，修整末端呈"鱼口"方式。用肝素盐水冲洗血管，在其近端应用临时血管夹。一个 5mm 微型夹夹闭 PICA 的近端，一个 3mm 直型或微弯夹夹闭远端 PICA。然后给予 3000IU 肝素。使用勾刀（Apex Inc.）切开动脉壁，然后用肝素盐水冲洗血管。动脉切开的大小为较大血管（供体或受体）直径的 2.5～3 倍。

爱惜良 9-0 尼龙单股缝针（V75-3）适用于该吻合。我们首先以外 – 内、内 – 外的方式在吻合口的两个侧顶端进行打结。接下来在 12 点钟和 6 点钟的位置进行间断缝合。然后进行前壁吻合，此处技术难度较小，采用间断缝合完成（从每边的顶端周围开始缝合，通常在之前打的结之间间断缝合两针）。前壁缝合后，在 12 点钟缝线两侧以相同的间断缝合方式缝合后壁。首先缝合容易的正面，难度较大的背面就容易缝合一些。最后一针之前用肝素盐水冲洗管腔。首先移除 PICA 远端的临时夹，再移除 PICA 近端的临时夹，然后取下 OA 上的临时夹。如果吻合口漏血，通常温盐水冲洗和使用明胶海绵即可止血。吻合口漏血流量大时，需再缝合 1 针。使用微多普勒、流量探头和 ICG 荧光血管造影来评估旁路的通畅性和流量（图 30-3 至图 30-5）。

关颅方法与枕下开颅的关颅标准相似，但要关注 OA 进入硬脑膜的地方，由于需保持旁路零张力，不能水密缝合硬脑膜，因此肌肉和皮下缝合时应非常谨慎，以减少术后 CSF 漏的风险。

术后进行 CTA 或血管造影，以确认旁路通畅。术后服用阿司匹林 325mg/d，至少持续 1 年。

三、椎动脉 – 小脑后下动脉

（一）椎动脉解剖

椎动脉是锁骨下动脉的第一支且最大的动脉。动脉通常横穿上 6 个颈椎的横突孔，然后经过枕骨髁的后方，绕过侧块，在枕骨大孔外侧和延髓前方穿入硬脑膜。然后，椎动脉与对侧椎动脉汇合，形成基底动脉。

颅外椎动脉分三段。V_1 段即第一段，是从锁骨下开口上升至 C_6 横突孔。动脉的起始点通常是锁骨下动脉的头侧和后部，位于颈静脉后，C_7 横突正前方。第二段（V_2）上行穿过上六节椎体的横突孔，在 C_2 水平偏向外侧，到达更外侧的 C_1 横突孔。第三段（V_3）自 C_1 横突孔至枕骨大孔水平穿过硬膜处，又分为 3 部分：穿过 C_1 椎间孔的垂直部分、C_1 后弓上部椎动脉沟中的水平部分和穿过硬膜的斜行部分。V_3 走行于 C_1 和环枕关节侧块的内后方。

硬膜内段（V_4）起始于外侧硬膜孔，此处厚厚的硬膜形成一个漏斗袖鞘状结构，动脉由此穿入硬膜内。然后动脉从延髓表面的下外侧移行前上方，最后跨过锥体束与对侧椎动脉汇合，形成基底动脉。

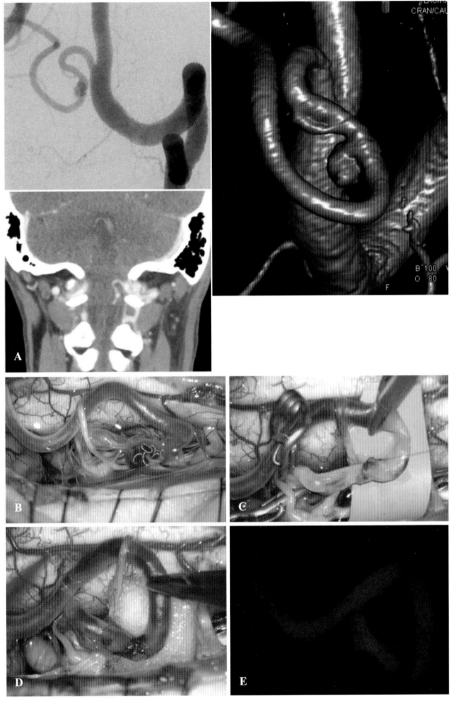

▲ 图 30-3　PICA 端 - 端搭桥

A. 发育不良的 PICA 第二段梭形破裂动脉瘤，最初经过血管内弹簧圈栓塞治疗。B 至 D. 动脉瘤再次复发 / 弹簧圈栓塞后再次出血。枕骨大孔手术暴露显示切除了动脉瘤段（注意 PICA 的颅外起源，动脉瘤段没有穿支），切除动脉瘤段并进行端 - 端搭桥。E. 术中 ICG 荧光血管造影确认血管通畅性

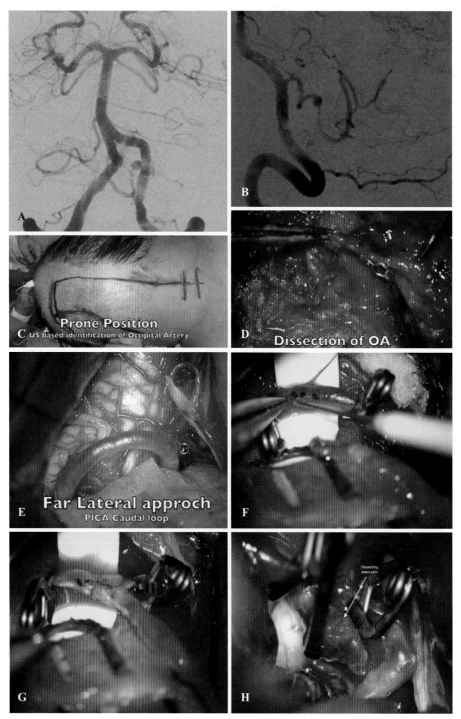

▲ 图 30-4 **OA-PICA 搭桥**

A 和 B. 脑血管造影发现一个 PICA 第 3 段梭形破裂动脉瘤。C. 枕动脉的表面识别。D 和 H. 枕动脉解剖，暴露尾袢（PICA 的延髓扁桃体段），动脉切开，从 OA 到 PICA 的端 - 侧搭桥。由于动脉瘤段没有重要的脑干穿支血管，最后夹闭并切除夹层动脉瘤（箭）

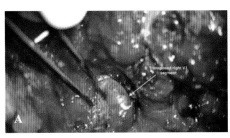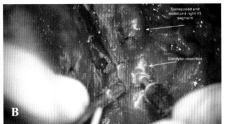

▲ 图 30-5　A. 显露椎动脉颅外 V₃ 段，用于 VA-PICA 搭桥（箭）；B. 经髁入路，磨除约 20% 的内侧髁，移开椎动脉

（二）操作过程

采用公园椅位，健侧朝下，Sugita 头架固定头部，向地面微屈 40°。准备右臂以获取头臂静脉或桡动脉。在乳突后两指宽处行乳突后切口，并向内侧靠中线方向延伸。C₁ 通常全椎板切除直至显露到 C₁ 的侧块，辨认椎动脉及周围静脉丛，对其进行显微解剖、包裹和分离。V₃ 段分离长度约 2～3cm，从 C₁ 上缘椎动脉沟中游离出来，以便适合临时阻断。行乙状窦后入路开颅术，打开枕骨大孔，辨认乙状窦及其外侧与颈静脉球的连接处。磨除部分枕髁，然后显微镜下再进一步磨除枕髁 10%～20%，达到完整的远外侧入路，识别乳突气房并用骨蜡密封。

在小脑延髓池直形打开硬脑膜，硬脑膜周围显微镜下缝线悬吊。高倍镜下显微解剖，识别椎动脉颅内段、PICA 的起始段和远端，识别脊髓后部供血的小穿支很关键。

先确定 PICA 远端适合吻合的部位，然后显微镜下分离并做好准备。再到颅外椎动脉 V₃ 段，显微解剖、分离，为阻断和搭桥做准备。

选择长约 5cm，方向正确的移植血管（桡动脉或头臂静脉）。临时阻断 PICA 远端，首先进行远端吻合。高倍镜下用勾刀切开动脉，间断缝合，从吻合部位的尾端开始缝合，再缝合两个侧顶端，

再在中间补充缝合。在前两针缝合打结后，另一种方法是先进行 12 点钟和 6 点钟缝合，最后缝合外侧顶端和旁正中部位。

然后，对移植血管进行回血检查，结果良好后，在紧邻吻合口远端上临时阻断夹。当证实 PICA 血流良好且没有从旁路渗漏时，夹闭椎动脉，适当切开动脉，进行近端吻合。用 8.0 单股缝线在吻合口的尾端缝合到椎动脉，然后连续缝合（由于血管尺寸较大，倾向于连续缝合）或间断缝合两侧，以完成该动脉的搭桥。

最后，松开椎动脉上的阻断夹，先是远端，然后是近端，然后松开旁路的阻断夹。通过微多普勒、ICG 荧光造影或术中脑血管造影进行血流验证。

（三）椎动脉牺牲及完全移植

在罕见情况下，肿瘤累及椎动脉，切除肿瘤需要牺牲或栓塞椎动脉。如果椎动脉为优势侧，或闭塞试验或定量血流研究（如 NOVA MRA）表明牺牲椎动脉会导致后循环血流受损，则进行椎动脉的完全移植术。我们对 1 例脊索瘤患者实施了该手术，在二期切除肿瘤和受累椎动脉之前，使用大隐静脉从 C₅ 水平（V₂ 段）至 V₃ 段重建了一段新的椎动脉。

四、总结

PICA 血供重建仍然是脑血管外科医生的重要选择。在枕骨大孔这一有限的区域内，该血管的多种变异和多种搭桥方式，使得手术指征、搭桥方式、补救策略和技术细节的选择对获得良好的手术结果和临床结局至关重要。

第31章 延－颈髓交界区海绵状血管畸形的治疗

Management of Cavernous Malformation of the Cervicomedullary Junction

M. Neil Woodall　Peter Nakaji　**著**

张建波　白红民　**译**　　王建华　**校**

一、概述

延－颈髓交界区的海绵状血管畸形是神经外科医生面临的一个挑战性的外科问题。海绵状血管畸形可定义为一种良性血管"肿瘤"，由变薄的蜂窝状血管内皮管道构成。海绵状血管畸形反复少量出血导致病灶体积增大继而出现逐渐恶化的占位效应。也可大出血，病灶迅速扩大及神经功能急剧恶化。海绵状血管畸形的症状取决于其在神经系统的位置。延－颈髓交界区的海绵状血管畸形常导致该区域后组脑神经核团或长传导纤维功能障碍。

对于延－颈髓交界区的海绵状血管畸形的治疗，手术医生需要充分术前评估如下因素：①海绵状血管畸形的自然史和治疗风险；②手术指征；③局部神经血管结构解剖包括进入脑干的安全进入点；④延－颈髓颅底交界区骨骼解剖和颅底手术入路；⑤海绵状血管畸形独特的显微手术切除技巧。

延髓和上颈髓有致密的长纤维束和神经核团，增加了此区域病变手术的难度。此交界区是脊髓向脑干的移行区域，这就需要采用处理脑和脊髓

病变相结合的原则和入路。对于涉及延－颈髓交界区域疾病的显微外科治疗，必须充分了解局部骨骼、血管和神经解剖。必须充分评估积极治疗和保守治疗对患者的风险和益处，神经外科医生必须回顾和权衡每例海绵状血管畸形的自然病史，以便向患者提供治疗决策。

二、流行病学和手术指征

在家族性病例中，海绵状血管畸形年破裂风险为 0.6%～2%（包括无症状出血）。在散发病例，海绵状血管畸形年破裂风险为 0.7%～3.1%，而再出血率高达 22.9%。脑干海绵状血管畸形年再出血率高达 35%（术前年出血风险为 4.6%），因为反复出血会出现进行性的功能障碍，因此，这组临床数据可能由于患者选择存在偏倚[1]。

脑干和上颈髓海绵状血管畸形的手术治疗通常适用于有症状、有出血史或靠近脑干或脊髓表面的病灶。无症状病灶和需要切开重要神经组织才能切除的病变通常推荐保守治疗。如果手术可达，临床表现或影像学提示出血才是手术的指征。部分神经外科医生认为，多次出血的脑干海绵状

血管畸形才考虑手术切除。脑干海绵状血管畸形的反复出血往往产生进行性神经功能障碍。我们认为术前状态良好和功能损害最小的患者往往比那些功能损害较严重的患者更能耐受手术切除。因此，我们倾向于在第一次症状性出血时进行手术治疗而不是等到第二次神经功能恶化后再手术 [2, 3]。当然，任何治疗决策都必须考虑到可能增加手术风险的因素，诸如年龄和其他伴发疾病等。目前医学证据提示，海绵状血管畸形立体放射治疗疗效欠佳，显微外科手术切除仍是首选治疗方法 [4, 5]。

三、解剖学

颅颈交界区是一个观念上的挑战，因为这一区域的治疗需要研究颅底 - 颈椎转换区的解剖。颅 - 颈交界处的骨性边界由包括前方的斜坡、环椎前弓和齿状突，及后外侧的枕髁、枕骨和锥板形成，共同保护颅后窝和椎管（图 31-1）。成对的椎动脉穿过 C_1 椎间孔，在穿过硬脑膜之前在动脉沟内向后内走行（图 31-2）。在颅内，椎动脉发出小脑后下动脉（posterior inferior cerebellar arteries，PICA），并在椎动脉刚刚汇入基底动脉前发出脊髓前动脉，脊髓前动脉走行在脊髓腹侧的中线。成对的脊髓后动脉沿脊髓背侧走行，主要汇入来自椎动脉的神经根分支的血液供应（图 31-3 和图 31-4）[6]。

理想情况下，显露于室管膜表面的病灶可作为进入脑干或脊髓的入口。如果必须切开神经组织，则应选择脑干的安全区域（图 31-5）。颅 - 颈交接区手术安全区域包括三叉神经周围区和脑桥外侧区、延髓前外侧和后正中沟、橄榄区和延髓外侧区。三叉神经周围安全区位于脑桥前外侧，正好位于三叉神经神经根入髓处的前方（皮质脊

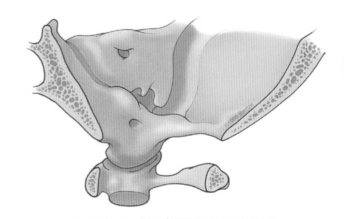

▲ 图 31-1　颅颈交界区的骨性解剖结构

经 Barrow Neurological Institute，Phoenix，Arizona 许可转载

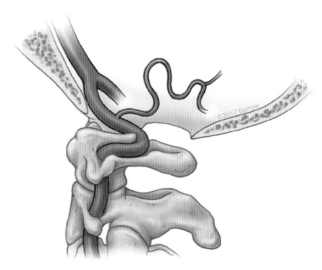

▲ 图 31-2　椎动脉穿过 C_1 和 C_2 横突孔，在动脉沟走行，最终穿过硬脑膜进入颅内

经 Barrow Neurological Institute，Phoenix，Arizona 许可转载

髓束的外侧和三叉神经核的前侧），是脑桥前外侧病变手术的一个安全入路。脑桥外侧安全区位于脑桥和小脑中脚的连接处，在第 V 对脑神经（三叉神经）和第 VII 和第 VIII 对脑神经（面神经和前庭耳蜗神经）出入髓之间，这是脑桥和小脑中脚病变的最主要安全入路。延髓前外侧沟位于锥体外侧，在舌下神经根与 C_1 神经根中间，可作为延髓腹侧、尾侧病变安全的手术入路。延髓后正中沟入路类似于脊髓后正中切开直达病灶的入路方式，适用于第四脑室尖端闩部，延髓背侧的病变。橄

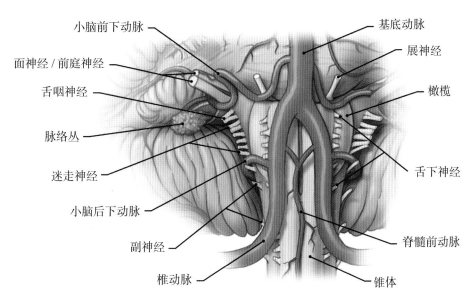

▲ 图 31-3　脑干腹侧相关血管和神经结构包括椎 - 基底交界处近端发出的脊髓前动脉

经 Barrow Neurological Institute，Phoenix，Arizona 许可转载

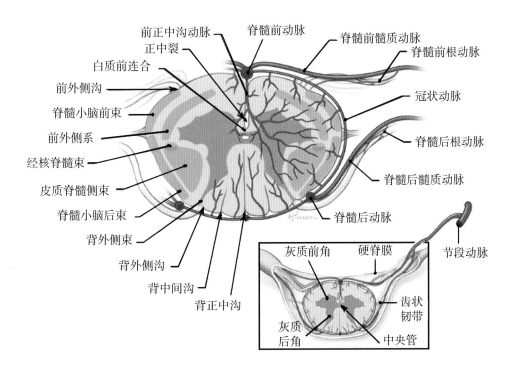

▲ 图 31-4　上颈髓轴切面，脊髓前动脉、后动脉的血管结构

经 Barrow Neurological Institute，Phoenix，Arizona 许可转载

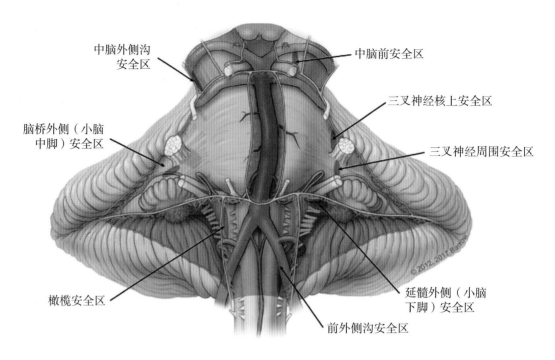

▲ 图 31-5　脑干安全手术区域

经 Barrow Neurological Institute，Phoenix，Arizona 许可转载

榄安全区入路适用于前延髓前外侧，估计 5mm 深度可切除的病变。延髓外侧安全区入路适用于延髓背外侧病变，切开部位位于小脑小下脚，第 IX 和第 X 对脑神经（副神经和迷走神经）根部后方的 Luschka 孔处[7]。

　　尽管在必要时可以使用安全区进入脑干，但在脑干中没有任何地方可以毫无风险地切开。理想情况下，病变出现在室管膜表面，这样可以尽量减少对神经组织的破坏。二点法用于选择到达特定病变的最佳手术入路（图 31-6）[8]。在 MRI 的轴位、矢状面和冠状面标记病变，然后设置两个点：第一个点标记在病变中心，第二个点标记在病变最接近室管膜表面的地方。然后从病灶中心到病灶表面的点画一条线，这条线指示手术入路的方向。然后选择颅底入路，使其符合两点法所选定的入路轨迹[8]。

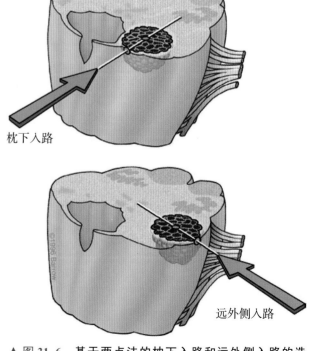

▲ 图 31-6　基于两点法的枕下入路和远外侧入路的选择示例

经 Barrow Neurological Institute，Phoenix，Arizona 许可转载

Management of Cavernous Malformation of the Cervicomedullary Junction

四、外科手术方法

我们常通过乙状窦后、枕下远外侧和枕下后中入路来处理绝大多数的颅颈交界区病变。高位颈前入路和斜坡入路也是进入该区域的合理入路。这些手术入路的、方法不在本章的讨论范围。我们将讨论每个入路所达到的范围以及各个部位病变合适的手术入路。

乙状窦后入路，是沿横窦 - 乙状窦交界区开路，可以很好地显露桥小脑角池和第 V 至第 XI 对脑神经（三叉神经、外展神经、面神经、前庭耳蜗神经、迷走神经和副神经），以及第 V 和第 VII 对脑神经（三叉神经与面神经）的根部入髓或出髓区域，脉络丛和小脑绒球小叶是 Luschka 孔的标志，也可以通过乙状窦后入路达到该区域（图 31-7）。我们常规地去除乙状窦外的骨质，这样可将乙状窦牵拉向一侧，可以最大限度地显露。沿岩骨去除乙状窦外的骨质，可减小对小脑的牵拉，为神经外科医生提供更大的脑干侧方手术视野。我们很少使用牵开器，常交替使用吸引器和双极电凝进行牵拉就足够显露。乙状窦后入路适用于脑桥外侧或前部病变及小脑中脚外侧表面的病变。桥延沟附近的病变也常经乙状窦后入路进行手术。桥延沟腹侧的病变中心位于脑桥，也可通过乙状窦后入路手术，而桥延沟病变中心在延髓，则需经远外侧入路治疗。乙状窦后入路不适合明显向中脑延伸的病变[9]。

远外侧入路通过枕下外侧开颅，下至枕骨大孔水平，磨除枕髁后部使入路变平，最大化向外侧牵拉脑膜。通常 C_1 半椎板切除更大范围暴露硬脑膜，扩大手术视野。远外侧入路还有一些变异，包括经髁、髁上和髁旁延伸，这突显了该入路对枕骨大孔髓内和髓外病变的通用性。远外侧入路可暴露同侧椎动脉、小脑后下动脉起始处、颈静脉孔、第 IX 至第 XII 对脑神经（舌咽神经、迷走神经、副神经和舌下神经）和延髓外侧（图 31-7）[6]。远外侧入路适用于位于脑桥延髓结合部位于延髓腹侧的病变，而乙状窦后入路更适用于中心位于脑桥的病变。远外侧入路还适用于位于延髓或颈 - 延髓交界处腹侧或室管膜外侧表面的病变[2, 7]。

枕下正中入路为枕下中线开颅（包括枕骨大孔）和 C_1 椎板切除（图 31-8），适用于脑干背外侧或背侧表面的病变。硬脑膜后切开后，可以显露小脑扁桃体、小脑后下动脉远端和颈髓背侧。轻轻抬高小脑扁桃体，可暴露延髓背外侧。分离小脑蚓部和半球间的蛛网膜可进入第四脑室，这种入路可通过绒球小叶和小舌之间的蛛网膜头侧进入（膜髓帆入路）（图 31-6、图 31-9 和图 31-10）。这种入路可显露 Luschka 孔和第四脑室外侧隐窝，适用于小脑中脚内侧表面的海绵状血管畸形。位于第四脑室底的病变也可通过枕下正中入路切除（图 31-11）[10]。

高位颈前入路从咽后腔进入 $C_1 \sim C_3$ 区域，行椎管腹侧减压或切除此区域硬膜内的病变。这种手术入路通常发生明显的吞咽困难，通常需要延

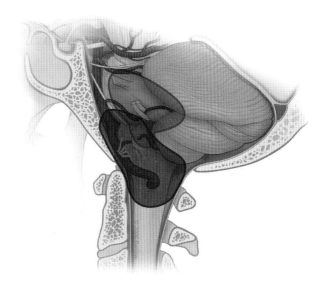

▲ 图 31-7　乙状窦后入路（蓝色）和远外侧入路（紫色）不同的暴露区域

经 Barrow Neurological Institute, Phoenix, Arizona 许可转载

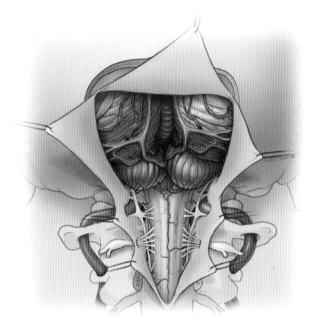

▲ 图 31-8　枕下正中入路暴露区域

经 Barrow Neurological Institute, Phoenix, Arizona 许可转载

长插管时间，因此我们不推荐这种手术入路[11]。内镜下经斜坡入路可直接到达腹侧病变并具有良好的手术视野。经斜坡中线入路无须穿过脑神经到达病变腹侧[12]。脑脊液漏是经斜坡中线入路中一个麻烦的并发症，但是随着带血管蒂黏膜瓣的出现和广泛使用，内镜扩大颅底入路的脑脊液漏的发生率明显降低[13]。尽管随着内镜技术已成为基本的显微外科技术，但我们仍坚信手术显微镜的双眼视觉可获得更好的手术保真度。因此，对于颅颈交界区腹侧的病变我们更倾向于远外侧入路。

五、手术技巧

脑干和延髓海绵状血管畸形切除技术上类似于切除位于非功能区的大脑海绵状血管畸形，但有时因位置深在和狭窄的暴露而变得非常复杂。随着显微外科手术器械及导航技术的进步，以及我们对海绵状血管畸形的认识，使得这些病灶的显微外科切除变的更加安全。我们关于切除海绵

状血管畸形的思考将在以下部分中涉及。

（一）发育性静脉畸形

海绵状血管畸形常常伴有静脉发育异常（developmental venous anomaly，DVA）。静脉畸形表现为静脉的汇合，在脑血管造影上常呈烛台状或水母头样改变。静脉畸形的健康组织提供静脉引流，因此对它的识别和保护很重要。在切除海绵状血管畸形的过程中，意外结扎静脉畸形可能会导致静脉畸形引流区域的脑组织发生静脉性脑梗死。海绵状血管畸形和静脉畸形的密切关系使得一些学者认为这些病变是一种疾病的不同表现而不是两种独立的疾病。不伴有海绵状血管畸形的情况下，静脉畸形不会发生自发性脑出血[14]。

（二）导航

无框架立体定向导航已成为我们治疗脑干海绵状血管畸形的标准方法。导航可以提高开颅的准确性，可最小化皮肤切口长度和骨窗大小。更重要的是，使用与手术显微镜共同注册的导航系统，外科医生可以精确地沿着理想的手术路径进入最接近室管膜表面的病灶。可以利用显微镜下的术前影像特征在工作站上预先选择进入病灶的位置。显微镜可自动移动到指定的位置，沿着术前计划的预期路径到达病灶位置（Stealth Medtronic SofamorDanek，蔡司 Pentero）。理想的入路点通常可以通过脑干表面的含铁血黄素黄染直观地确定。图像引导系统仅仅为外科医生对局部三维解剖理解（这是无法替代的）的提供补充信息。

（三）神经电生理监测

术中神经电生理监测是另一种提高手术安全性的工具。针对特定患者监测模式的选择很大程度上取决于病变的位置以及患者特别关注的功能

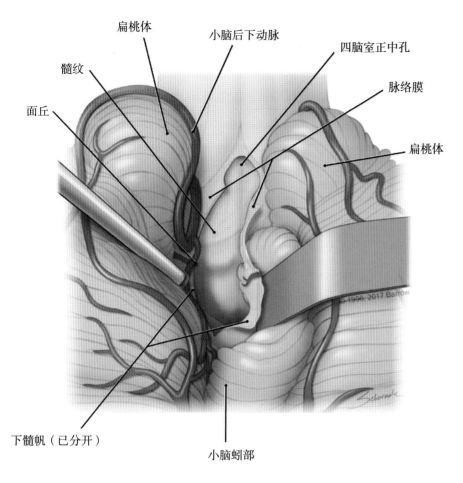

扁桃体
髓纹
面丘
小脑后下动脉
四脑室正中孔
脉络膜
扁桃体
下髓帆（已分开）
小脑蚓部

◀ 图 31-9 膜髓帆入路，脉络膜和下髓帆已被分离

经 Barrow Neurological Institute，Phoenix，Arizona 许可转载

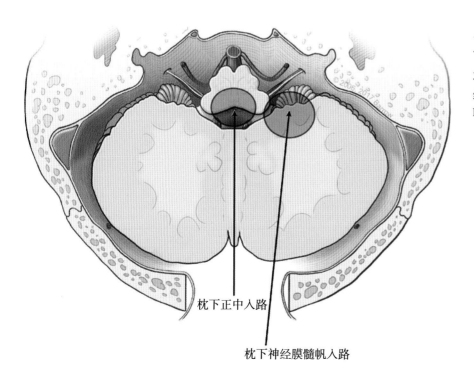

枕下正中入路
枕下神经膜髓帆入路

◀ 图 31-10 病灶位置对选择枕下正中入路还是膜髓帆入路有重大影响

经 Barrow Neurological Institute，Phoenix，Arizona 许可转载

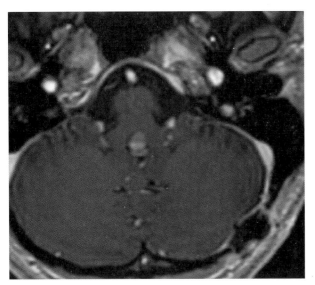

▲ 图 31-11　磁共振轴位 T_1 增强显示位于第四脑室中线的海绵状血管畸形

经 Barrow Neurological Institute，Phoenix，Arizona 许可转载

结构。无论病变位于何处，每个患者均须行体感诱发电位（somatosensory evoked potential，SSEP）和脑电图（electroencephalography，EEG）监测。体感诱发电位的变化可以提醒手术室工作人员注意与体位相关的周围神经压迫（如尺神经压迫和臂丛牵拉），并可监测到摆体位过程中颈部扭曲引起的脊髓压迫。早期体感诱发电位的改变可通过调整体位避免发生体位相关的神经功能损伤。体感诱发电位波幅的变化也可提醒外科医生注意长传导束区域操作所致的脊髓后柱损伤。脑电图主要用于评估患者的麻醉深度。我们通过诱导脑电图爆发抑制来促进脑组织松弛。

（四）显微外科器械

随着专用显微手术器械的发展，海绵状血管畸形显微手术切除的效率和安全性都得到提高。特制的显微枪状齿镊在海绵状血管畸形切除中具有重要价值（图 31-12 和图 31-13）。这些专门的齿镊可抓住病变并牵引，同时用吸引器头对邻近组织进行轻柔的扫动以对抗牵引。使用双极电凝或显微齿镊分离解剖，进一步扩展剥离的平面。

脑干病变深且有时狭窄的暴露范围，常阻挡手术显微镜的照明。为了应对这种情况，发明了可照明的器械，可照明的吸引器和双极电凝可将光线传递到手术区域，增强暴露区域深部的可视化（图 31-14 和图 31-15）。可照明吸引器在手术中常规使用，是因为在病灶切除整个过程中被神经外科医生的非优势手使用，而在优势手使用双极电凝，并往往与其他显微器械交替使用（剥离子、显微剪或枪状镊）。

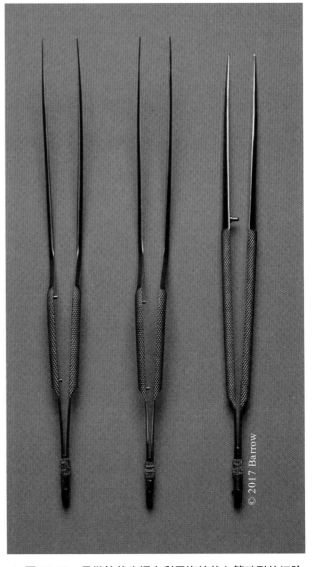

▲ 图 31-12　显微枪状齿镊有利于海绵状血管畸形的切除

经 Barrow Neurological Institute，Phoenix，Arizona 许可转载

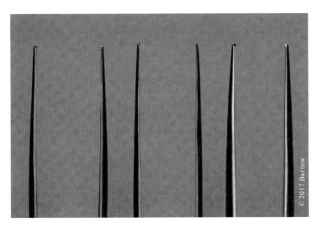

▲ 图 31–13　用于海绵状血管畸形切除的特殊的显微枪状齿局镊的齿局部特写

经 Barrow Neurological Institute，Phoenix，Arizona 许可转载

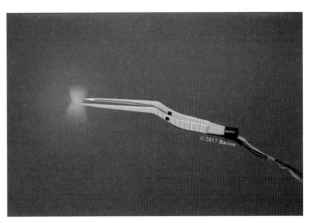

▲ 图 31–15　带照明的双极电凝常用于海绵状血管畸形切除

经 Barrow Neurological Institute，Phoenix，Arizona 许可转载

六、总结

颅颈交界区海绵状血管畸形的治疗是一项令人兴奋的外科挑战。随着颅底技术的开展和显微外科的进步及神经导航、神经电生理监测和特殊的显微外科工具的使用，使得现在显微切除这些部位的病灶比以往更加安全。显微手术切除仍然是有症状的海绵状血管畸形治疗的主要方法。尽管各种技术取得了显著进步，但手术医生对局部三维解剖的理解仍然是手术至关重要的环节。

致谢：感谢巴罗神经病学研究所神经科学出版社的工作人员准备文稿和插图。

声明：无。

资助：无。

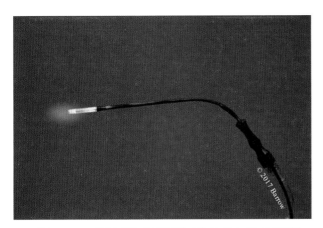

▲ 图 31–14　带照明的吸引器辅助海绵状血管畸形切除

经 Barrow Neurological Institute，Phoenix，Arizona 许可转载

参考文献

[1] Abla AA, Spetzler RF. Cavernous malformations of the thalamus: a relatively rare but controversial entity. World Neurosurg. 2013;79:641–4.

[2] Abla AA, Lekovic GP, Turner JD, De Oliveira JG, Porter R, Spetzler RF. Advances in the treatment and outcome of brainstem cavernous malformation surgery: a single-center case series of 300 surgically treated patients. Neurosurgery. 2011;68:403–14; discussion 414–5.

[3] Abla AA, Spetzler RF. Brainstem cavernoma surgery: the state of the art. World Neurosurg. 2013;80:44–6.

[4] Almefty KK, Spetzler RF. Management of brainstem cavernous malformations. World Neurosurg. 2015;83:

317–9.

[5] Davies JM, Kim H, Lawton MT. Surgical treatment of cerebral cavernous malformations. J Neurosurg Sci. 2015;59:255–70.

[6] Rhoton AL Jr. The far-lateral approach and its transcondylar, supracondylar, and paracondylar extensions. Neurosurgery. 2000;47:S195–209.

[7] Cavalcanti DD, Preul MC, Kalani MY, Spetzler RF. Microsurgical anatomy of safe entry zones to the brainstem. J Neurosurg. 2016;124:1359–76.

[8] Brown AP, Thompson BG, Spetzler RF. The two-point method: evaluating brain stem lesions. BNI Quarterly. 1996;12:20–4.

[9] Rhoton AL Jr. The cerebellopontine angle and posterior fossa cranial nerves by the retrosigmoid approach. Neurosurgery. 2000;47:S93–129.

[10] Mussi AC, Rhoton AL Jr. Telovelar approach to the fourth ventricle: microsurgical anatomy. J Neurosurg.

2000;92:812–23.

[11] Vender JR, Harrison SJ, McDonnell DE. Fusion and instrumentation at $C_{1\sim3}$ via the high anterior cervical approach. J Neurosurg. 2000;92:24–9.

[12] Gomez-Amador JL, Ortega-Porcayo LA, Palacios-Ortiz IJ, Perdomo-Pantoja A, Nares-Lopez FE, Vega-Alarcon A. Endoscopic endonasal transclival resection of a ventral pontine cavernous malformation: technical case report. J Neurosurg. 2017;127:553–8.

[13] Kamat A, Lee JY, Goldstein GH, Newman JG, Storm PB, Palmer JN, Adappa ND. Reconstructive challenges in the extended endoscopic transclival approach. J Laryngol Otol. 2015;129:468–72.

[14] Kalani MY, Zabramski JM, Martirosyan NL, Spetzler RF. Developmental venous anomaly, capillary telangiectasia, cavernous malformation, and arteriovenous malformation: spectrum of a common pathological entity? Acta Neurochir. 2016;158:547–50.

第32章 Chiari 畸形的治疗
Management of Chiari Malformation

Giannantonio Spena　Marco Maria Fontanella **著**
涂　强　许俊杰 **译**　马向阳 **校**

一、概述

Ⅰ型 Chiari 畸形（Chiari malformation type Ⅰ，CMⅠ）通常是指涉及颅底的 4 种不同畸形疾病中的 1 种。Ⅰ型、Ⅱ型和Ⅲ型表现为不同程度的小脑、扁桃体和脑干向下脱位，以及其他颅内和脊柱异常（脑积水、胼胝体发育不全、脊髓脊膜膨出）。Ⅳ型包括严重的小脑发育不全[1]。对这些疾病进一步叙述不在本章的范围之内。我们将重点关注最常见的类型——Ⅰ型 Chiari 畸形，其发病率约为 1/1500 人。

二、病理生理学

CMⅠ最常用的定义是由于颅后窝和小脑之间的体积不相适应，导致小脑扁桃体疝入椎管。这个概念只考虑了小脑扁桃体下降的一种机制，即胚胎学缺陷。在临床上，CMⅠ是小脑扁桃体脱位的代名词。然而，小脑扁桃体通过枕骨大孔下降的机制是多因素的，既有先天因素，也有后天作用。因此，要记住的第一个概念是，小脑扁桃体向下移位通常是一种影像学表现，并不能定义其病理生理机制。必须努力去探索其病理生理学，

才能给予患者最佳治疗。此外，当 Hans Chiari 第一次在尸体标本中观察到扁桃体疝时，认为这个病例扁桃体是由于脑积水导致颅内压力升高而被推出颅骨的；另一病例表现为后颅骨发育异常，导致颅后窝体积缩小，迫使扁桃体疝出枕骨大孔[2]。

大致上，我们可以认识到小脑扁桃体疝的一些基本机制。在某些情况下，会出现颅内压升高的状态，迫使颅后窝内容物疝入枕骨大孔；在另一些情况下中，颅后窝内容物和颅骨之间不匹配，迫使小脑扁桃体疝入枕骨大孔；换句话说，枕骨大孔水平的阻塞，阻碍了脑脊液正常的从颅内流向脊柱蛛网膜间隙。同时，栓系脊髓很少能从下方拉动脑垂体；然而，如果颅内和脊髓腔室之间存在压力梯度，由于缺乏从下面的承托和维持力量，小脑扁桃体会发生移位。因此，CMⅠ的当下概念包含了与扁桃体下降相关的几种不同机制[3]。更复杂的是，在某些情况下，这些机制可能会掺和在一起，这使得诊断和治疗变得非常复杂。

在超过 1/3 的病例中，CMⅠ与脊髓空洞症有关。脊髓空洞症是一种脊髓囊性扩张，可能导致脊髓病。研究表明，低位扁桃体引起枕骨大孔水平的

脑脊液流动受阻，并在脊髓上产生脉动波，有利于脑脊液从蛛网膜下腔通过 Virchow 管周围间隙进入脊髓[4-6]。对 CM I 和脊髓空洞症之间关系的理解已经深刻地改变了治疗的模式，因为 CM I 的外科治疗通常也可以治愈脊髓空洞症（图 32-1）。

（一）颅内高压

所有导致颅内压升高的情况，都会引起小脑扁桃体下移。由于颅后窝的形状类似于漏斗，来自上方的持续压力，可推动小脑的下极穿过枕骨大孔。脑积水、或在幕上和幕下同时存在肿块的情况，是比较常见的情况（图 32-2）[7, 8]。诊断和治疗密切相关，特别是对脑积水的患者。值得一提的是，CM I 常与脑脊液循环障碍相关，大约 10% 的患者会被诊断为明显的脑积水。因此，最基本是要确定 CM I 在脑积水发生中的致病机制，或者相反，确定脑积水对 CM I 的影响。这种区别对外科治疗有很大影响，在后一种情况下，首先应该通过脑室腹腔分流或内镜，行第三脑室造口术以纠正脑积水。

脑脊液循环障碍也可发现于特发性颅内高压患者中，脑室不扩张，扁桃体有时下降。如果怀疑特发性颅内高压，必须通过典型 MRI 影像学（视膜扩张、空鞍区、Meckel 腔扩大）和眼科检查结果予以排除[9, 10]。低估脑脊液循环问题会使手术复杂，因为脑脊液瘘和假性脊膜膨出的风险更高。

（二）颅骨畸形

许多颅骨发育异常可能与 CM I 有关。所有这些疾病都可通过容器和内容物之间的不匹配进行解释。换句话说，颅骨体积减小，大脑的空间也随之减少。颅缝早期闭合是与颅缝融合相关的 CM I 的基础，既有单纯性的，也有综合征性的，如 Crouzon 综合征、Apert 综合征和 Pfeiffer 综合征。尽管如此，先天性生长激素（growth hormone，GH）缺乏仍可表现为颅后窝体积发育不足和随后的扁桃体下降[11]。

与 Paget 病、佝偻病、骨化症、红细胞性增生和肢端肥大症中发现的颅骨增厚有关的颅骨畸形的机制是相同的，均属于后天获得性。

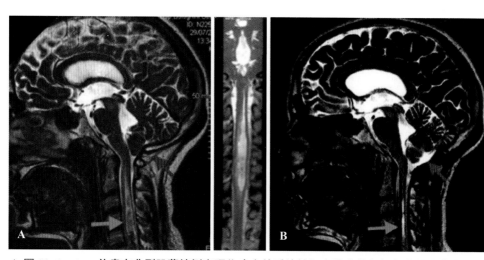

▲ 图 32-1 A. 一位患有典型肌萎缩侧索硬化症合并系统性红斑狼疮的年轻女士的术前磁共振成像。可以看到脑室扩张的存在。患者没有任何与颅内高压有关的症状，但存在左侧渐进性的感觉综合征和严重失衡。B. 冠状位 MRI 显示左侧大片脊髓空洞。C. 颅后窝减压术可形成新的枕大池，缩小脊髓体积。患者在大约 4 个月后恢复了完全正常的生活。7 年后仍存在左侧肢体感觉障碍

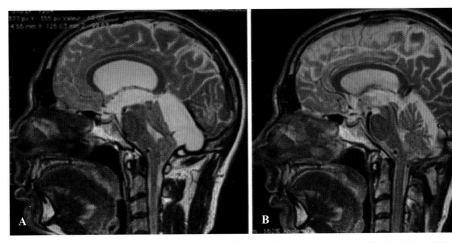

▲ 图 32-2　**A.** 术前 **MRI** 显示颅后窝巨大蛛网膜囊肿，引起小脑和脑干受压，继而小脑扁桃体异位。注意幕上脑积水。患者行颅后窝减压术、囊肿切除术和内镜下第三脑室造瘘术。**B.** 8 个月后，**MRI** 显示囊肿消失，颅后窝结构重新扩张，脑积水消退

（三）颅颈交界区畸形

在这一类中有大部分是先天性和获得性畸形，可造成枕骨大孔区水平的脑脊液间隙缩小。最典型的例子是颅底凹陷症（basilar invagination，BI），即 C_2 的齿状突移位到枕骨大孔上方的颅腔（上移超过 Basion-opisthion 线，McRae 线）。颅底凹陷症可见于先天性（成骨不全、软骨发育不全）或获得性（类风湿关节炎、Paget 病）的患者。在儿科患者中更常见的发现是齿状突后倾，这意味着脑干受压和脑脊液间隙缩小。然而，在 CM I 诊断中偶尔发现齿状突后倾，而没有任何症状。软骨发育不全是短肢侏儒症最常见的原因，通常与枕骨大孔狭窄、脑脊液间隙闭塞以及继发的脑脊液循环障碍有关。其他与 CM I 相关的颅颈畸形有颅底扁平症和寰椎融合畸形等。

在 CM I 患者中发现这些变化是最重要的，可以很大程度的影响手术方式。必须排除枕颈部的不稳，再决定是否在颅后窝减压术的同时，进行枕颈融合术，或者进行经口 / 经鼻齿突切除术 [12-21]（图 32-3）。

（四）典型的 I 型 Chiari 畸形

CM I 的经典概念是颅后窝和神经内容物的先天容积不匹配。这种病变的基础是产生枕骨体节与枕骨发育不良的旁中胚层胚胎学上存在缺陷 [1]。Marin-Padilla 等的开创性的实验，有力地支持了这一病理生理机制 [22]。其描述了啮齿类动物的小颅后窝接受维生素 A 的致畸方案，观察到小脑扁桃体下降 [1]。因此，CM I 通常被归类为颅颈交界异常的一部分（见上文）。既往描述了很多与 CM I 相关的形态学改变，但其并不具有普遍性，也没有一个是病理致病基础。最常见的是短斜坡和枕骨畸形。具体表现为：大的枕骨大孔（尽管许多患者表现出狭窄的枕骨大孔）、浅颅后窝、低窦汇伴垂直直窦；枕骨增厚阻塞枕大池间隙；枕骨髁畸形和颅后窝的容积减小 [23-30]。

（五）脊髓栓系

脊髓栓系通常见于 II 型 Chiari 畸形，是与脊髓脊膜膨出或其他形式的脊髓闭合不全相关的综合征的一部分。然而，Chiari 畸形很少与隐匿性脊

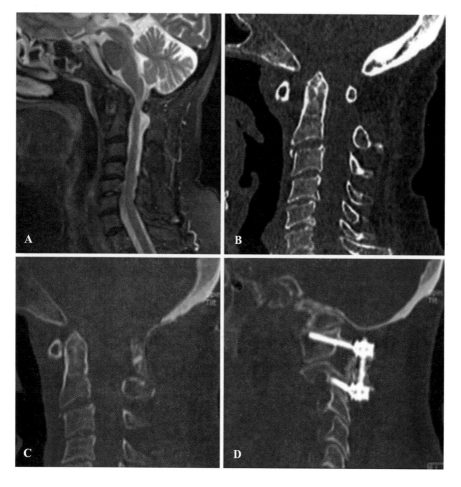

◀ 图 32-3　这位 64 岁女性患者表现为剧烈的枕部疼痛和严重的脊髓病（瘫痪、吞咽和发音困难）

A 和 B. 术前 MRI 显示颅后窝畸形，枕大池完全闭塞，合并 C₁ 前脱位和枢椎上移脱位。C 和 D. 手术将脱位的寰枢椎进行复位、螺钉内固定，以及 C₁ 后弓切除。术后 1 年，患者恢复到可以正常开车

髓栓系相关，推测来自下方的牵拉可解释扁桃体的下移低位。如果是这样的话，手术应该首先解决游离终丝的问题。这一假设证明，通过脑和脊柱 MRI 进行神经成像，不仅可以排除脊髓空洞症，还可以排除脊髓栓系症 [31-33]。

（六）低颅压

低颅压的典型头颅 MRI 表现是小脑扁桃体下垂、脑室裂隙、脑干下移和增强扫描上脑膜高信号影。低颅压可以是继发性的（脊椎手术或腰椎穿刺术后），也可以是原因不明的原发性低颅压。在脊柱手术中，有时会发生硬脑膜撕裂，随后出现慢性脑脊液渗漏，而该类患者中，过度引流有时会表现为扁桃体下垂。

当 Chiari 畸形与上述提到的一些 MRI 征象相关，且患者主诉为直立性头痛时，必须假设低颅压的存在，并寻找最终原因，提出治疗方法，以首先解决低颅压问题 [34]。

三、临床诊断

在出现解剖学和影像学改变之前，CM I 是一种特殊的临床诊断。典型的 CM I 少见，因其症状多样、与其他相关的病理情况（如脊髓空洞症和所有上述疾病）同时存在，或者与其他无关的病理情况同时存在，使得它容易被误诊，或者容易变得复杂。因此，首先要明确与 CM I 有关的主诉。

最重要的是仔细地记录患者的病史；症状可以归类于：①非常频繁出现的症状；②其他很少

或极少出现的症状。

几乎所有 CM I 患者最主要主诉是头痛。其主要原因是病变位于枕颈部区域，通常是由咳嗽、劳损、奔跑以及长时间或极端的颈部屈曲引起的，可放射到肩膀和背部。如果头痛是唯一的症状，则必须对咳嗽性头痛进行鉴别诊断，咳嗽性头痛往往是提到的唯一症状，持续时间不超过几秒钟[35]。CM I 枕部头痛通常持续很长时间（从几分钟到整天），并且经常与其他神经系统症状相关（见下文）。CM I 头痛的生理病理学尚未完全了解。最受认可的理论是，脑脊液在枕骨大孔水平流动不畅，持续的压力造成颅内压突然升高，阻碍脑脊液正常的流向[36]。

CM I 患者通常会出现视觉（复视、暗点、视神经痛、畏光、视野改变）和耳神经相关的症状（眩晕、耳鸣、耳压感、听力障碍）。这些症状很可能是由于脑神经、小脑 / 脑干的损伤和牵拉所致。同样，手或手臂的麻木或刺痛也是常见的主诉。尽管尚无明确的病理生理机制，但患者经常出现疲劳、注意力集中和睡眠问题。

在更严重的脑干压迫患者中，可能会出现吞咽困难、呼吸急促、眼球震颤、呕吐反射消失、面部感觉减退和舌头偏侧萎缩。

当与脊髓空洞症相关时，临床表现主要与脊髓损伤有关，并取决于脊髓的活动度和位置。最典型的主诉是四肢或躯干的痛觉障碍；在更严重的情况下，可发现上肢无力、萎缩和锥体束征。

四、手术适应证

如上所述，CM I 患者存在不同的病史、症状和体征。此外，值得注意的是，每个人对症状（尤其是疼痛）的耐受能力也是不同的，心理方面的因素也应加以考虑。如果在 MRI 上显示脑神经受压、小脑扁桃体下移 9mm，可作为直接接受手术治疗的指征。但部分患者可能只有头痛、其他细微或模糊的症状。另外，部分患者，其小脑扁桃体仅在枕骨大孔外几毫米，却有比较严重的症状。综上所述，小脑扁桃体下降的多少，并不完全是手术指征。既往研究表明，小脑扁桃体的下降程度与症状 / 体征的严重程度以及发展为脊髓空洞症的风险之间没有直接的关联[37-39]（图 32-4 和图 32-5）。因此，经典的 5mm 理论可能会导致治疗不足或过度治疗，体格检查和准确的病史，是正确治疗决策的关键[3,40]。同样，MRI 的广泛使用，也增加了小脑扁桃体异位的诊断率[41-44]。目前，对于症状轻微或有可疑症状的患者，仅凭影像学检查及神经电生理学检查作为手术依据的证据尚缺乏。

整个诊治过程中，需要注意的一些基本步骤是：①正确地将影像与临床病史 / 症状 / 体征联系起来；②认识共病（即偏头痛或咳嗽头痛、梅尼埃综合征、颈椎病、退行性神经系统疾病等）；③了解小脑下降的病理生理机制以及其他相关或致病因素的作用（见上文）；④了解患者对 CM I 的理解和期望。

CM I 与脊髓空洞症的相关性是神经外科医生对早期干预的主要考虑因素，因为与脊髓损伤相关的功能障碍是不可逆转的。目前还不清楚是否应该对无症状的 CM I 和脊髓空洞症患者进行随访到脊髓空洞症增大或出现轻微症状为止[45]。事实上，对于这类患者进一步研究还很缺乏[46]。

五、手术技术

在过去的二十年里，神经外科医生们就一些外科技术的细微差别进行了细致的讨论。目前认为颅后窝减压术是 CM I 和 CM I 合并脊髓空洞症

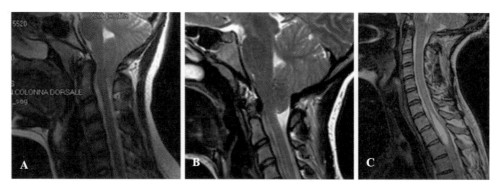

▲ 图 32-4　这三个例子表明小脑扁桃体下降的严重程度，和临床表现缺乏相关性

A 和 B. 两名患者均有明显的小脑扁桃体下垂（至 C₂）。这些患者没有症状；C. 小脑扁桃体仅在枕骨大孔外几毫米，患者却主诉有明显的颈髓 / 胸髓相关的神经症状

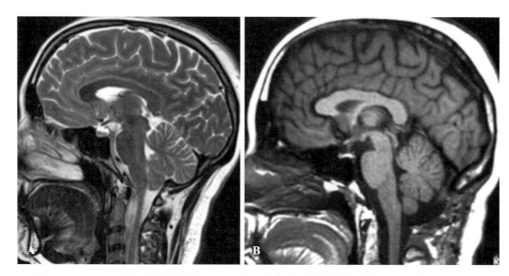

▲ 图 32-5　**A.** 一名年轻女性的术前 MRI，该患者存在剧烈的枕部头痛、半面部知觉减退、严重头晕和吞咽困难。**MRI** 图像显示小脑扁桃体略突出枕骨大孔，且枕骨过厚、枕大池消失。**B.** 术后 **MRI** 显示硬脑膜成形术颅后窝减压满意。患者在 **2** 个月后重返工作岗位

的外科治疗方式，目的是恢复枕大池和脑脊液通畅[38]。同样，许多其他技术，如蛛网膜剥离、扁桃体电凝回缩术和 obex 封堵术，目前的采用频率较低。这是基于对病理生理学的进一步认识，和减少并发症的角度出发的[47, 48]。手术的主要焦点之一，是有没有必要进行硬膜成形术，以进一步扩大枕大池的空间。有关这一问题的研究很多，最新的 Meta 分析和综述表明，硬膜成形术和开颅手术之间的临床结果没有统计学上的差异。然而，从长远来看，没有进行硬膜成形术的患者会因为压迫性瘢痕的形成，其再手术率更高。另外，接受硬膜成形术的患者，围术期脑脊液漏和假性脊膜膨出的发生率较高[49-52]。在我们这里，建议所有患者特别是年轻患者进行硬膜成形术。在最罕见的老年患者中，我们倾向于不打开硬脑膜，以消除任何可能的手术风险。类似地，在儿童患者中，若存在特殊的脑脊液循环动力学使得渗漏风险非常高，我们倾向于采用只剥离硬脑膜外层的颅骨切除手术[53, 54]。

微创技术及其理论基础

对于 CM I 和 CM I 合并脊髓空洞症，我们常

规采用相同的策略，即枕骨开颅、C_1 后弓切除和硬膜成形术。我们的目标是尽可能地采用最微创的手术方式，减少并发症及对颈项肌的剥离，减少瘢痕形成。具体地说，连接下项线和 C_2 棘突的头后大直肌已被证明在本体感觉系统中有一定的作用，并控制寰枢椎和枕颈平衡[55-57]。保留这些肌肉可能有助于患者更快地康复，特别是那些术前存在头晕和失衡的患者（图 32-6）。

患者呈俯卧位，预防性静脉注射抗生素和穿着弹力袜，将患者头部固定在头架内，并弯曲头架直到与地面垂直。合适的头部屈曲可以扩大枕骨和颈椎之间的角度，减少皮肤大切口的必要性（图 32-7）。在无血管结缔组织的中线开始进行颈部肌肉解剖，直到枕骨大孔后缘、C_1 后弓、枕骨板上项线和枕骨。C_2 棘突与肌肉和韧带保持原状。枕骨切除可通过打孔器或高速磨钻来完成。颅骨切除术的范围应达到下项线上方，并向外侧延伸不超过 2.5cm。过大的颅骨切除术会使患者面临小脑下垂的风险，属于非常罕见的外科手术并发症[58, 59]。切除 C_1 后弓向外延伸不超过 1.5cm。典型的枕颈束带（通常较厚且粘连）应该完全切除。在显微镜辅助下，硬脑膜呈 Y 形打开，尽量不伤及蛛网膜。正确的硬脑膜开口应该暴露小脑扁桃体、枕大池和颈脊髓。由于硬脑膜具有很强的成骨能力，我们倾向于预先切除硬脑膜瓣，以避免将来形成瘢痕。不需尝试去解剖蛛网膜、电凝回缩扁桃体和探查 obex。最后，用缝线连续缝合硬脑膜补片。硬膜囊补片切勿过小，以避免过度牵张，以免在头部移动或咳嗽时撕裂。我们用胶原海绵和纤维蛋白胶覆盖闭合整个硬脑膜表面。必须特别注意肌肉和皮下缝合，至少要有四个不同的层次（深层肌肉、浅表肌肉、筋膜、皮下层）。皮肤用单针 3-0 缝合，伤口加压包扎。患者术后转入重症监护室，体位为头高脚低位（40°），镇痛药按需给药。48h 后，患者可在理疗师的帮助下开始行走。伤口完全愈合后，患者转入康复病区，以促进身体恢复。无论术前神经损伤的严重程度如何，通过康复治疗，可以帮助患者尽快恢复。

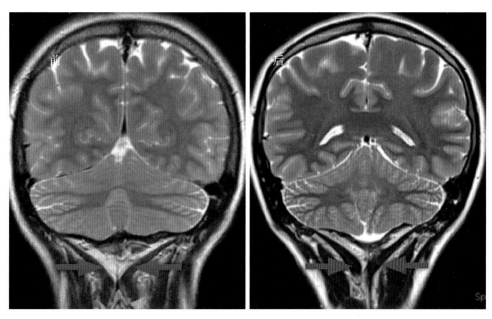

▲ 图 32-6　冠状面 MRI 显示手术前后头后大直肌的状态
请注意，手术后肌肉的位置与以前相同。现在可以看到枕大池

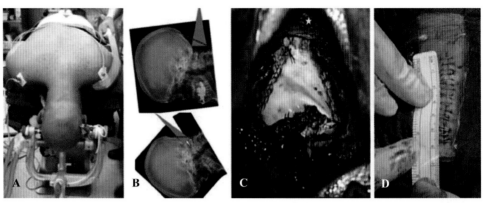

▲ 图 32-7　**A.** 手术定位：头部用三头钉固定，头端向下屈曲。屈曲可以让枕骨变得更平直。这种方法可以增大枕颈间隙，减小了皮肤切口。**B.** 蓝色三角形代表显微镜的视角，红线代表皮肤切口的长度。**C.** 枕骨开颅、C_1 后弓切除、硬膜成形术的效果，黄星是指未完全显露的 C_2 棘突

六、手术并发症

上述所描述的手术技术，其并发症相对较低。到目前为止，我们还没有出现手术部位血肿、小脑梗死或神经功能恶化的病例[39]。

围术期唯一要注意的问题，是脑脊液漏。除了选择合适的患者（MRI 及其他检查，证实存在脑脊液循环异常）外，术中还需要细致检查硬脊膜缝合严密性（可以请麻醉师重复进行 Valsalva 操作来验证），之后再关闭硬脑膜。术后，患者必须避免过度活动和用力（能顺畅呼吸）。如果发生脑脊液漏，我们首先可以进一步缝合皮肤，增加皮肤的严密性；如果缝合不够充分，则放置腰大池引流管 4～5 天。极少数患者需要再次手术进行硬脑膜补片修复。此外，还需要注意的问题是晚期假性脊膜膨出，它在手术后数周或数月出现。大多数患者是无症状的。如果它仅在 MRI 出现则没有必要处理。但是一旦出现脊髓受压和疼痛的症状，并引起与手术减压前相同的症状，应该进行翻修手术。在假性脊膜膨出无法通过颅后窝再次手术治愈的情况下，建议行脑室腹腔分流术，这种情况，往往是因为我们脑脊液循环发生了较大

的改变，超出了我们的想象（图 32-8）。

有时患者会在手术后 2～3 天后出现发烧和头痛。发烧通常不会持续升高［≤ 38℃（100.4 ℉）］。如果没有发现其他发烧原因（如尿路感染等），最有可能的原因是无菌性脑膜炎，可以用激素和镇痛药。当然，如果体温较高，并伴有神经功能恶化，应怀疑是细菌性脑膜炎，应进行腰椎穿刺行细胞计数和培养。

手术疗效以及效果不佳的处理

在预估手术效果时，最重要的因素包括①正确的影像诊断与临床诊断；②术前临床症状的严重性；③是否合并其他相关的病理情况。出现典型枕部头痛和其他轻微症状的 CM I 患者，有 85% 以上可以达到完全治愈。一般来说，头痛症状可以最先缓解，相对来说，也可以恢复得比较彻底。当然，如果是其他原因引起的头痛，可能在手术后会持续存在。另外，具有长期脊髓压迫症状和体征的 CM I 合并脊髓空洞患者的缓解最差。具体地说，感觉丧失、疼痛和感觉障碍是通常较难解决的症状[60]。即使在 MRI 上脊髓空洞有减小的情况下，与脊髓压迫相关的症状也可以持续存在。

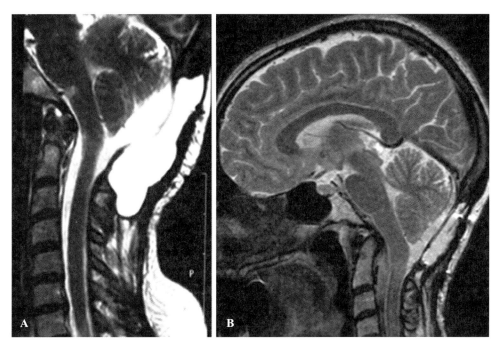

▲ 图 32-8　术后 MR 显示张力较大的假性脊膜膨出（**A**）。在这种情况下，有必要进行翻修手术，进行硬脑膜补片修补重建术，以解除压迫效应（**B**）

事实上，术后脊髓空洞的范围与症状的改善没有明显的相关性[39, 60]。有时候，如果 MRI 上显示脊髓空洞症完全稳定，预示术后的疗效会较好，反之亦然。

手术的目的是创造一个新的枕大池，因此后续的 MRI 复查结果，应该是显示小脑扁桃体和脑干周围的脑脊液间隙的再现，而不是小脑扁桃体的上升[37]。

在 CM I 患者中，术前症状持续存在，特别是颈部疼痛或枕部痛，应首先建议进行 MRI 检查，以确定减压的范围。如果手术方案正确，还应考虑其他原因导致头痛的可能性。否则，还应考虑到脑脊液循环改变，应行腰椎穿刺行灌注和减压试验。在 MRI 显示减压不完全的情况下，应首先采取翻修手术。

对于脊髓空洞的患者，临床上术后的演变可以从 MRI 的改变中区分出来。然而，对于临床症状进行性恶化，或者虽然颅后窝减压满意，但脊髓空洞较大且呈进行性增大的情况，应该考虑直接对脊髓空洞进行手术。这种情况比较少见，如果需要这么处理，我们倾向于通过椎板和脊髓切开（在脊髓最薄的部分对应于脊髓空洞的较大部分），以及在囊肿中插入导管来实施蛛网膜下腔分流术。值得强调的是，这种手术方法可能会改善脊髓空洞症，但这并不能保证临床症状的改善。

七、总结及展望

由于对 CM I 病理生理学有了更好的理解，研究者对该疾病的研究兴趣与日俱增，并出版了大量外科系列专著，CM I 和脊髓空洞症的治疗在过去的几十年里一直在改进。如果选择得当，手术可以帮助很大一部分患者。此外，还需要一个多学科团队，在术后即刻介入，以促进康复。然而，仍有许多患者没有从手术中获得预期的缓解。许多外科手术的细微差别仍存在争论，但似乎真正的焦点，在于对患者之间细微差别的理解。事实上，很多问题仍然是模糊不清的。为什么在 MRI 上小脑扁桃体位置相似的患者会出现完全不同的症状（或者根本没有症状）？为什么有些患者从手术中得到了完全缓解，而另一些患者只获得了部分缓解？哪些患者更容易患上脊髓空洞症？为什么？

对所有这些不确定性，我们需要做的，是对 CM I 患者进行更全面的了解，而不是只关注颅底和颅后窝。CM I 与颅内顺应性有关，即身体在不引起压力增加的情况下，管理颅内中枢神经系统空间容量增加的能力[61]。如前所述，枕骨大孔处脑脊液循环障碍的不同原因是基于顺应性降低。实际上，在所谓 Chiari 0 或者有典型 CM I 症状但仅有轻度小脑移位的患者中，CSF 阻塞的证据可能存在，但却没有明显的小脑扁桃体下降[62]。MRI（解剖学和相位对比）通常在患者处于松弛状态时进行。为了更好地了解颅内压升高时扁桃体的情况，应考虑在 Valsalva 操作过程中进行 MRI 检查。此外，脊髓空洞症患者后脑疝的程度与脊髓损伤之间缺乏相关性[40]，CM I 患者颅后窝大小与小脑疝的程度缺乏相关性[28]，这表明除颅后窝发育不全之外的其他因素也在影响脑脊髓损伤的程度。例如，静脉血容量可能在造成或至少促使颅内压和椎管内压力之间的失衡方面起作用；换言之，与颅后窝水平脑脊液循环改变有关的颅内顺应性降低不能通过足够的静脉流出量来平衡。也许，对颅外静脉引流系统的功能进行彻底的研究，可能会为了解这种复杂的疾病提供更多病因学的线索。

参考文献

[1] Bejjani GK. Definition of the adult Chiari malformation: a brief historical overview. Neurosurg Focus. 2001;11(1):E1.

[2] Siasios J, Kapsalaki EZ, Fountas KN. Surgical management of patients with Chiari I malformation. Int J Pediatr. 2012;2012:640127.

[3] Milhorat TH, Chou MW, Trinidad EM, et al. Chiari I malformation redefined: clinical and radiographic findings for 364 symptomatic patients. Neurosurgery. 1999;44:1005–17.

[4] Bunck AC, Kroeger JR, Juettner A, et al. Magnetic resonance 4D flow analysis of cerebrospinal fluid dynamics in Chiari I malformation with and without syringomyelia. Eur Radiol. 2012;22(9):1860–70.

[5] Heiss JD, Patronas N, DeVroom HL, Shawker T, Ennis R, Kammerer W, Eidsath A, Talbot T, Morris J, Eskioglu E, Oldfield EH. Elucidating the pathophysiology of syringomyelia. J Neurosurg. 1999 Oct;91(4):553–62.

[6] Oldfield EH. Syringomyelia. J Neurosurg. 2001;95(Suppl 1):153–5.

[7] Morioka T, Shono T, Nishio S, et al. Acquired Chiari I malformation and syringomyelia associated with bilateral chronic subdural hematoma. Case report. J Neurosurg. 1995;83(3):556–8.

[8] Tachibana S, Harada K, Abe T, et al. Syringomyelia secondary to tonsillar herniation caused by posterior fossa tumors. Surg Neurol. 1995;43(5):470–5.

[9] Fagan LH, Ferguson S, Yassari R, et al. The Chiari pseudotumor cerebri syndrome: symptom recurrence after decompressive surgery for Chiari malformation type I. Pediatr Neurosurg. 2006;42(1):14–9.

[10] Istek S. Chiari type 1 malformation in a pseudotumour cerebri patient: is it an acquired or congenital Chiari malformation? BMJ Case Rep. 2014;2014. pii: bcr2013201845.

[11] Tubbs RS, Beckman J, Naftel RP, et al. Institutional experience with 500 cases of surgically treated pediatric Chiari malformation type I. Clinical article. J Neurosurg Pediatr. 2011;7:248–56.

[12] Aronson DD, Kahn RH, Canady A, et al. Instability of the cervical spine after decompression in patients

who have Arnold–Chiari malformation. J Bone Jt Surg. 1991;73:898–906.

[13] Behari S, Kalra SK, Kiran Kumar MV, et al. Chiari I malformation associated with atlanto-axial dislocation: focussing on the anterior cervico-medullary compression. Acta Neurochir. 2007;149(1):41–50.

[14] Bollo RJ, Riva-Cambrin J, Brockmeyer MM, et al. Complex Chiari malformations in children: an analysis of preoperative risk factors for occipitocervical fusion. J Neurosurg Pediatr. 2012;10(2):134–41.

[15] Fenoy AJ, Menezes AH, Fenoy KA. Craniocervical junction fusions in patients with hindbrain herniation and syringohydromyelia. J Neurosurg Spine. 2008;9(1):1–9.

[16] Hankinson TC, Grunstein E, Gardner P, et al. Transnasal odontoid resection followed by posterior decompression and occipitocervical fusion in children with Chiari malformation type I and ventral brainstem compression. J Neurosurg Pediatr. 2010;5(6):549–53.

[17] Ladner TR, Dewan MC, Day MA, et al. Evaluating the relationship of the pB-C$_2$ line to clinical outcomes in a 15–year single-center cohort of pediatric Chiari I malformation. J Neurosurg Pediatr. 2015;15(2):178–88.

[18] Martin MD, Bruner HJ, Maiman D. Anatomic and biomechanical considerations of the craniovertebral junction. Neurosurgery. 2010;66(suppl_3):A2–6.

[19] Menezes AH. Craniovertebral junction abnormalities with hindbrain herniation and syringomyelia: regression of syringomyelia after removal of ventral craniovertebral junction compression. J Neurosurg. 2012;116(2):301–9.

[20] Nishikawa M, Ohata K, Baba M, et al. Chiari I malformation associated with ventral compression and instability: one-stage posterior decompression and fusion with a new instrumentation technique. Neurosurgery. 2004;54(6):1430–4.

[21] Salunke P, Sura S, Futane S, et al. Ventral compression in adult patients with Chiari 1 malformation sans basilar invagination: cause and management. Acta Neurochir. 2012;154(1):147–52.

[22] Marin-Padilla M, Marin-Padilla TM. Morphogenesis of experimentally induced Arnold– Chiari malformation. J Neurol Sci. 1981;50(1):29–55.

[23] Alperin N, Loftus JR, Oliu CJ, et al. Magnetic resonance imaging measures of posterior cranial fossa morphology and cerebrospinal fluid physiology in Chiari malformation type I. Neurosurgery. 2014;75(5):515–22.

[24] Dagtekin A, Avci E, Kara E, et al. Posterior cranial fossa morphometry in symptomatic adult Chiari I malformation patients: comparative clinical and anatomical study. Clin Neurol Neurosurg. 2011;113(5):399–403.

[25] Hwang HS, Moon JG, Kim CH, et al. The comparative morphometric study of the posterior cranial fossa: what is effective approaches to the treatment of Chiari malformation type 1? J Korean Neurosurg Soc. 2013;54:405–10.

[26] Nishikawa M, Sakamoto H, Hakuba A, et al. Pathogenesis of Chiari malformation: a morphometric study of the posterior cranial fossa. J Neurosurg. 1997;86(1):40–7.

[27] Noudel R, Jovenin N, Eap C, et al. Incidence of basioccipital hypoplasia in Chiari malformation type I: comparative morphometric study of the posterior cranial fossa. Clinical article. J Neurosurg. 2009;111(5): 1046–52.

[28] Tubbs RS, Elton S, Grabb P, et al. Analysis of the posterior fossa in children with the Chiari 0 malformation. Neurosurgery. 2001;48:1050–5.

[29] Urbizu A, Poca MA, Vidal X, et al. MRI-based morphometric analysis of posterior cranial fossa in the diagnosis of chiari malformation type I. J Neuroimaging. 2014;24(3):250–6.

[30] Yasuhara T, Miyoshi Y, Date I. Chiari malformation with thick occipital bone. Acta Med Okayama. 2011;65(1): 59–61.

[31] Chumas PD, Armstrong DC, Drake JM, et al. Tonsillar herniation: the rule rather than the exception after lumboperitoneal shunting in the pediatric population. J Neurosurg. 1993;78(4):568–73.

[32] Glenn C, Cheema AA, Safavi-Abbasi S, et al. Spinal cord detethering in children with tethered cord syndrome and Chiari type 1 malformations. J Clin Neurosci. 2015;22(11):1749–52.

[33] Milhorat TH, Bolognese PA, Nishikawa M, et al. Association of Chiari malformation type I and tethered cord syndrome: preliminary results of sectioning filum terminale. Surg Neurol. 2009;72(1):20–35.

[34] Mea E, Chiapparini L, Leone M, et al. Chronic daily headache in the adults: differential diagnosis between symptomatic Chiari I malformation and spontaneous intracranial hypotension. Neurol Sci. 2011;32(Suppl

3):291–4.

[35] Alperin N, Loftus JR, Oliu CJ, et al. Imaging-based features of headaches in Chiari malformation type I. Neurosurgery. 2015;77(1):96–103.

[36] Stovner LJ. Headache associated with the Chiari type I malformation. Headache. 1993;33(4):175–81.

[37] Heiss JD, Suffredini G, Bakhtian KD, et al. Normalization of hindbrain morphology after decompression of Chiari malformation type I. J Neurosurg. 2012;117(5):942–6.

[38] Munshi I, Frim D, Stine-Reyes R. Effects of posterior fossa decompression with and without duraplasty on Chiari malformation-associated hydromyelia. Neurosurgery. 2000;46:1384–90.

[39] Spena G, Bernucci C, Garbossa D, et al. Clinical and radiological outcome of craniocervical osteo-dural decompression for Chiari I-associated syringomyelia. Neurosurg Rev. 2010;33(3):297–303.

[40] Elster AD, Chen MY. Chiari I malformations: clinical and radiologic reappraisal. Radiology. 1992;183:347–53.

[41] Hofkes SK, Iskandar BJ, Turski PA, et al. Differentiation between symptomatic Chiari I malformation and asymptomatic Tonsilar Ectopia by using cerebrospinal fluid flow imaging: initial estimate of imaging accuracy. Radiology. 2007;245(2):532–40.

[42] Killeen A, Roguski M, Chavez A, et al. Non-operative outcomes in Chiari I malformation patients. J Clin Neurosci. 2015;22(1):133–8.

[43] Meadows J, Kraut M, Guarieri M, et al. Asymptomatic Chiari type I malformations identified on magnetic resonance imaging. J Neurosurg. 2000;92:920–6.

[44] Morris Z, Whiteley WN, Longstreth WT Jr, et al. Incidental findings on brain magnetic resonance imaging: systematic review and meta-analysis. BMJ. 2009;339:b3016.

[45] Rocque BG, George TM, Kestle J, et al. Treatment practices for Chiari malformation type I with syringomyelia: results of a survey of the American Society of Pediatric Neurosurgeons. J Neurosurg Pediatr. 2011;8(5):430–7.

[46] Singhal A, Bowen-Roberts T, Steinbok P, et al. Natural history of untreated syringomyelia in pediatric patients. Neurosurg Focus. 2011;31(6):E13.

[47] Blagodatsky MD, Larionov SN, Alexandrov YA, et al. Surgical treatment of Chiari I malformation with or without syringomyelia. Acta Neurochir. 1999;141:963–8.

[48] Sakamoto H, Nishikawa M, Hakuba A, et al. Expansive suboccipital cranioplasty for the treatment of syringomyelia associated with Chiari malformation. Acta Neurochir. 1999;141:949–61.

[49] Yilmaz A, Kanat A, Muscleman AM, et al. When is duraplasty required in the surgical treatment of Chiari malformation type I based on tonsillar descending grading scale? World Neurosurg. 2011;75:307–13.

[50] Förander P, Sjåvik K, Solheim O, et al. The case for duraplasty in adults undergoing posterior fossa decompression for Chiari I malformation: a systematic review and meta-analysis of observational studies. Clin Neurol Neurosurg. 2014;125:58–64.

[51] Krishna V, McLawhorn M, Kosnik-Infinger L, et al. High long-term symptomatic recurrence rates after Chiari-1 decompression without dural opening: a single center experience. Clin Neurol Neurosurg. 2014;118:53–8.

[52] Xu H, Chu L, He R, et al. Posterior fossa decompression with and without duraplasty for the treatment of Chiari malformation type I-a systematic review and meta-analysis. Neurosurg Rev. 2017;40(2):213–21.

[53] Durham SR, Fjeld-Olenec K. Comparison of posterior fossa decompression with and without duraplasty for the surgical treatment of Chiari malformation type I in pediatric patients: a meta-analysis. J Neurosurg Pediatr. 2008;2:42–9.

[54] Genitori L, Peretta P, Nurisso C, et al. Chiari type I anomalies in children and adolescents: minimally invasive management in a series of 53 cases. Childs Nerv Syst. 2000;16(10–11):707–18.

[55] Kato M, Nakamura H, Konishi S. Effect of preserving paraspinal muscles on postoperative axial pain in the selective cervical aminoplasty. Spine. 2008;33(14):E455–9.

[56] Scali F, Pontell M, Enix D, et al. Histological analysis of the rectus wapitis posterior major's myodural bridge. Spine J. 2013;13:558–63.

[57] Zhang J, Tsuzuki N, Hirabayashi S, et al. Surgical anatomy of the nerves and muscles in the posterior cervical spine. A guide for avoiding inadvertent nerve injuries during the posterior approach. Spine. 2003;13:1379–84.

[58] Di X, Luciano MG, Benzel EC. Acute respiratory arrest

following partial suboccipital cranioplasty for cerebellar ptosis from Chiari malformation decompression. Neurosurg Focus. 2008;25(6):E12.

[59] Holly LT, Batzdorf U. Management of cerebellar ptosis following craniovertebral decompression for Chiari I malformation. J Neurosurg. 2001;94(1):21–6.

[60] Wetjen NM, Heiss JD, Oldfield EH. Time course of syringomyelia resolution following decompression of Chiari malformation type I. J Neurosurg Pediatr. 2008;1(2):118–23.

[61] Czosnyka M, Pickard JD. Monitoring and interpretation of intracranial pressure. J Neurol Neurosurg Psychiatry. 2004;75:813–21.

[62] Sekula R, Jannetta PJ, Casey KF, et al. Dimensions of the posterior fossa in patients symptomatic for Chiari I malformation but without cerebellar tonsillar descent. Cerebrospinal Fluid Res. 2005;2:11.

第33章 颅颈交界区先天性畸形
Congenital Anomalies of Cranio-vertebral Junction

Jayesh C. Sardhara　Chaitanya Godbole　Pavaman Sindgikar　Sanjay Behari　著
邹小宝　易红蕾　译　马向阳　校

一、概述

在建筑学上，灵活性和稳定性被认为是相互独立的事件，颅颈交界区和脊柱的灵活性和稳定性也不例外。当椎体小关节面为脊柱提供了较强的稳定性和有限的灵活性时，第一颈椎（C_1）和第二颈椎（C_2）组成的关节则提供了灵活性而牺牲了稳定性，先天性寰枢椎脱位就是这一现象的自然结果。在宫内受孕十周前，遗传或者发育性的宫内损害可能是导致一种或所有骨和神经畸形的原因，如先天性寰枢椎脱位、扁平颅底症、寰椎枕骨化、Klippel-Feil 畸形、颅底凹陷症、Arnold Chiari 畸形以及相关的斜颈和各种血管畸形。本章意在阐述先天性寰枢椎脱位的发生与治疗，重点关注其胚胎学基础、解剖学、临床特征以及手术治疗的细微差别，这一复杂的高位颈脊髓病变可能造成严重的脊髓病，呼吸困难，甚至死亡。

二、寰枢椎脱位、颅底凹陷症和同时存在颅颈交界区先天性畸形的发病机制：胚胎学、解剖学及生物力学因素

颅颈交界区包含两个关节，即寰枕关节和寰枢关节。虽然寰枕关节非常稳定，但寰枢关节是整个脊柱关节中活动度最大的。因此，寰枢关节最容易发生不稳定，特别是当支持稳定性的韧带受损时（图 33-1）。

先天性寰枢椎脱位常伴有寰椎枕骨化、颅底凹陷症、C_2/C_3 融合畸形、扁平颅底症以及斜坡分段异常。寰椎枕骨化可以是单侧、双侧、局部或节段性的。据文献报道，颅颈交界区畸形的发病因素包括力学因素、胚胎或基因变异和病毒感染[1-3]。其中一种观点认为，颅颈交界区骨性不稳的发生是由于先天性关节倾斜[4]使得 C_2 侧块相对于 C_1 侧块发生滑移而导致的单纯"机械性"失能。也有人认为这是由枕骨下发育不良引起的一种单纯的先天性或胚胎学现象[3,4]。先天性枕骨发育不良导致了先天性寰枢椎脱位、颅底凹陷症、扁平颅底症、I 型 Arnold Chiari 畸形和旋转畸形，其原因是枕部原基的畸形生长（引起枕骨底部的发育不全，表现为寰椎枕骨化和扁平颅底症）和

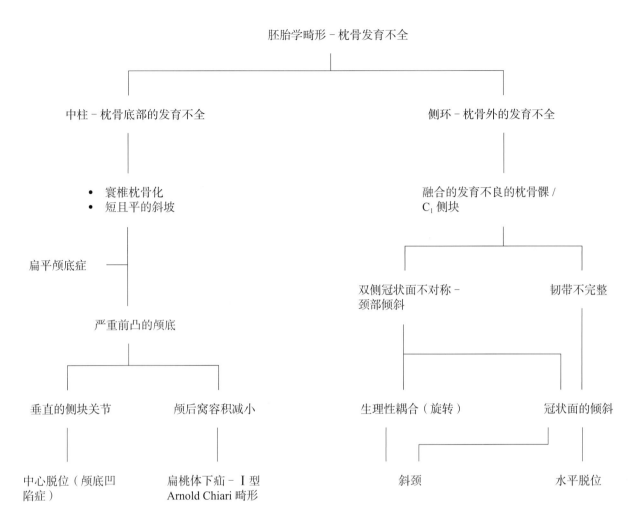

▲ 图 33-1　颅颈交界区畸形的胚胎学因素

枕骨外发育不良（导致寰椎侧向枕骨化和枕骨髁不对称）[2, 3]。先天性的短且扁平的斜坡（导致扁平颅底症和寰椎枕骨化）导致颅底逐渐向上陷入颅内，迫使枕骨大孔平面连带枕骨髁和寰枕关节平面以前凸的角度向上倾斜[3]。枕骨底部和枕外生骨节的融合和软骨化也略早于 $C_1 \sim C_2$ 的再分节[2, 3]。严重前凸的颅底角常导致新生的上颈椎椎体向后上方弯曲，这可能是导致枕骨化寰椎与 C_2 椎体间出现垂直和不对称侧块关节的原因。在有中心脱位（颅底凹陷症）的患者中，因存在垂直的 $C_1 \sim C_2$ 侧块关节面，相对于正常水平状的 $C_1 \sim C_2$ 关节面，常出现枢椎的向上脱位[5]。因此，

颅底凹陷症表现为垂直类型的寰枢椎脱位。由于 $C_0 \sim C_1$ 侧块存在不对称，先天性寰枢椎脱位在合并有扁平颅底症和寰椎枕骨化的同时常伴有旋转畸形和冠状面倾斜。

当枕骨外发育不良，寰椎枕骨化合并枕骨髁和侧块的发育不全时，一侧或者两侧的横韧带和翼状韧带可能会变得较薄弱。畸形垂直且常不对称的 $C_1 \sim C_2$ 侧块关节可能进一步促使了双侧垂直和水平的脱位。生理耦合运动也可能导致 $C_1 \sim C_2$ 关节的旋转和侧向移位[1, 6]。最初，寰枢椎不稳是可复的，由于关节垂直，枢椎逐渐向上脱位，导致儿童"可复"的颅底凹陷症。根据 Menezes 的

研究，随着儿童的生长发育，枕骨髁会出现凹槽，然后在 14—16 岁时，颅底凹陷症变得不再可复[6]。在这种情况下，斜坡趋于水平，这也增加了完全不可复性的发生。颅颈后凸和斜坡角的增大共同导致了颅后窝容积的减小（从正常的平均值减少 13.4ml），进一步促使了扁桃体下疝（Arnold Chiari 畸形）[7]。因此，寰枢椎不稳是所有类型颅底凹陷症发生的主要力学基础，但寰枢椎不稳的发生则是由于异常骨性发育导致的。

三、各种颅颈交界区畸形的分型

颅颈交界区畸形是先天性、发育性或获得性畸形的综合效应。Menezes 将先天性颅颈交界区畸形分为枕骨、寰椎和枢椎畸形（表 33-1）[1]。寰枢椎不稳分为可复型（在颈部过伸位时）和不可复型（在颈部过屈位时）[8]。Goel 根据 $C_1 \sim C_2$ 侧块关节脱位的方向将寰枢椎脱位分为三型：Ⅰ 型（前脱位）、Ⅱ 型（后脱位）和Ⅲ 型（没有寰枢椎不稳的中心脱位）[9]。寰枢椎脱位（atlanto-axial dislocation，AAD）传统上被定义为寰齿前间隙（atlanto-dental interval，ADI）的异常增大（成人大于 3mm，儿童大于 4.5mm）[10]。利用 ADI 测量寰椎相对于枢椎的位移是在一个单一二维平面上，但是依据标准的 Cartesian 坐标系，枕骨和 C_1、C_2 复合体的耦合运动是发生在三维平面上的，而脱位也常发生在 3 个不同的平面上，且常合并出现，同时还包括 C_1 和 C_2 在不同平面上的旋转脱位和冠状面倾斜。我们根据三个 Cartesian 坐标轴确定的三维平面的移位来定义先天性寰枢椎脱位（表 33-2），根据三维 CT 评估所有维度的侧块关节脱位，确定不同的多维的 $C_1 \sim C_2$ 位移，并根据 AAD 的各种组合进行分类（表 33-3）（图 33-2）[11]。Goel 根据存在（A 型）或不存在（B 型）临床和

影像学的不稳提出颅底凹陷症的分型[12]。B 型常合并 Ⅰ 型 Arnold Chiari 畸形（图 33-3）。

表 33-1 颅颈交界区先天性畸形的分型[1]

A	**枕骨畸形** • 枕颈的表现 　– 斜坡分裂 　– 枕骨大孔周围的残留 　– 寰椎变异 　– 齿状突分节异常 • 颅底凹陷症 • 枕骨髁发育不良 • 寰椎枕骨化
B	**寰椎畸形** • 寰椎枕骨化 • 寰枢椎融合 • 寰椎弓发育不全
C	**枢椎畸形** • 不规则的寰枢椎分节 • 齿状突发育不良 　– 末端小骨残留 　– 游离齿状突 　– 发育不全 / 未发育 • $C_2 \sim C_3$ 分节不全

引自 Menezes A, Ahmed R, Dlouhy B. Developmental anomalies of the craniovertebral junction and surgical management. In: Winn HR. Youman's neurological surgery. Philadelphia: Editora Saunders; 2003; p.1856-70 [1]

表 33-2 根据 Cartesian 坐标轴的先天性寰枢椎脱位的定义

1. 沿 Z 坐标轴：水平脱位（发生于 XZ 平面的前后移位） 寰齿前间隙：成人＞ 3mm 或 9 岁以下的儿童＞ 4.5mm
2. 沿 Y 坐标轴：中心脱位（发生于 YZ 平面的垂直脱位） 根据 McCrae 线判断存在颅底凹陷症（齿状突尖至枕骨大孔前后缘连线的距离）
3. 沿 X 坐标轴：寰枢椎旋转脱位和冠状面倾斜导致斜颈（发生于冠状 XY 面） (a) 枢椎相对于寰椎存在旋转（＞ 5°） (b) 冠状面倾斜：冠状面上双侧寰枢椎侧块关节角度差别＞ 10°
4. 以上的混合（1, 2, 3）

（假设患者站立位时头部位于解剖位置上且面向前方）

Sardhara J, Behari S, Sindgikar P, Srivastava A, Jaiswal A, Sahu R, et al. Evaluating Atlantoaxial Dislocation Based on Cartesian Coordinates: Proposing a New Definition and Its Impact on Assessment of Congenital Torticollis. Neurosurgery. 2018; 82（4）: 525-40.https://doi.org/10.1093/neuros/nyx196 [11]

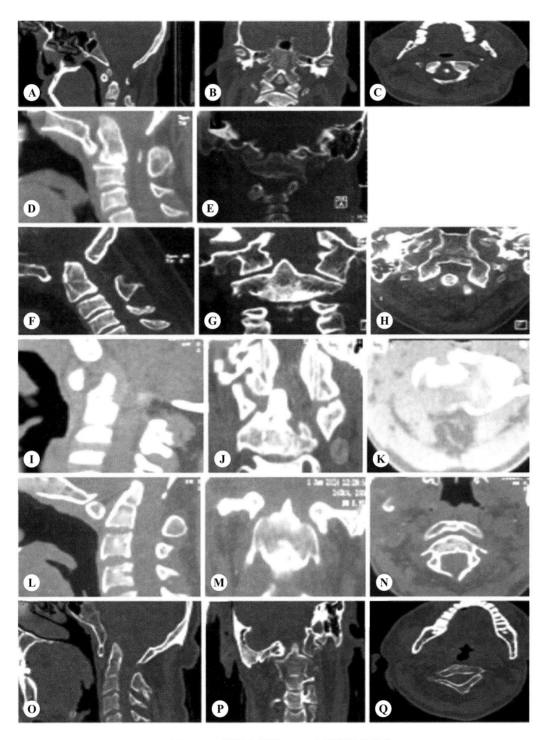

▲ 图 33-2 颅颈交界区 CT，Ⅰ型寰枢椎脱位

A. 矢状面重建；B. 冠状面；C. 轴状面影像显示前后的水平脱位（存在游离齿状突和 C_1 后弓分裂），不伴颅底凹陷症、旋转畸形或冠状面倾斜。Ⅱ型寰枢椎脱位：D. 矢状重建 CT 影像；E. 冠状面影像显示Ⅱ型 $C_1 \sim C_2$ 脱位，即中心脱位（颅底凹陷症），寰齿前间隙正常，无旋转脱位和冠状面倾斜。Ⅲ型寰枢椎脱位：F. 矢状面重建 CT 影像；G. 冠状面影像；H. 轴状面影像显示前后平移和中心脱位（颅底凹陷症），但无旋转脱位和冠状面倾斜。Ⅳ型寰枢椎脱位：I. 矢状面重建 CT 影像；J. 冠状面影像；K. 轴状面影像显示前后的 $C_1 \sim C_2$ 脱位和旋转脱位、冠状面倾斜，无中心脱位（颅底凹陷症）。Ⅴ型寰枢椎脱位：L. 矢状面重建 CT 影像；M. 冠状面影像；N. 轴状面影像显示中心脱位（颅底凹陷症）和旋转脱位、冠状面倾斜，无前后脱位。Ⅵ型寰枢椎脱位：O. 矢状面重建 CT 影像；P. 冠状面影像；Q. 轴状面影像显示混合的 $C_1 \sim C_2$ 脱位，即前后平移脱位、中心脱位（颅底凹陷症）、旋转脱位和冠状面倾斜

表 33-3　根据 Cartesian 坐标轴的先天性寰枢椎脱位的分型

No.	寰枢椎脱位分型（根据 X, Y 和 Z Cartesian 轴）
Ⅰ型	水平脱位 ［沿 Z 轴（发生于 XZ 平面的前后脱位）］
Ⅱ型	中心脱位（颅底凹陷症） ［沿 Y 坐标轴（发生于 YZ 平面的垂直移位）］
Ⅲ型	水平脱位 + 中心脱位（发生于 XZ 和 YZ 平面上沿 Z+Y 轴）
Ⅳ型	水平脱位 + 旋转脱位 + 冠状面倾斜（发生于 XZ 和 XY 平面上沿 Z+X 轴）
Ⅴ型	中心脱位（颅底凹陷症）+ 旋转脱位 + 冠状面倾斜（发生于 ZY 和 XY 平面上沿 Y+X 轴）
Ⅵ型	混合型脱位 （水平 + 中心脱位 + 旋转 + 冠状面倾斜） （发生于三个坐标轴和三个平面）

Sardhara J, Behari S, Sidgikar P, Srivastava A, Jaiswal A, Sahu R, et al. Evaluating atlanto-axial dislocation based on Cartesian coordinates: Proposing a new definition and its impact on assessment of congenital torticollis. Neurosurgery. 2018; 82(4): 525–40. https://doi.org/10.1093/neuros/nyx196 [11]

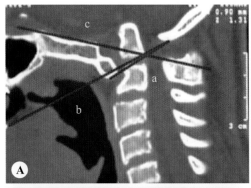

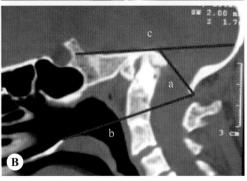

▲ 图 33-3　两种类型颅底凹陷症患者的图片

A. A 型，寰齿前间隙（＞3mm），齿状突尖端凹陷入枕骨大孔至 Chamberlain 线（b）、McRae 线（a）和 Wackenheim 斜坡线（c）上方；B. B 型，寰齿前间隙正常，齿状突尖端高于 Chamberlain 线（b）（＞5mm），齿状突尖端低于 Wackenheim 斜坡线（c）和 McRae 线（a）

（一）椎动脉畸形

椎动脉大小和走行的变异导致其在先天性寰枢椎脱位手术中易被损伤。有研究利用 3D 多维血管造影对 104 名患者（65 例寰枢椎脱位；39 例对照）的颅颈交界区的解剖变异进行评估，包括椎动脉的大小、走行、异常内侧偏移、枢椎峡部类型和旋转畸形 / 倾斜 [13]。根据椎动脉的大小和走行，椎动脉畸形被分为 5 型（表 33-4）。研究提出一种预测椎动脉易损性的风险分层评分，其评分从 5～9 分。如果椎动脉变异的总分为 5 分或更少，则被归为"低风险"，如果评分在 6～9 分，则被认为是"高风险"，无论在经口手术还是后路撑开 / 固定手术中均更易损伤椎动脉。

1. 临床表现

先天性颅颈交界区畸形患者的临床表现多样，从无症状到缓慢进展的痉挛性四肢瘫痪，或者甚至是快速进展的神经系统症状，然后是死亡。

颅颈交界区畸形的最常见的临床症状是轻度的颈部疼痛，疼痛起源于枕骨下部，向颅顶放射，发生在 85% 的患者。先天性颅颈交界区畸形儿童患者最常见的神经系统症状是脊髓病变。Klippel-Feil 综合征表现为典型的三联症，即异常的低后发际线、颈部活动受限和短颈，常合并面部不对称、颈蹼和脊柱侧弯 [5]。儿童患者身材矮小也很常见 [5]。神经系统障碍常表现为感觉异常，这与后柱功能障碍有关。脑神经功能障碍常表现为失聪，发生于 25% 的患者，常见于合并 Klippel-Feil 综合征的患者 [1]。血管性症状，如间歇性发作的

表 33-4 颅颈交界区椎动脉变异分型及椎动脉术中损伤风险分层评分系统 [13]

分型	椎动脉变异	评分[a]	手术的可能结果
1 型	与椎动脉大小相关的变异		
1a	双侧大小相等	1	
1b	双侧大小不对称，一侧优势，无发育不全 / 未发育	1	
1c	双侧大小不对称，一侧发育不全	1	如果在 1c 和 1d 发生优势椎动脉损伤，有椎基底动脉供血不足的风险
1d	双侧大小不对称，一侧未发育	1	
2 型	与椎动脉走行相关的变异		
2a	正常走行	1	
2b	从枕骨化寰椎和枕骨的先天性孔进入颅内（如寰椎横突孔）	1	椎动脉走行多变，易损伤（如果位于一个意想不到的位置） 在寰椎后弓的手术剥离是安全的，可达到两侧 2.5cm
2c	反复出现的节间动脉	2	椎动脉位于 $C_{1\sim2}$ 侧块关节的后方
2d	有孔椎动脉	2	
2e	低平的后下小脑动脉	2	
3 型	椎动脉 V_3 段的异常内侧偏移		
3a	无	1	
3b	有	2	经口减压时，在枕骨大孔或 C_1 后弓进行枕骨和枕骨化寰椎的侧方的剥离和骨性减压；或齿状突和 C_2 椎体磨除，可能损伤椎动脉
4 型	C_2 椎动脉沟变异		
4a	低宽	1	在 4a，经关节、经椎弓根和经椎板螺钉置入安全 在 4b、4c、4d，经关节或经椎弓根螺钉置入有风险，因为螺钉需穿过窄小的峡部（< 4.5mm）
4b	高窄（椎动脉高跨）	2	存在椎动脉高跨时，经椎弓根或峡部螺钉有风险
4c	低窄	2	
4d	高宽	2	
5 型	与枕寰枢部位的旋转畸形或倾斜相关的变异		
5a	无	1	
5b	有	2	内侧偏移的椎动脉环导致椎动脉在经口齿状突切除和侧块 / 椎弓根螺钉固定术中易损伤

引自 Sardhara J, Behari S, Mohan BM, Jaiswal AK, Sahu RN, Srivastava A, Mehrotra A, et al. Risk stratification of vertebral artery vulnerability during surgery for congenital atlanto-axial dislocation with or without an occipitalized atlas.*Neurol India*, 2015, 63: 382-91 [13]

a. 椎动脉的走行变异导致其易损伤的风险，评为 2 分。所有其他未增加椎动脉损伤风险的解剖变异均为 1 分。最低值为 5 分，表示在颅颈交界区前路或者后路手术中椎动脉损伤风险很小；6～9 分表示手术中椎动脉损伤风险增加。椎动脉损伤风险根据评分成比例地增加。C_1. 寰椎；C_2. 枢椎；V_3. 椎动脉第三段；VA. 椎动脉；PICA. 后下小脑动脉；CVJ. 颅颈交界区意识障碍、短暂的失明、意识混乱和眩晕，出现在 15%～25% 的颅颈交界区畸形患者。约 25% 的颅底凹陷症和脊髓压迫的儿童患者有颅底偏头痛，常因椎基底动脉系统受压所致。颅颈交界区畸形的其他典型特征包括短颈并颈体比例减小、蹼状颈、高弓腭、手部小肌肉群的萎缩和镜像运动。

2. 影像学诊断

患者表现出上颈椎脊髓病变和神经根病变时需要进行颈椎 MRI 检查以评估骨性和软组织异常，以及进行颈椎动力侧位片检查以评估 C_1/C_2 稳定性。成人寰齿前间隙 > 3mm 或儿童 ≥ 4.5mm（< 9 岁）时需要行进一步的颅颈交界区动力位 CT 扫描以及矢状位和冠状位重建，以全面地评估骨性畸形。大部分先天性颅颈交界区畸形患者在寰枢椎脱位的同时，合并有寰椎枕骨化、颅底凹陷症、旋转脱位以及冠状面倾斜[14-17]。因此，有必要进行侧块关节三维脱位的评估以制订最理想的手术治疗方案[11, 18]。寰齿前间隙、颅底凹陷的严重程度、斜颈、双侧寰枢关节角度和垂直距离、旋转脱位的程度以及冠状面倾斜的角度的综合评估为术前规划和所有关节移位的联合矫正、斜颈的矫正和生理骨性节段的手术融合提供了全面的信息[11]。我们还建议采用 CT 血管造影评估椎动脉走行以及判断椎动脉变异情况[13]。C_1/C_2 的椎动脉分型及评分系统有助于内固定手术中的风险预测及预防椎动脉损伤[13]。MRI 也有助于评估神经的畸形，如相关的扁桃体下疝和脊髓空洞。

为了了解颅底凹陷症的分型、严重程度及治疗，以下的颅测量参数的评估非常必要（图 33-4）。

McRae 线：颅底（枕骨大孔前缘）至颅后点（枕骨大孔后缘）。齿状突尖应低于此线。如齿状

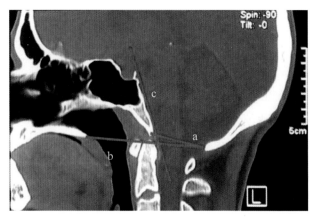

▲ 图 33-4　正常人 McRae's 线（a）、Chamberlain's 线（b）和 Wackenheim 斜坡线（c）的图解

突间高于此线，则为颅底凹陷症。矢状面上枕骨大孔 < 19mm 常合并神经功能障碍。

Chamberlain 线：硬腭最后点至颅后点。正常人齿状突应低于此线。如果齿状突尖高于此线大于 5mm，则为颅底凹陷症[14, 20]。

Wackenheim 斜坡线：沿斜坡的切线至上颈椎椎管。此线应位于齿状突尖后方[21]。如果齿状突尖与此线相交，则提示颅底凹陷症。

（二）颅底凹陷症严重程度的测量方法

冠状面倾斜度：颅底凹陷症是一种进展性疾病，常与患者年龄有关。关节各参数的进展性变化的测量有利于评估颅底凹陷症的严重程度（图 33-5）。在冠状面 CT 影像上，从枕骨大孔边缘至 C_1 下方绘制两条交叉线形成的角度为 C_1 冠状面角（图 33-5A），其目的是测量 C_1/C_2 关节的倾斜度或冠状面倾斜度[22]。Chandra 等也分析和比较了正常人与颅底凹陷症合并寰枢椎脱位患者的冠状面倾斜度，结果提示正常人冠状面倾斜度为（100.3 ± 4.23）°，而颅底凹陷症患者为（121.15 ± 14.6）°[22]。

颅颈倾斜度：此角度为枢椎齿状突和斜坡的交角。一条线沿着齿状突前缘并向上延长，另一条线沿着斜坡的前缘。两条线内成角被称为颅颈

倾斜度（图 33-5B）。正常人角度为（60.2±9.2）°，而颅底凹陷症合并寰枢椎脱位患者的角度为（84.0±15.1）°。[22]。此角度提示了齿状突向后上方凹陷的严重程度。

斜坡椎管角：此角度为枢椎后缘线与 Wackenheim 斜坡线相交而成，被称为斜坡椎管角（图 33-5C）。此角度正常范围为 150°～180°，颈部前屈和后伸位时变化约 30°[14,23]。斜坡椎管角＜150° 时为颅颈后凸畸形。

矢状位 C_1 侧块下角：矢状位上硬腭前上点和后点的连线与 C_1 侧块前下和后下点的连线的交角（图 33-5D）[18]。正常人群，这两条线几乎平行，角度约为 180°。矢状位 C_1 侧块下角＞150° 提示 C_1～C_2 关节的可复性。

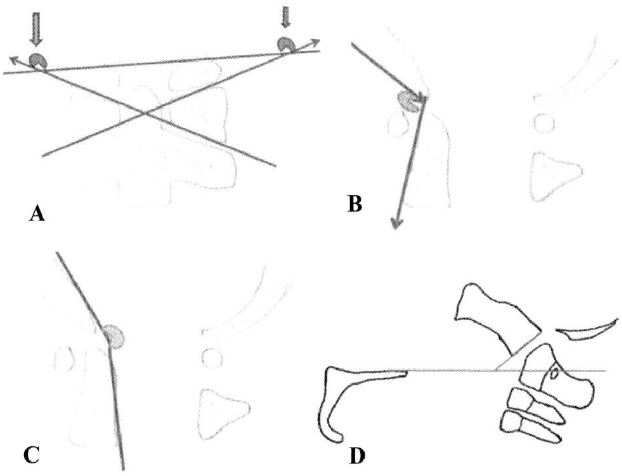

（三）旋转脱位和冠状面倾斜的评估

旋转脱位为相对于枢椎，寰椎旋转＞5°（采用 C_1～C_2 水平轴状面 CT 扫描上寰椎前后弓结节的连线与枢椎前方的切线的角度来评估）[11]（图 33-6）。

冠状面倾斜为冠状面上双侧寰枢椎侧块关节角度差异大于 10°［双侧寰枢椎侧块关节角度采用 C_2 侧块上关节面的切线与经过 C_2 和 C_3 椎体下缘中点的垂直线（沿着 Y 轴）的交角来测量］[11]（图 33-7）。根据我们之前的研究，该角度的正常值为（117±6）°[13]。

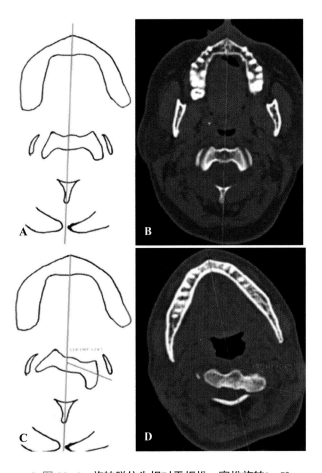

▲ 图 33-5 颅底凹陷症严重程度的测量

A. 冠状面倾斜度：在冠状面 CT 影像上，从枕骨大孔边缘至 C_1 下方绘制两条交叉线形成的角度为 C_1 冠状面角，其目的是测量 C_1/C_2 关节的倾斜度或冠状面倾斜度。B. 颅颈倾斜度：此角度为枢椎齿状突和斜坡的交角。一条线沿着齿状突前缘并向上延长，另一条线沿着斜坡的前缘。两条线内成角被称为颅颈倾斜度。C. 斜坡椎管角：此角度为枢椎后缘线与 Wackenheim 斜坡线相交而成，被称为斜坡椎管角。D. 矢状位 C_1 侧块下角：矢状位上硬腭前上点和后点的连线与 C_1 侧块前下和后下点的连线的交角

▲ 图 33-6 旋转脱位为相对于枢椎，寰椎旋转＞5°

采用 C_1～C_2 水平轴状面 CT 扫描上寰椎前后弓结节的连线与枢椎前方的切线的角度来评估

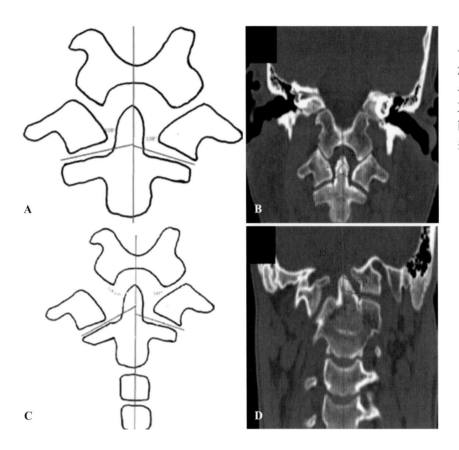

◀ 图 33-7　双侧寰枢椎侧块关节角度采用 C_2 侧块上关节面的切线与经过 C_2 和 C_3 椎体下缘中点的垂直线（Y 轴）的交角来测量。冠状面倾斜为冠状面上双侧寰枢椎侧块关节角度差异 > 10°

四、先天性颅颈交界区畸形的治疗

（一）治疗的基本原则

颅颈交界区的正常形状为"漏斗"形，但是在寰枢椎脱位与颅底凹陷症中，形状变为沙漏形。原则上无论是矫正颅颈段的脱位或是为了更广泛的三维减压而进行骨切除，均是使颅颈交界区成漏斗形以及为颈脊髓提供理想的空间。以下的步骤是必要的。

1.通过闭合方法（术前牵引）或者开放方法（通过前路或后路手术进行 C_1/C_2 或枕骨化 C_1/C_2 间的撑开）复位所有类型的 C_1/C_2 关节脱位，可以矫正相关的寰枢椎脱位和（或）颅底凹陷症。

2. C_1 和 C_2 间的关节内固定术可以维持矫正。

3.如果后路手术不能获得理想的减压，需要腹侧（经口咽）减压来解除脊髓的压迫。

4.合并的 Arnold Chiari 畸形需通过切除枕骨大孔 ± C_1 后弓进行颅后窝减压。如果 Arnold Chiari 畸形合并寰枢椎脱位，必须再行后路 $C_1 \sim C_2$ 固定。

（二）术前牵引（闭合复位）

牵引为患者的移动、插管以及摆放体位过程中提供了一定程度的脊柱序列和稳定性，同时也有利于 C_1 与 C_2 的分离（促使颅底凹陷症患者枢椎下移以及重塑曲度，使后移的齿状突前移以解除硬膜的压迫）。超过 80% 的低于 14 岁的寰枢椎脱位或者颅底凹陷症的儿童可以通过术前牵引获得成功的重塑和复位[12, 24]。颈椎牵引的重量根据患者年龄和体重而定。起始牵引重量应位体重的 7%～8%，可以逐渐增加最大至 7kg。不同时间应拍摄侧位颈椎平片评估 $C_1 \sim C_2$ 复位的程度，可增加牵引重量直至获得满意的复位（或轴向的分离范围提示无须进一步增加重量）。Goel 等已报道，82 例颅底凹陷症不伴 Arnold Chiari 畸形患者中，82% 的患者牵引后可获得即刻的改善，而 20 例颅底凹陷症合并 Arnold Chiari 畸形患者中只有 1 例牵引后可获得即刻的改善 [12, 24]。

（三）影响难复性寰枢椎脱位伴或不伴颅底凹陷症的可复性的因素

临床研究已证实寰枢关节前方肌肉、韧带和关节囊的萎缩，特别是寰齿间隙内的骨赘和瘢痕组织，阻碍了难复性寰枢椎脱位和颅底凹陷症的完全复位 [25, 26]。$C_1 \sim C_2$ 水平其他阻碍完全复位和理想减压的因素有冠状面倾斜度大、齿状突严重后倾（重度颅颈后凸畸形）以及由于先天性畸形和不对称的侧块关节方向而导致枢椎相对于寰椎的旋转和倾斜。矢状面上，矢状位 C_1 侧块下角大于 150° 也提示了可复性 [18]。上述影像学因素的术前评估确实有利于优化手术方案及规划颅底凹陷症的治疗。

（四）手术类型

1. 联合手术

自过去的 30 年以来，难复性寰枢椎脱位伴或不伴颅底凹陷症治疗的选择常采用经口咽减压，再后路 C_1/C_2 或枕骨～C_2 固定 [25-33]（图 33-8）。如今，虽然腹侧减压的前路手术很少用于常见的难复性寰枢椎脱位，但它仍被用于重度颅底凹陷症或伴有腹侧压迫及重度颅颈后凸畸形的难复性寰枢椎脱位合并颅底凹陷症。对于这些病例，单纯后路撑开常常不能使寰枢椎脱位和颅底凹陷症达到有效的复位。现今，一些医疗中心仍采用经鼻内镜、经口咽以及甚至经颈入路后再行后路融合手术 [34-36]。经鼻内镜齿状突切除术对于由齿状突导致脊髓前方压迫是可

行的方法，特别是对于一些存在口腔相关解剖畸形情况的患者，如小颌畸形、巨舌，以及齿状突严重后倾且位置高的颅底凹陷症患者 [35, 36]。内镜手术相对于标准的经口咽齿状突切除术的优势在于无舌肿胀和因使用口腔撑开器导致牙齿损害的风险、咽后壁视野更优、无须延长插管时间、无须肠内鼻饲，以及低失音风险 [34, 36]。该技术的微创及快速康复使其成为常规传统经口咽齿状突减压的一种有效的替代方法。

2. 后路手术

2004 年，Wright 介绍了既往文献病例报道的后路颈椎固定技术，从线缆技术（1910）至 $C_1 \sim C_2$ 经椎板螺钉技术 [4]。其他的技术有 Gallie 后弓～C_2 棘突线缆技术、Brook $C_1 \sim C_2$ 椎板下线缆技术、Sonntag 线缆技术和 Magerl $C_{1/2}$ 经关节螺钉技术。2004 年，Goel 和 Harms 介绍了一种被最广泛接受的新技术，且现在被认为是后路融合术选择的标准治疗方法 [24, 37]，如 C_1 侧块螺钉、C_2 峡部或椎弓根螺钉的棒（或板）- 钉技术。现今，为了避免难复性寰枢椎脱位和（或）颅底凹陷症的经口咽减压和后路融合两期手术，一期 $C_1 \sim C_2$ 关节撑开逐渐流行。此技术通过单纯后路手术减小齿状突移位和重建颅颈序列来复位难复性寰枢椎脱位和颅底凹陷症 [38-40]。有研究应用此技术获得了合适的颅颈序列、矫正了长期的肌肉骨骼病变，如短颈、斜颈、颈椎脊髓病及脊髓压迫 [41]。2010 年，Jian 等报道了直接利用后路枕骨和 C_2 螺钉置入后枕骨～C_2 间连接棒撑开复位枕骨～C_2 成功治疗 27 例颅底凹陷症患者 [42]。虽然此技术常可有效重建颅颈交界区序列，但它的缺点是造成颅颈固定于过伸位；对于不存在寰椎枕骨化的患者，增加枕骨的融合导致了颅颈交界区活动度的进一步丧失。文献显示，侧块关节的打磨可使双侧平衡以获得复位或侧块关节的撑开、加压及复位，具

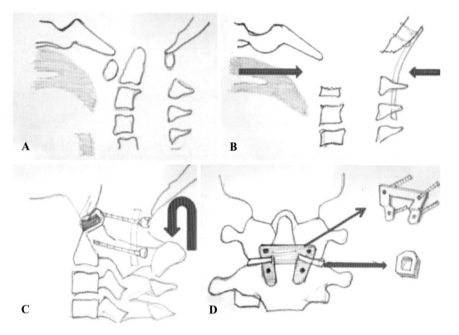

◀ 图 33.8　示颅颈交界区畸形的手术入路
（1）前后联合入路，即经口减压联合枕骨～C_2/C_3 或 C_1～C_2 钉棒固定融合（A 和 B）；（2）后路手术：C_1～C_2 撑开松解钉棒固定融合（C）；（3）前路手术：$C_{1～2}$ 经口撑开松解、寰枢侧块融合器＋复位钢板螺钉固定融合（D）。（原创图）

有很好的矫正效果[42-45]。上述提及的各种技术中，根据生物力学研究，与其他的固定结构相比，C_1～C_2 经关节螺钉联合 Sonntag 椎板内线缆固定寰枢椎的效果更优[46-48]。

3. 单纯前路手术（颅底凹陷症前路撑开技术）

现今，经口咽寰枢椎复位钢板（transoral atlanto-axial reduction plate，TARP）固定可通过单纯前路完成 C_1～C_2 复位、减压、固定及融合[49-51]。咽后入路也可完成手术，优点是绕开了潜在感染的口腔[52]。TARP 增加了稳定性和融合率，维持或改善寰枢椎融合角度，以及避免了植骨塌陷、移位、再吸收和分解。TARP 技术不仅提供了稳定和融合，也修复了 C_1～C_2 的融合角度。但是，其同样有相关的潜在缺点包括吞咽困难和植骨应力遮挡（坚固的重建钢板导致间隙内植骨的失用性骨质疏松）。为了避免 TARP 固定的潜在缺点，另一新型的经口咽融合器一体化钢板（融合器和钢板）被设计并用于 C_1～C_2 的固定。在 Zhang 等的一项生物力学研究中[53]，比较了融合器和钢板与融合器和 TRAP 治疗颅底凹陷症和难复性寰枢椎

脱位的生物力学差异。结果显示，在过伸、过屈和轴向旋转方向上，新型融合器和钢板的生物力学稳定性劣于融合器和 TARP；然而，其降低了植骨应力遮挡，利于成功融合，同时也减小了术后吞咽困难的风险。

五、颅底凹陷症合并 Arnold Chiari 畸形和脊髓空洞不伴寰枢椎脱位的手术治疗

患者有 Chiari 畸形伴寰枢椎脱位合并或不合并颅底凹陷症时，公认的原则是首先处理前脱位[54]，可以采用后路寰枢椎脱位 / 颅底凹陷症的撑开复位或直接前路手术后再后路融合。然而，颅底凹陷症合并 Chiari 畸形不伴寰枢椎脱位的治疗仍存在争论。一些学者提倡单纯颅后窝减压[55-59]。减压的方法多样，如软膜下扁桃体切除、粘连松解术或单纯硬膜切开。一些研究报道了采用颅后窝减压治疗颅底凹陷症患者的良好效果。然而，Goel 等在对 65 例颅底凹陷症合并 Arnold

Chiari 畸形患者的治疗进行研究后，57 例获得明显的临床改善，建议行单纯后寰枢椎固定融合术而无须骨性减压[60]。颅颈后凸畸形的加重会加剧齿状突对颈脊髓的压迫。

有后凸的斜坡椎管角（＜130°）的患者，脑干会遭受严重的压迫变形，导致临床症状的恶化。颅颈融合于轻度过伸位上可使这些患者获得临床好转，使斜坡椎管角改善 30° 以上，减少脑干的畸形和压迫[61]。

争议：前路 vs. 后路手术

令人遗憾的是，至于是单纯后路，还是单纯前路，抑或是前后联合入路，目前仍缺乏最明确、最权威的标准。一些研究倾向于先行前路减压再行后路固定，并以此作为通用标准，对不可复性寰枢椎脱位及颅底凹陷症采用先腹侧减压再后固定的方法进行治疗。Menezes 报道了采用前路减压治疗颅底凹陷症 72 例，其中 15 例患者有颅底凹陷症伴 Arnold Chiari 畸形，既往采用后路减压治疗，但术后症状恶化。术后 MRI 提示颅颈后

凸畸形和腹侧压迫进展，需进一步的前路减压和后路融合[30]。2008 年，行经口咽减压治疗 733 例患者的研究进一步证实这一观点。在 Menezes 的一项 100 例 Arnold Chiari 畸形患者的研究中发现，92% 患者伴有颅底凹陷症，34% 患者有寰枢椎不稳，需要在颅后窝减压之后进行寰枢椎融合[62]。有研究采用单纯后路手术治疗 170 例患者，获得了理想的效果[41]。我们已在表 33-5 和表 33-6 中介绍了不同手术方法的临床结果。在颅颈交界区骨性畸形病例中，为了达到最佳的效果，必须关注侧块关节不稳，这是脱位的主要因素。

六、总结

对侧块关节解剖的全面评估对判断不可复性寰枢椎脱位和颅底凹陷症及其伴存的骨性和软组织畸形的成因至关重要。颅颈交界区畸形治疗的规划必须个性化，同时应根据侧块关节的畸形、有或没有不稳定、手术医师的个人经验来选择。

表 33-5 联合手术（经口咽减压 + 后路 C_1/C_2 钉棒固定融合）治疗颅颈交界区畸形的主要研究总结

研　究	病例数（共 751 例）	随访（月）	术后神经功能
1. Goel 等（1998）[24]	102	6～120	102（100%）改善
2. Jain 等（1999）[17]	74	47（3～24）	好转 26 例（55%）；无变化 14 例（29.8%）；恶化 7 例（4.9%）；死亡 6 例（呼吸衰竭）
3. Behari 等（2007）[16]	39 例 AAD；19 例 BI 并 ACM（TOD+PF）	39（3～85）	27（70%）好转，1 例死亡（呼吸衰竭），11 例无变化
4. Menezes 等（2008）[29]	220	6～96	220 例好转；5 例上颚不完整；1 例咽后感染
5. Perrini 等（2009）[31]	34	28（0.5～84）	好转 86%；无变化 14%；死亡 6%；并发症 18%
6. Mouchaty 等（2009）[31]	52（BI-32 例）（TOD+PF）	33（4～96）	好转 46 例（81%）；19.2% 无变化或恶化；并发症 2 例

（续表）

研　究	病例数（共 751 例）	随访（月）	术后神经功能
7. Yerramneni（2011）[7]	100（BI-87 例）TOD（59 例），OCF（69 例），C_1～C_2 融合（22 例），枕骨～C_2 线缆（5 例），FMD（5 例）	138（1～84）	好转 86%；无变化 10%；恶化 4%；死亡 5 例
8. Klekamp 等（2015）[27]	46［A：31 例有腹侧压迫（TOD+PF）；B：15 例无腹侧压迫（单纯 FMD）］	46（1～120）	A：42 例好转；4 例无变化 B：25% 在长期随访中恶化

AAD. 寰枢椎脱位；PF. 后路融合；BI. 颅底凹陷症；ACM.Arnold Chiari 畸形；TOD. 经口咽减压；FMD. 颅后窝减压；C_1～C_2. 第一、二颈椎；OCF. 枕颈融合

表 33-6　单纯后路手术［（A）C_1/C_2 撑开融合和（B）单纯颅后窝减压］治疗颅颈交界区畸形的主要文献总结

后路融合方法	研　究	病例数（共 782 例）	随访（月）	术后神经功能
（A）C_1/C_2 撑开融合	1. Goel 等（2004）[38]	22（PF：融合器和 C_1/C_2 钉棒）	28	22 例（100%）好转
	2. Kim 等（2004）[43]	11 例 BI 伴 ACM（C_1～C_2 板钉撑开和 FMD）	11（3～92）	好转 9 例（81%）；1 例无变化；1 例恶化
	3. Goel 等（2009）[41]	170	5～60	好转 170 例（100%）；85% 患者斜颈和颈椎序列改善
	4. Jian 等（2010）[42]	28（直接后路复位和撑开，无融合器）	6～50	26 例（92.9%）好转，2 例无变化，27/28（96.4%）例获得＞50% 的复位
	5. Yin 等（2014）[40]	146	143（6～48）	好转 –135/143（94%）
	6. Salunke 等（2015）[44]	19（C_1～C_2 关节打磨和撑开）	19	19（100%）好转和 89% 复位（除了 2 例患者有垂直关节和变异椎动脉）
	7. Chandra 等（2013）[39]	79（C_1～C_2 撑开、加压、过伸、复位）	69（12～39）	100% 好转和 100% 复位
（B）单纯颅后窝减压，不融合	1. Goel 等（1998）[24]	112（有 ACM）（PF 28 例）	6～120	好转 112 例（100%）
	2. Andrie 等（2004）[53]	26（PF 10 例）	26（1～25）	好转 22 例（84%）；无变化 4 例（15%）；恶化 1 例
	3. Goncalves da Silva 等（2011）[57]	104（51 例有 ACM）	104	好转 10（13%）；42 例（100%）有鼻音；14 例（26%）感觉异常

AAD. 寰枢椎脱位；PF. 后路融合；BI. 颅底凹陷症；ACM. Arnold Chiari 畸形；TOD. 经口咽减压；FMD. 颅后窝减压

参 考 文 献

[1] Menezes A, Ahmed R, Dlouhy B. Developmental anomalies of the cranio-vertebral junction and surgical management. In: Winn HR, editor. Youman's neurological surgery. Philadelphia: Editora Saunders; 2003. p. 1856–70.

[2] Müller F, O'Rahilly R. Segmentation in staged human embryos: the occipitocervical region revisited. J Anat. 2003;203:297–315.

[3] Pang D, Thompson DN. Embryology and bony

malformations of the cranio-vertebral junction. Childs Nerv Syst. 2014;27:523–64.

[4] Wright NM. Posterior C$_2$ fixation using bilateral, crossing C$_2$ laminar screws: case series and technical note. J Spinal Disord Tech. 2004;17:158–62.

[5] Sardhara J, Behari S, Jaiswal AK, Srivastava A, Sahu RN, Mehrotra A, et al. Syndromic versus nonsyndromic atlantoaxial dislocation: do clinico-radiological differences have a bearing on management? Acta Neurochir. 2013;155:1157–67.

[6] Menezes AH. Developmental and acquired abnormalities of the cranio-vertebral junction. In: VanGilder JC, Menezes AH, Dolan KD, editors. The cranio-vertebral junction and its abnormalities. New York: Futura; 1987. p. 109–58.

[7] Yerramneni VK, Chandra PS, Kale SS, Lythalling RK, Mahapatra AK. A 6–year experience of 100 cases of pediatric bony cranio-vertebral junction abnormalities: treatment and outcomes. Pediatr Neurosurg. 2011;47: 45–50.

[8] Behari S, Bhargava V, Nayak S, et al. Congenital reducible atlantoaxial dislocation: classification and surgical considerations. Acta Neurochir. 2002;144:1165–77.

[9] Goel A. Goel's classification of atlantoaxial "facetal" dislocation. J Craniovertebr Junct Spine. 2014;5:3–8.

[10] Fielding JW, Cochran GV, Lawsing JF III, Hohl M. Tears of the transverse ligament of the atlas. A clinical and biomechanical study. J Bone Joint Surg Am. 1974;56:1683–91.

[11] Sardhara J, Behari S, Sindgikar P, Srivastava A, Jaiswal A, Sahu R, et al. Evaluating atlanto-axial dislocation based on cartesian coordinates: proposing a new definition and its impact on assessment of congenital torticollis. Neurosurgery. 2018;82(4):525–40. https://doi.org/10.1093/neuros/nyx196.

[12] Goel A. Basilar invagination, chiari malformation, syringomyelia: a review. Neurol India. 2009;57:235–46.

[13] Sardhara J, Behari S, Mohan BM, Jaiswal AK, Sahu RN, Srivastava A, et al. Risk stratification of vertebral artery vulnerability during surgery for congenital atlanto-axial dislocation with or without an occipitalized atlas. Neurol India. 2015;63:382–91.

[14] Smoker WR. Cranio-vertebral junction: Normal anatomy, craniometry, and congenital anomalies. Radiographics. 1994;14:255–77.

[15] VanGilder JC, Menezes MI, Dolan KD. The cranio-vertebral junction and its abnormalities. New York: Futura; 1987.

[16] Behari S, Kalra SK, Kiran Kumar MV, Salunke P, Jaiswal AK, Jain VK. Chiari I malformation associated with atlanto-axial dislocation: focussing on the anterior cervico-medullary compression. Acta Neurochir. 2007;149:41–50.

[17] Jain VK, Behari S, Banerji D, Bhargava V, Chhabra DK. Transoral decompression for cranio-vertebral osseous anomalies: Perioperative management dilemmas. Neurol India. 1999;47:188–95.

[18] Salunke P, Sharma M, Sodhi HB, Mukherjee KK, Khandelwal NK. Congenital atlantoaxial dislocation: a dynamic process and role of facets in irreducibility. J Neurosurg Spine. 2011;15:678–85.

[19] McRae DL, Barnum AS. Occipitalization of the atlas. Am J Roentgenol Radium Ther Nucl Med. 1953;70:23–46.

[20] Chamberlain WE. Basilar impression (platybasia). Yale J Biol Med. 1939;11:487–96.

[21] Wackenheim A. Roentgen diagnosis of the cranio-vertebral region. New York: Springer; 1974.

[22] Chandra PS, Goyal N, Chauhan A, Ansari A, Sharma BS, Garg A. The severity of basilar invagination and atlantoaxial dislocation correlates with sagittal joint inclination, coronal joint inclination, and cranio-cervical tilt: a description of new indices for the cranio-vertebral junction. Neurosurgery. 2014;10:ONS621–30.

[23] Smoker WR, Khanna G. Imaging the cranio-cervical junction. Childs Nerv Syst. 2008;24:1123–45.

[24] Goel A, Bhatjiwale M, Desai K. Basilar invagination: a study based on 190 surgically treated patients. J Neurosurg. 1998;88:962–8.

[25] Wang C, Yan M, Zhou HT, Wang SL, Dang GT. Open reduction of irreducible atlantoaxial dislocation by transoral anterior atlantoaxial release and posterior internal fixation. Spine. 2006;31:E306–13.

[26] Yang J, Ma X, Xia H, Wu Z, Ai F, Yin Q. Transoral anterior revision surgeries for basilar invagination with irreducible atlantoaxial dislocation after posterior decompression: a retrospective study of 30 cases. Eur Spine J. 2014;23:1099–108.

[27] Klekamp J. Chiari I malformation with and without basilar invagination: a comparative study. Neurosurg

Focus. 2015;38:E12.

[28] Menezes AH. Surgical approaches: postoperative care and complications "transoral- transpalatopharyngeal approach to the cranio-cervical junction". Childs Nerv Syst. 2008;24:1187–93.

[29] Menezes AH. Complications of surgery at the cranio-vertebral junction: avoidance and management. Pediatr Neurosurg. 1991;17:254–66.

[30] Menezes AH, VanGilder JC. Transoral-transpharyngeal approach to the anterior cranio-cervical junction: ten-year experience with 72 patients. J Neurosurg. 1988;69:895–903.

[31] Mouchaty H, Perrini P, Conti R, Di Lorenzo N. Cranio-vertebral junction lesions: our experience with the transoral surgical approach. Eur Spine J. 2009;18:13–9.

[32] Perrini P, Benedetto N, Guidi E, Di Lorenzo N. Transoral approach and its superior extensions to the cranio-vertebral junction malformations: surgical strategies and results. Neurosurgery. 2009;64:331–42.

[33] Zileli M, Cagli S. Combined anterior and posterior approach for managing basilar invagination associated with type I Chiari malformation. J Spinal Disord Tech. 2002;15:284–9.

[34] Baird CJ, Conway JE, Sciubba DM, Prevedello DM, Quiñones- Hinojosa A, Kassam AB. Radiographic and anatomic basis of endoscopic anterior cranio-cervical decompression: a comparison of endonasal, transoral, and transcervical approaches. Neurosurgery. 2009;65:158–63.

[35] Dasenbrock HH, Clarke MJ, Bydon A, Sciubba DM, Witham TF, Gokaslan ZL, et al. Endoscopic image-guided transcervical odontoidectomy: outcomes of 15 patients with basilar invagination. Neurosurgery. 2012;70:351–9.

[36] Mazzatenta D, Zoli M, Mascari C, Pasquini E, Frank G. Endoscopic endonasal odontoidectomy: clinical series. Spine. 1976;39:846–53.

[37] Harms J, Melcher RP. Posterior $C_1 \sim C_2$ fusion with polyaxial screw and rod fixation. Spine. 2001;26:2467–71.

[38] Goel A. Treatment of basilar invagination by atlantoaxial joint distraction and direct lateral mass fixation. J Neurosurg Spine. 2004;1:281–6.

[39] Chandra PS, Kumar A, Chauhan A, Ansari A, Mishra NK, Sharma BS. Distraction, compression, and extension reduction of basilar invagination and atlantoaxial dislocation: a novel pilot technique. Neurosurgery. 2013;72:1040–53.

[40] Yin YH, Yu XG, Qiao GY, Guo SL, Zhang JN. C_1 lateral mass screw placement in occipitalization with atlantoaxial dislocation and basilar invagination: a report of 146 cases. Spine. 2014;39:2013–8.

[41] Goel A, Shah A. Reversal of longstanding musculoskeletal changes in basilar invagination after surgical decompression and stabilization. J Neurosurg Spine. 2009;10:220–7.

[42] Jian FZ, Chen Z, Wrede KH, Samii M, Ling F. Direct posterior reduction and fixation for the treatment of basilar invagination with atlantoaxial dislocation. Neurosurgery. 2010;66:678–87.

[43] Kim LJ, Rekate HL, Klopfenstein JD, Sonntag VK. Treatment of basilar invagination associated with Chiari I malformations in the pediatric population: cervical reduction and posterior occipitocervical fusion. J Neurosurg. 2004;101:189–95.

[44] Salunke P, Sahoo SK, Deepak AN, Ghuman MS, Khandelwal NK. Comprehensive drilling of the $C_{1 \sim 2}$ facets to achieve direct posterior reduction in irreducible atlantoaxial dislocation. J Neurosurg Spine. 2015;23:294–302.

[45] Salunke P. Artificial atlanto-axial joints. On the "move". Neurol India. 2016;64:275–8.

[46] Menezes AH, Traynelis VC. Anatomy and biomechanics of normal cranio-vertebral junction (a) and biomechanics of stabilization (b). Childs Nerv Syst. 2008;24:1091–100.

[47] Mummaneni PV, Haid RW. Atlantoaxial fixation: overview of all techniques. Neurol India. 2005;53:408–15.

[48] Sindgikar P, Das KK, Sardhara J, Bhaisora KS, Srivastava AK, Mehrotra A, Jaiswal AK, Sahu RN, Behari S. Cranio-vertebral junction anomalies: when is resurgery required? Neurol India. 2016;64:1220–32.

[49] Ai FZ, Yin QS, Xu DC, Xia H, Wu ZH, Mai XH. Transoral atlantoaxial reduction plate internal fixation with transoral transpedicular or articular mass screw of C_2 for the treatment of irreducible atlantoaxial dislocation: two case reports. Spine. 2011;36:E556–62.

[50] Jiang YW, Xia H, Wang ZY, Wu ZH, Ma XY, Wei GJ, et al. Variation of cranio-cervical junction volume as an

effective parameter for basilar invagination treatment. Eur Rev Med Pharmacol Sci. 2015;19:1754–60.

[51] Li X, Ai F, Xia H, Wu Z, Ma X, Yin Q. Radiographic and clinical assessment on the accuracy and complications of C_1 anterior lateral mass and C_2 anterior pedicle screw placement in the TARP-III procedure: study of 106 patients. Eur Spine J. 2014;23:1712–9.

[52] Yadav YR, Ratre S, Parhihar V, Dubey A, Dubey NM. Endoscopic technique for single-stage anterior decompression and anterior fusion by transcervical approach in atlantoaxial dislocation. Neurol India. 2017;65:341–7.

[53] Zhang BC, Liu HB, Cai XH, Wang ZH, Xu F, Kang H, et al. Biomechanical comparison of a novel transoral atlantoaxial anchored cage with established fixation technique-a finite element analysis. BMC Musculoskelet Disord. 2015;16:261.

[54] Behari S, Kalra SK, Kiran Kumar MV, Salunke P, Jaiswal AK, Jain VK. Chiari I malformation associated with atlanto-axial dislocation: focusing on the anterior cervico-medullary compression. Acta Neurochir. 2007;149: 41–50.

[55] Di Lorenzo N, Fortuna A, Guidetti B. Cranio-vertebral junction malformations: clinicoradiological findings, long-term results, and surgical indications in 63 cases. J Neurosurg. 1982;56:603–8.

[56] Fischer EG. Posterior fossa decompression for Chiari 1 deformity, including resection of the cerebellar tonsils. Childs Nerv Syst. 1995;11:625–9.

[57] Alberto da Silva J, dos Santos AA Jr, Melo LR, de Araújo AF, Regueira GP. Posterior fossa decompression with tonsillectomy in 104 cases of basilar impression, Chiari malformation and/or syringomyelia. Arq Neuropsiquiatr. 2011;69:817–23.

[58] Levy WJ, Mason L, Hahn JF. Chiari malformation presenting in adults: a surgical experience in 127 cases. Neurosurgery. 1983;12:377–90.

[59] Logue V, Edwards MR. Syringomyelia and its surgical treatment: an analysis of 75 patients. J Neurol Neurosurg Psychiatry. 1981;44:273–84.

[60] Goel A. Is atlantoaxial instability the cause of Chiari malformation? Outcome analysis of 65 patients treated by atlantoaxial fixation. J Neurosurg Spine. 2015;22:116–27.

[61] Menezes AH. Primary cranio-vertebral anomalies and the hindbrain herniation syndrome (Chiari I): data base analysis. Pediatr Neurosurg. 1995;23:260–9.

[62] Menezes AH, Fenoy KA. Remnants of occipital vertebrae: proatlas segmentation abnormalities. Neurosurgery. 2009;64:945–54.

[63] Joaquim AF, Ghizoni E, Giacomini LA, Tedeschi H, Patel AA. Basilar invagination: surgical results. J Craniovertebr Junct Spine. 2014;5:78–84.

第 34 章 颅颈交界区感染
Infections at the Cranio-vertebral Junction

Andrea Barbanera　Vincenzo Grasso　Andrea Cattalani　Matteo Vitali　**著**

许俊杰　王宾宾　**译**　马向阳　**校**

一、概述

尽管近年来由于抗生素治疗方法的改进、新的诊断工具的出现以及外科技术的进步，脊柱感染的预后有所改善，但其仍然是危及生命的疾病，具有较高的发病率和死亡率。

在埃及木乃伊中发现了椎体骨髓炎的早期证据。虽然希波克拉底在其书（关于关节）中描述了类似于 Pott 病的脊柱畸形[1]，但盖伦才是第一个描述脊柱畸形和感染过程之间关系的医生[2]。

在抗生素时代之前，希波克拉底 / 盖伦学派对于脊柱感染的认识非常有限，直到 1779 年，珀西瓦尔·波特爵士描述了脊柱结核感染[3]。第一个对细菌性骨髓炎的详细描述可以追溯到 1879 年，是由兰尼斯格提出的[4]。

尽管有关该疾病的数据逐渐增多并且人们对脊柱感染的认识也有所提高，但颈椎感染的死亡率依然很高，在所有并发脓肿的病例中占 15%[5]。

颈椎（含颅颈交界区和下颈椎）感染相当罕见，在所有脊柱感染中占比不到 10%；然而，由于该区域毗邻重要结构，故颈椎感染是大多数神经功能损伤的原因所在；27% 的神经功能损害是由颈椎感染导致的。

考虑到宿主对特定生物的组织学反应、感染的部位及传播方式等因素，可采用多种分类方法对脊柱感染予以分类。

脊柱感染的分类如下。

- 对宿主的反应：化脓性感染（由细菌感染引起）、肉芽肿性感染（由分枝杆菌、真菌、布鲁氏菌和梅毒引起）或寄生虫感染（棘球蚴病）[6,7]。
- 感染的原发位置：椎间盘炎、椎体炎、椎体椎间盘炎或椎体骨髓炎、硬膜外脓肿（原发性或继发性）、化脓性小关节病变[6]。
- 传播方式：血行传播、接触传播、直接种植。
- 病程：急性（ < 6 周）；亚急性（6 周至3 个月）；慢性（ > 3 个月）。
- 宿主年龄：成人或儿童脊柱感染。

约 95% 的脊柱化脓性感染累及椎体，只有 5%的感染累及脊柱后方结构。这种差异性是由椎体和红骨髓的血液供应不同导致的。

成人椎间盘缺乏直接的血液供应，而椎体干骺端则拥有密集的血管，这是理解脊柱感染的发病机制和形态学特征的关键。由于细菌沿着血管播散，这也是为什么椎体化脓性感染多先局限于骨小梁区，随后扩散到椎间隙的原因所在。

在外科手术中，细菌直接种植到椎间盘是发生医源性感染的原因，因此，孤立性椎间盘炎是其主要表现。

二、颈椎感染

颈椎感染与胸、腰椎相似，主要有化脓性和非化脓性两种。

如上所述，也可根据致病菌是否单纯局限于椎间盘、椎体或两者均有，是否局限于硬膜外腔或小关节来区分椎间盘炎、椎体炎、椎体椎间盘炎、硬膜外脓肿和小关节化脓性感染。但是，不同类型的感染其发病机制和感染源截然不同。

一般来讲，病原体在脊柱中最常见的播散途径是血行播散，特别是经动脉途径播散；而在颈椎，特别是颅颈交界区，静脉和淋巴通路发挥着重要的作用；在该部位，直接扩散和连续传播与血行传播同样重要。

颅颈交界区，即枕骨大孔、枕骨髁、寰椎、枢椎以及韧带复合体等的解剖结构，使得该区域容易发生感染。

三、颅颈交界区的解剖和感染

对颅颈交界区的解剖进行深入的描述超出了本章的范围，但对于理解脊柱感染的发病机制和随后的临床表现却至关重要。

颅颈交界区是一个复杂的骨韧带复合体，连接头颅和脊柱[8]。

寰椎，即第一节椎体或 C_1；枢椎，即第二节椎体或 C_2。其解剖结构与下颈椎不同。

寰椎的两个重要解剖特征如下。①位于前弓中线的前结节：近咽后间隙以及内部有密集的静脉丛（见后文）。②侧块内侧的骨性结节：为横韧带的附着点，从而将齿突限定在寰枢椎弓的前 1/3 处；横韧带可以提供关节稳定性；因此，当感染致其结构被破坏后，会导致关节失稳的发生。

第二颈椎（ C_2 ），即枢椎，具有向上突出的齿状突；齿状突起于枢椎体，并与寰椎前弓的后侧面构成关节。椎板和侧块之间的结构为椎弓根 / 峡部（此结构在后路螺钉固定中非常重要）。枢椎的椎板及后方结构较厚，棘突宽大且分叉；横突向侧方突起形成一骨性结节，内有横突孔。

枢椎各部位骨小梁的密度不同：近齿突尖中心部分及上关节面下方的侧块部分结构致密，齿突尖中央密度较低[9]。发生细菌感染后，不同密度的组织结构对损伤的抵抗力不同。

枕骨髁是枕骨向下方和外侧的骨性凸起，与前枕部和后鳞部共同构成枕骨大孔外侧部。通常呈卵圆形，在冠状面由外向内斜向下方。内有一管状结构，即舌下或髁突前管，舌下神经（第Ⅻ对脑神经）经此管出颅，咽升动脉脑膜支由此管进入。髁突窝是髁突后面的一个隐窝，后髁突孔由此穿出，乙状窦的导静脉通过此孔进入。管中密集的解剖结构，以及与颅底和颅颈交界区相交通的特点使得感染经常向上或向下蔓延[10]。

颅颈交界区包含两个关节：寰枕关节和寰枢关节。

寰枕复合体由以下结构组成：①从 C_1 前、后弓上缘延伸至枕骨大孔的寰枕前膜和寰枕后膜；②由寰椎上关节面和枕骨髁构成的两个滑膜关节。

寰枢椎复合体由三个关节组成：侧块关节，由 C_2 上关节面与寰椎下关节面构成；正中关节，由齿状突、寰椎前弓和横韧带组成。

连接 C_0 和 C_1 ～ C_2 复合体的重要韧带有：齿突尖韧带（又称悬韧带），从齿突尖延伸至枕骨大孔前缘；翼状韧带，共两对，从齿突的尖端延伸到枕骨髁的内侧和寰椎侧块[11]；十字韧带，由C_1横韧带和连接枕骨大孔前缘和C_2椎体背侧面的上、下韧带延伸组成；覆膜，从枕骨基底部的上缘和枕骨大孔的前缘延伸到枢椎体的后方和后纵韧带。以上结构与颈椎大部分的活动度密切相关。其中，骨性结构决定了寰枕关节的力学特性，而韧带结构决定了寰枢关节的力学特性[12]。

（一）血液供应和淋巴组织

颅颈交界区的血液供应源于椎动脉和枕动脉。起源于椎动脉的动脉有两条，即前升动脉和后升动脉；它们在翼状韧带周围相吻合，形成一个尖端隆起样的结构。

前、后升动脉发出小的分支供应枢椎椎体和齿状突；此外，在吻合处的尖端，颈动脉的小分支沿着颅底和齿突尖韧带进行血管化[13-15]。

颅颈交界区的淋巴首先引流至咽后淋巴结，然后汇入颈部更深的淋巴结。鼻咽、咽后和鼻窦部的淋巴也引流至咽后淋巴结。

在Parke[16]等的研究中描述了一种称为咽椎静脉复合体的结构，内有大量的淋巴系统和静脉系统间的吻合支。此外，咽椎静脉直接与位于枕下硬膜外腔的牙周静脉丛相交通。这种重要的解剖关系可能带来的主要后果是，椎旁和椎前区域（即咽后间隙）的感染可逆行性地侵及颅颈关节，导致骨髓炎和继发性的关节失稳以及神经功能障碍。因此，除了胸腰椎感染所遵循的经典动脉途径外，颅颈交界区的化脓性感染还有另外一条感染途径，即咽后间隙的逆行性感染[16, 17]。

咽后间隙和颅颈交界区之间存在密切联系的一个直接例子是Grisel综合征。该综合征最常见于近期患有上呼吸道感染或接受了耳鼻咽喉手术的30岁以下的年轻人[18, 19]。在该综合征中，细菌

可通过咽-椎静脉丛扩散到寰枢关节/关节突关节。齿状突炎症导致骨质破坏，横韧带变薄，以及继发性寰枢关节失稳，并伴有枕颈部疼痛、斜颈及旋转脱位。

（二）咽后间隙的相关解剖

咽后间隙是位于口咽后方的解剖间隙。咽后间隙的前方是颊咽筋膜，后方是椎前筋膜。翼状筋膜紧贴颈深筋膜，将咽喉间隙分为前室和后室。前室从颅底延伸至T_4椎体；后室由上向下延伸至横膈膜。以舌骨为界可将咽后间隙进一步分为舌骨上间隙和舌骨下间隙，舌骨上间隙内有咽后淋巴结和脂肪组织，而舌骨下间隙内只有脂肪组织[20]。

咽后间隙与颅颈交界区的关系非常密切，与C_1前弓和齿状突的骨性结构以及附着的韧带的关系则更加密切。同其他人一样，Carlos R. Goulart等在尸体标本上进行了内镜下鼻内结构的解剖，揭示了口咽薄黏膜、前头长肌和颈长肌、前纵韧带、动脉（尤其是椎动脉分支）、静脉（Batson静脉丛）与骨性结构（特别是寰椎前结节和前弓、齿状突），与翼状韧带和齿突尖韧带，以及与覆膜的毗邻关系。

口咽部有正常菌群和潜在的高致病性菌群定植，当黏膜遭受轻度创伤性撕裂时，上述菌群即可侵入咽后间隙并引起感染[21]。

例如，在颅颈交界区高能量损伤中，C_1前弓是引起口咽上皮撕裂的主要原因，可导致深部肌肉血肿形成；口咽部撕裂伤是细菌侵入咽后间隙及继发脓肿形成的原因所在，因为血肿本身就是良好的培养基。由于咽后间隙内静脉和淋巴管间存在广泛的交通支，细菌可以繁殖和扩散，进而侵入颅颈交界区的骨性结构及硬膜外间隙[22, 23]。

另外在颈椎轻度过伸性损伤时，退行性疾病

也可能导致口咽黏膜撕裂[24]。

成人自发性咽后脓肿形成的另一个可能的原因是，与该结构相关的某种淋巴结在青春期未发生退变：起源于中耳、鼻窦或扁桃体的细菌感染，可通过淋巴结扩散至咽后间隙并形成脓肿，罕见者甚至可并发椎体骨髓炎。

四、脊柱化脓性感染与颈椎化脓性感染

近年来，椎体化脓性骨髓炎的发病率逐渐增加，年发病率约为 2.2/100 000。发病率增高的原因有诊断技术的进步、免疫缺陷病及频繁接受血管内置管治疗的患者数量的增加、慢性病（如糖尿病）患者的增多、人口老龄化[27, 28]以及大量的年轻人滥用静脉注射毒品。

就年龄而言，感染的发生率随年龄的增长而增加；椎体骨髓炎在 20 岁以下人群中较为少见（0.3/100 000 人），而 70 岁以上人群的发病率则比 20 岁以下人群高 20 倍（6.5 /100 000 人）。

血源性颈椎化脓性感染占所有椎体骨髓炎病例的 6%[6, 29]，而肉芽肿性感染则相当少见，主要由结核感染引起。

颈椎特别是颅颈交界区感染可导致潜在的进行性神经功能损害，其发生率为 24%～64%。神经功能损害是由于广泛的骨和韧带组织破坏，以及继发的 C_0～C_1～C_2 关节失稳所致。

脊柱化脓性感染有多种临床表现，但 95% 的下颈椎病例以椎体椎间盘炎为主要表现；在颅颈交界区，则以脊柱炎、硬膜外脓肿和小关节化脓性感染为主要表现。

任何引起菌血症的临床疾病都可能导致血源性椎体骨髓炎，主要的危险因素是体内任一部位的活动性感染[30]；其中，以复发性尿路感染最常见（28%），软组织和呼吸道感染次之[31]；早期的研究表明，静脉毒品滥用者中感染的发生率为 1.5%，且其所占比例逐步增加[31, 32]，但真实感染率可能更高。

最常见的分离菌是葡萄球菌属（50%～80% 的病例），特别是对甲氧西林敏感的金黄色葡萄球菌（staphylococcus aureus methicillin-sensitive, MSSA），超过 36% 的感染者中分离出此菌；6.8% 的感染由耐甲氧西林金黄色葡萄球菌（methicillin-resistant staphylococcus aureus, MRSA）导致。19% 的感染病例中分离出链球菌，14% 的病例分离出革兰阴性菌，以假单胞菌（3.9%）和大肠埃希菌（2.9%）最为常见。24%～40% 的病例中，细菌培养可能呈阴性。

（一）发病机制

由于成人椎间盘缺乏直接的血液供应，其椎间盘炎由通过血行播散进入到椎体干骺端的致病菌所引发。在儿童，由于椎间盘有丰富的血液供应，病原体可以直接播散到髓核，因此，儿童单纯的椎间盘炎比成人更容易诊断，且腰椎椎间盘炎比颈椎更常见[33]。

感染的急性期典型特征为椎体内靠近脓毒症病灶的血管网扩张，继而在骨小梁间形成水肿（渗出物），导致局部压力增加，血流减少，以及缺血的发生。渗出物主要由中性粒细胞组成，中性粒细胞释放溶酶体酶导致骨骼破坏，坏死一般在 48h 内发生，这一过程是导致感染扩散到椎间盘的原因所在。在再生阶段早期，中性粒细胞被进入肉芽组织的单核细胞（巨噬细胞和淋巴细胞）部分取代，肉芽组织由毛细血管和增生的成纤维细胞基质组成，该期主要导致椎间盘肿胀。在再生阶段晚期，椎间盘发生硬化和纤维化[34]。

（二）临床表现

对于脊柱感染，特别是颈椎感染，最主要的问题是由于早期症状不典型导致诊断不及时。

在一篇文献综述中[35]，作者指出 50% 的患者在诊断前已出现 3 个月以上的症状，仅 20% 的患者在 3 周内或 3 周至 3 个月之间出现症状。临床表现与病原体的毒力、宿主的免疫能力以及感染持续时间密切相关。

一般来说，颈部和枕部疼痛是颈椎和颅颈交界区感染患者最常见的症状（92%）；只有 50% 的患者出现发热：当出现发热时，应怀疑急性感染。

在复杂病变的晚期会出现颈椎或颅颈交界区感染的体征，如神经根病或脊髓病。一旦发生，必须怀疑伴有硬膜外脓肿或脊髓压迫。总体而言，脊柱感染患者并发神经功能障碍的比例约为 17%，而颈椎感染患者这一比例更高[36]。一旦出现颈部疼痛、发热和进行性神经根病变三联征，应高度怀疑感染并进行早期诊断[37]：不幸的是三联征比较罕见。颈椎淋巴结病、颈部肌肉痉挛和进行性斜颈为早期症状和体征[38]，但并不常见。

约 15% 的病例表现出非典型症状，主要为脑膜刺激征、头痛、胸痛或呼吸系统症状；更不常见的症状包括肌肉痉挛、压痛、体重减轻、疼痛且运动时加重、运动受限、模糊症状如乏力和食欲减退等。

在颅颈交界区这一富有挑战性的部位，还有几个因素会导致诊断困难；解剖结构是第一个，因为该部位与脊柱的其他部位相比存在巨大的差异。如解剖部分所述，$C_0 \sim C_1 \sim C_2$ 关节仅由滑膜关节组成，且 C_1 和 C_2 之间无椎间盘，感染通常始于脓毒性关节炎。下颈椎感染（椎间盘炎）早期，X 线片上椎间隙明显变窄；咽后软组织影增宽早期容易漏诊，多到晚期才被发现。

（三）实验室检查

实验室检查包括血沉计数（erythrocyte sedimentation rate，ESR）和 C 反应蛋白（C-reactive protein，CRP）；尿培养和血培养。

最敏感、最特异的炎症标志物是 CRP，其水平在炎症过程发生后 6h 开始升高，在感染后 3～5 天达到峰值；在病程消退后迅速下降，半衰期为 24～48h，10 天后恢复正常值。相反，ESR 在 5～7 天达到峰值，并持续高值 3～4 周以上。有趣的是，Thelander 和 Larsson 发现 ESR 和 CRP 值在常规脊柱手术后至少 10～14 天内均保持高水平，如果 ESR 和 CRP 值在术后 14 天仍处于较高水平，应考虑术后感染[39]。

（四）影像学检查

除非出现晚期骨破坏，否则 X 线平片上的变化往往难以识别；因此，CT 扫描和 MR 成像技术的出现和发展至关重要，简化了诊断过程[40]。

X 线平片上，早期表现为局灶性骨质减少或骨溶解、椎旁阴影以及骨膜增厚。但是，X 线平片的改变往往在感染发生后 3～4 周才会出现；另外，放射学（X 线）改变如终板模糊、椎间隙塌陷、反应性骨形成等征象在下颈椎比较明显，但在颅颈交界区却非常罕见。

侧位 X 线片有助于观察通常由水肿或咽后脓肿引起的椎前软组织肿胀，但病变可能不明显，易被缺乏经验的放射科医生忽略。

注射或不注射增强剂的 CT 扫描是一种有效的检测手段，可以清楚地识别椎体破坏的程度、软组织内脓肿的范围以及脓肿与肿胀的椎旁肌肉的界限，且对死骨形成的定位也比 MRI 更加敏感[41]。此外，CT 扫描能够区分化脓性脊柱炎与结核性脊柱炎或真菌性脊柱炎；后者的软组织扩张更为明

显 [42]；在腰椎，CT 扫描能够识别感染所特有的低密度椎间盘，但在胸椎和颈椎则较难识别。最后，CT 可有效、安全地引导脊柱穿刺活检，从而准确地鉴定感染的病原体。

MRI 是脊柱感染的另一影像学检查方法。事实上，与 CT 扫描或放射性核素检查相比，MRI 能提供更多的解剖学信息，并能检测出软组织肿胀和脓肿等早期感染征象：总体而言，MRI 在检测椎体骨髓炎方面，敏感性为 96%，特异性为 93%，准确性为 94% [43]。此外，MRI 在寰椎或齿状突骨髓炎的诊断方面优势明显 [44-46]。例如，在齿状突骨髓炎的早期，T_1 和 T_2 加权像能够识别出与非复杂性骨髓炎一致的征象，但却难以评估正常与异常骨髓间的差异。短脂肪抑制技术和化学脂肪饱和造影序列能够评估正常与异常骨髓间的差异，即显示骨内异常信号或异常强化 [41, 47]。

椎间盘炎的 MRI 特征性表现为：椎体终板或密质骨（如齿状突或 C_1 前 / 后弓）在 T_1 加权像上信号减弱，T_2 加权像上信号增强，椎间盘和（或）椎体终板对比度增强；脓肿在钆扫描 T_1 加权像上呈环形增强。

有趣的是，Chang 等进行了一项研究，比较了肉芽肿性脊柱炎（主要是结核性脊柱炎）和化脓性脊柱炎的 MR 影像学特点，确定了 5 项有助于区分这些病理变化的影像学特征 [48]，即骨质破坏程度，椎间盘完整程度，椎旁脓肿外观，注射对比剂后脓肿边缘强化情况。椎体和椎间盘的破坏程度是区分这两种疾病的关键：几乎所有脊柱结核患者（82%）都有近乎完全的椎体破坏，而在化脓性椎间盘炎患者中，这一比例为 30%。

放射性核素扫描在脊柱感染方面作用甚大，因为其可以在病理过程的早期阶段即发现感染，少部分可在 X 线平片出现阳性改变之前即发现感染。镓扫描显示感染区域周围的摄取呈蝴蝶状增加。该检测的灵敏度为 89%，特异性为 85%，准确性为 86%；且先于锝扫描检测出阳性结果 [49, 50]。镓扫描检查在感染愈合过程中逐渐恢复正常，因此该检查可用于后期随访以评估治疗效果。锝扫描结果显示受感染的椎体区域呈弥漫性摄取增加，其灵敏度为 90%，特异性为 78%，准确性为 86%。锝扫描结果在治疗结束后的很长一段时间内仍保持阳性，因此不能用于随访 [50]。

上述两种检查在低毒力潜在性感染病例中均可能出现阴性结果，在局部缺血 [51] 的情况下可能出现假阴性结果，主要在老年人行锝骨扫描 [51] 或白细胞减少患者行镓骨扫描检查时出现 [52]。

单光子发射计算机断层扫描（single-photon emission computed tomography，SPECT）可用于脊柱感染的早期诊断，主要优点是分辨率高和可三维定位。Love [53] 等最近的一项研究报道，将镓 SPECT 与锝 SPECT 和 MRI 进行了比较，结果发现镓 SPECT 在检测感染方面与 MRI 的准确性相当。因此，当患者无法行 MRI 检查或诊断不明确的情况下，应行镓 SPECT 检查。

五、颈椎结核

尽管有抗结核治疗，但结核病仍然是一个世界性的难题，每年全球有 1400 万结核流行病例和 940 万新发病例 [54]。

10%～15% 的结核病患者存在肌肉骨骼系统的受累，其中近 50% 的患者存在脊柱受累。在所有脊柱结核病例中，仅 10% 的患者病变位于颈椎；在结核性脊柱炎患者中，仅 0.3%～1% 存在颅颈交界区（特别是 C_1～C_2 复合体）受累 [55, 56]。但是，在两篇已发表的研究中 [56, 57]，则有 5% 的脊柱结核病例累及颅颈交界区。

与胸腰椎结核常继发于血行播散不同，颈椎

结核感染通常继发于咽后淋巴结的直接蔓延[58]。在病变后期，广泛的 C_1 和 C_2 骨性结构破坏，可导致颅颈交界区失稳和旋转畸形。72% 的颈椎结核病例有寰椎侧块的受累，62% 的病例有齿状突的受累[59, 60]。

（一）病理学

结核分枝杆菌是结核病的致病菌。该细菌是一种专性需氧菌，即对富含氧的组织有亲和力。

结核病变有以下三种类型。

渗出性病变：多形核白细胞、单核细胞和淋巴细胞与感染区渗出性反应（血管扩张和水肿形成）共同作用的结果。

增生性病变：即"结节性肉芽肿"，为结核感染的特征性病变之一，由结核杆菌以及周围围绕的两种类型的炎性细胞构成。炎性细胞为单核细胞（吞噬细菌后形成上皮样细胞）和淋巴细胞（环绕上皮样细胞）。肉芽肿中心为干酪样坏死。

复合性病变：随着炎症进展，脓肿形成，其成分为干酪样物质、死骨、血清和炎性细胞以及少量结核杆菌。脓肿可局限于齿状突前间隙，也可沿组织间隙向远处延伸，如颈前、后三角或腋窝。

从发病机制看，由于与脊髓的毗邻关系不同，上颈椎和下颈椎结核导致神经功能障碍的概率也不尽相同；事实上，在 C_1 和 C_2 水平，脊髓仅占据椎管容积的 1/3。因此，该水平病变导致神经功能障碍并不常见，除非存在广泛的结构破坏及巨大脓肿形成、脊髓机械性压迫或继发于血管血栓形成的脊髓缺血。

临床表现和预后受患者年龄影响：10 岁以下儿童和年轻人，因运动支点位于 $C_2 \sim C_3$ 椎间盘，因此该节段受到的机械应力增加易导致感染；在这一年龄段，骺板的广泛破坏和严重的后凸畸形是由韧带松弛和关节面的水平朝向所导致的。

10 岁以上年轻人及成人患者，关节形状更垂直，运动支点更靠下，故下颈椎更容易发生感染。

了解颅颈交界区结核的病变部位、扩散方式及其对骨 – 韧带复合体的致病作用特点，对于确定治疗策略至关重要。

结核主要累及骨骼，韧带次之。骨骼被破坏，同时韧带发生移位和断裂[61, 62]。

根据 Lifeso 对 12 例患者的报道[63]，根据放射学特征可将颅颈交界区结核分为三个阶段。

第一阶段：此阶段韧带完整；轻度骨破坏，骨松质受累；寰椎单侧关节受累多见；孤立性和（或）单侧枢椎关节或齿状突受累较少见。

无寰枢椎脱位发生的影像学证据。可看到炎性肉芽肿反应（通常发生在受累的关节突关节周围）和干酪样坏死。寰椎或枢椎的其他部分和对侧小关节未受累。这一阶段的临床症状为颈部疼痛和颈部活动受限。

第二阶段：随着疾病的进展，炎症反应扩散到寰枢关节和寰椎的其他部分和（或）枢椎的骨质和韧带，导致轻度的、不可复性寰枢椎脱位（少数为可复性），可能是由于翼状韧带和横韧带松弛造所导致的。因对侧关节仍未受累，因此，脱位为不可复性脱位和旋转性脱位。通常有椎前或硬膜外干酪样坏死或脓液形成。受累侧块关节间隙变窄或缺失。临床表现为颈部疼痛、颈部肌肉痉挛和严重的颈部活动受限。为了减少受影响关节的压力和保护脊髓免受压迫，患者通常会出现特征性的斜颈体征，伴或不伴有神经功能障碍。

第三阶段：对侧寰枢关节和其他骨质广泛受累，齿状突和寰椎前后弓完全消失；该区域的所有韧带均被破坏。通常伴有颅颈交界区失稳。因此，患者出现神经功能障碍。

（二）临床症状

尽管存在进行性寰枢关节的严重破坏和畸形（初为单侧发病），但临床上神经功能障碍出现较晚，在疾病初期并不明显。由于颅颈交界区相对稳定以及现代抗结核药物的良好效果，颅颈交界区结核患者初期症状较为轻微。

颈椎结核的主要症状为剧烈疼痛和颈部活动受限；枕下头痛是颅颈交界区结核的早期症状；继发于冷脓肿的颈部肿胀和斜颈在早期很少出现，一旦出现则可能提示胸锁乳突肌痉挛或寰椎侧块破坏伴不稳。

在下颈椎结核患者中，伴有神经系统症状的占 25%，而在颅颈交界区结核的病例中，伴神经系统症状的仅占 15%～20%，尽管有报道表明高达 45% 的患者存在影像学上的脊髓压迫[64]。

脊髓受压的症状包括各种各样的肌肉无力、痉挛、步态不稳；四肢感觉异常并二便失禁；脊髓丘脑束受损症状；第IX和第X对脑神经麻痹表现为不同程度的吞咽困难、鼻腔反流和声音嘶哑；据 Fang[65] 等报道，寰枢椎不稳和颈髓受压可能是导致猝死的原因。另外，患者既往可能出现结核病的全身症状，如体重减轻、盗汗和发热等。

结核感染的渗出性病变进一步扩展，导致椎动脉和基底动脉血栓形成，可出现脑干受累的症状。

因疼痛和痉挛导致颈椎各方向的活动严重受限；少数患者可出现后凸畸形。

据报道，非典型临床表现的发生率为 0.2%～10% 不等[66]，主要包括后柱的感染、跳跃性病变、无骨性结构受累的硬膜外脊髓压迫、骶骨的破坏性病变以及由于颈脊髓或者更近端结构的单侧压迫所致的急性偏瘫或单瘫[67]。

（三）影像学改变

一般来说，在结核病中，骨松质部分比骨密质部分更容易受到破坏，骨密质破坏发生在病变后期，常继发于关节受累。

在结核病中，存在两种类型的放射学特征：一种为颗粒型，其特征是受累骨质的破坏程度较小；另一种是干酪样渗出型，其骨质破坏范围广，常与脓肿形成有关。

根据结核病灶的放射学位置，可将病变分为椎间盘区、椎体中央、椎体前部和附件区。

因此，在颈椎和颅颈交界区结核病的早期阶段，如果病变累及至少 50% 的椎体，且从宿主反应开始已有足够的时间（一般 2～6 个月后）[68]，那么侧位平片最先可观察到的征象是椎前软组织影增宽（在枢椎下缘大于 7mm），且无广泛的骨破坏。其他影像学特征如下：齿状突边缘和 C_2 椎体终板的重吸收、C_2～C_3 椎间隙消失或变窄（一般情况下，在颈椎感染中，椎间隙改变和终板模糊会有 2～3 周的延迟）；椎体前部的溶解破坏；枕骨髁受侵蚀，更重要的是关节突关节的广泛破坏，导致合并寰枢椎脱位的颈椎失稳，晚期甚至出现严重的颈椎失稳。

虽然效果不如 MRI，但 CT 扫描与 X 线平片相比，可以更好地显示骨性解剖结构，能更早地显示骨骼破坏；还可以识别椎旁脓肿的范围和软组织阴影。CT 扫描可以提供关节突关节完整的结构细节，对确定手术干预的时机和手术方式至关重要。CT 扫描的另一个重要的优点是可以在 CT 引导下对病变进行穿刺活检，获取标本[69]。CT 增强扫描能更好地显示脓肿壁和感染的肉芽组织。

MRI 是首选的影像学检查，因为其能够显示骨髓和脊髓的早期信号强度变化。

MRI 改变包括：早期骨髓水肿导致 T_1 加权像信号强度降低，T_2 加权像信号增强；感染沿韧带下向相邻椎体（主要是在椎体前方）扩散也是常见的影像学征象。磁共振成像还可以提供神经功能障碍原因的信息。有助于识别脓肿、肉芽组织、骨碎片、关节失稳和颅底凹陷导致的机械性压迫，还可以清楚地观察到脊髓内在信号的变化。

咽后区和脊旁区多房钙化脓肿伴厚的、不规则强化边缘以及相关的骨碎片是结核病变的典型特征；抑脂增强 MRI 能清楚地显示骨内、椎旁和硬膜外脓肿，增强 MRI 还有助于区分肉芽组织和脓肿，前者呈均匀强化，后者仅边缘强化。

仅从放射学特征无法做出明确的诊断，因此病灶活检至关重要。位于 C_1、C_2 前部的病变可经口入路活检；当存在不稳或神经功能障碍时，也可以在活检的同时一并进行手术治疗。

（四）治疗

颈椎结核的治疗目标包括治愈结核以及预防或逆转神经功能障碍。在感染的早期阶段，有效的药物治疗可避免手术，但对于有关节不稳、畸形或即将出现神经功能障碍风险的患者，手术干预更受青睐。

保守治疗仍然是大多数患者的标准治疗方式。事实上，抗生素和影像学技术的进步使该病的死亡率和发病率从过去的 25%～56%，下降到现在的 5% 以下[70-72]。

影响颅颈交界区结核治疗的因素包括患者对药物治疗的反应、寰枢椎脱位患者的骨破坏程度、患者的神经功能状态和脊髓受压程度。

手术治疗指征

决定采取手术治疗必须考虑以下因素：扩散方式、骨破坏的程度（枕骨髁和关节受累更为重要）以及神经系统症状的性质和进展[62]。

虽然化疗可以根治感染，但却不能阻止失稳和畸形的发生与进展；此外，药物治疗对某些由机械性因素（如椎体后缘骨块和病理性脱位）导致的神经功能障碍的患者的治疗效果可能并不理想。

目前关于颅颈交界区结核治疗的理念已从完全保守治疗[73]转向彻底的手术治疗[74]，一旦选择了手术治疗，第二步就是选择合适的手术方式，主要有单纯后路、前后联合入路、经口前路或内镜手术。

迄今为止，有多种分级系统可指导治疗方式的选择。例如，完全基于放射学特征（如前所述）的 Lifeso 系统[63]，与 Edward 等[74]的观点一样，均赞同 I 期经口减压 + II 后路内固定手术。另外，Gupta 等[73]则无论患者临床分级如何，均采取制动 + 支具外固定治疗。

最近 Behari 等[75]描述了一种临床分级系统，并根据临床表现的严重程度将患者分为两类：轻度神经功能障碍和重度神经功能障碍。前者包括颈部疼痛和轻微功能障碍，不影响日常生活的患者；后者包括严重残疾和日常活动完全或部分依赖他人的患者。在此基础上，根据患者的临床分级，给予内科和（或）外科治疗；所有轻度神经功能障碍的患者均给予单纯抗结核药物治疗，而所有重度神经功能障碍的患者均给予手术和药物治疗。

最近，Teegala 等[76]提出了一种新的分级系统，基于放射学和临床数据进行评估分级并指导初始治疗。根据 3 个参数将 71 名患者分为三个等级：I 级（3～4 分）；II 级（5～6 分）；III 级（7～8 分）。三个参数分别为：颈部活动受限程度（1～2 分）；运动功能（1～3 分）：轻度受损（医学研究委员会肌力大于 4 级），重度受损（医学研究委员会肌力小于 4 级），肌力 0 级（分别为 1～3 分）；放射学评分，咽后沉积物和（或）C_2 骨质破坏

（1～3 分）。作者[8] 对所有分级为 3 级的患者给予手术治疗（一期经口减压 + 后路融合），对分级为 1 级[27] 和 2 级[36] 的患者先给予保守治疗，只有在合并有可复位寰枢椎脱位[5] 时才给予后路手术固定。

因此，颅颈交界区结核很少需要手术治疗。但是，对于合并严重功能障碍、出现神经系统症状且进行性加重的寰枢椎脱位患者[77]，或者药物治疗虽有效但仍存在寰枢椎脱位的患者，可能需要早期手术治疗。

Qureshi 等[56] 建议，对于因不稳而出现神经功能障碍症状和体征的颅颈交界区结核患者，如果在保守治疗（药物治疗和支具外固定）4～6 周后仍无好转，应及时进行后路手术（C_0～C_1/C_2 融合）治疗，可同时行或不行后路减压；对于少数行后路融合术后神经功能没有改善的病例，可以选择再次行前路手术治疗。

无论采取上述何种治疗方式，由于短期（6 个月）化疗与不良预后相关，故作者建议延长化疗时间（18 个月）[73, 75, 78]。

因此，一般来说，颅颈交界区结核出现以下情况时，应考虑采取手术治疗。手术治疗的目标为清除感染组织、骨碎片和椎间盘，实现脊髓减压及重建稳定性。

- 至少 6～8 周的药物治疗后临床和放射学指标未见好转。
- 至少 50% 的椎体破坏合并脊髓压迫导致急性和严重的神经功能障碍。
- 寰枢椎脱位和半脱位。
- 伴呼吸困难、吞咽困难和发音困难的咽后脓肿。
- 患者的早期活动有发生并发症的风险。

手术方式的选择取决于结核是否累及寰枢椎或下颈椎及是否存在颅底凹陷。

后路手术（枕骨 – 枢椎或枕骨 – 下颈椎融合）应作为前路手术（显微镜或内镜）的辅助手段。正如 Menezes AH 所述[79]，对于位于前方的病变，不论病因为何，都不应行单纯后路手术，因为单纯后路无法处理前方病变，且术后剩余的正常后方结构无法提供足够的稳定性。

如前所述，前外侧路手术应采用鼻内镜或经口 / 咽后技术。

经口入路已成为 C_1～C_2 减压的标准手术入路。该术式需切开咽后黏膜，从斜坡下端向尾侧显露到 $C_{2\sim3}$ 椎间隙，并向中线两侧显露 2cm。

经口入路的缺点是手术通道狭长，视野受限：侧方显露受到舌下髁突管、咽鼓管和椎动脉的限制；下方由于有舌头限制，上下切牙之间缺乏足够的工作距离（2.5～3cm）；上方的显露可能受到软腭的限制（一些作者主张切开软腭以达到更多的头侧显露：经口 – 经腭咽入路）；黏膜愈合不良，脑脊液漏；口咽肿胀，需行气管切开术。

剥离舌骨上区，通过下颌下横切口，在胸锁乳突肌内侧进行手术即为咽后入路手术。缺点是需广泛剥离颈部筋膜且手术路径斜向上方，对于广泛的感染难以实现良好的减压。

一些作者描述了经鼻入路到达颅颈交界区[80-83]，并与标准经口入路进行了比较[84, 85]。鼻内镜入路治疗颅颈交界区疾病的优点是充分显露深层结构，早期鼻黏膜愈合，减少术后插管；当病灶向上蔓延超过斜坡下 1/3 时，鼻内镜入路似乎优于标准经口入路。缺点是硬腭的解剖限制了内镜在 C_2 以下病灶中的应用；器械学习曲线长；以及需要多学科团队的协作。

因此，必须基于外科医生的经验、颅颈交界区受累的范围和类型以及近期尸体研究所述的解剖学考虑来做出恰当的选择[82]。

参考文献

[1] Capps E, Page TE, Rouse WHD. Hippocrates: on joints. In: Withington ET, editor. Hippocrates: the loeb classical library, vol. 3. London: W. Heinemann; 1927. p. 200–397.

[2] Kuhn CG. Galen: De usupartium corporis humani. In: ClaudiiGaleni Opera Omnia, vol. 4. Hildesheim: Georg Olms; 1964. p. 42–119.

[3] Pott P. Remarks on that kind of palsy of the lower limbs which is frequently found to accompany a curvature of the spine. London: Johnson; 1779.

[4] Lannelongue OM. On acute osteomyelitis. Miscellaneous, pathological and practical medicine tracts. Paris; 1897.

[5] Reihsaus E, Waldbaur H, Seeling W. Spinal epidural abscess: a meta-analysis of 915 patients. Neurosurg Rev. 2000;232:175–204.

[6] Hadjipavlou AG, Mader JT, Necessary JT, Muffoletto AJ. Hematogenous pyogenic spinal infections and their surgical management. Spine (Phila Pa 1976). 2000;25(13):1668–79.

[7] Kaufman DM, Kaplan JG, Litman N. Infectious agents in spinal epidural abscesses. Neurology. 1980;30:844–50.

[8] Yoo JU, Hart RA. Anatomy of the cervical spine. In: Emery SE, Boden SC, editors. Surgery of the cervical spine. Amsterdam: Elsevier; 2003. p. 1–10.

[9] Heggeness M, Doherty B. The trabecular anatomy of the axis. Spine. 1993;18:1945–9.

[10] Panjabi M, Duranceau J, Goel V, et al. Cervical human vertebrae. Quantitative three-dimensional anatomy for the middle and lower regions. Spine. 1991;16(8):861–9.

[11] Dvorak J, Panjabi M. Functional anatomy of the alar ligaments. Spine. 1987;12:183–9.

[12] Steinmetz MP, Mroz TE, Benzel EC. Craniovertebral junction: biomechanical considerations. Neurosurgery. 2010;66(3 Suppl):7–12.

[13] Parke WW. The vascular relations of the upper cervical vertebrae. Orthop Clin North Am. 1978;9(4):879–89.

[14] Schiff DCM, Parke WW. The arterial supply of the odontoid process (dens). Anat Rec. 1972;172:399–400.

[15] Sherk HH, Parke WW. Normal adult anatomy. In: Bailey RW, Sherk HH, et al., editors. The cervical spine. Philadelphia: JB Lippincott; 1983. p. 8–22.

[16] Parke WW, Rothman RH, Brown MD. The pharyngovertebral veins. An anatomical rationale for Grisel's syndrome. J Bone Jt Surg Am. 1984;66:568–74.

[17] Menezes AH. Congenital and acquired abnormalities of the craniovertebral junction (children and adults). In: Youmans J, editor. Neurological surgery. 4th ed. Philadelphia: Saunders; 1995. p. 1035–89.

[18] Patel A, Madigan L, Poelstra K, et al. Acute cervical osteomyelitis and prevertebral abscess after routine tonsillectomy. Spine J. 2008;8(5):827–30.

[19] Samuel D, Thomas DM, Tierney PA, Patel KS. Atlanto-axial subluxation (Grisel's syndrome) following otolaryngological disease and procedures. J Laryngol Otol. 1995;109(10):1005–9.

[20] Ueki Y, Watanabe J, Hashimoto S, Takahashi S. Cervical spine osteomyelitis and epidural abscess after chemoradiotherapy for hypopharyngeal carcinoma: a case report. Case Rep Otolaryngol. 2014;2014:141307.

[21] Goulart CR, Mattei TA, Fiore ME, Thoman WJ, Mendel E. Retropharyngeal abscess with secondary osteomyelitis and epidural abscess: proposed pathophysiological mechanism of an underrecognized complication of unstable craniocervical injuries: case report. J Neurosurg Spine. 2016;24(1):197–205.

[22] Nurata H, Yilmaz MB, Borcek AO, Oner AY, Baykaner MK. Retropharyngeal hematoma secondary to whiplash injury in childhood: a case report. Turk Neurosurg. 2012;22(4):521–3.

[23] Lin JY, Wang CH, Huang TW. Traumatic retropharyngeal hematoma: case report. Auris Nasus Larynx. 2007;34(3):423–5. Epub 2006 Dec11.

[24] Robinson MH, Young JD, Burge PD. Retropharyngeal abscess, airway obstruction, and tetraplegia after hyperextension injury of the cervical spine: case report. J Trauma. 1992;32(1):107–9.

[25] Kapeller P, Fazekas F, Krametter D, et al. Pyogenic infectious spondylitis: clinical, laboratory and MRI features. Eur Neurol. 1997;38(2):94–8.

[26] Beronius M, Bergman B, Andersson R. Vertebral osteomyelitis in Göteborg, Sweden: a retrospective study of patients during 1990–95. Scand J Infect Dis. 2001;33(7):527–32.

[27] Doutchi M, Seng P, Menard A, et al. Changing trends in the epidemiology of vertebral osteomyelitis in Marseille, France. New Microbes New Infect. 2015;7:1–7.

[28] Akiyama T, Chikuda H, Yasunaga H, Horiguchi H, Fushimi K, Saita K. Incidence and risk factors for mortality of vertebral osteomyelitis: a retrospective analysis using the Japanese diagnosis procedure combination database. BMJ Open. 2013;3(3):e002412.

[29] Malawski SK, Lukawski S. Pyogenic infection of the spin. Clin Orthop Relat Res. 1991;272:58–66.

[30] Perrone C, Saba J, Behloul Z, et al. Pyogenic and tuberculous spondylodiskitis (vertebral oseteomyelitis) in 80 adult patients. Clin Infect Dis. 1994;19(4):746–50.

[31] Sapico FL, Montgomerie JZ. Pyogenic vertebral osteomyelitis: report of nine cases and review of the literature. Rev Infect Dis. 1979;1(5):754–76.

[32] Koppel BS, Tuchman AJ, Mangiardi JR, et al. Epidural spinal infection in intravenous drug abusers. Arch Neurol. 1988;45(12):1331–7.

[33] Fernandez M, Carrol CL. Baker Cj: discitis and vertebral osteomyelitis in children: an 18–year review. Pediatrics. 2000;105(6):1299–304.

[34] Rosenberg AE. Bones, joints, and soft-tissue tumors. In: Kumar V, Abbas AK, Fausto N, et al., editors. Robbins and Cotran pathologic basis of disease. 8th ed. Philadelphia: Saunders Elsevier; 2010. p. 1221–3.

[35] Sapico FL, Montgomerie JZ. Vertebral osteomyelitis. Infect Dis Clin North Am. 1990;4(3):539–50.

[36] Stone JL, Cybulski GR, Rodriguez J, Gryfinski ME, Kant R. Anterior cervical debridement and strut-grafting for osteomyelitis of the cervical spine. J Neurosurg. 1989;70(6):879–83.

[37] Ross J, Brant-Zawadzki M, Chen M, Moore K, Salzman K. Diagnostic imaging: spine. 1st ed. Altona: Amirsys; 2004. p. 1–14.

[38] Busche M, Bastian L, Riedemann NC, et al. Complete osteolysis of the dens with atlantoaxial luxation caused by infection with Staphylococcus aureus. Spine (Phila Pa 1976). 2005;30(13):E369–74.. Review

[39] Thelander U, Larsson S. Quantitation of C-reactive protein levels and erythrocyte sedimentation rate after spinal surgery. Spine (Phila Pa 1976). 1992;17(4):400–4.

[40] Halla JT, Bliznak JG, Finn S. Septic arthritis of the $C_1 \sim C_2$ lateral facet joint and torticollis: pseudo- Grisel's syndrome. Arthritis Rheum. 1991;34(1):84–8.

[41] Marin C, Sanchez-Alegre M, et al. Magnetic resonance imaging of osteoarticular infections in children. Curr Probl Diagn Radiol. 2004;33(2):43–59.

[42] Brant-Zawadzki M, Burke VD, Jeffrey RB. CT in the evaluation of spine infection. Spine (Phila Pa 1976). 1983;8(4):358–64.

[43] Modic MT, Feiglin DH, Piraino DW, et al. Vertebral osteomyelitis: assessment using MR. Radiology. 1985;157(1):157–66.

[44] Noguchi S, Yanaka K, Yamada Y, et al. Diagnostic pitfalls in osteomyelitis of the odontoid process: case report. Surg Neurol. 2000;53(6):573–8; discussion 578–9. Review.

[45] Haridas A, Walsh DC, Mowle DH. Polymicrobial osteomyelitis of the odontoid process with epidural abscess: case report and review of literature. Skull Base. 2003;13(2):107–11.

[46] Shamim MS, Tahir MZ, Jooma R. Isolated tuberculosis of C_2 spinous process. Spine J. 2009;9(4):e30–2.

[47] Schmit P, Glorion C. Osteomyelitis in infants and children. Eur Radiol. 2004;14(Suppl 4):L44–54. Review.

[48] Chang MC, Wu HT, Lee CH, Liu CL, Chen TH. Tuberculous spondylitis and pyogenic spondylitis: comparative magnetic resonance imaging features. Spine (Phila Pa 1976). 2006;31(7):782–8.

[49] Bruschwein DA, Brown ML, McLeod R. Gallium scintigraphy in the evaluation of disk-space infections: concise communication. J Nucl Med. 1980;21(10):925–7.

[50] Haase D, Martin R, Marrie T. Radionuclide imaging in pyogenic vertebral osteomyelitis. Clin Nucl Med. 1980;5(12):533–7.

[51] Schofferman L, Schofferman J, Zucherman J, Gunthorpe H, Hsu K, Picetti G, Goldthwaite N, White A. Occult infections causing persistent low-back pain. Spine (Phila Pa 1976). 1989;14(4):417–9.

[52] Staab EV, McCartney WH. Role of gallium 67 in inflammatory disease. Semin Nucl Med. 1978;8(3):219–34.

[53] Love C, Patel M, Lonner BS, Tomas MB, Palestro CJ. Diagnosing spinal osteomyelitis: a comparison of bone and Ga-67 scintigraphy and magnetic resonance imaging. Clin Nucl Med. 2000;25(12):963–77.

[54] World Health Organization. Global tuberculosis control, WHO report. Geneva: World Health Organization; 2010.

[55] Akhaddar A, Gourinda H, Gazzaz M, Elmadhi T, Elalami Z, Miri A. Craniocervical junction tuberculosis in children. Rev Rhum Engl Ed. 1999;66(12):739–42.

[56] Qureshi MA, Afzal W, Khalique AB, Pasha IF, Aebi M. Tuberculosis of the craniovertebral junction. Eur Spine J. 2013;22(Suppl 4):612–7. Epub 2012 Oct 5.

[57] Allali F, Benomar A, El YM, Chkili T, Hajjaj-Hassouni N. Atlantoaxial tuberculosis: three cases. Joint Bone Spine. 2000;67(5):481–4.

[58] Mohindra S, Gupta SK, Mohindra S, Gupta R. Unusual presentations of craniovertebral junction tuberculosis: a report of 2 cases and literature review. Surg Neurol. 2006;66(1):94–9; discussion 99.

[59] Hsu LC, Leong JC. Tuberculosis of the lower cervical spine (C_2 to C_7). J Bone Joint Surg Br. 1984;66(1):1–5.

[60] Kim NH, Lee HM, Suh JS. Magnetic resonance imaging for the diagnosis of tuberculous spondylitis. Spine (Phila Pa 1976). 1994;19(21):2451–5.

[61] Goel A, Goel N, Shah A. Pathogenesis of tuberculosis of the craniovertebral junction: its implication in surgical management. In: Goel A, Cacciola F, editors. The craniovertebral junction: diagnosis, pathology, surgical techniques. Stuttgart: Georg Thieme Verlag; 2011. p. 415–22.

[62] Goel A, Shah A. Lateral atlantoaxial facetal dislocation in craniovertebral region tuberculosis: report of a case and analysis of an alternative treatment. Acta Neurochir. 2010;152:709–12.

[63] Lifeso R. Atlanto-axial tuberculosis in adults. J Bone Joint Surg Br. 1987;69(2):183–7.

[64] Tuli SM. Tuberculosis of the craniovertebral region. Clin Orthop Relat Res. 1974;104:209–12.

[65] Fang D, Leong JC, Fang HS. Tuberculosis of the upper cervical spine. J Bone Joint Surg Br. 1983;65(1):47–50.

[66] Bhattacharya A, Banerjee S, Mukherjee SC, Gangopadhyay S. Atypical spinal tuberculosis. J Indian Med Assoc. 1996;94(9):353–4.

[67] Dhammi IK, Singh S, Jain AK. Hemiplegic/monoplegic presentation of cervical spine ($C_1 \sim C_2$) tuberculosis. Eur Spine J. 2001;10(6):540–4.

[68] Sharif HS, Morgan JL, al Shahed MS, al Thagafi MY. Role of CT and MR imaging in the management of tuberculous spondylitis. Radiol Clin North Am. 1995;33(4):787–804. Review.

[69] Stoker DJ, Kissin CM. Percutaneous vertebral biopsy: a review of 135 cases. Clin Radiol. 1985;36(6):569–77.

[70] Mavrogenis AF, Igoumenou V, Tsiavos K, Megaloikonomos P, Panagopoulos GN, Vottis C, Giannitsioti E, Papadopoulos A, Soultanis KC. When and how to operate on spondylodiscitis: a report of 13 patients. Eur J Orthop Surg Traumatol. 2016;26(1):31–40.

[71] Hoshino C, Narita M. Craniovertebral junction tuberculosis: a case report and review of the literature. J Infect Chemother. 2010;16(4):288–91.

[72] Arora S, Sabat D, Maini L, Sural S, Kumar V, Gautam VK, Gupta A, Dhal A. The results of nonoperative treatment of craniovertebral junction tuberculosis: a review of twenty-six cases. J Bone Joint Surg Am. 2011;93(6):540–7.

[73] Gupta SK, Mohindra S, Sharma BS, Gupta R, Chhabra R, Mukharjee KK, Tewari MK, Khandelwal N, Suresh NM, Khosla VK. Tuberculosis of the craniovertebral junction: is surgery necessary? Neurosurgery. 2006;58(6):1144–50; discussion 1144–50.

[74] Edwards RJ, David KM, Crockard HA. Management of tuberculomas of the craniovertebral junction. Br J Neurosurg. 2000;14(1):19–22.

[75] Behari S, Nayak SR, Bhargava V, Banerji D, Chhabra DK, Jain VK. Craniocervical tuberculosis: protocol of surgical management. Neurosurgery. 2003;52(1):72–80; discussion 80–1.

[76] Teegala R, Kumar P, Kale SS, Sharma BS. Craniovertebral junction tuberculosis: a new comprehensive therapeutic strategy. Neurosurgery. 2008;63(5):946–55.

[77] Goel A. Tuberculosis of craniovertebral junction: role of facets in pathogenesis and treatment. J Craniovertebr Junct Spine. 2016;7(3):129–30.

[78] Chadha M, Argawal A, Singh AP. Craniovertebral tuberculosis: a retrospective review of 13 cases managed conservatively. Spine (Phila Pa 1976). 2007; 32(15):1629–34.

[79] Menezes AH, VanGilder JC, Graf CJ, McDonnell DE. Craniocervical abnormalities. A comprehensive surgical approach. J Neurosurg. 1980;53(4):444–55.

[80] Kassam AB, Snyderman C, Gardner P, Carrau R, Spiro R. The expanded endonasal approach: a fully endoscopic transnasal approach and resection of the odontoid process: technical case report. Neurosurgery. 2005;57(1

Suppl):E213, discussion E213.

[81] Burns TC, Mindea SA, Pendharkar AV, Lapustea NB, Irime I, Nayak JV. Endoscopic transnasal approach for urgent decompression of the craniocervical junction in acute skull base osteomyelitis. J Neurol Surg Rep. 2015;76(1):e37–42.

[82] Seker A, Inoue K, Osawa S, Akakin A, Kilic T, Rhoton AL Jr. Comparison of endoscopic transnasal and transoral approaches to the craniovertebral junction. World Neurosurg. 2010;74(6):583–602.

[83] Nayak JV, Gardner PA, Vescan AD, Carrau RL, Kassam ABSC, Snyderman CH. Experience with the expanded endonasal approach for resection of the odontoid process

in rheumatoid disease. Am J Rhinol. 2007;21(5):601–6.

[84] Visocchi M, Di Martino A, Maugeri R, González Valcárcel I, Grasso V, Paludetti G. Videoassisted anterior surgical approaches to the craniocervical junction: rationale and clinical results. Eur Spine J. 2015;24(12):2713–23.

[85] Visocchi M, Germano A, Umana G, Richiello A, Raudino G, Eldella AM, Iacopino G, Barbagallo G. Direct and oblique approaches to the craniovertebral junction: nuances of microsurgical and endoscope-assisted techniques along with a review of the literature. Acta Neurochir Suppl. 2017;124:107–16.

第35章　类风湿性脊髓型颈椎病
Rheumatoid Cervical Myelopathy

Kuntal Kanti Das　Satyadeo Pandey　Shruti Gupta　Sanjay Behari　著
付索超　王宾宾　译　　马向阳　校

一、概述

类风湿关节炎是一种慢性系统性炎性疾病，主要影响人体的滑膜关节[1-3]。手和足等外周关节最常受累，颈椎其次[4-6]。事实上，类风湿关节炎是颈椎最常见的炎症性疾病。枕-寰-枢复合体是受类风湿影响最严重的部位，炎性病程的进展将导致一系列病变，如寰枢椎脱位、颅骨下沉或颅底凹陷、下颈椎脱位[1, 2, 6, 7]。以上病变相应的临床表现是类风湿关节炎致残和致死的主要原因。尽管改良的抗类风湿药物（diseasemodifying antirheumatic drug，DMARD）的出现和广泛应用以及分子靶向药物治疗提高了类风湿关节炎的整体治疗效果，但是上述药物无法阻止症状性颈椎类风湿性疾病的进展[3, 6, 7]。

多年来，手术固定病变的脊柱节段依然是可选的治疗方式[1, 2, 6-8]。所不同的是，较之以往，现在的患者更早地便接受了手术治疗。近几十年来，外科固定技术及内植物已经发生了巨大的变化，枕颈交界区畸形的治疗理念亦同步发生变化。短节段的手术如寰枢融合术迅速成为主流的手术方式，除非病变严重才行枕颈融合术[8]。最近的一些研究结果表明，即使患者术前神经功能评分很低（Ranawat Ⅲb），手术治疗依然能够取得积极的效果[9-12]。然而，对于无症状但存在影像学病变的患者，预防性手术的作用及时机尚不明确[1, 13, 14]。

二、疾病负担和自然史

（一）疾病负担

类风湿关节炎的确切发病率尚未可知。全球每年每100 000人中新发的18岁以上患者约41例[1, 14, 15]。据估计，全世界1%～2%的人罹患类风湿关节炎。虽然超过一半的类风湿关节炎患者会有颈椎受累，但同样缺乏准确的统计数据。不同的研究结果报道的发病率是不同的。枕颈交界区影像学异常的发生率要高于症状性临床病例的发生率。另外，新的药物的出现和广泛应用可能影响了一些相对较新发表的文献所报道的类风湿关节炎的发病率和流行率。在世界范围内，颈椎影像学受累的发生率为17%～85%[1, 3, 6, 7, 14]。然而，需要注意的是，只有7%～34%的影像学受累患者会出现继发性神经功能受损表现[1, 16]。目前已知外周关节病变的严重程度，DMARD治疗失败，长期应用皮质类固醇激素以及类风湿关节炎自身的严重程度（类风湿因子和血沉的升高水平）等因素均与颈椎病变的进展和预后密切相关 [1, 7, 17, 18]。

（二）自然史

尽管绝大多数患者最终均进展为严重的残疾状态或死亡，但类风湿性颈椎病的自然史并一成不变。早期的研究认为该病为良性病变，对其自然病程重视不够。目前的观点则认为，高达 85% 的病情进展迅速且具有潜在恶化可能的类风湿关节炎患者合并有颈椎病变 [1, 5, 7, 13, 16-18, 20-23]。对于类风湿性颈椎病而言，其自然史的绝大多数信息来源于该病保守治疗方面的经验总结。Yurube 等在最近的一项前瞻性研究中，对 140 例明确的类风湿关节炎患者进行了超过 5 年的随访，发现 43.6%的患者存在颈椎失稳，且接近 12.9% 的患者存在严重的颈椎病变。该研究指出，皮质类固醇激素的应用、已合并骨质破坏、随访期病变进展出现骨质破坏均为严重颈椎不稳的危险因素。其他学者的报道显示 6～10 年，高达 80%～87% 的类风湿关节炎患者的病情出现了进展 [20, 21]。在最近的一组随访超过 10 年的前瞻性病例研究中，Yurube 等发现随着随访时间的延长，出现脊柱失稳和严重临床病变的概率显著增加。该研究同时指出，因外周关节疾病需行手术治疗可加速颈椎病变的进展。

近年来认为，类风湿关节炎治疗上的演进可能影响了该病的自然病程。类风湿关节炎的优化治疗可以延缓颈椎的受累。特别值得一提的是，绝大多数情况下这些抗类风湿药物无法阻止症状性类风湿性颈椎病的进展 [3, 6, 7]。就颈椎受累的时机而言，它可以在发现患有类风湿关节炎的 2 年内出现也可以在数年后发生。这种发病时间的巨大差异可能与原发疾病的活跃程度有关。寰枢椎脱位是该类患者最先出现的病理性改变。随着病

情的进展，关节面的破坏导致进行性的颅底下沉。最终，出现下颈椎脱位，导致潜在的严重后果甚至死亡。一项研究结果表明，出当现临床疾病进展后，患者的生存期不超过 7 年。需要特别注意的是，近一半的死亡病例发生在诊断为寰枢椎不稳的一年内。颅底下沉的出现与不良预后息息相关 [24]。

已有学者提出了一些用于预测疾病进展可能性的影响因素，其中包括病程、男性、RF 血清学阳性、严重的外周疾病、长时间使用激素以及 C 反应蛋白的升高等。Imagama 及其同事发现严重的大关节疾病（肩、肘、髋、膝的疾病），即所谓的 "大关节指数"，与寰枢椎脱位、颅骨下沉及寰齿后间隙（posterior atlanto dental interval，PADI）的增加密切相关。

三、发病机制与病理

（一）发病机制

类风湿关节炎影响全身的滑膜关节，该病源于基因、环境及免疫系统相关因素之间复杂的相互作用。始动因素可能是具有基因易感性患者的滑膜组织暴露于某种特定的未知抗原。在辅助性 T 细胞（CD4+）的影响下，浆细胞异常增殖以应对这一未知事件。这些浆细胞导致自身抗体，如类风湿因子（rheumatoid factor，RF）和抗环瓜氨酸肽（anti-citric citrullinated peptides，anti-CCP）的异常且过度表达，从而靶向攻击关节滑膜组织表达的未知抗原。升高的白介素 -1、白介素 -6 和肿瘤坏死因子 -α 也对滑膜组织进行猛烈的炎性攻击 [4]。增生的炎性细胞和成纤维细胞构成膨胀的团块组织，即血管翳。炎性血管翳通过诸如组织金属蛋白酶和破骨样因子等特定的酶 / 代谢产物导致

关节囊、关节软骨和软骨下骨的破坏[26]。周围韧带松动、撕裂甚至断裂导致关节脱位和畸形的增多。另外，营养状况差、制动时间长以及类固醇激素和细胞毒药物的长期使用，均会导致类风湿相关的骨量减少及骨折。

对颈椎而言，关节突关节及钩椎关节均为天然的滑膜关节。另外，在枢椎齿状突前方和后方分别存在一个滑膜关节。如此密集的滑膜关节分布使得颈椎成为最易受类风湿关节炎影响且受累最重的关节。椎间盘并不是一开始就受到侵犯，主要原因是其为纤维性关节且缺乏血供。因此，枕-寰-枢复合体因缺少椎间盘组织，活动范围大，以及存在多个滑膜关节，使其成为最容易受类风湿关节炎侵犯的部位。但是，椎间盘最终也会受到周围炎性血管翳的浸润影响，这也是出现迟发性下颈椎失稳的原因。

（二）病理学

类风湿性脊髓型颈椎病的临床表现及由此产生的病态是脊柱骨性结构潜在的病理改变所导致的直接后果。这些病理改变导致潜在的神经血管结构的静态及动态性复合损伤。静态压迫通常源于齿突后的团块，少数情况是因为固定或绞索性的骨性脱位[27, 28]。脊髓损伤的不同动态机制包括寰枢椎脱位、颅骨下沉或颅底凹陷、下颈椎脱位[1, 2, 6, 7]。除此以外，还包括非创伤性的齿状突骨折和侧块的破坏。

椎动脉虽不直接受累，但是其受压及扭转会加速后期神经功能的恶化。虽然这些局部的病理改变发生在颈椎，但其他系统，如呼吸、心血管及肌肉皮肤等系统的病变将导致各种并发症的出现，进而可能影响患者术后的效果[29]。

1. 齿突后软组织

类风湿关节炎患者齿突后形成的典型性的软组织团块一直备受争议[27, 28]。该团块常被称为"齿突后假瘤"，普遍认为其代表炎性血管翳，由炎性细胞和坏死的纤维软骨构成。尽管确切的发病率尚未可知，目前认为只有一些饱受类风湿性颈椎病折磨的患者才会发展成齿突后假瘤。齿突后假瘤一旦出现，便可能在颈脊髓部位形成持续的、静态的腹侧压迫。一般认为，上述团块的形成源于齿突周围滑膜关节的炎症反应，以及寰椎横韧带和覆膜的增厚。与之伴发的脊柱失稳主要与假瘤的持续存在与生长有关。齿突后假瘤的大小以及所导致的症状因人而异。Grob[30]提出了齿突后假瘤的影像学分类方法，共四个等级。1级：无齿突后假瘤或假瘤很小；2级：齿突后假瘤呈中等大小；3级：齿突后假瘤很大，但未造成脊髓压迫；4级：齿突后假瘤产生脊髓压迫。但并非所有的齿突后假瘤都有相同的组织学和影像学特征。Yonezawa等根据磁共振T_1、T_2加权像的信号高低将齿突后假瘤分为三种不同的类型。1型为典型的炎症性血管翳，内含水分（T_2像高信号）；2型为假瘤样结构，内部纤维化表现为T_2相呈低信号；3型则为两者的混合型，兼具以上两种类型的特点。齿突后假瘤很少需行手术治疗，大多数假瘤会在因脊柱失稳行后路融合治疗后，自行减小或者消失。Yonezawa[27]等注意到1型齿突后假瘤会在术后迅速消失，而2型齿突后假瘤的消失则要缓慢得多。

在最近的研究中，Dohzono等[28]注意到齿突后假瘤的厚度随着寰枢椎脱位和周围关节疾病严重程度的增加而减少。他们推测当寰齿前间隙（atlanto-dental interval，ADI）超过3～4mm时，齿突后假瘤体积的明显减少可能与寰椎横韧带的断裂及其继发的收缩有关。

2. 寰枢椎脱位

寰枢椎脱位是颈椎类风湿关节炎中最常见

（65%）且可能是最早出现的病理改变。类风湿性寰枢椎脱位可以是前脱位、后脱位、侧方脱位，或者是混合型脱位。临床上近 75% 的脱位为前脱位 [1]，通常由寰椎横韧带强度减弱引起。应当知道的是，当脱位超过寰枢椎生理活动范围上限 3～4mm 时（即寰齿前间隙，正常 < 3mm），多表示有翼状韧带和齿突尖韧带受损 [22]。非对称性的寰枢椎侧块关节的受累可造成寰枢椎侧方脱位。临床上寰枢椎脱位病例中有 20% 为侧方脱位，常以斜颈为主要的临床表现。有趣的是，单纯颈椎侧位 X 线片往往难以诊断寰枢椎脱位，因此必须加拍颈椎张口位 X 线片以评估是否存在轻微的寰枢关节不对称与颈部歪斜 [16]。寰枢椎后脱位是类风湿性脱位中最少见的类型（约占 7%），其原因为齿状突的破坏或骨折导致寰椎后弓向后方移位超过了枢椎 [31]。侧方和后方脱位虽然少见，但会导致显著的脊髓受压，增加手术治疗的难度 [16, 19]。类风湿性寰枢椎脱位在发病早期是可复性的，但随着疾病的进展，可发展成不可复性寰枢椎脱位。而不可复性寰枢椎脱位在颅底凹陷症和下颈椎脱位的患者中更容易发生 [29]。

3. 颅骨下沉或颅底凹陷

寰枢关节和寰椎侧块的破坏导致枢椎陷入枕骨大孔（发病率为 4%～35%）[32-34]。齿状突，有时也包括枢椎椎体在内，会压迫颈 - 延髓交界区或者延髓本身。与之有关的局部后凸畸形可能会造成进一步压迫。随着上述并发症的进展，椎动脉受压以及猝死的可能性成倍地增加。值得注意的是，当患者合并有颅骨下沉时，寰齿前间隙貌似恢复正常，从而给人一种寰枢椎脱位得到改善的假象 [33, 34]。这种奇怪的现象与齿状突腹侧面的倾斜有关。因此，当合并有严重的颅底凹陷时，宽大的齿状突下部结构和枢椎将上抬至寰椎椎弓水平，使寰齿前间隙显著减小，从而产生了寰枢椎脱位得到改善的错觉。

4. 下颈椎脱位

下颈椎脱位是最晚发生，同时也是最少见的类风湿性颈椎畸形 [19, 23]。关节突关节和钩椎关节的破坏以及继发的椎间盘的破坏导致下颈椎在矢状面发生移位。另外，这些患者的颈椎棘突间正常的滑囊结构也已消失 [35]。如前所述，症状性的颅颈交界区病变行手术固定后可能继发下颈椎脱位 [14, 29, 36, 37]。通常认为，颅颈交界区被固定后，如果颅骨 - 枢椎角 > 30°，下颈椎脱位的发生率将会增加 [38]。

四、临床特征

类风湿性颈椎病的临床表现因人而异，既可完全无任何症状，也可表现为最严重的脊髓型颈椎病的症状如全瘫。整体上而言，类风湿关节炎在女性中多发，但是颈椎受累则在男性患者中更为多见 [14, 19]。严重的外周关节炎合并肌肉萎缩和挛缩往往会掩盖早期脊髓病的症状。颈部疼痛多为疾病的早期表现，提示寰枢椎复合体水平存在失稳。患者可能合并颈部活动功能，特别是旋转功能的受限。部分患者可能诉及颈椎活动时有"咔哒"声，此为该疾病特异性及特征性的症状 [1, 3]。多数患者抱怨有一种头向前倾的感觉。仰卧位时颈部疼痛减轻以及起床时需用手托住头部均为常见的症状。此外，有报道称枕骨下及偶发的耳痛可能由 C_2 神经受到刺激后所引发。

肌痉挛、肢体无力及感觉异常预示脊髓型颈椎病的发生。随着疾病的进展，脊髓病的严重程度逐渐加重，如果治疗不及时，患者甚至会瘫痪卧床。

需要特别指出的是，外周关节病变往往早于脊柱病变。因此，在体征方面不如其他原因所导致的脊髓型颈椎病那么典型。现有的运动功能恶化是公认的类风湿关节炎并发脊髓病变的征兆[1,3]。病理反射和 Lhermitte 氏征也是该病常见的阳性体征。

因低位脑神经受累导致吞咽困难、鼻腔液体反流、声音改变，以及椎基底动脉供血不足都提示出现了颅骨下沉[39]。椎基底动脉供血不足表现为晕厥、眼花、耳鸣和暂时性的小脑征，尤其会出现不自主的颈部活动。而自主性的临床表现如膀胱 – 肠道功能障碍以及面部感觉异常往往出现在疾病晚期。

五、类风湿性脊髓型颈椎病功能状态的临床分级

既往针对压迫性脊髓病的分级系统，如改良的 JOA 评分及 Nurick 分级等均不适用于此类患者，因为该类患者在发病前即患有或者发病时伴发严重的肌肉骨骼病变。能否行走是评价类风湿性脊髓型颈椎病患者功能状态的重要指标。因此，有学者建议使用某些特定的分级系统以更好地评估类风湿性脊髓型颈椎病的功能状态。这些特定的分级系统包括 Ranawat 分级系统和美国类风湿学会分级系统[1,2,40]。其中，最常用且在世界范围内被广泛证实有效的评分系统是由 Ranawat 等提出来的。表 35-1 详细展示了 Ranawat 分级系统。

六、神经影像的作用

影像学检查在评估病变范围，监控病变进展，特别是指导治疗方面发挥着重要作用。因此，为了全面的评估病变情况，有必要对枕颈交界区（包括全颈椎）行 X 线、CT 和 MRI 检查。

（一）X 线平片

颈椎和枕颈交界区 X 线平片在评价类风湿性脊髓型颈椎病方面发挥着重要的作用。即便如今已经有了 CT 和 MR 等更加先进的影像检查方法，X 线检查仍然不容忽视。所需拍摄的不同 X 线片包括张口位、前后位以及侧位（包括过伸过屈位）。X 线片不仅可以反映骨骼侵蚀情况，还有助于评估 ADI、有效椎管直径（effective canal diameter，ECD）、颅底凹陷及下颈椎脱位[1,3,6]。

与 X 线平片在先天性枕颈交界区畸形中的应用相比，其在类风湿性颈椎病中的特殊作用应该被重点提及。ADI > 3mm 提示在矢状面上，寰椎相对于枢椎发生了病理性脱位。然而，该指标在类风湿性颅颈交界区疾病中却价值有限，原因有二。首先，骨量减少、齿突尖端受累及血管翳形成，使骨的质量变差，进而导致 X 线平片显影效果不佳。其次，如果存在颅底凹陷，则寰齿前间隙可能处于正常范围，如此便拉低了疾病的分级[33,34]。因此，对于类风湿性寰枢椎前脱位而言，

表 35-1　继发于类风湿关节炎的脊髓型颈椎病的 Ranawat 分级 [50]

脊髓型颈椎病分级	功能受限的描述
Ⅰ级	无神经损伤症状
Ⅱ级	主观无力伴生理反射亢进及感觉迟钝
Ⅲa 级	客观无力伴锥体束征，但能行走
Ⅲb 级	客观无力伴锥体束征，无法行走及自主进食，四肢瘫

有效的椎管直径，即寰齿后间隙，则为更加可信的评价指标[1-3, 6, 24, 29]。有效椎管直径或寰齿后间隙小于 14mm，意味着严重的椎管狭窄，且与患者的临床表现密切相关[1, 3, 6, 29]。图 35-1 显示的是类风湿性寰枢椎前脱位患者典型的动力位 X 线片。

与寰枢椎前脱位类似，在先天性畸形中用于诊断颅底凹陷或颅骨下沉的各种常规的参考线，对类风湿关节炎患者并不适用。齿突的侵蚀、非创伤性齿突骨折、炎症性血管翳和多种原因导致的骨量减少导致在这些患者中很难清晰地观察到齿突尖，从而限制了传统画线方法的应用[41]。对比之下，那些考虑了齿突整体高度或枢椎体（或椎弓根）基底的画线方法，因上述结构相对保存较好，则更有应用价值。这些画线 / 测量方法包括 Clark 站，Redlund-Johnell 和 Ranawat 标准[1, 2, 6, 8, 42, 43]。实践证明，在类风湿关节炎伴颅底凹陷症患者的诊断方面，上述三条线的联合应用比各线的单独应用具有更高的预测价值（近 90%）。诊断颅骨下沉的画线和标准详见表 35-2。

在颈椎侧位 X 线片上，下颈椎脱位的典型特征是椎体的阶梯样畸形。更为典型的变化为，屈曲位 X 线片上，脱位椎体后缘位于下位椎体后缘前方超过 3mm[1, 3, 6, 29, 43]。同寰枢椎脱位相似，脊髓的可用空间，即椎体后缘与椎板连线的距离，是临床上更好的预测指标。在脱位节段，当椎管直径 < 10~12mm，表明存在严重的椎管狭窄[1, 3, 6, 29, 43]。

尽管作用明确，但分辨率差、无法评估软组织、骨骼质量差、结构的重叠（如乳突尖），均是解读类风湿关节炎 X 线平片的主要障碍。

（二）包含颅颈交界区的颈椎 CT 扫描

与 X 线平片相比，CT 能够更好地展示骨性解剖结构，正愈加广泛地用于术前骨性结构病变的评估[41, 43]。另外，应用体绘制方法可对该部位复杂解剖结构进行重建，为良好的术前规划提供帮助。CT 扫描可以更好地显示骨质破坏和关节脱位。对于不能进行 MR 检查的患者，可行脊髓 CT 造影以确定脊髓受压的平面。CT 扫描的另一优势是可以通过 CT 血管造影的方法，显示椎动脉的轨

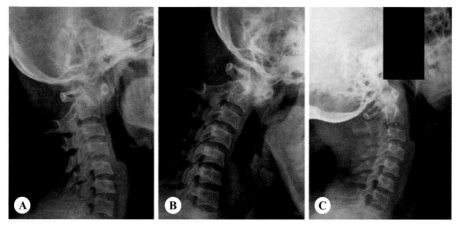

▲ 图 35-1　颈椎侧位 X 线片，包括中立位（A）、过屈位（B）、过伸位（C）

寰枢前弓与齿突前表面的距离，即 ADI，在颈椎中立位时寰齿前间隙增加提示寰枢椎前脱位；齿突后表面与寰椎后弓的距离，即 ECD 或 PADI，在寰枢椎前脱位时其值减小。在过屈位时 ADI 是增加的（B），在过伸位时恢复正常（C），说明寰枢椎前脱位是可复性的。同时值得一提的是，相比于枢椎椎体和重叠的乳突尖，齿突的 X 线透过性更强，从而影响后期病情的评估

迹，从而有助于术中显露及内植物置入。CT扫描可精确的测量椎弓根、椎板及侧块的大小，便于术中选择合适的内植物以及确定恰当的内固定方式。虽然CT扫描也可以进行动态的观察，但是相比于X线，CT扫描对动态脱位分辨能力有限。正如Soderman所言，X线与CT扫描的差异主要在于两种检查方法所采取的体位不同[41]。他们发现，在脊柱屈曲位时，CT扫描比MRI能更好地展示蛛网膜下腔的动态变化。图35-2为1例寰枢椎前脱位患者的CT影像。在CT上可以评估侧块关节及其对称性，同时可以观察椎弓根的结构。

（三）包含颅颈交界区的颈椎 MRI 扫描

MRI可提供良好的软组织显影。多平面影响资料有助于预估病变范围。MR图像可清晰的显示炎性滑膜炎的范围、血管翳的构成，脊髓受压情况以及继发的髓内变化[1, 7, 27, 28, 34]。正如前面提到的，齿突后假瘤可能存在不同的信号强度，代表了不同的预后。在一项最近的研究中，Izuka等发现髓内T_2像高信号与患者术前的临床症状密切相关，且全部患者的T_2像高信号均于术后消失了[44]。考虑到齿突周围的软组织，在测量椎管的ECD方面，MRI比X线或CT更具优势。此外，MRI可检测是否存在脑脊液循环受阻及继发脑积水。有学者指出，MR上测得的延髓–颈髓角与患者的神经功能有关。延髓–颈髓角为正中矢状位MRI上测得的颈髓腹侧面和脑干所成的夹角，正常值为135°～175°。若角度＜135°，多提示存在明显的颅骨下沉，且与脊髓病的症状密切相关。图35-3为1例颅颈交界区类风湿关节炎患者的MRI影像资料。

七、治疗

自然史研究已经证实绝大多数类风湿性脊髓型颈椎病患者的神经功能呈进行性下降，最终走向死亡。Casey和Crockard指出，对进展期类风湿性脊髓型颈椎病（Ranawat Ⅲb）患者行手术治疗，效果很差。大量的研究结果表明，及时地对类风湿性病变的颈椎施行稳定手术，可成功阻止病变在影像上和临床上的进展[8-12, 14, 43]。因此，已经得到广泛认可的是，一旦患者被诊断为类风湿性颈椎失稳，不管其是否存在颈痛或脊髓型颈椎病的表现，都要尽早行颈椎稳定性手术。

目前，对只有影像学异常而无症状的患者行预防性手术仍然存在争议[13, 14, 43]。在支持预防性手术的强有力证据出现之前，在抗类风湿性药物、分子靶向药物治疗的基础上，持续的影像学监测是目前最恰当的治疗方式。

表35-2　类风湿关节炎中诊断颅骨下沉或颅底凹陷的不同的颅骨测量指数及含义

颅骨测量指数	描 述	含 义
Clark 站	在矢状位上，将齿突3等分，每部分则为一"站"，按照从齿突尖到基底的顺序，分别标记为Ⅰ～Ⅲ站，确定寰椎前弓位于哪个水平	• 正常：寰椎前弓位于齿突的上1/3，Ⅰ站 • 中度颅骨下沉：寰枢椎前弓位于齿突的中1/3，Ⅱ站 • 重度颅骨下沉：寰椎前弓位于齿突的下1/3，Ⅲ站
Redlund-Johnell 标准	在矢状面上，枢椎椎体的下缘与McGregor线的距离，McGregor线为硬腭的后缘与枕骨尾侧皮质边缘的连线。沿着枢椎的轴线测量	• 合并颅骨下沉或颅底凹陷时，＜34mm（男性），＜29mm（女性）
Ranawat 标准	在矢状面上，枢椎椎弓根的中心与寰椎横轴（Mc Rae线）的距离，沿着齿突轴线测量	• 颅骨下沉或颅底凹陷患者中，＜15mm（男性），＜13mm（女性）

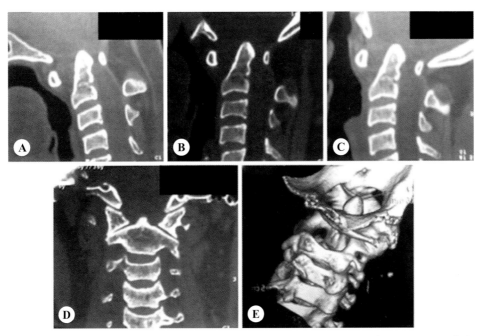

▲ 图 35–2　类风湿性脊髓型颈椎病患者的 CT 扫描示骨性结构良好，中立位（B）上寰齿前间隙增大，有效椎管直径减小，齿突的后缘存在微小的骨破坏和硬化。在过屈位（A）和过伸位（B）上，寰齿前间隙未见明显变化，这也是与 X 线平片相比，CT 扫描的局限性。CT 扫描可提供枕 – 寰 – 枢复合体清晰可视的侧方结构（D），从而确定合适的内固定方式及进行短节段的寰枢椎融合。图像重建有利于估计峡部、椎弓根及椎板的大小，便于在融合时选择合适大小的螺钉

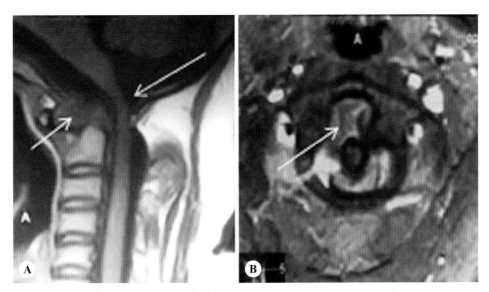

▲ 图 35–3　颈椎 T_1 加权像显示齿突破坏以及位于寰椎前弓的后方，由炎性血管翳构成的软组织包块（A 中白箭）。颈脊髓受压变扁（A 中黄箭）清晰可见。T_2 像轴位片显示高信号的血管翳（B 中白箭），齿突和寰椎后弓之间的脊髓受压变形。髓内的高信号提示长时间受压导致脊髓软化

（一）保守治疗的地位

由于尚缺乏施行预防性颈椎融合手术的重要临床依据，绝大多数的类风湿病学家都倾向于在患病的早期（无症状期）行保守治疗。对于存在一种或多种影像学改变但无症状的患者，可给予药物治疗、颈部制动（Halo 架或颈围）、规范的颈部理疗以及合适的健康宣教 [14]。

药物治疗包括抗风湿药物、分子靶向药物及治疗骨量减少的钙剂、维生素 D 及二磷酸盐 [14]。有报道称，积极的药物治疗能延缓症状性疾病的进展，甚至可以减少寰枢椎脱位的发生。脊柱制动是非手术治疗的重要组成部分，可以利用 Halo 架或颈围行外固定。在应用最好的抗风湿性药物的基础上，Halo 架可有效地减少颈部运动，促进骨质愈合。Nannapaneni [9] 等认为术前即运用 Halo 架可以减轻患者的神经症状，维持脊柱序列的重塑直至手术当日。Miyomato [29] 等在术前使用 Halo 架固定 7 天，这样术中便可以轻松地恢复脊柱的序列并完成内固定。患者的依从性差是运用 Halo 头架所面临的主要问题。虽然经常建议使用硬颈围予以颈部制动，但其实际制动效果却微乎其微。通过规范化的理疗以增强颈项肌肉力量在疾病早期对于治疗方面是有帮助的，但一旦出现颈痛，这种治疗方法的作用便值得商榷且不被推荐。

一些学者建议对处于 Ranawat Ⅰ、Ⅱ 期的患者给予保守治疗，最近发表的一篇系统性综述也支持这一观点。该系统性综述发现 Ranawat 分期 Ⅰ、Ⅱ 期的患者接受手术治疗和非手术治疗的生存期相似。该综述甚至认为对 Ranawat Ⅱ 期及以上的患者而言，手术可能会加速病情的恶化。近年来，随着手术效果和术后康复的巨大进度，非手术治疗的空间越来越小。一旦出现症状性颈椎不稳和脊髓病表现，全世界范围内绝大多数的神经外科医生都会建议患者行手术治疗。

（二）手术治疗

手术的目的在于解除神经压迫，稳定病变的脊柱节段。随着时间的推移，手术方式和范围已发生巨大的变化 [9]。既往，延脊髓腹侧的压迫几乎都需采取经口减压（transoral decompression，TOD）的方式予以解除 [47]。现在，利用经鼻内镜技术即可实现 TOD [48]。据报道，经鼻内镜技术既能减少传统手术的并发症，又可获得与传统手术相似的治疗效果。手术技术与并发症同先天性颅颈交界区畸形是相似的。TOD 的应用日渐减少，主要是大家已经认识到当病变的脊柱节段获得稳定后，炎性血管翳会逐渐消失。另外，新的关节处理技术使得之前所谓的不可复性寰枢椎脱位在大多数情况下均可转变为可复性寰枢椎脱位 [49]。

近年来，运用单纯后路技术治疗颈椎/枕颈交界区类风湿关节炎日渐盛行。在近期一项针对此类患者的、病例数最多的回顾研究中，Bhatia 等指出，过去 30 年来，该机构开展的手术方式已逐渐从传统的枕颈融合向寰枢椎融合转变 [9]。其原因可能为早期手术方式的选择不同。在病变早期，短节段的寰枢椎融合可能才正是患者所需要的。寰枢椎融合既处理了病变节段，又保留了枕颈关节和下颈椎的运动功能。寰枢椎间活动范围减少可以有效阻止疾病的进展，延迟或者完全避免后期行枕颈融合术 [14, 29, 43]。

近些年，脊柱融合技术也发生了很大变化。曾经流行的融合技术，如 Gallie 法、Brook 法，以及诸多改良的融合技术，现已很少应用。现有的融合技术，如 Magerl 螺钉经关节融合技术，Goel-Harms 寰枢椎融合技术，都更加注重于对侧块关节的处理，以确保坚强的固定和良好的骨性融合。除了在寰枢椎脱位治疗方面的作用外，以上关节处理技术及应用融合器或骨块的关节填塞技术，在颅底凹陷及旋转性脱位的治疗方面仍能发挥一定的作用。但是，在病变的后期，骨的质量变差，关节突的炎性侵蚀以及椎动脉损伤的风险，仍然是开展这些融合技术所要面临的主要挑战。除了融合方式，充分的脊髓减压是手术的关键所在。减压方式包括椎板切除，椎间孔扩大减压以及很少应用的炎症性血管翳的清除。术中对寰枢椎的复位和对关节的牵拉可实现脊髓的间接减压，其原理类似于胸腰椎骨折的韧带牵拉复位技术。骨性融合是手术治疗的一个重要环节，可通过自体肋骨 / 髂骨移植或者人工骨来促进骨性融合。

　　类风湿性颈椎失稳需行枕颈融合的指征通常为患者影像学表现相对较重；或者除了可复性的寰枢椎脱位外，尚伴有其他病变。此外，寰枢椎后脱位最好采用枕颈融合术治疗[29]。枕颈融合技术已经从既往的 Ransford 环发展到如今的椎弓根钉、棒固定技术。下颈椎的病变情况决定了远端融合的范围。图 35-4 展示了一例类风湿关节炎继发寰枢椎失稳行枕颈融合术的患者的术前术后影像资料。

　　如前所述，下颈椎脱位需要通过后路手术实现复位及固定。极少数情况下，对于严重的后凸畸形，则需要行前路手术。后路手术通常涉及椎板的切除和侧块关节的融合。当前流行的技术是经关节螺钉固定或侧块钉棒固定融合[14, 43]。然而，无论是否合并颅骨下沉，寰枢椎脱位通常都先于下颈椎脱位的进展。因此，枕颈融合术仍然是下颈椎脱位的治疗选择[29]。

（三）手术并发症

　　现有的内固定技术以已足够坚强，无须再行长时间的外固定。一般的手术并发症同先天性畸形的手术并发症类似。不同的研究报道的手术并发症的发生率存在着较大的差异。手术死亡率为 4%～17%。死亡率随着全身性疾病的持续时间，类风湿关节炎的严重程度以及脊髓型颈椎病术前临床和影像学的严重程度的增加而增加。正如 Miyamoto 等描述的那样，当可复性寰枢椎脱位合并下颈椎脱位时，其致死率从 26.5% 上升至 37.2%[29]。术后死亡的主要原因为各种内科并发症，如肺炎，胃肠道大出血，心肌梗死以及心力衰竭等[29]。

　　手术切口感染率高、伤口愈合不良、假关节

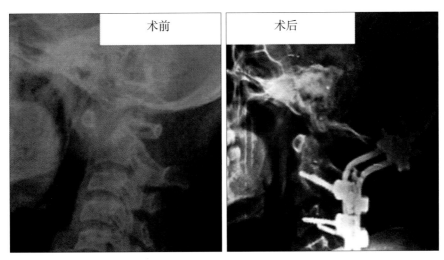

▲ 图 35-4　术前颈椎侧位 X 线片示寰枢椎脱位，寰齿前间隙增大
枕颈融合术（C$_0$～C$_3$）后，脱位完全复位，寰齿前间隙恢复正常

形成是类风湿关节炎手术治疗的特殊并发症[29, 37]。手术部位的深层次感染在枕颈融合手术中更为常见。广泛的组织剥离，手术时间过长，过多的组织处理，出血量增多，以及大范围的内固定，均会增加术后感染的风险。Zygmunt 等报道枕颈融合术后伤口感染率为 66%[37]。Miyamato 等报道的感染率相对较低，为 12.9%[29]。

下颈椎疾病的进展是类风湿性颈椎病手术治疗的另一难题[2, 14, 29, 43]。尽管在部分患者当中，下颈椎疾病的进展是由类风湿关节炎本身的进展所导致的，但是在初次手术时没有及时发现和处理已经存在的寰枢椎脱位也是重要原因之一。另外，坚强的脊柱融合后邻近节段的退变可能会进一步加剧这种较为少见的并发症。在同时行寰枢及枕颈融合的病例中有相应的报道。寰枢椎融合后下颈椎脱位的发生率可高达 39%~57%[43]。Krause 等发现，枕颈融合（C_0~C_2）术后 2.6 年，36% 患者出现下颈椎失稳[2]。Miyamato 等分析总结了过去 30 年来团队采用颈椎融合手术治疗类风湿关节炎的经验，发现在施行短节段的枕颈融合术后（C_2/C_3/C_4），下颈椎脱位的发生率为 30%[29]。Miyamato 等同时指出患者接受了长节段的枕颈融合术（C_0~C_7/T_2）以后，无须因下颈椎脱位或假关节形成而再次行翻修手术。

八、手术效果

类风湿性脊髓型颈椎病患者的手术治疗效果参差不齐。影响手术的效果因素很多。表 35-3 列举了多种影响类风湿性脊髓型颈椎病手术疗效的因素。术前病程长短，外周关节病变的严重程度，以及类风湿性炎症的严重程度均是临床上影响手术效果的重要因素[1-3, 6, 22-26]。多篇研究报道称外周关节病变的严重程度不仅可预测脊髓病的严重程

度，还可预测手术效果[26-29]。严重的全身性炎症，以类风湿因子和 C 反应蛋白水平的升高为特征，表明机体发生了不可控的全身反应，提示预后不良。对抗风湿性药物不敏感也被认为是手术效果未达预期的原因之一[43]。

表 35-3　影响类风湿性脊髓型颈椎病中手术效果的因素

临床因素
- 类风湿关节炎的病程长短
- 外周关节疾病的严重程度
- 大关节疾病
- 外周关节手术
- 长期使用皮质类固醇及其他药物
- 抗风湿药治疗无效
- 术前 Ranawat 分级
- 内脏性疾病的病变范围

放射性因素
- 是否合并多种疾病
- 寰枢椎向后 / 侧方脱位
- 存在颅骨下沉
- 寰齿后间隙
- 中段颈椎脊髓的可用空间

实验室指标
- 类风湿因子
- 血沉
- C- 反应蛋白

术后因素
- 类风湿关节炎的进展程度
- 假关节
- 感染
- 下颈椎疾病的进展程度

术前的功能分级可能是决定手术效果的最重要的因素。大量的研究结果表明，术前的 Ranawat 分级越高，手术效果越差。对 Ranawat 分级为Ⅲb 且神经功能很差的患者，是否行手术治疗，一直存在争议。这些患者占所有类风湿性脊髓型颈椎病患者的 24%~36%[14, 43]。一些最新的研究称这些患者在接受手术治疗后，其功能分级至少改善了一级。Van Asselt 等报道脊髓型颈椎病患者行手术治疗后，术后 3 个月和术后 2 年时分别有 73% 和 67% 的患者的神经功能得到了改善[11]。同样，

Nannapanemi 等[9] 报道术前无法行动的患者行手术治疗后，56% 的患者术后恢复了行动能力。他们还认为与颈椎短节段固定相比，长节段固定可以获得更好的治疗效果。Tanouchi 等[12] 对病例进行分析后发现，与卧床不起的（Ⅲ Bb 级）患者相比，可以坐着的患者（Ⅲ Ba 级）的预后较好。术后恢复程度参差不齐，绝大多数的患者能够恢复到Ⅲ a 和Ⅱ级。对于这类患者而言，即使是 1 个等级的改善也可能使他们恢复行动能力，这也是关注 Ranawat Ⅲ b 级患者手术治疗效果的论文所大力推崇与宣扬的重点。虽然在疾病的后期行手术治疗可能作用不大，但手术仍然能够显著地提高患者的生活质量。另外，非手术治疗不可避免地会导致严重的肢体残疾甚至死亡。因此，目前的共识是所有罹患晚期类风湿性脊髓型颈椎病的患者都应该考虑行手术治疗。

术前影像学变化的严重程度仍然是影响手术效果的一个重要因素。同时患有寰枢椎脱位、颅骨下沉和下颈椎脱位的患者的手术效果要差于单纯的寰枢椎脱位患者[3, 6, 12, 14, 29, 43]。Miyatomo 等发现，与其他病变相比，可复性寰枢椎脱位患者术后可获得更好的功能恢复，且这种功能恢复可维持到术后 10 年以上[29]。PADI 减小也是影响术后效果的不利因素。有文献指出，与 PADI ＞ 10mm 者相比，PADI ＜ 10mm 的患者的术后恢复通常较差[24, 29, 43]。下颈椎脱位，无论是单发还是合并其他病变，是影响手术效果的另一因素。中段颈椎椎管矢状径小于 14mm 预示手术治疗效果不佳。漏诊的下颈椎脱位仍然是导致疾病进展和假关节形成，进而影响患者生活质量的重要因素[29, 43]。

如前所述，术后并发症的出现可能会使原本成功的手术面临失败[9, 29, 43]。多位学者指出，术后类风湿关节炎的进展将导致本已改善的神经功能再度恶化[9, 29]。这一特殊现象引起了 Nannapaneni 等的关注。Miyamoto 等[29] 在自己的病例中也发现了术后病情再次加重的问题。在不可复性寰枢椎脱位及下颈椎脱位的病例中，分别有 36.8% 和 25.6% 的患者出现了类风湿关节炎的恶化。

九、总结

颈椎类风湿关节炎较以往预想的更加常见，相关的发病率和死亡率也明显升高。一旦发病，炎症过程导致进行性的关节破坏和关节脱位，从而引起严重的神经症状。需行系统的 X 线、CT 及 MRI 检查，以全面的评估疾病的严重程度，制订合理的手术计划。另外，医者尚需具备相应的知识以正确地解读影像学方面的微小变化。现有的大量证据证实，脊柱融合术不仅能够阻断疾病的进展，还可以改善患者的生活质量。在过去的几十年里，类风湿性脊髓型颈椎病的手术治疗理念发生了重大的变化。在初次手术时即处理所有已经存在的病理性不稳以避免疾病的进展非常重要。及时的手术治疗常能获得令人满意的效果。全身性疾病的严重程度和术前的 Ranawat 分级可能是决定手术效果的最重要的因素。目前，预防性的脊柱融合手术在无症状性类风湿性颈椎疾病治疗中的作用尚不明确。

参 考 文 献

[1] Nguyen HV, Ludwig SC, Silber J, Gelb DE, Anderson PA, Frank L. Rheumatoid arthritis of the cervical spine. Spine J. 2004;4:329–34.

[2] Krauss WE, Bledsoe JM, Clarke MJ, Nottmeier EW, Pichelmann MA. Rheumatoid arthritis of the craniovertebral junction. Neurosurgery. 2010;66:83–95.

[3] Wasserman BR, Moskovich R, Razi AE. Rheumatoid arthritis of the cervical spine—clinical considerations. Bull NYU Hosp Jt Dis. 2011;69:136–48.

[4] Delamarter RB, Bohlman HH. Postmortem osseous and neuropathologic analysis of the rheumatoid cervical spine. Spine (Phila Pa 1976). 1994;19:2267–74.

[5] Oda T, Fujiwara K, Yonenobu K, Azuma B, Ochi T. Natural course of cervical spine lesions in rheumatoid arthritis. Spine (Phila Pa 1976). 1995;20:1128–35.

[6] Mallory GW, Halasz SR, Clarke MJ. Advances in the treatment of cervical rheumatoid: less surgery and less morbidity. World J Orthop. 2014;5:292–303.

[7] Joaquim AF, Appenzeller S. Cervical spine involvement in rheumatoid arthritis—a systematic review. Autoimmun Rev. 2014;13:1195–202.

[8] Bhatia R, Haliasos N, Vergara P, Anderson C, Casey A. The surgical management of the rheumatoid spine: has the evolution of surgical intervention changed outcomes? J Craniovertebr Junct Spine. 2014;5:38–43.

[9] Nannapaneni R, Behari S, Todd NV. Surgical outcome in rheumatoid Ranawat class IIIb myelopathy. Neurosurgery. 2005;56:706–15.

[10] Casey AT, Crockard HA, Bland JM, Stevens J, Moskovich R, Ransford A. Predictors of outcome in the quadriparetic nonambulatory myelopathic patient with rheumatoid arthritis: a prospective study of 55 surgically treated Ranawat class IIIb patients. J Neurosurg. 1996;85:574–81.

[11] van Asselt KM, Lems WF, Bongartz EB, Hamburger HL, Drossaers-Bakker KW, Dijkmans BA. Outcome of cervical spine surgery in patients with rheumatoid arthritis. Ann Rheum Dis. 2001;60:448–52.

[12] Tanouchi T, Shimizu T, Fueki K, Ino M, Toda N, Tatara Y, et al. Neurological improvement and prognosis after occipito-thoracic fusion in patients with mutilating-type

rheumatoid arthritis. Eur Spine J. 2012;21:2506–11.

[13] da Côrte FC, Neves N. Cervical spine instability in rheumatoid arthritis. Eur J Orthop Surg Traumatol. 2014;24:S83–91.

[14] Wolfs JF, Kloppenburg M, Fehlings MG, et al. Neurologic outcome of surgical and conservative treatment of rheumatoid cervical spine subluxation: a systematic review. Arthritis Rheum. 2009;61:1743–52.

[15] Linos A, Worthington JW, O'Fallon WM, Kurland LT. The epidemiology of rheumatoid arthritis in Rochester, Minnesota: a study of incidence, prevalence, and mortality. Am J Epidemiol. 1980;111:87–98.

[16] Dreyer SJ, Boden SD. Natural history of rheumatoid arthritis of the cervical spine. Clin Orthop. 1999;366:98–106.

[17] Neva MH, Isomäki P, Hannonen P, Kauppi M, Krishnan E, Sokka T. Early and extensive erosiveness in peripheral joints predicts atlantoaxial subluxations in patients with rheumatoid arthritis. Arthritis Rheum. 2003;48:1808–13.

[18] Yurube T, Sumi M, Nishida K, Miyamoto H, Kohyama K, Matsubara T, et al. Incidence and aggravation of cervical spine instabilities in rheumatoid arthritis: a prospective minimum 5–year follow-up study of patients initially without cervical involvement. Spine (Phila Pa 1976). 2012;37:2136–44.

[19] Shen FH, Samartzis D, Jenis LG, An HS. Rheumatoid arthritis: evaluation and surgical management of the cervical spine. Spine J. 2004;4:689–700.

[20] Pellicci PM, Ranawat CS, Tsairis P, Bryan WJ. A prospective study of the progression of rheumatoid arthritis of the cervical spine. J Bone Joint Surg Am. 1981;63:342–50.

[21] Fujiwara K, Owaki H, Fujimoto M, Yonenobu K, Ochi T. A long-term follow-up study of cervical lesions in rheumatoid arthritis. J Spinal Disord. 2000;13:519–26.

[22] Yurube T, Sumi M, Nishida K, Takabatake M, Kohyama K, Matsubara T, et al. Progression of cervical spine instabilities in rheumatoid arthritis: a prospective cohort study of outpatients over 5 years. Spine (Phila Pa 1976). 2011;36:647–53.

[23] Terashima Y, Yurube T, Hirata H, Sugiyama D, Sumi

M. Predictive risk factors of cervical spine instabilities in rheumatoid arthritis: a prospective multicenter over 10-year cohort study. Spine (Phila Pa 1976). 2017;42(8):556–64.

[24] Wollowick AL, Casden AM, Kuflik PL, Neuwirth MJ. Rheumatoid arthritis in the cervical spine: what you need to know. Am J Orthop (Belle Mead NJ). 2007;36:400–6.

[25] Boden SD, Dodge LD, Bohlman HH, Rechtine GR. Rheumatoid arthritis of the cervical spine: a long-term analysis with predictors of paralysis and recovery. Bone Joint Surg Am. 1993;75:1282–97.

[26] Imagama S, Oishi Y, Miura Y, Kanayama Y, Ito Z, Wakao N, et al. Predictors of aggravation of cervical spine instability in rheumatoid arthritis patients: the large joint index. J Orthop Sci. 2010;15:540–6.

[27] Yonezawa I, Okuda T, Won J, Sakoda J, Nakahara D, Nojiri H, et al. Retrodental mass in rheumatoid arthritis. J Spinal Disord Tech. 2013;26:E65–9.

[28] Dohzono S, Suzuki A, Koike T, Takahashi S, Yamada K, Yasuda H, et al. Factors associated with retro-odontoid soft-tissue thickness in rheumatoid arthritis. J Neurosurg Spine. 2016;25:580–5.

[29] Miyamoto H, Sumi M, Uno K. Outcome of surgery for rheumatoid cervical spine at one institute over three decades. Spine J. 2013;13:1477–84.

[30] Grob D, Würsch R, Grauer W, Sturzenegger J, Dvorak J. Atlantoaxial fusion and retrodental pannus in rheumatoid arthritis. Spine (Phila Pa 1976). 1997;22:1580–3.

[31] Lipson SJ. Cervical myelopathy and posterior atlanto-axial subluxation in patients with rheumatoid arthritis. J Bone Joint Surg Am. 1985;67:593–7.

[32] Neo M. Treatment of upper cervical spine involvement in rheumatoid arthritis patients. Mod Rheumatol. 2008;18:327–35.

[33] Casey AT, Crockard HA, Geddes JF, Stevens J. Vertical translocation: the enigma of the disappearing atlantodens interval in patients with myelopathy andrheumatoid arthritis. Part I. clinical, radiological, and neuropathological features. J Neurosurg. 1997;87:856–62.

[34] Casey AT, Crockard HA, Geddes JF, Stevens J. Vertical translocation: the enigma of the disappearing atlantodens interval in patients with myelopathy and rheumatoid arthritis. Part I. clinical, radiological, and

neuropathological features. J Neurosurg. 1997;87:856–62.

[35] Bywaters EG. Rheumatoid and other diseases of the cervical interspinous bursae, and changes in the spinous processes. Ann Rheum Dis. 1982;41:360–70.

[36] Kraus DR, Peppelman WC, Agarwal AK, DeLeeuw HW, Donaldson WF 3rd. Incidence of subaxial subluxation in patients with generalized rheumatoid arthritis who have had previous occipital cervical fusions. Spine (Phila Pa 1976). 1991;16:S486–9.

[37] Zygmunt SC, Ljunggren B, Alund M, Brattström H, Säveland HG, Holtås S, et al. Realignment and surgical fixation of atlanto-axial and subaxial dislocations in rheumatoid arthritis (RA) patients. Acta Neurochir Suppl (Wien). 1988;43:79–84.

[38] Inada T, Furuya T, Kamiya K, Ota M, Maki S, Suzuki T, et al. Postoperative increase in occiput-C_2 angle negatively impacts subaxial lordosis after Occipito-upper cervical posterior fusion surgery. Asian Spine J. 2016;10:744–7.

[39] Oshima K, Sakaura H, Iwasaki M, Nakura A, Fujii R, Yoshikawa H. Repeated vertebrobasilar thromboembolism in a patient with severe upper cervical instability because of rheumatoid arthritis. Spine J. 2011;11:e1–5.

[40] Ranawat CS, O'Leary P, Pellicci P, Tsairis P, Marchisello P, Dorr L. Cervical spine fusion in rheumatoid arthritis. J Bone Joint Surg Am. 1979;61:1003–10.

[41] Söderman T, Olerud C, Shalabi A, Alavi K, Sundin A. Static and dynamic CT imaging of the cervical spine in patients with rheumatoid arthritis. Skeletal Radiol. 2015;44:241–8.

[42] Riew KD, Hilibrand AS, Palumbo MA, Sethi N, Bohlman HH. Diagnosing basilar invagination in the rheumatoid patient. The reliability of radiographic criteria. J Bone Joint Surg Am. 2001;83:194–200.

[43] Gillick JL, Wainwright J, Das K. Rheumatoid arthritis and the cervical spine: a review on the role of surgery. Int J Rheumatol. 2015;2015:252456.

[44] Iizuka H, Iizuka Y, Kobayashi R, Nishinome M, Sorimachi Y, Takagishi K. The relationship between an intramedullary high signal intensity and the clinical outcome in atlanto-axial subluxation owing to rheumatoid arthritis. Spine J. 2014;14:938–43.

[45] Bundschuh C, Modic MT, Kearney F, Morris R, Deal C. Rheumatoid arthritis of the cervical spine: surface-coil MR imaging. Am J Roentgenol. 1988;151:181–7.

[46] Casey AT, Crockard HA, Bland JM, Stevens J, Moskovich R, Ransford AO. Surgery on the rheumatoid cervical spine for the non-ambulant myelopathic patient—too much, too late? Lancet. 1996;347:1004–7.

[47] Crockard HA, Calder I, Ransford AO. One-stage transoral decompression and posterior fixation in rheumatoid atlanto-axial subluxation. J Bone Joint Surg Br. 1990;72:682–5.

[48] Ponce-Gómez JA, Ortega-Porcayo LA, Soriano-Barón HE, Sotomayor-González A, Arriada-Mendicoa N, Gómez-Amador JL, et al. Evolution from microscopic transoral to endoscopic endonasal odontoidectomy. Neurosurg Focus. 2014;37:E15.

[49] Goel A, Sharma P. Craniovertebral realignment for basilar invagination and atlantoaxial dislocation secondary to rheumatoid arthritis. Neurol India. 2004;52:338–41.